药 物 分 析

主　　编　王道武　尹小英

副 主 编　（按姓氏笔画排序）
　　　　　邓海山　陈晓光　姚卫峰　翁德会

编　　委　（按姓氏笔画排序）
　　　　　陈　蓉　张　军　罗永东

华中科技大学出版社
中国·武汉

内 容 提 要

　　本书分为基础部分和应用部分。每部分七章,其中基础部分对容量与重量分析、光谱分析、色谱分析等物理化学方法的基本原理、仪器结构、操作过程等做了详细讲解,同时介绍了药物的鉴别、检查、含量测定、质量标准的制订的常规方法。应用部分主要介绍了巴比妥类、芳香类、杂环类、维生素类、甾体激素类、抗生素类等药物的结构特征,鉴别、检查和含量测定等具体应用方法以及制剂分析的方法。

图书在版编目(CIP)数据

药物分析/王道武　尹小英　主编.—武汉:华中科技大学出版社,2011.7(2023.2重印)
ISBN 978-7-5609-7044-8

Ⅰ.药…　Ⅱ.①王…②尹…　Ⅲ.药物分析-高等学校-教材　Ⅳ.R917

中国版本图书馆 CIP 数据核字(2011)第 061616 号

药物分析　　　　　　　　　　　　　　　　　　　　王道武　尹小英　主编

策划编辑:王新华
责任编辑:尚利娜
封面设计:潘　群
责任校对:刘　竣
责任监印:徐　露
出版发行:华中科技大学出版社(中国·武汉)　　　电话:(027)81321913
　　　　　武汉市东湖新技术开发区华工科技园　　　邮编:430223
录　　排:武汉正风天下文化发展有限公司
印　　刷:广东虎彩云印刷有限公司
开　　本:787mm×1092mm　1/16
印　　张:22
字　　数:561千字
版　　次:2023年2月第1版第6次印刷
定　　价:39.60元

全国应用型本科院校化学课程统编教材
编 委 会

（排名不分先后）

前　言

药物分析是药学专业的一门专业课程,它的任务是培养学生具备强烈的药品全面质量控制的观念及具备相应的知识技能,能够胜任药品开发、生产、供应、使用和监督管理过程中的分析检验工作,并具有解决药品质量问题的基本思路和能力。药物分析是药品质量保证体系的关键,药品的研究、开发、生产和流通等环节均离不开药物分析。

本教材理论从简,内容实用、先进。本教材的编写符合应用型本科院校学生的知识结构,并注重学习内容的循序渐进和深入浅出,使全书内容形成一个有机的、系统的整体。编写本教材的目的是使学生在药品检验方面能够满足医药产业迅速发展的要求,为国民经济的发展培养高质量的药学人才。

本教材分为基础部分和应用部分。

(1)基础部分。随着现代科学技术的发展,现代分析方法和手段也逐步更新,因此本教材强化了药物分析方法的内容,对化学分析方法、现代仪器分析方法的原理、仪器、注意事项及其在药物的鉴别、检查及质量标准的制订中的应用,以及定性、定量方法在药物分析领域中的应用进行了系统的阐述,以期达到"授人以渔"的目的,使学生更有效地掌握药物分析的方法和相关技能。

(2)应用部分。在浩如烟海的药物中,本教材选择了具有代表性的巴比妥类、芳香类、杂环类、维生素类、甾体激素类、抗生素类等药物,并从其结构与性质、鉴别、检查和含量测定几个方面全面阐述了这些药物的分析方法,不仅能使学生由点及面地了解具体药物的分析方法,而且体现了教材对基础部分知识的应用。

本教材的基础部分由长春工业大学人文信息学院陈晓光(绪论)、长春工业大学王道武(第1、2、3章)、中国药科大学陈蓉(第4章)、福建中医药大学罗永东(第5章)、江西中医学院尹小英(第6章)、武汉长江工商学院翁德会(第7章)编写,应用部分由南京中医药大学姚卫峰(第8、9、10章)、邓海山(第9、11章)以及南京医科大学张军(第12章)、武汉长江工商学院翁德会(第13、14章)编写。

本教材适用于应用型本科院校药学、药物制剂、药物工程等本、专科专业的教学。

由于编者水平所限,书中不足之处在所难免,恳请读者批评、指正。

编　者
2011 年 4 月

目　录

上篇　基础部分

绪论 ………………………………………………………………… （3）

0.1　药物分析的性质和任务 ………………………………………… （3）

0.2　国家药品质量标准 ……………………………………………… （4）

0.3　药品检验工作的基本程序 ……………………………………… （10）

0.4　药品质量管理规范 ……………………………………………… （12）

0.5　药物分析课程的特点与学习要求 ……………………………… （13）

第1章　容量和重量分析法 ……………………………………… （14）

1.1　容量分析基础 …………………………………………………… （14）

1.2　酸碱滴定法 ……………………………………………………… （19）

1.3　氧化还原滴定法 ………………………………………………… （23）

1.4　直接电位法和永停滴定法 ……………………………………… （29）

1.5　配位滴定法 ……………………………………………………… （32）

1.6　非水滴定法 ……………………………………………………… （35）

1.7　重量分析法 ……………………………………………………… （39）

第2章　光谱分析法 ……………………………………………… （47）

2.1　光谱分析法基础 ………………………………………………… （47）

2.2　紫外-可见分光光度法 ………………………………………… （48）

2.3　红外分光光度法 ………………………………………………… （60）

2.4　核磁共振波谱法 ………………………………………………… （70）

2.5　原子吸收分光光度法 …………………………………………… （77）

2.6　质谱法 …………………………………………………………… （84）

2.7　荧光分光光度法 ………………………………………………… （90）

第3章　色谱分析法 ……………………………………………… （94）

3.1　色谱分析法基础 ………………………………………………… （94）

3.2　薄层色谱法 ……………………………………………………… （97）

3.3　气相色谱法 ……………………………………………………… （101）

3.4　高效液相色谱法 ………………………………………………… （118）

3.5　毛细管电泳法 …………………………………………………… （132）

第4章　药物的鉴别试验 ………………………………………… （137）

4.1　鉴别试验的项目 ………………………………………………… （137）

4.2　常用鉴别方法 …………………………………………………… （144）

4.3　鉴别试验的条件 ……………………………………………………（151）

4.4　鉴别试验的灵敏度 …………………………………………………（152）

第 5 章　药物的杂质检查 ………………………………………………（154）

4.1　杂质的来源 …………………………………………………………（154）

5.2　杂质的限量 …………………………………………………………（155）

5.3　一般杂质的检查 ……………………………………………………（157）

5.4　特殊杂质的检查方法 ………………………………………………（169）

第 6 章　药物定量分析与分析方法的验证 …………………………（175）

6.1　定量分析样品的前处理方法 ………………………………………（175）

6.2　药物的含量测定方法 ………………………………………………（181）

6.3　色谱分析法 …………………………………………………………（186）

6.4　药品质量分析方法的验证 …………………………………………（188）

第 7 章　药品质量标准的制订 …………………………………………（193）

7.1　概述 …………………………………………………………………（193）

7.2　药品质量标准的主要内容 …………………………………………（195）

7.3　药品质量标准草案及其起草说明 …………………………………（206）

下篇　应　用　部　分

第 8 章　巴比妥类药物的分析 …………………………………………（213）

8.1　基本结构与特征 ……………………………………………………（213）

8.2　鉴别试验 ……………………………………………………………（217）

8.3　特殊杂质检查 ………………………………………………………（218）

8.4　含量测定方法 ………………………………………………………（220）

第 9 章　芳香类药物的分析 ……………………………………………（223）

9.1　芳酸及其酯类药物的分析 …………………………………………（223）

9.2　芳香胺类药物的分析 ………………………………………………（234）

第 10 章　杂环类药物的分析 …………………………………………（250）

10.1　吡啶类药物的分析 …………………………………………………（250）

10.2　吩噻嗪类药物的分析 ………………………………………………（255）

10.3　苯并二氮杂䓬类药物的分析 ………………………………………（262）

10.4　托烷类药物的分析 …………………………………………………（267）

10.5　喹啉类药物的分析 …………………………………………………（269）

第 11 章　维生素类药物的分析 ………………………………………（271）

11.1　维生素 A 的分析 ……………………………………………………（271）

11.2　维生素 B_1 的分析 …………………………………………………（278）

11.3　维生素 C 的分析 ……………………………………………………（282）

11.4　维生素 D 的分析 ……………………………………………（285）

11.5　维生素 E 的分析 ……………………………………………（289）

第 12 章　甾体激素类药物的分析 ………………………………（293）

12.1　基本结构与分类 ………………………………………………（293）

12.2　鉴别试验 ………………………………………………………（296）

12.3　特殊杂质检查 …………………………………………………（302）

12.4　含量测定的方法 ………………………………………………（304）

第 13 章　抗生素类药物的分析 …………………………………（309）

13.1　概述 ……………………………………………………………（309）

13.2　β-内酰胺类抗生素的分析 …………………………………（310）

13.3　氨基糖苷类抗生素的分析 ……………………………………（320）

13.4　四环素类抗生素的分析 ………………………………………（324）

第 14 章　药物制剂分析 …………………………………………（328）

14.1　药物制剂分析的特点 …………………………………………（328）

14.2　片剂的分析 ……………………………………………………（329）

14.3　注射剂的分析 …………………………………………………（333）

14.4　复方制剂的分析 ………………………………………………（337）

参考文献 …………………………………………………………（344）

上 篇

基 础 部 分

绪　论

0.1　药物分析的性质和任务

药物分析(pharmaceutical analysis)是在我国高等教育的药学、药物制剂、制药工程等专业中设置的一门主要专业课程,是整个药学科学领域中一个重要的组成部分。

药品不同于一般产品,是指用于预防、治疗、诊断人的疾病,有目的地调节人的生理机能并规定有适应证或功能主治、用法和用量的物质,是一种关系人民生命健康的特殊商品。因此,保证广大人民能使用高质、安全和有效的药品是药学工作者的神圣职责。药物分析是一门研究和发展药品全面质量控制的"方法学科",它不仅主要运用化学、物理化学或生物化学的方法和技术来研究化学结构已经明确的合成药物或天然药物及其制剂的质量控制方法,也研究中药制剂和生化药物及其制剂的有代表性的质量控制方法。

药品的质量取决于药品的研制、生产、供应及临床用药的合理性等方面。为了全面控制药品的质量,保证用药的安全、合理和有效,药品的研制、生产、供应及临床使用过程都离不开严格的药物分析。药物从研制开始,如化学合成原料药和生化药物的纯度测定及中药提取物中有效化学成分的测定等,就离不开具有高分离效能的分析方法作为"眼睛"来加以判断;药物结构或组成确定后,制订科学性强的能有效控制药物的性状、真伪、有效性、均一性、纯度、安全性和有效成分含量的综合质量裁定依据,即药品质量标准,更需要采用各种有效的分析方法,如物理学的、化学的、物理化学的、生物学的方法等。

为了全面控制药品的质量,药物分析工作还应与生产单位紧密配合,积极开展药物及其制剂在生产过程中的质量控制工作,严格控制中间体的质量,并确定影响药品质量的主要工艺,从而优化生产工艺条件,促进生产和提高质量;也应与供应管理部门密切协作,注意考察药物在储藏过程中的质量与稳定性,以便采用科学合理的储藏条件和管理方法,保证药品的质量。值得重视的是,药品的质量和临床用药的合理性会直接影响临床征象和临床疗效,所以,配合医疗需要,开展体内药物分析是十分重要的。研究药物进入体内的变化,如药物在体内的吸收、分布、排泄和代谢转化过程,有利于更好地指导临床用药,减少药物的毒副作用。研究药物分子与受体之间的关系,也可为改造药物分子的结构及合成疗效更好且毒性更低的药物提供信息。

为了保证药品的高质、安全和有效,在药品的研制、生产、经营及临床使用过程中还应严格执行药品的科学管理规范。因此,药品质量的全面控制不是某一个单位或部门的工作,而是一项涉及多方面、多学科的综合性工作,所涉及的整个内容也不是一门课程可以单独完成的,药物分析只是其中的一个重要方面。

随着整个药学科学的迅速发展,各相关学科对药物分析提出了新的要求。例如,药剂学的剂型研究不再是一般的片剂、胶囊或注射剂,现已进入对口服缓、控释制剂、靶向制剂、释药系统的研究。对于这些制剂的质量标准的研究和制订以及生物利用度和药代动力学的研究,必须采用灵敏度高、专属性好的分析方法。随着改革开放的深入,国际、国内知识产权的保护措施正日益制约着专利品种的仿制,市场竞争也制约着非保护品种的低水平重复生产。新药研究与开发要求多学科的协作,当然也离不开现代分析手段的辅助。天然产物或中药的活性成分的化学结构的确定,必须采用多种结构分析方法,进行综合的波谱分析。研制能参与国际市场竞争的中草药新药和新制剂,要求对原料和成品有科学可控的质量标准,对于中成药质量的综合评价更应运用现代分离分析技术和计算机技术。利用现代生物技术研制的生化药物和基因工程药物可能含有与非基因产品不同的有害物质,在检测方法上,大多采用适合于肽、蛋白质、多糖等大分子化合物的现代色谱、光谱综合性方法。至于研究新药研制过程中的药代动力学、生物利用度、药物在体内的分布及其在体内的代谢转化,乃至代谢物的分离、鉴定,更离不开现代分离分析技术和方法。

因此,药物分析学科和药物分析工作者的迫切任务,不再仅仅是静态的常规检验,而是要深入工艺流程、反应历程、生物体内代谢过程和综合评价的动态分析研究中。药物分析的主要任务是为了全面控制药品的质量,保证用药的安全、合理和有效,在药品的研制、生产、供应、储运及临床使用过程中进行质量控制。

0.2　国家药品质量标准

0.2.1　药品质量标准

药品质量标准是药品现代化生产和质量管理的重要组成部分,是药品生产、经营、使用和技术监督管理各部门应共同遵循的法定技术依据,也是药品生产和临床用药水平的重要标志。药品质量标准对保证药品质量,保障人民用药的安全、有效以及对维护人民身体健康起着极其重要的作用。

药典是世界各个国家监督、管理药品质量的法定技术标准,是记载药品标准的国家法典,药典和其他法规一样具有约束力。

目前,我国药品标准分为两种:一是法定标准(国家药品标准),即《中华人民共和国药典》(简称《中国药典》)和《中华人民共和国卫生部药品标准》(简称部颁标准);二是企业标准。无法定标准和达不到法定标准的药品不准生产、销售和使用。

目前世界上已有数十个国家编订了国家药典,另外,尚有区域性药典(《北欧药典》、《欧洲药典》和《亚洲药典》)及世界卫生组织(WHO)编订的《国际药典》。

我国药品质量标准的分类如下。

1. 国家药品标准

《中华人民共和国药品管理法》已由中华人民共和国第九届全国人民代表大会常务委员会第二十次会议于 2001 年 2 月 28 日修订通过,2001 年 12 月 1 日施行。本法明确规定,药品必须符合国家药品标准;国务院药品监督管理部门颁布的《中华人民共和国药典》和《中华人民共和国卫生部药品标准》是我国法定的国家药品标准。

《中华人民共和国卫生部药品标准》主要包括:《中华人民共和国卫生部药品标准》中药成方制剂 1～20 册、《中华人民共和国卫生部药品标准》化学药品及制剂、《中华人民共和国卫生部药品标准》中药材、《中华人民共和国卫生部药品标准》新药转正标准和《中华人民共和国卫生部药品标准》二部 1～6 册。

在国家食品药品监督管理局(SFDA)成立之前,《中华人民共和国卫生部药品标准》由卫生部负责制订。标准号以 WS(卫生)开头,待标准转正后,在 WS 后加注下标,其中 WS_1、WS_2、WS_3 分别表示化学药、生物制品和中药,并在药品标准末尾加注年份和字母 Z,表示该标准已转正及转正时间。标准转正后,原标准即停止使用。在国家食品药品监督管理局成立之后,并未废止上述标准号,并在一段时间内沿用了卫生部标准的编号原则。

从 2003 年下半年开始,国家食品药品监督管理局逐渐用新的标准命名原则来取代旧的标准命名原则,新的标准号以 YB(药品标准)开头,其中 YBH、YBS、YBZ、YBB 分别表示化学药品标准、生物制品标准、中药标准和包材标准,标准号没有表示转正的标记。目前,国家食品药品监督管理局在药品再注册的过程中,已逐步用 YB 标准取代原先的 WS 标准。

2. 临床研究用药质量标准

根据我国药品管理法的规定,已在研制的中药新药,在进行临床试验或试用之前应先得到国家食品药品监督管理局的批准。为了保证临床用药的安全并使临床的结论可靠,还需有一个由新药研制单位制订并由国家食品药品监督管理局批准的临时性的质量标准,即所谓的临床研究用药药品质量标准。该标准仅在临床试验期间有效,并且仅供研制单位与临床试验单位使用。

3. 暂行或试行药品标准

某些新药经临床试验或试用后报试生产,此时制订的药品标准称为暂行药品标准。该标准执行两年后,如果药品质量稳定,该药转为正式生产,此时的药品标准称为试行药品标准。该标准执行两年后,如果药品质量仍然稳定,经国家食品药品监督管理局批准转为国家药品标准。

4. 企业标准

除法定标准外,药品生产企业自己制订并用于控制药品质量的内部标准称为企业标准或企业内部标准。企业内部标准和国家标准的区别在于企业内部标准没有法定作用,属于非法定标准。企业内部标准的质量指标和检测项目通常比法定标准的高,以利于企业的竞争。国外较大的企业均有企业内部标准,对外保密。

为了确保药品的质量,必须按照国家规定的药品质量标准进行药品检验和质量控制工作。制订药品标准必须坚持质量第一,充分体现"安全有效、技术先进、经济合理"的原则,并尽可能采用国外先进药典标准,使其能起到促进质量提高、择优发展的作用。

0.2.2 《中国药典》

1.《中国药典》的内容

药典是国家监督、管理药品质量的法定技术标准,是记载药品标准的法典,药典和其他法规一样具有约束力。《中华人民共和国药典》为我国药典的全称,简称《中国药典》,英文译为 Chinese Pharmacopeia(Ch. P)。《中国药典》是国家为保证药品质量可控、确保人民用药安全、有效而依法制订的药品法典,是药品研制、生产、经营、使用和管理都必须严格遵守的法定依据,是国家药品标准体系的核心,是开展国际交流与合作的重要内容。凡属药典的药品,其质量不符合规定标准的均不得出厂、不得销售、不得使用。

新中国成立以来,我国已经出版了九版《中国药典》(1953 年版、1963 年版、1977 年版、1985 年版、1990 年版、1995 年版、2000 年版、2005 年版和 2010 年版)。《中国药典》目前为每五年修订一次,其版次用出版的年份表示。目前最新版为 2010 年版《中国药典》。

《中国药典》的内容一般分为凡例、正文、附录和索引四部分。

1) 凡例

凡例是解释和使用《中国药典》正确进行质量检定的基本原则,并把与正文品种、附录及质量检定有关的共性问题加以规定,避免在全书中重复说明。凡例中的有关规定具有法定的约束力。凡例是药典的重要组成部分,分类项目有:名称及编排,标准规定,生物制品,检验方法和限度,残留溶剂,标准品、对照品,计量,精确度,试药、试液、指示剂,动物试验和包装、标签等,以便于查阅和使用等。

2) 正文

正文部分为所收载药品或制剂的质量标准。正文中的品种按中文药品名称笔画顺序排列,同笔画数的字按起笔笔形一丨丿、一的顺序排列;单方制剂排在原料药后面;生物制品集中排列。

药品质量的内涵包括三个方面,即真伪、纯度和品质优良度,三者的集中表现为使用过程中的有效性和安全性。因此,根据品种和剂型的不同,每一品种项下按顺序可分别列有:①品名(包括中文名、汉语拼音名和英文名);②有机药物的结构式;③分子式与相对分子质量;④来源或有机药物的化学名称;⑤含量或效价规定;⑥处方;⑦制法;⑧性状;⑨鉴别;⑩检查;⑪含量或效价测定;⑫类别;⑬规格;⑭储藏;⑮制剂等。

同一原料药由于其制剂给药途径的不同,需有不同的质量要求时,应在有关项目中予以注明。

3) 附录

附录包括制剂通则、通用检测方法和指导原则,按分类编码,共归纳为十九类:制剂通则、生物制品通则、一般鉴别试验、分光光度法、色谱法、理化常数、有关滴定法和测定法、一般杂质检查(二类)、制剂检查法、抗生素效价法和检查法、升压素生物检定法等检定法、放射性药品检定法、生物检定统计法、试药与滴定液等、制药用水、灭菌法和相对原子质量表。在每一类下含有一项或多项内容,如生物制品通则、一般鉴别试验、放射性药品检定法等类下仅含有一项,而制剂通则、分光光度法、色谱法、理化常数等类下含有多项。此外,凡例中已明文规定,附录中收载的指导原则是为执行药典、考察药品质量所制订的指导性规定,不作为法定标准。红外吸收光谱已另成专辑出版。

综上所述,药典中凡例、正文和附录三部分的内容是紧密相扣、缺一不可的。

4) 索引

《中国药典》(2010 年版)除中文品名目次是按汉语拼音顺序排列外,书末分列中文索引(按汉语拼音顺序排列)和英文索引(按英文字母顺序排列)。

2.《中国药典》(2010 年版)的内容及特点

《中国药典》(2010 年版)经过第九届药典委员会执行委员会审议通过,并经国家食品药品监督管理局批准颁布,于 2010 年 1 月出版发行,2010 年 7 月 1 日起正式施行。《中国药典》(2010 年版)是根据《中华人民共和国药品管理法》编制的。

《中国药典》(2010 年版)分三部出版:一部收载药材及饮片、植物油脂和提取物、成方和单味制剂等;二部收载化学药品、抗生素、生化药品、放射性药品及药用辅料等;三部收载生物制品。《中国药典》(2010 年版)共收载品种 4 567 种,在《中国药典》(2005 年版)基础上,新增品种 1 386 种,修订品种 2 265 种。

药典一部收载药材及饮片、植物油脂和提取物、成方和单味制剂共 2 165 种,其中新增1 019 种,修订 634 种;药典二部收载化学药品、抗生素、生化药品、放射性药品及药用辅料共

2 271种,其中新增330种,修订1 500种;药典三部收载生物制品131种,其中新增37种,修订94种;药典附录新增47个,修订154个。

《中国药典》(2010年版)具有如下主要特点。

1) 使药品安全性得到进一步保障

在药品安全性方面,除在附录中加强了对安全性检查的总体要求外,在品种正文标准中也大幅度增加或完善了安全性检查项目,进一步提高了对高风险品种的标准要求,加强了对重金属或有害元素、杂质、残留溶剂等的控制,并规定了眼用制剂按照无菌制剂要求,明确了用于烧伤或严重创伤的外用剂型均按照无菌要求。《中国药典》(2010年版)的附录和凡例中的通用性、基础性技术规定和要求对《中国药典》以外的所有上市药品都有直接的作用和影响力。

在有效性和质量可控性方面,除新增和修订了相关的检查方法和指导原则外,在品种正文标准中增加或完善了有效性检查项目,大幅度增加了符合中药特点的专属性鉴别,含量测定采用了专属性更强的检查方法,增加了溶出度、含量均匀度等检查项目。

《中国药典》(2010年版)提高了重点药品标准的系统性,对高风险药品尤为重视。《中国药典》(2010年版)增加了化学药注射剂安全性检查法应用指导原则;在制剂通则中将渗透压物质的量浓度检查作为注射剂的必检项目;对前版《中国药典》一部收载的中药注射剂品种全部增加了重金属和有害元素的限度标准;此外对于其他注射剂品种的标准,也不同程度地增加了对药品安全性、有效性及质量可控性等方面的质控要求,这些措施对于解决注射剂特别是中药注射剂的安全性问题必将起到积极的作用。

2) 中药标准整体水平全面提升

(1) 大幅度提高了中药收载品种的数量。

《中国药典》(2010年版)收载中药材、中药饮片、中成药和中药提取物标准大幅提升,一举改变和扭转了长期以来收载品种少、基础差,尤其是中药饮片缺乏标准的局面。在中药资源保护及其相关标准技术创新方面取得了跨越式发展。

(2) 增加和完善了中药品种的安全性质控指标。

在中药附录中加强了对安全性检查的总体要求,如在附录制剂通则中,对于口服酊剂,增订了甲醇限量检查;对于橡胶膏剂,首次提出了不得检出致病菌的检查要求等。在附录检测方法中,新增二氧化硫残留量测定法、黄曲霉毒素测定法、渗透压物质的量浓度测定法、异常毒性检查法、降压物质检查法、过敏反应检查法和溶血与凝聚检查法等。

在中药正文标准中增加或完善了安全性检查项目,如对易霉变的桃仁、杏仁等新增黄曲霉素检测,方法和限度与国际上的一致;在正文标准中全面禁用苯作为溶剂;对工艺中使用有机溶剂的均要求检查有机溶剂残留;对川乌、草乌、马钱子等剧毒性饮片,采用高效液相色谱法(HPLC)等更先进、更精确的方法加以限量检查等。

在重金属和有害元素控制方面,《中国药典》(2010年版)采用了电感耦合等离子体质谱(ICP-MS)测定中药中砷、汞、铅、镉、铜的含量;对前版《中国药典》一部中所有中药注射剂及枸杞子、山楂、人参、党参等用药时间长、儿童常用的品种均增加了重金属和有害元素限度标准。

(3) 解决了中药饮片标准的问题。

《中国药典》(2010年版)的一个主要特点是大幅增加了中药饮片标准的收载数量,初步解决了长期困扰中药饮片产业发展的国家标准较少、地方规范不统一等问题。这对于提高中药饮片质量,保证中医临床用药的安全、有效,以及推动中药饮片产业的健康发展,将起到积极的作用。

（4）大幅度增加了符合中药特点的专属性鉴定。

《中国药典》(2010 年版)大幅度增加了符合中药特点的专属性鉴别,如在中药标准中不再使用产生颜色或沉淀的化学反应和光谱鉴别方法。

在标准中大幅度增加了横切面或粉末显微鉴别方法。《中国药典》(2005 年版)共收载显微鉴别方法 620 项;《中国药典》(2010 年版)仅新增显微鉴别方法就达 633 项,所有的药材和饮片及含生药粉的中成药基本上都增加了专属性很强的横切面或粉末显微鉴别方法。

在标准中大量使用了专属性较强的薄层色谱(TLC)鉴别方法。《中国药典》(2005 年版)共收载薄层色谱鉴别方法 1 507 项;《中国药典》(2010 年版)仅新增薄层色谱鉴别方法就达 2 494项,除矿物药外均有专属性强的薄层色谱鉴别方法。

（5）广泛应用了现代分析技术。

《中国药典》(2010 年版)扩大了对成熟新技术方法的收载,如附录中新增了离子色谱法、核磁共振波谱法、拉曼光谱法指导原则等。中药品种中采用了液相色谱-质谱联用、DNA 分子鉴定、薄层-生物自显影技术等方法,以提高分析灵敏度和专属性,解决了常规分析方法无法解决的问题。《中国药典》(2010 年版)新增了药品微生物检验替代方法验证指导原则、微生物限度检查法应用指导原则、药品微生物实验室规范指导原则等,以缩小在微生物方面《中国药典》附录与国外药典附录的差距。

《中国药典》(2010 年版)进一步扩大了对新技术的应用,除在附录中扩大了收载成熟的新技术方法外,在品种正文中进一步扩大了对新技术的应用。

《中国药典》(2010 年版)一部根据中医药理论和中药成分复杂的特点,建立了能反映中药整体特性的方法,并将反映中药内在质量整体变化情况的色谱指纹图谱技术应用到药品标准中,以保证质量的稳定、均一。

《中国药典》(2010 年版)化学药品品种中采用了分离效能更高的离子色谱法和毛细管电泳法;进一步扩大了红外光谱在原料药和制剂鉴别中的应用;总有机碳测定法和电导率测定法被用于纯化水、注射用水等标准中;气相色谱技术被广泛用于检查残留溶剂等。

《中国药典》(2010 年版)生物制品中逐步采用体外方法替代动物试验用于生物制品活性或效价测定,采用了灵敏度更高的病毒灭活验证方法等。

另外,与《中国药典》(2010 年版)配套出版的《临床用药须知》于 2011 年初发行。

《中国药典》(2010 年版)是新中国成立 60 年来组织编制的第九版药典,新版药典在总结历版药典的基础上,充分利用近年来国内外药品标准资源,注重创新与发展,实事求是地反映了我国医药产业和临床用药水平的发展现状,为进一步加强药品监督管理提供了强有力的技术支撑。

0.2.3　主要国外药典简介

1.《美国药典》

《美国药典》(the United States Pharmacopoeia,USP)和《美国国家处方集》(the National Formulary,NF)是由美国政府所属的美国药典委员会编纂。从 1980 年起,USP 和 NF 合并为一册出版,如《美国药典》(2000 年版)为第 24 版,《美国国家处方集》(2000 年版)为第 19 版,合并为一册出版,缩写为 USP(24)-NF(19)。2002 年出版的 USP(25)-NF(20)为首版亚洲版专版药典,是为亚洲地区制药工业的发展而发行的。从 2002 年开始每年修订一次。《美国药典》是收载药品最多的药典。

　　《美国药典》是美国政府对药品质量标准和检定方法作出的技术规定,也是药品生产、使用、管理、检验的法律依据。《美国国家处方集》收载了《美国药典》尚未收入的新药和新制剂。作为配套资料,美国药典委员会还出版发行了《美国采用药名》(USN)、《美国药典药品信息》(USPDt)、《药典论坛》(PF)和《药品信息评论》(DI Review)。

　　《美国药典》正文药品名录分别按法定药名字母顺序排列,在各药品条目下大多列有药名、结构式、分子式、CAS登记号、成分和含量说明、包装和储藏规格、鉴定方法、干燥失重、炽灼残渣、检测方法等常规项目,在正文之后还有对各种药品进行测试的方法和要求的通用章节及对各种药物的一般要求的通则。可根据书后所附的USP和NF的联合索引查阅本书。

　　《美国药典》最新版为USP(30)-NF(25),2006年11月出版,其增补版1于2007年2月出版。USP(30)-NF(25)于2007年5月1日实施,它收载了药物、生物制品、食品增补剂和赋形剂的科学标准,可用于生产各种剂型和成品。USP(30)-NF(25)的各论中所提供的物品(除极少数外)在美国是法定上市的或含在法定上市的物品中的。

　　由于内容增加,USP(30)-NF(25)分成3卷。卷1包括序言、通用检测方法和信息指导、饮食增补剂、赋形剂、NF各论、试剂、试液、指示剂、各药性状和溶解性、胶囊、片剂的容器要求、相对原子质量表、黏度表、乙醇密度表等,卷2为USP各论A～L,卷3为USP各论M～Z。各卷均列有一般注意事项、通用方法指导目录和药物与制剂的综合索引。

　　USP(30)-NF(25)含有4 100个各论和200多项通用试验和检定法(序数在1 000以下的通用篇)以及通用资料篇(序数在1 000以上)。为了把许多正文中重复出现的资料编辑到一处,通用篇提供了经常引用的方法,有些还附有判断标准。

　　在USP(30)-NP(25)的各论中,每一种原料或制剂都列有该药品的定义、包装、储存、其他项及技术要求。技术要求包括一系列的常用试验(性状、鉴别、杂质、含量测定)和特殊试验,每项试验有一种或多种分析方法及其判定标准。

　　2.《英国药典》

　　《英国药典》(the British Pharmacopeia,BP)是英国药品委员会正式出版的英国官方医学标准集,是英国制药标准的重要出处,也是药品质量控制、药品生产许可证管理的重要依据。该药典不仅提供了药用和成药配方标准及公式配药标准,而且展示了所有明确分类的并可参照的欧洲药典专著。

　　目前最新版本为《英国药典》2008年版(BP2008),2007年8月24日出版,2008年1月1日生效。本版药典收载约3 100种原料、制剂和其他医用物品,其中新增49种英国国内的品种和60种《欧洲药典》第5版增补本中的新品种。本版药典共分5卷。卷Ⅰ为原料药,词首A～I;卷Ⅱ也为原料药,词首J～Z;卷Ⅲ为制剂及血液制品、免疫制品、放射性药品、外科用材料和顺势疗法药品;卷Ⅳ为红外光谱、附录、增补篇及索引;卷Ⅴ为兽药。

　　需要说明两点:①BP2008收载7种,包括药材即生药当归、黄芪、白芍等3种,制成品(THMP,即饮片)当归、黄芪、白芍、甘草等4种,制订这些品种的质量标准的目的是便于注册,但英国药典委员会未评估其安全性;②BP2008新增5种顺势疗法制剂,但英国药典委员会对其安全性、有效性未做过评估。

　　3.《日本药典》

　　《日本药典》(the Japanese Pharmacopoeia,JP),又名《日本药局方》,由日本药局方编辑委员会编纂,日本厚生劳动省颁布执行。2005年日本厚生劳动省制订了《日本药典》第15版(JP15),废除了《日本药典》第14版。最新版本JP15由一部和二部组成,合订为一册。一部收载有凡例、通则、制剂总则、一般试验方法、医药品各论(主要为化学药品、抗生素、放射性药品及制剂)、药品红外光谱图、紫外光谱图;二部收载有凡例、通则、生药总则、制剂总则、一般试验方法、医药品各论(主要为生药、生物制品、调剂用附加剂等)、药品红外光谱图、紫外光谱图、一般信息等。其中,一般信息列有与制剂包装工艺无菌控制相关的试验方法与要求、与药品质量研究有关的指导原则等。索引置于最后。《日本药局方》的索引有药物的日本名索引、英文名索引和拉丁名索引三种,其中拉丁名索引用于生药品种。

《日本药局方》的医药品各论中药品的质量标准按顺序分别列有品名(包括日文名、英文名、拉丁名和日文别名)、有机药物的结构式、分子式与相对分子质量、来源或有机药物的化学名称、CA 登录号、含量或效价规定、性状和理化常数、鉴别、检查、容器和储藏、有效期等。

4.《欧洲药典》

《欧洲药典》(European Pharmacopoeia,EP)由欧洲药品质量管理局(EDQM)负责编纂,是欧洲药品质量控制标准,有英文和法文两种法定文本,为包括 27 个成员国的欧盟所认可,是欧洲药品质量检测的唯一指导文献。《欧洲药典》的法定性质如下:①申请上市许可证(MA)的药品必须符合《欧洲药典》的标准;②所有药品、药用物质生产厂在欧洲销售或使用其产品时,都必须遵循《欧洲药典》的标准;③《欧洲药典》条文具有法定约束力,欧洲各国行政或司法机关强制执行《欧洲药典》;④各成员国国家机关有义务遵循《欧洲药典》,必要时,《欧洲药典》个论可替代本国同品种的药典个论。

1977 年,第一版《欧洲药典》(EP1.0)出版。2004 年 7 月,第五版《欧洲药典》(EP5.0)出版,并于 2005 年 1 月生效。除人用和兽用疫苗、免疫制剂、放射性药物、天然药物等制品外,《欧洲药典》不收载制剂,均为原料药。其正文部分为强制性标准,制剂通则项下的规定为指导性原则,制剂产品的质量要符合各国药典或药品管理当局批准的质量标准要求。附录包括正文品种项下的检测方法、与药品质量密切相关的项目和内容。第六版《欧洲药典》(EP6.0)为《欧洲药典》最新版本,2007 年 7 月出版,2008 年 1 月生效。

5.《国际药典》

《国际药典》(the International Pharmacopoeia,Ph. Int)由联合国世界卫生组织主持编订。第一版于 1951 年和 1955 年分两卷用英、法、西班牙文出版。第二版于 1967 年用英、法、俄、西班牙文出版。目前为第三版,于 1979 年、1981 年、1988 年、1994 年、2003 年分 5 卷出版。第 1 卷(1979 年)收载一般分析测试方法,第 2 卷(1981 年)和第 3 卷(1988 年)收载世界卫生组织基本药物目录中的大部分药品的质量标准,第 4 卷(1994 年)收载有关试验、方法的信息,药品原料、赋形剂的一般要求和质量说明以及剂型,第 5 卷(2003 年)收载制剂通则及药品原料和剂型的质量标准。世界卫生组织建议,除非被各国药典官方机构接受,《国际药典》不作为任何国家的法定标准。

为了方便起见,本书在引用各国药典收载内容时,直接在文中以该国药典的缩写注出。

一个能充分反映药品质量内在规律、有科学依据的药品质量标准是经生产实践和科学研究反复验证后制订的。对于药物分析工作者来说,不仅应正确地使用药典与药品质量标准,熟练地掌握药物分析方法的原理与操作技能,还应熟悉药品质量标准制订的原则与基本过程。

0.3　药品检验工作的基本程序

药品检验工作的根本目的是保证人民用药的安全、有效。药物分析工作者必须具备严谨求实和一丝不苟的工作态度,熟练、正确的操作技能及良好的科学作风,以保证药品检验工作的公正性。《中华人民共和国药品管理法》第六条规定,药品监督管理部门设置或者确定的药品检验机构,承担依法实施药品审批和药品质量监督、检查所需的药品检验工作,各省、市、自治区药品检验所均应承担各辖区内的药品检验工作。药品检验工作的基本程序如下。

(1) 样品审查。在收到送检样品后,应对样品进行全面审查,如样品数量、包装情况、外观性状、检验目的等,并确定检验的依据即药品质量标准(如《中国药典》),正确理解药品质量标准规定的检验项目和方法后,再进行检验分析。

(2) 取样。分析任何药品之前首先要取样,即要从大量的样品中取出少量样品用来进行分析。取样时应考虑取样的科学性、真实性和代表性,不然就失去了检验的意义。取样的基本原则应该是科学、均匀、合理。

(3) 药物的鉴别。药物的鉴别是依据药物的化学结构和理化性质进行某些化学反应,测定某些理化常数或光谱特征,来判断药物及其制剂的真伪。通常,某一项鉴别试验,如官能团反应、焰色反应,只能表示药物的某一特征,绝不能将其作为判断的唯一依据。因此,药物的鉴别不能只通过单项试验来完成,而是要采用一组(两个或几个)试验项目来全面评价一个药物,力求使结论正确无误。

(4) 药物的检查。在不影响疗效及人体健康的原则下,可以允许药物在生产过程和储藏过程中引入的微量杂质的存在。通常按照药品质量标准规定的项目进行限度检查,以判断药物的纯度是否符合限量规定要求,所以药物的检查也可称为纯度检查。另外,根据药品质量标准的某些规定项目,需要对有关药物中杂质进行检查,以及对有代表性的合成药物的特殊杂质进行检查。

(5) 药物的含量测定。含量测定是指测定药物中主要有效成分的含量。一般采用化学分析或理化分析方法来测定,以确定药物的含量是否符合药品标准的规定要求。关于药物含量测定的具体内容将在各类药物章节中予以详细的论述。

概括起来,鉴别是用来判定药物的真伪,而检查和含量测定则可用来判定药物的优劣,所以,判断一个药物的质量是否符合要求,必须全面考虑鉴别、检查与含量测定三者的检验结果。除此之外,尚有对药物的性状要求。性状在评价质量优劣方面同样具有重要意义。在一定程度上,药物的外观、色泽、气味、晶形、物理常数等性状能综合地反映药品的内在质量,应予重视。

(6) 检验报告的书写。上述药品检验及其结果必须有完整的原始记录,实验数据必须真实,不得涂改,全部项目检验完毕后,还应写出检验报告,并根据检验结果作出明确的结论。检验报告通常会出现下列四种情况:全面检验后,各项指标均符合质量标准;全面检验后有个别项目不符合规定,但尚可供药用;全面检验后不可供药用,或虽未全面检验,但主要项目不符合规定,不可供药用;根据送检者要求,仅对个别项目进行检验,作出是否合格的结论。例如葡萄糖原料药的检验,各项指标均符合药品质量标准时,检验报告应给出相应项目合格的结论或具体测定数据。若葡萄糖检验项目仅乙醇溶液的澄清度不符合规定,则认为可改作"口服葡萄糖"用,但不得供制备注射剂用。又如葡萄糖注射液经全面检验,其热原检查不符合《中国药典》(2010 年版)的规定,结论为不得供药用。

药物分析工作者在完成药品检验工作、写出书面报告后,还应对不符合规定的药品提出处理意见,以供有关部门参考,尽快地使药品的质量符合要求。

0.4　药品质量管理规范

国家和政府为了确保药品质量,制订出了每种药品的管理依据,即药品质量标准。一个有科学依据、切合实际的药品质量标准应该是从药物的研制开始,直至临床使用整个过程中研究工作的成果。但是要确保药品的质量能符合药品质量标准的要求,在药物存在的各个环节加强管理是必不可少的,许多国家都根据本国的实际情况制订了一些科学管理规范和条例。尽管这些内容有的已经超出了药物分析的范围,但是为了使学生能够明确全面控制药品质量及质量管理的意义,并能有比较完整的认识与理解,扼要地论述一下药品质量控制的全过程的科学管理仍然是十分必要的。对药品质量控制全过程起指导作用的法规性文件介绍如下。

1)《药品非临床研究质量管理规范》(good laboratory practice,GLP)

非临床研究是指为了评价药品安全性,在实验室条件下,用实验系统进行的各种毒性试验,包括单次给药的毒性试验、生殖毒性试验、致突变试验、致癌试验、各种刺激性试验、依赖性试验及与评价药品安全性有关的其他毒性试验。实验系统是指用于毒性试验的动物、植物、微生物和细胞等。GLP 正是为提高药品非临床研究的质量,确保实验资料的真实性、完整性和可靠性,保障人民用药安全,根据《中华人民共和国药品管理法》而制订的,主要适用于为申请药品注册而进行的非临床研究。

任何科研单位或部门为了研制安全、有效的药物,必须按照 GLP 的规定开展工作。GLP从各个方面明确规定了如何严格控制药物研制的质量,以确保实验研究的质量与实验数据的准确可靠性。

2)《药品临床试验管理规范》(good clinical practice,GCP)

为了保证药品临床试验过程规范,结果科学可靠,保护受试者的权益并保障其安全,根据《中华人民共和国药品管理法》,参照国际公认原则制订了《药品临床试验管理规范》。GCP 是临床试验全过程的标准规定,包括方案设计、组织、实施、监查、稽查、记录、分析总结和报告。凡药品进行各期临床试验,包括人体生物利用度或生物等效性试验均须按此规范执行。

为了保证药品临床试验资料的科学性、可靠性和重现性,明确了涉及新药临床研究的所有人员必须执行 GCP 的规定。本规范主要起两个作用:一是为了保护在新药研究中志愿受试者和病人的安全和权利;二是有助于生产厂家申请临床试验和销售许可时,能够提供出有价值的临床资料。

3)《药品生产质量管理规范》(good manufacture practice,GMP)

《药品生产质量管理规范》适用于药品制剂生产的全过程、原料药生产中影响成品质量的关键工序,是药品生产和质量管理的基本准则。GMP 中列有质量管理专章,明确规定药品生产企业的质量管理部门应负责药品生产全过程的质量管理和检验。主要职责为:制定和修订物料、中间产品和成品的内控标准和检验操作规程,取样和留样制度,检验用设备、仪器、试剂、标准品(或对照品)、滴定液、培养基、实验动物等的管理办法;对物料、中间产品和成品进行取样、检验、留样,并出具检验报告;评价原料、中间产品及成品的质量稳定性,为确定物料储存期、药品有效期提供数据等,规定十分具体和明确。

生产企业为了生产全面符合药品质量标准的药品,必须按照 GMP 的规定组织生产并加强管理。GMP 作为制药企业指导药品生产和质量管理的法规,在国际上已有数十年的历史,我国卫生部正式发布 GMP 文件是在 1988 年。与此同时,国家医药管理局还对化学医药工业产品施行发放"生产许可证"制度,以加强对化学药品的质量管理。

4）《药品经营质量管理规范》(good supply practice,GSP)

《药品经营质量管理规范》是为保证经销药品的质量，保护用户、消费者的合法权益和人民用药安全、有效而制订的。主要内容包括医药商品进、存、销三个环节中确保质量所必备的硬件设施，人员资格及职责，质量管理程序和制度及文件管理系统等。药品供应部门为了药品在运输、储存和销售过程中的质量和效力，必须按照 GSP 的规定进行工作。

5）《中药材生产质量管理规范》(good agricultural practice for chinese crude drugs,GAP)

《中药材生产质量管理规范》于 2002 年 3 月 18 日经国家药品监督管理局局务会审议通过并发布，自 2002 年 6 月 1 日起施行。为规范中药材生产，保证中药材质量，促进中药标准化、现代化，制订了 GAP。GAP 是中药材生产和质量管理的基本准则，适用于中药材生产企业生产中药材（含植物、动物药）的全过程。GAP 的核心是规范中药材生产过程，以保证药材质量稳定、可控。

GLP、GCP、GMP、GSP、GAP 五个科学管理规范的实施，加强了药品的全面质量控制，有利于加速我国医药产业的发展，提高药业的国际竞争力，对加强药品的全面质量控制具有十分重要的意义。药物分析工作者有责任积极参与研究，密切结合实际，制订出科学的管理办法。

除了药品研制、生产、供应和临床各环节的科学管理外，有关药品检验工作本身的质量管理更应重视，如《分析质量管理》(analytical quality control,AQC)即用于检验分析结果的质量。

0.5　药物分析课程的特点与学习要求

在我国，在药学、药物制剂、制药工程等专业中设置药物分析课程是十分必要的，它充分体现了药学教育事业对培养学生强烈的药品质量观念的重视。药物分析课程是在有机化学、分析化学、药物化学及其他有关课程的基础上进行学习的一门课程。学生学习药物分析，应该具备强烈的药品质量观念，综合运用以往所学知识，始终围绕药品质量问题，研究控制药品质量的内在规律和方法，探索提高药品质量的有效途径。本课程的中心问题是如何运用必要的技术与方法来进行药品的质量分析和监控，研究和探讨药物的化学结构、理化特征、存在状况与分析方法之间的关系。因此，学习药物分析既要围绕药典中药物及其制剂的质量问题，也应注意对药物制造的原料、中间体等进行质量控制，并深入药品生产的工艺过程、储藏过程和临床使用过程中，全程控制药品质量。

为了适应药学、药物制剂、制药工程等专业的要求，本教材的主要内容集中在以下六个方面：

（1）药物的鉴别、检查和定量分析的基本规律与基本方法；

（2）以六类典型药物的分析为例，围绕药品质量的全面控制，从药物的结构出发，运用化学的、物理化学的以及其他必要的技术与方法进行质量分析的基本方法与原理；

（3）制剂分析的特点与基本方法；

（4）以代表性的生化药物和中药制剂为例，概论其质量分析的特点与主要方法；

（5）药品质量标准制订的基本原则、内容与方法；

（6）药品质量控制中的新方法与新技术。

最后，必须强调，整个药学专业教育的过程还是打好坚实基础的过程，因此，在药物分析的整个学习过程中，要求学生学会自学，善于独立思考，既重视药品质量分析的基础理论知识的学习，又重视基本实验技能的严谨训练，从而不断提高独立解决问题的能力。

第1章 容量和重量分析法

容量和重量分析法是定量分析中常用的化学分析法。在《药品生产质量管理规范》中,为了保证药品质量,需要应用分析化学尤其是现代仪器分析的方法和技术,对药品生产的原材料、中间体、原料药和成品进行质量检验,对生产过程进行有效监测、分析和控制,所以必须学习和掌握分析化学的基本原理、方法和应用,以便有效地分析和解决药品生产质量控制的实际问题。

1.1 容量分析基础

1.1.1 基本概念

1. 容量分析法

容量分析法(volumetric analysis)又称滴定分析法(titrimetric analysis),是利用标准溶液与待测组分间的定量化学反应,以标准溶液的容积进行含量测定的分析方法。容量分析法具有操作简便、分析速度快、准确度高等特点,是化学分析的主要分析方法。容量分析法根据所选用的化学反应的不同,可有不同的滴定方法,但不论何种方法,均有其相同之处及与其所采用的化学反应特点相关的特殊之处。

2. 化学计量点

选定一种能与待测物质发生化学反应的物质,将其制成准确浓度的溶液(通常称为标准溶液或滴定剂),将该溶液通过滴定管滴加到待测物质溶液中,这一过程称为滴定(titration)。当滴加的标准溶液与被测物质按照化学计量关系定量反应完全时,这一点称为化学计量点(stoichiometric point),如果是按1∶1进行的反应,消耗的滴定液的物质的量等于被测物质的物质的量,也称为等当点。

3. 滴定终点

通常采用指示剂的颜色变化来指示化学计量点的到达,即指示剂的变色点也就是滴定终点(titration end-point),这是滴定分析法的关键。指示剂颜色的转变点称为滴定终点。

4. 滴定误差

由于指示剂不一定正好在化学计量点时变色,滴定终点和化学计量点不一定相符,由此产生的误差称为滴定误差(titration error)。化学计量点还可以通过仪器来确定。例如,可以利用溶液的电导、电位、吸光度等的变化来指示终点的到达。这类方法的滴定误差比指示剂法的要小。

5. 滴定度

在滴定分析中为了计算方便、规范和直接,又引入了滴定度(titer)的概念。滴定度是指每毫升标准溶液相当的被测物质的质量(mg),用公式表示为

$$T = \frac{cM}{n}$$

式中:T 为滴定度,mg/mL;c 为标准溶液的浓度,mol/L;M 为被测物质的相对分子质量;n 为反应式配平后滴定液与被测物质的物质的量比或电子转移数。

1.1.2　滴定分析对化学反应的要求

滴定分析是建立在某一化学反应的基础上,可以用于滴定分析的化学反应应具备如下条件。

(1)反应完全。标准溶液与被测物质之间的反应需按一定的化学反应方程式进行,无副反应,而且反应进行得要完全(通常要求达到 99.9%)。这是进行定量分析计算的基础。

(2)反应速度足够快。滴定反应要求在瞬间完成,对于速度慢的反应,可通过加热或加入催化剂来提高反应速率。

(3)有比较简便可靠的方法确定滴定等当点的到达。

1.1.3　滴定操作的主要方式

1. 直接滴定法

凡是满足上述要求的反应,都可以用标准溶液直接滴定被测物质,这类滴定方法称为直接滴定法。它是滴定分析中最常用和最基本的滴定方法。

2. 返滴定法

当反应速度较慢,或用滴定剂直接滴定固体试样时,反应不能立即完成,可先准确加入已知量过量的滴定剂,待反应完成后再用另一种标准溶液滴定剩余的滴定剂,这种滴定方法称为返滴定法,也称回滴法。

3. 置换滴定法

对于不能按照确定的化学反应方程式(伴有副反应发生)进行的反应,有时可以不直接滴定被测物质,而是先用适当试剂与被测物质起反应,使其发生置换反应、生成另一种能被测定的物质,然后用适当的标准溶液进行滴定,这种滴定方法称为置换滴定法。

4. 间接滴定法

不能与滴定剂直接起反应的物质,有时可通过另外的化学反应以间接滴定法进行滴定。

1.1.4　标准溶液

在滴定分析中无论采用哪种滴定方式,标准溶液是必不可少的。标准溶液是指已知准确浓度的溶液。

1. 标准溶液的配制

1)直接法

准确称取一定量的物质,溶解后小心转移到容量瓶内,然后稀释到一定体积,根据物质的质量和溶液的体积,即可计算出该溶液的准确浓度。能用于直接配制标准溶液的物质称为基准物质。常用的基准物质有邻苯二甲酸氢钾、无水 Na_2CO_3、$Na_2C_2O_4$、$K_2Cr_2O_7$、NaCl、$CaCO_3$ 等。许多化学试剂纯度可以达到很高,但能作为基准物质的基准试剂并不很多。能用做基准试剂的物质应符合以下条件:

(1)纯度高,一般要求纯度在 99.9%以上;

(2)物质的组成与化学式完全相符,若含结晶水,其组成也应与化学式相符;

（3）性质稳定,例如加热、干燥时不分解,称重时不吸收空气中的 CO_2,不被空气氧化等;

（4）试剂最好具有较大的相对分子质量,这样称量较多,从而减少称量误差。

2）间接法

在实际工作中许多标准溶液不能用上述方法配制,如 HCl 标准溶液、NaOH 标准溶液。市售的 HCl 易挥发,含量有一定波动,NaOH 极易吸收空气中的 CO_2 和水分,因此,这一类物质不能用直接法配制标准溶液,而要用间接法配制。其方法是粗略地称取一定量的物质或量,取一定体积的溶液,配制成接近所需浓度的溶液,然后用基准物质或另一已知准确浓度的标准溶液来测定其浓度。

2. 溶液浓度的标定

标定溶液浓度的方法主要有以下两种。

1）用基准物质标定

称取一定量的基准物质,溶解后用待标定的溶液滴定,然后根据基准物质的质量及所消耗的待标定溶液的体积,即可算出待标定溶液的准确浓度。如 NaOH 溶液的标定,是用该溶液滴定准确称量的邻苯二甲酸氢钾,根据邻苯二甲酸氢钾的质量和两者完全作用时消耗的 NaOH 溶液的体积,计算出 NaOH 溶液的准确浓度。

2）与标准溶液比较

准确吸取一定量的待标定溶液,用已知准确浓度的标准溶液滴定（或用待标定溶液滴定标准溶液）,根据两种溶液的体积和标准溶液的浓度,就可算出待标定溶液的准确浓度。显然,这种方法会因标准溶液浓度不准确而影响待标定溶液的准确性,故标定时应尽量采用基准物质进行标定。配制和标定溶液时所用的滴定管等仪器,必要时要进行校正。标定后的溶液应妥善保管。

1.1.5 分析结果的误差和有效数字

1. 误差产生的原因和分类

在分析过程中,测定值与真实值之间的差值称为误差。测定值大于真实值时,称为正误差,反之,称为负误差。根据误差的性质和产生的原因,误差可分为系统误差和偶然误差两大类。

1）系统误差

系统误差是由于分析时某些固定的原因造成的,在同一条件下重复测定时,它会重复出现,其值的大小和正负可以测定,所以又称为可定误差。产生系统误差的原因主要有以下几个方面。

（1）方法误差。这种误差是由于分析方法本身的某些不足而引起的。如在滴定分析中,化学反应进行不完全或有副反应、滴定终点与化学计量点不重合以及有干扰离子的影响等,都会产生方法误差。

（2）仪器误差。这种误差是由于测定仪器不够准确或仪器未经校准所引起的误差。如分析天平两臂不等长、砝码生锈以及容量仪器的刻度不准等,都会产生此种误差。

（3）试剂误差。这种误差是指由于试剂或蒸馏水中含有微量杂质或干扰物质而引起的误差。

（4）操作误差。这种误差主要是指由于操作人员的主观因素所造成的误差。如不同的分析人员对滴定终点颜色的判断,有的偏深,有的偏浅。

2）偶然误差

偶然误差是由难以预料的某些偶然因素造成的，它的数值的大小、正负都难以控制，所以又称为不可定误差。如在分析测定过程中，温度、湿度、气压的微小变动以及仪器性能的微小改变等都会引起测定数据的波动，从而产生偶然误差。偶然误差是不能通过校正的方法减小的，但可通过增加平行测定的次数来减小。在消除系统误差的前提下，随着测定次数的增多，偶然误差的算术平均值将趋近于零，所以多次测定结果的平均值将更接近于真实值。在测定过程中，由于分析人员不按操作规程办事和粗心大意所造成的误差，属于过失误差，如加错试剂、看错砝码、读错刻度、计算错误等。属于过失所得的数据或结果应弃去。

2. 误差的表示方法

1）误差与准确度

误差的大小可表示准确度的高低。准确度表示测定值与真实值符合的程度。误差越小，表示分析结果的准确度越高。

误差可分为绝对误差和相对误差两种。绝对误差（E）指测定值（X）与真实值（T）之间的差值，相对误差（RE）是指绝对误差占真实值的百分率，即

$$E = X - T \qquad RE = \frac{E}{T} \times 100\%$$

2）偏差与精密度

通常待分析样品含量的真实值是未知的，因而无法获得分析结果的准确度。因此，在实际分析工作中，为得到可靠的分析结果，必须多次重复测定，求得分析结果的算术平均值。多次测定值之间相符合的程度，即是精密度。各次测定值与算术平均值的差值称为偏差。偏差越小，表明分析结果的精密度越高。精密度越高，表明分析结果的可靠性越高。

用滴定分析测定常量成分时，分析结果的相对平均偏差一般应小于 0.2%。必须指出，精密度高，准确度不一定高，因为在同一条件下对试样的多次平行测定中，精密度高只表明偶然误差小，但不能排除系统误差存在的可能性。只有在消除或减免系统误差的前提下，才能以精密度的高低衡量准确度的高低。

3. 提高分析结果准确度的方法

欲提高分析结果的准确度，只有尽可能地减小或消除系统误差和偶然误差。测定方法一定时，常采用下述方法提高分析结果的准确度。

1）对照试验

将已知准确含量的标准试样按照与试样同样的测定方法进行分析，将测定的含量值与已知的含量值相比较，可得到分析误差。利用此误差，不仅可判断在试样的测定中有无系统误差及其大小，还可校正试样的测定值，从而使测定结果更接近真实值。

2）空白试验

在不加试样的情况下，进行与试样相同的分析，称为空白试验，所得结果称为空白值。从试样的分析结果扣除空白值，就能得到更准确的结果。这种方法可以消除或减小由试剂、蒸馏水及试验器皿带入的杂质所引起的误差。空白值不应很大，否则应提纯试剂或更换器皿。

3）校准仪器

由于仪器不准而引起的系统误差可通过校准仪器来消除或减小。在精确的分析中，砝码、滴定管和移液管等必须进行校准，并采用校准值计算分析结果。当允许的相对误差小于 1% 时，一般可不必校准仪器。

4) 增加平行测定的次数

增加平行测定的次数，可以减小偶然误差。对同一试样，通常要求平行测定 3~5 次，以获得较准确的分析结果。这是因为人们通过大量实践发现，当测量次数很多时，偶然误差的分布服从一般的统计规律：①大小相近的正误差和负误差出现的机会相等，即绝对值相近而符号相反的误差是以同等的机会出现的；②小误差出现的频率较高，而大误差出现的频率较低。

5) 减小测量误差

在定量分析中，不同的分析目的要求有不同的准确度。为了不超过分析所要求的允许误差，在整个分析过程中，必须控制各测定步骤的误差。例如，在分析中使用万分之一分析天平称取试样时，其称量的绝对误差为 ±0.0001 g，但用减量法称取试样时，需称量两次，其两次称量的最大绝对误差可达 ±0.0002 g。为使两次称量的相对误差不超过 0.1%，则称取的试样质量至少应为 0.2 g（称准至小数点后第四位）。由此可见，为减小称量的相对误差，称取的试样质量不宜过小。如果需要相同物质的量的物质，其摩尔质量较大的所称取的质量就大，而产生的称量的相对误差就小。这就是要求基准物质最好应有较大摩尔质量的原因。又如，在滴定分析中常量滴定管读数的绝对误差为 ±0.01 mL，但测准溶液的体积需读两次，其两次读数的绝对误差可达 ±0.02 mL。为使滴定管两次读数的相对误差小于 0.1%，则由滴定管滴定的体积至少应在 20 mL（读准至小数点后第二位）以上。

6) 方法校正

必要时需进行测定方法的校正，某些测定方法的系统误差可用其他方法直接校正。例如，在重量分析中，使被测组分绝对完全沉淀是不可能的，必须采用其他方法对溶解损失进行校正。如在沉淀硅酸后，可再用比色法测定残留在滤液中的少量硅，在准确度要求较高时，应将滤液中该组分的比色测定结果加到重量分析结果中去。

4. 有效数字及运算规则

1) 有效数字

在分析实验工作中，依据实际使用的仪器和测量工具获得的各种数据是有效数字，即实际能测量到的具有实际意义的数字，它包括所有的准确数字和最后一位可疑数字。如使用万分之一分析天平称得某物质的质量为 1.2350 g，其有效数字为五位，前四位是准确的，最后一位是可疑的，它可能有 ±0.0001 g 的误差。在称量记录时应注意，既不能记成 1.235 g，也不能记成 1.23500 g，应记为 1.2350 g。记录数据和分析结果应保留几位有效数字，一定要根据测定方法和所使用仪器的准确度来决定。如常量滴定管的读数误差为 ±0.01 mL，所以其读数应记录到小数点后的第二位。若滴定时用去某标准溶液 23.40 mL，既不能记为 23.4 mL，也不能记为 23.400 mL。在有效数字中出现的 0~9 这 10 个数字，只有"0"作为定位时是非有效数字。例如，用滴定管测得某溶液的体积，以 mL 作单位时记为 20.40 mL，若以 L 作单位时则记为 0.02040 L，后者在 2 前的"0"只起定位作用，所以不是有效数字。由此可见，在第一个数字（1~9）前的"0"均为非有效数字；在数字（1~9）中间和小数点后末尾的"0"均为有效数字。此外，还应注意以下几点。

(1) 如 1000 这样的数值，是几位有效数字不好确定，它可能是两位、三位或四位有效数字，如表示为 1.0×10^3，是两位有效数字；表示为 1.00×10^3，是三位有效数字。不同表示，意义不同，如 6.023×10^{23} 是四位有效数字。

（2）在药物分析中有效数字的注意事项。在乘除运算中,保留有效数字的位数以位数最少的数为准,即以相对位数最大为准。在药物分析中注意"四舍六入五成双"的规律,若 5 后面还有数字,则 5 进位,不能多次修约,运算中可多保留一位未经修约的有效数字,最后才修约至规定位数;作统计检验时,S 值等应多留 1～2 位数字参加运算,修约标准偏差值或其他表示不确定度时,只要所需位数后面还有数字,不论大小,都进位。

（3）在化学中常见的 pH、pK 和 lgC 等对数数值,其有效数字的位数仅取决于小数部分数字的位数,因为整数部分只说明该数的幂指数。如 pH＝10.20,这个数的有效数字是两位而不是四位。由于 pH 计一般只能测准小数点后一位,小数点后的第二位为可疑数字,故 pH 值的有效数字为小数点后两位。

2）有效数字的运算规则

有效数字在运算中作适当的保留是很必要的。当对几个测量数据进行加减运算时,其和或差值中也只能保留一位可疑数字,这时有效数字的保留应以小数点后位数最少的数据为依据。例如,对 0.013 4、21.45、1.057 3 三个数字求和,其和的有效数字位数的保留应以 21.45 为依据,保留到小数点后第二位,其他两个数据应采取"四舍六入五成双"的原则对其进行修约,则 0.013 4 修约为 0.01,1.057 3 修约为 1.06,然后将三个数相加。在对数据进行修约时,如被舍去的数为 5,则要针对不同情况决定取舍,如 5 后没有数字或有数字"0",5 前面一位是偶数则舍去,5 前面是奇数则进位。当 5 后有数字（0 除外）,一律进位。例如,对 1.245、3.125 1、2.475 0 三个数据进行修约,保留三位有效数字,则分别为 1.24、3.13 和 2.48。

在计算和取舍有效数字位数时,还要注意以下几点。

（1）若某一数据中第一位有效数字大于或等于 8,则有效数字的位数可多算一位。如 8.15 可视为四位有效数字。

（2）在计算过程中,为了提高计算结果的可靠性,可以暂时多保留一位有效数字,得到最后结果时,再根据数字修约的规则,弃去多余的数字。

（3）在分析化学计算中,对于各种化学平衡常数的计算,一般保留两位或三位有效数字。对于各种误差的计算,取一位有效数字已足够,最多取两位。对于 pH 值的计算,通常只取一位或两位有效数字即可,如 pH 值为 3.4、7.5、10.48。

（4）定量分析的结果,对于高含量组分（不小于 10％）,要求分析结果为四位有效数字;对于中含量组分（1％～10％）,要求有三位有效数字;对于微量组分（小于 1％）,一般只要求有两位有效数字。通常以此为标准,报出分析结果。在使用计算器处理数据时,可不必对每一步计算结果都进行修约,但一定要注意对最后结果的有效数字位数进行取舍。

1.2　酸碱滴定法

1.2.1　基本概念

1. 酸碱滴定法

用已知浓度的碱或酸的标准溶液滴定待测液中的酸或碱的容量分析方法,也就是利用酸和碱在水溶液中以质子转移反应为基础的滴定分析方法,称为酸碱滴定法（acid-base titration）,也称中和滴定法（neutralization titration）。

一般的碱及能与酸、碱直接或间接进行质子转移反应的物质,几乎都可以利用酸碱滴定法进行测定。一般酸碱滴定法包括强酸滴定强碱、强碱滴定弱酸、强酸滴定弱碱、多元弱酸或多元弱碱的滴定以及水解盐的滴定等。

酸碱滴定法是滴定分析中最重要的分析方法之一，也是学习其他滴定分析方法的基础。为了准确地确定化学计量点的位置，必须恰当地选择好指示剂，这就需要了解酸、碱的性质、滴定过程中溶液 pH 值的变化情况以及指示剂的变色原理和变色范围。

2. 酸碱的定义和共轭酸碱对

凡能给出质子的物质称为酸，如 HCl、HAc、NH_4^+ 等。

$$HA \rightleftharpoons H^+ + A^-$$

凡能接受质子的物质称为碱，如 Cl^-、Ac^-、NH_3 等。

$$NH_3 + H^+ \rightleftharpoons NH_4^+$$

酸和碱既是相互依存又是相互转化的，这种性质称为共轭性。对应的酸碱构成共轭酸碱对：碱接受质子后，即成为该碱的共轭酸，越容易给出质子的物质酸性越强，强酸的共轭碱是弱碱；酸给出质子后，即成为该酸的共轭碱，越容易接受质子的物质碱性越强，强碱的共轭酸是弱酸。酸或碱可以是中性分子，也可以是阳离子或阴离子。酸、碱是相对的。例如，

$$H_2CO_3 \rightleftharpoons H^+ + HCO_3^-$$

此时 HCO_3^- 表现为碱；

$$HCO_3^- \rightleftharpoons H^+ + CO_3^{2-}$$

此时 HCO_3^- 表现为酸。所以同一物质在某些场合下是酸，而在另外一些场合下可能是碱，这是由与它共存的物质彼此间给出质子或接受质子能力的相对强弱而定的。

1.2.2　指示剂

在进行中和滴定时，为确定反应终点而加到反应体系里的试剂称为指示剂（indicator）。指示剂多为有机色素，常用的酸碱指示剂是有机弱酸或弱碱，它们与其共轭碱或共轭酸呈现不同的颜色，溶液 pH 值不同，颜色不同，因此就能确定该反应体系的 pH 值。但因指示剂的变色区域在某一范围内，要准确确定反应终点是困难的，所以实际上是把变色点作为终点来当做决定反应结束的标志。指示剂在变色范围以内所呈现的颜色称为中间色，比中间色 pH 范围偏酸性方面所呈现的颜色称为酸色，比中间色 pH 范围偏碱性方面所呈现的颜色称为碱色。指示剂变色范围为 $pH = pK_{In} \pm 1$。如果溶液中 $[HIn] = [In^-]$，则溶液的 $[H^+] = K_{In}$，即 $pH = pK_{In}$，此时溶液呈现的颜色是酸式色和碱式色的中间色，这一点称为指示剂的变色点，它是实际的滴定终点。例如，酚酞 $pK_{In} = 9.1$，则其指示终点的范围是 $8.0 \sim 10.0$。在中和滴定时经常使用的指示剂有甲基橙（变色范围为 pH $3.1 \sim 4.4$）、甲基红（变色范围为 pH $4.2 \sim 6.2$）、酚酞（变色范围为 pH $8.3 \sim 10.0$）。

1.2.3　中和滴定曲线

在中和滴定反应中，表示滴定过程中溶液 pH 值随滴定体积变化的曲线称为中和滴定曲线。酸与碱的滴定反应在反应终点前后将出现 pH 值的突跃性变化，在这个 pH 突跃区间加入变色指示剂，根据指示剂颜色的变化可求出滴定终点。也就是说，滴定突跃是在化学计量点附近发生突变的 pH 范围，所以选择指示剂的原则是：指示剂的变色范围全部或部分落在滴定突跃范围内。图 1-1 表示滴定曲线与指示剂的关系。常见的滴定类型如下。

1. 强碱滴定强酸

强碱与强酸之间进行中和滴定反应,滴定曲线如图 1-1 中的 AB 曲线。一般强酸与强碱滴定曲线的 pH 突跃范围较宽,可用甲基红作为指示剂指示滴定终点。例如,盐酸的测定,取盐酸约 3 mL,置于盛有约 20 mL 水并已精密称定质量的具塞锥形瓶中,精密称定,加水 25 mL 与甲基红指示剂溶液 2 滴,用氢氧化钠(1 mol/L)滴定液滴定。1 mL 氢氧化钠滴定液相当于 36.46 mmol HCl。

2. 强碱滴定弱酸

弱酸(如解离常数 $pK_a=10$)用强碱中和时,滴定曲线如图 1-1 中的 $A'B$ 曲线。一般滴定 pH 突跃范围随酸的解离常数减小而变短。例如,酮洛芬的测定,取酮洛芬约 0.5 g,精密称定,加中性乙醇 25 mL 溶解,加酚酞指示剂溶液 3 滴,用氢氧化钠滴定液(1.1 mol/L)滴定。1 mL 氢氧化钠滴定液相当于 25.34 mg 酮洛芬。

3. 强酸滴定弱碱

与强碱滴定弱酸的情形类似,滴定曲线如图 1-1 中的 AB' 曲线。例如,双氯芬酸钠的测定,取双氯芬酸钠约 0.5 g,精密称定,加水 50 mL 溶解,加甲基红-溴甲酚绿混合指示剂溶液 1 滴,用硫酸滴定液(0.05 mol/L)滴定。1 mL 硫酸滴定液相当于 31.81 mg 双氯芬酸钠。

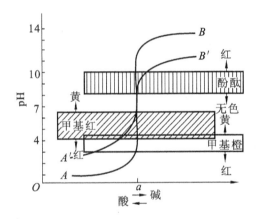

图 1-1　中和滴定与指示剂选择

AB—强酸-强碱滴定曲线;AB'—强酸-弱碱滴定曲线;$A'B$—弱酸-强碱滴定曲线;$A'B'$—弱酸-弱碱滴定曲线

1.2.4　酸碱标准溶液的配制与标定

酸碱滴定法使用的标准溶液都是强酸、强碱溶液,除个别为乙醇溶液外,都是水溶液,浓度一般在 0.01～1 mol/L 范围内,最常用的浓度是 0.1 mol/L。

1. 酸标准溶液

常用的酸标准溶液有盐酸、硫酸标准溶液,其中尤以盐酸用途较广,因为滴定反应生成的氯化物大都可溶于水,而部分硫酸盐难溶于水。

HCl 标准溶液一般用浓盐酸采用间接法配制,即先配成大致浓度后再用基准物质标定。《中国药典》中标定盐酸采用的基准物质为无水碳酸钠。无水碳酸钠易制得纯品,价格便宜,但吸湿性强,用前应在 270～300 ℃条件下干燥至恒重,并置于干燥器中保存备用。酸标准溶液的配制、标定方法详见《中国药典》附录。

2. 碱标准溶液

碱标准溶液常用氢氧化钠配制,也有少数使用氢氧化钾配制。NaOH 易吸潮,也易吸收空气中的 CO_2 生成 Na_2CO_3,因此用间接法配制。为了配制不含 CO_3^{2-} 的碱标准溶液,可采用浓碱法,即先用 NaOH 配成饱和溶液,在此溶液中 Na_2CO_3 溶解度很小,待 Na_2CO_3 沉淀后,取上层澄清液稀释成所需浓度,再加以标定。《中国药典》中标定 NaOH 所用的基准物质为邻苯二甲酸氢钾,其标定反应如下:

$$\text{〈}\begin{smallmatrix}—COOH\\—COOK\end{smallmatrix}\text{〉} + NaOH \rightleftharpoons \text{〈}\begin{smallmatrix}—COONa\\—COOK\end{smallmatrix}\text{〉} + H_2O$$

1.2.5　应用与示例

酸碱滴定法在药典中应用十分广泛,几乎有近一半的药物采用酸碱滴定法测定含量。

1. 直接滴定

1) 酸类

强酸、$cK_a > 10^{-8}$ 的弱酸、混合酸、多元酸等都可用标准碱直接滴定,如矿酸、芳香酸、脂肪酸等。

2) 碱类

强碱、$cK_b > 10^{-8}$ 的弱碱可用标准酸直接滴定,如各种无机碱、生物碱、有机碱类。

[例 1-1]　乙酰水杨酸的测定。

乙酰水杨酸是芳酸酯类药物,分子结构中含有羧基,$cK_a > 10^{-8}$,故可用标准 NaOH 溶液直接滴定,以酚酞为指示剂。

滴定反应如下:

$$\text{〈}\begin{smallmatrix}—COOH\\—OCOCH_3\end{smallmatrix}\text{〉} + NaOH \rightleftharpoons \text{〈}\begin{smallmatrix}—COONa\\—OCOCH_3\end{smallmatrix}\text{〉} + H_2O$$

$$\omega_{C_9H_8O_4} = \frac{c_{NaOH} V_{NaOH} \dfrac{M_{C_9H_8O_4}}{1\,000}}{m_S} \times 100\%$$

[例 1-2]　药用氢氧化钠的测定——双指示剂滴定法。

NaOH 易吸收空气中的 CO_2,部分变成 Na_2CO_3,形成 NaOH 和 Na_2CO_3 的混合物。因为 Na_2CO_3 有两个化学计量点,可采用双指示剂滴定法。滴定过程分解示意如下:

$$NaOH + Na_2CO_3 \xrightarrow[\text{酚酞变色}]{HCl\,(V_1,mL)} NaCl + NaHCO_3 \xrightarrow[\text{甲基橙变色}]{HCl\,(V_2,mL)} NaCl + H_2O + CO_2$$

$$\omega_{NaOH} = \frac{c_{HCl}(V_1 - V_2) \dfrac{M_{NaOH}}{1\,000}}{m_S} \times 100\%$$

$$\omega_{Na_2CO_3} = \frac{c_{HCl} \times 2V_2 \times \dfrac{M_{Na_2CO_3}}{1\,000}}{m_S} \times 100\%$$

2. 间接滴定(剩余滴定法)

凡是酸、碱、盐类难溶于水者,作用较慢或是与滴定液作用时不易选择指示剂者,先加入过量的滴定液,待作用完毕,再加入另一滴定液回滴。

3. 置换滴定

某些解离度很小的弱酸、弱碱以及某些盐类,或是其他物质不能用适当的指示剂进行酸碱滴定时,可寻找这些物质的特殊化学反应,若在反应中能生成酸或碱,就可进行置换滴定。

1.3　氧化还原滴定法

许多氧化还原反应已成功地用于滴定分析。习惯上常按滴定剂(氧化剂)的名称命名氧化还原滴定法,如碘量法、溴量法、铈量法、高锰酸钾法、溴酸盐法、亚硝酸盐法、卓酸盐法等。氧化还原滴定法不仅能测定本身具有氧化还原性质的物质,而且能间接地测定本身不具有氧化还原性质、但能与某种氧化剂或还原剂发生其他类型的有计量关系的化学反应的物质。氧化还原滴定法是药物分析中一种重要的分析方法,据统计,《中国药典》(2000 年版)二部中有近120 种原料药和试剂采用氧化还原滴定法测定含量。由于可用做氧化剂或还原剂进行氧化还原反应的种类很多,该方法的应用范围较为广泛。

1.3.1　基础知识

1. 氧化还原滴定法

依据氧化还原反应原理建立的滴定方法称为氧化还原滴定法(oxidation-reduction titration)。氧化还原反应是一种电子由还原剂转移到氧化剂的反应,有些反应除了氧化剂和还原剂外还有其他组分(如 H^+、H_2O 等)参加。凡是涉及电子转移的反应都称为氧化还原反应,获得电子的物质称为氧化剂,失去电子的物质称为还原剂,氧化剂和还原剂的得失电子数必然相等。

2. 氧化还原反应的实质

氧化还原反应的实质是氧化剂获得电子和还原剂失去电子的过程。物质得失电子的能力与其氧化还原电对的电位高低有关。电位越高,则其氧化态越易得到电子,是较强的氧化剂;电位越低,则其还原态越易失去电子,是较强的还原剂。因此,一种氧化剂可以氧化电位较它低的还原剂,一种还原剂可以还原电位较它高的氧化剂。一般来说,氧化还原反应机制都比较复杂,反应过程分多步完成。反应速度慢和常伴有副反应发生是氧化还原反应常见的两个特性。因此,在应用氧化还原滴定法时必须创造适宜的条件,并在实验中严加控制,才能保证反应按确定的计量关系定量、快速地进行。例如:

$$Cu^{2+} + Zn \Longrightarrow Cu + Zn^{2+}$$

式中:铜离子是氧化剂;锌离子是还原剂。

3. 氧化还原反应进行的方向

(1) 氧化还原反应的方向取决于两个电对的电极电位,电对的电位越高,其氧化态的氧化能力越强;电对的电位越低,其还原态的还原能力越强。电极电位高的氧化态与电极电位低的还原态进行氧化还原反应,是自发进行的。

(2) 有些氧化还原反应,尽管两电对的电极电位差符合上述要求,但副反应的发生,使氧化还原反应不能定量进行,仍不能用于滴定分析。如 $K_2Cr_2O_7$ 可将 $Na_2S_2O_3$ 氧化为 $S_4O_6^{2-}$、SO_4^{2-} 等多种产物,所以碘量法中不能用 $K_2Cr_2O_7$ 作基准物来直接标定 $Na_2S_2O_3$ 溶液的浓度。

(3) 另一方面,还应考虑反应的速度问题。因电极电位与氧化态和还原态的浓度有关,若两个氧化还原电对的标准电极电位相差不大,有可能通过改变氧化态或还原态的浓度来改变氧化还原反应的方向。

(4) 在有 H^+ 参加的氧化还原反应中,溶液的酸度不同,电极电位必然不同,因此,在分析时应注意体系的酸度。

（5）判断氧化还原滴定反应完全的依据。氧化还原反应完全与否是用平衡常数 K 来衡量的，K 值越大，反应进行得越完全。K 值只能说明反应进行完全的程度，不能说明反应进行的快慢，氧化还原反应的速度受溶液的酸度、浓度、温度及催化剂等影响。在滴定分析法中，一般要求在化学计量点反应的完全程度在 99.9% 以上。

1.3.2　碘量法和溴量法

碘和溴在元素周期表中是同属于一个族的元素，其元素化合价可正可负，所以它们即可作氧化剂又可作还原剂，又因为其自身颜色随化学价的变化而变化，所以多用于氧化还原滴定反应，在药物分析中也应用很广。

1. 碘量滴定法的原理

依据碘的氧化和还原特性进行的滴定方法称为碘量滴定法（iodometric titration）。由于碘与碘离子是一对可逆电对，碘作为氧化剂，可以氧化其他还原性化合物，碘被还原为碘离子；碘离子作为还原剂，可被其他氧化性化合物氧化为碘。

$$I_2 + 2e \rightleftharpoons 2I^-$$

碘的标准氧化还原电位为 0.534 5 V。

由于元素碘难溶于水，不能直接配成水溶液，通常在有碘离子共存时，可以形成三碘配离子而溶解。

$$I_2 + I^- \rightleftharpoons I_3^-$$

当碘被消耗时，上式的平衡向左移动又生成碘，因此可以把它作为碘溶液使用。在进行实验时，碘标准溶液是采用碘的碘化钾水溶液，因为这样可以降低碘的挥发性。碘作为基准物质，可以用来直接配制标准溶液，需要标定时可采用氧化砷作为基准物质。

2. 直接碘量法

用 I_2 标准溶液直接滴定电位较其小的还原性物质的方法称为直接碘量法。直接碘量法的基本反应为

$$I_2 + 2e \xrightarrow{\text{还原性药物}} 2I^-$$

由于 I_2 的氧化能力不强，所以能被 I_2 氧化的物质有限，如 Sn^{2+}、Sb^{3+}、As_2O_3、S^{2-}、SO_3^{2-} 等，而且直接碘量法的应用受溶液中 H^+ 浓度的影响较大，只能在酸性、中性或弱碱性溶液中进行。如果溶液的 pH>9，则发生如下副反应：

$$I_2 \xrightarrow{OH^-} I^- + IO_3^-$$

这样会给测定带来误差，另外所生成的 I^- 在酸性溶液中又发生如下副反应：

$$I^- + O_2 \xrightarrow{H^+} I_2$$

所以必须在避光、立即滴定的条件下才能减少误差，因而只有少数还原能力强、不受 H^+ 浓度影响的物质才能发生定量反应。这样使直接碘量法的应用受到一定限制。除了用淀粉指示剂外，还可用碘本身是淡黄色来判断滴定终点。

3. 间接碘量法

间接碘量法的基本反应为

$$I_2(\text{定量、过量}) + 2e \xrightarrow{\text{还原性药物}} 2I^-$$

$$I_2(\text{剩余}) + 2Na_2S_2O_3 \longrightarrow 2NaI + Na_2S_4O_6$$

间接碘量法包括置换滴定碘量法和返滴定碘量法。

1）置换滴定碘量法

氧化性比 I_2 的氧化性强的物质，如 $K_2Cr_2O_7$、H_2O_2、$KMnO_4$、KIO_3 等，可在一定条件下，用 I^- 还原，析出 I_2，然后用 $Na_2S_2O_3$ 标准溶液滴定。

$$2I^- + 氧化剂 \longrightarrow I_2$$

例如，

$$2MnO_4^- + 10I^- + 16H^+ \Longrightarrow 2Mn^{2+} + 5I_2 + 8H_2O$$

$$I_2 + 2S_2O_3^{2-} \Longrightarrow 2I^- + S_4O_6^{2-}$$

滴定时，必须在碘量瓶中进行。

2）返滴定碘量法

定量、过量的 I_2 标准溶液与还原性物质反应完全后，剩余的 I_2 用 $Na_2S_2O_3$ 标准溶液进行滴定的方法，称为返滴定碘量法。应该注意，I_2 和 $Na_2S_2O_3$ 的反应须在中性或弱酸性溶液中进行，因为在碱性溶液中，有以下副反应：

$$Na_2S_2O_3 + 4I_2 + 10NaOH \Longrightarrow 2Na_2SO_4 + 8NaI + 5H_2O$$

$$3I_2 + 6OH^- \Longrightarrow IO_3^- + 5I^- + 3H_2O$$

这使氧化还原过程复杂化。在强酸性溶液中，淀粉指示剂被水解为糊精后遇碘呈红色，$Na_2S_2O_3$ 能被酸分解：

$$S_2O_3^{2-} + 2H^+ \Longrightarrow S\downarrow + SO_2\uparrow + H_2O$$

I^- 易被空气中的 O_2 氧化，反应为

$$4I^- + 4H^+ + O_2 \Longrightarrow 2I_2 + 2H_2O$$

4. 碘量法指示剂

一般碘量法使用淀粉指示剂辨别滴定终点。当溶液中加入淀粉时，过量一滴 I_2 液与直链淀粉生成蓝色吸附物，而支链淀粉只能松散地吸附 I_2 液而形成一种红紫色产物。根据蓝色的出现或消失可判断终点，灵敏度很高，即使在 5×10^{-6} mol/L 的 I_2 溶液中也能看出。值得注意的是，淀粉不参与氧化还原反应，它在高温下褪色并且在强酸性溶液里不显色。温度升高和醇类物质的存在，都会使灵敏度降低。在 50% 以上的乙醇溶液中无蓝色出现。直链淀粉遇 I_2 变蓝须有 I^- 存在，且 I^- 浓度适宜。使用淀粉指示剂应注意以下几点。

1）溶液酸度

I_2 和淀粉的反应在弱酸性溶液中显色最灵敏。若溶液 pH<2，淀粉易水解成糊精，如遇 I_2 则变红色；若 pH>9，则生成 IO_3^-，不显蓝色。大量电解质的存在能与淀粉结合而降低灵敏度。

2）淀粉溶液应新鲜配制

因淀粉溶液久置，遇 I_2 呈红色，褪色慢，导致终点不敏锐。

3）加指示剂的时机

直接碘量法，在酸度不高时，可在滴定前加入；间接碘量法须在临近终点时加入，因为溶液中有大量 I_2 存在时，I_2 在淀粉表面被牢固地吸附，不易与 $Na_2S_2O_3$ 立即作用，致使终点不敏锐。此外，碘量法也可利用 I_2 溶液自身的黄色作指示剂，但灵敏度较差。

5. 碘量法的误差来源

碘量法的误差，主要由于 I_2 易挥发及 I^- 在酸性溶液中易被空气中的 O_2 氧化。

1) 防止 I_2 挥发的方法

(1) 加入 2~3 倍的 KI,由于生成 I_3^- 配离子,从而减少 I_2 的挥发。

$$KI + I_2 \Longleftrightarrow KI_3$$

(2) 使反应在室温下进行。

(3) 滴定时应轻摇,且最好用碘量瓶。

2) 防止 I^- 被空气氧化的方法

(1) 在酸性溶液中,用 I^- 还原氧化剂时,应避免阳光照射。

(2) 若有 Cu^{2+}、NO_2^- 存在,能催化空气对 I^- 的氧化,应除去。

(3) 在间接碘量法中,淀粉溶液应在滴定到近终点时加入,否则会有较多的 I_2 被淀粉牢固吸附,使蓝色消失慢,妨碍终点的观察。

6. 溴量法

溴量法主要用于测定芳香胺类和酚类有机药物。因为苯环上有羟基和氨基存在时,其邻位和对位的氢较活泼,从而容易发生溴代反应。大多数的溴代反应能定量地进行,而且反应迅速,如苯酚的溴量法测定反应:

$$KBrO_3 + 5KBr + 6HCl \longrightarrow 3Br_2 + 6KCl + 3H_2O$$

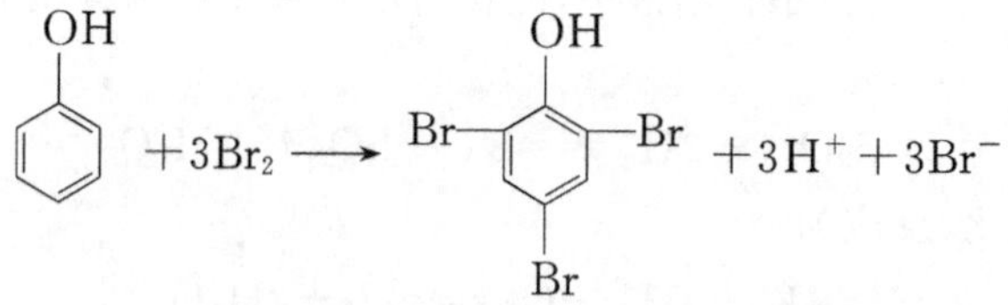

(新生态)

$$Br_2(剩余) + 2KI \longrightarrow I_2 + 2KBr$$

$$I_2 + 2Na_2S_2O_3 \longrightarrow Na_2S_4O_6 + 2NaI$$

在实际工作中,因为游离的溴或溴水易挥发,而且腐蚀性较强,药典上一般用定量的溴酸钾与过量的溴化钾产生新生态的溴来代替。为了消除实验中的误差,可用空白试验来校正结果。

溴量法的反应条件很重要,反应温度、时间、溴的过量程度都影响溴代反应。一般对于比较难进行的溴代反应,可以适当地提高温度来增加反应速度。溴的用量还可以超过理论量的一倍。

1.3.3　高锰酸钾法和高碘酸钾法

1. 高锰酸钾法

1) 基本反应

在强酸性溶液中,$KMnO_4$ 产生如下反应而起氧化作用:

$$MnO_4^- + 8H^+ + 6e \Longleftrightarrow Mn^{2+} + 4H_2O$$

高锰酸钾的标准氧化还原电位为 1.52 V,因其氧化作用很强而被广泛应用。对于高锰酸钾来说,由于高锰酸根离子的颜色很深,而 Mn^{2+} 又近乎无色,所以滴定终点可以通过微过量的 MnO_4^- 的浅红色来判定。高锰酸钾标准溶液的标定可采用 $Na_2C_2O_4$、金属 Fe、As_2O_3 等作为基准物质。

2) 高锰酸钾法的优点及缺点

高锰酸钾法的优点是氧化能力强,应用范围广,且高锰酸钾本身是深紫色,可作为自身指示剂。其缺点是 $KMnO_4$ 试剂常含少量杂质，其标准溶液不稳定，另外，它可与很多还原性物质发生反应，所以选择性差。

3）滴定条件

高锰酸钾法滴定时应注意如下几点。

（1）在酸性溶液中进行时，因为滴定反应消耗大量的 H^+，酸度不足，$KMnO_4$ 会被还原为 MnO_2。若酸度不够，则定量反应不能进行完全。

（2）有 Cl^- 共存时，易被氧化而产生 Cl_2，造成较大的滴定误差。

（3）由于氧化反应的速度较慢，当滴加 MnO_4^- 过快时，容易与 Mn^{2+} 发生反应，又因为 Mn^{2+} 是自身催化剂，因此开始滴定时要慢，以后可以不断加快。

4）应用与示例

（1）直接滴定法。直接滴定法适用于 Fe^{2+}、Sb^{2+}、H_2O_2、$C_2O_4^{2-}$、NO_2^- 等还原性物质的测定。

（2）返滴定法。返滴定法适用于一些不能用 $KMnO_4$ 标准溶液直接滴定的氧化性物质的测定。如测定 MnO_2，就是在 H_2SO_4 溶液中，先加入过量的 $Na_2C_2O_4$ 标准溶液，再用 $KMnO_4$ 标准溶液返滴剩余的 $Na_2C_2O_4$。

（3）间接滴定法。一些非氧化还原性物质如 Ca^{2+} 等，先使之成为 CaC_2O_4 沉淀，然后溶于稀 H_2SO_4 中，用 $KMnO_4$ 标准溶液滴定 $C_2O_4^{2-}$，由此求出 Ca^{2+} 的含量。

例如，硫酸亚铁的测定，取硫酸亚铁供试品约 0.5 g，精密称定，加稀硫酸与新煮沸过的冷水各 15 mL 溶解后，立即用高锰酸钾滴定液（0.02 mol/L）滴定至溶液显持续的粉红色。1 mL 高锰酸钾滴定液（0.02 mol/L）相当于 27.80 mg 硫酸亚铁。

2. 高碘酸钾法

高碘酸盐在酸性溶液中是很强的氧化剂，它能得到 2 个电子，被还原成碘酸盐。滴定反应为

$$H_5IO_6 + H^+ + 2e \Longrightarrow IO_3^- + 3H_2O$$

根据药典，测定时通常在酸性溶液中加入过量的高碘酸盐，反应完全后，在剩余的高碘酸盐及还原产物碘酸盐中加过量的碘化钾，最后用硫代硫酸钠标准溶液滴定所析出的碘。反应式为

$$IO_4^- + 7I^- + 8H^+ \longrightarrow 4I_2 + 4H_2O$$

在测定中无须标定高碘酸盐标准溶液的浓度，只要在测定的同时做一空白滴定，由两个滴定结果之差，即可求出用于氧化样品所消耗的高碘酸盐的量。

高碘酸钾法主要对具有 α-二酸类、α-羰基醇类以及带有伯胺或仲胺的 α-氨基醇类药物具有独特的氧化性质，可用于测定。

1.3.4　铈量法

铈量法也称硫酸铈法，是利用 4 价铈盐作氧化剂来进行滴定分析的方法。4 价铈离子（Ce^{4+}）在酸性溶液中是一种强氧化剂，在 0.5 mol/L H_2SO_4 中它的电极电位为 1.43 V，处于 $KMnO_4$ 的电极电位和 $K_2Cr_2O_7$ 的之间。由于 Ce^{4+} 在碱性或中性介质中会水解生成碱式高铈盐，铈量法只能在酸性溶液中应用，酸度最好大于 0.25 mol/L。常用硫酸作为滴定分析的介质。

1. 铈量法的优点

(1) $Ce(SO_4)_2$ 是十分稳定的标准溶液,长时间放置、曝光、加热都不会引起浓度的变化。

(2) 可在盐酸中直接滴定还原剂,Cl^- 并不干扰测定。

(3) 大部分有机物不与 $Ce(SO_4)_2$ 作用,不干扰测定,许多用高锰酸钾法测定的物质也可用铈量法测定,且滴定可在中等量氯化物存在下完成。

(4) 在滴定条件下,Ce^{4+} 与蔗糖、淀粉几乎不起作用,因此可直接用于测定糖浆剂、片剂中的还原性物质(如 Fe^{2+} 等)。本法特别适合糖浆剂、片剂等制剂的测定。

2. 指示剂

Ce^{4+} 盐溶液呈黄色或橙色,而 Ce^{2+} 无色,由此可利用铈离子本身的颜色变化来指示终点,但灵敏度不高,一般采用邻二氮菲-Fe^{2+} 作指示剂。

指示剂指示原理:邻二氮菲与 Fe^{2+} 和 Fe^{3+} 分别形成两种不同颜色的配位化合物,在化学计量点时发生颜色变化,从而指示终点。

上述反应具有可逆性,且颜色变化非常敏锐。

1.3.5 亚硝酸钠法

亚硝酸钠法是利用亚硝酸与有机芳胺类的氨基发生重氮化反应或亚硝基化反应,定量生成重氮盐,根据滴定时消耗亚硝酸钠的量计算药物的含量的方法。具有游离芳伯氨基的药物可用本法直接测定。具有潜在芳伯氨基的药物,如芳基酰胺药物(对乙酰氨基酚等)经水解,芳香族硝基化合物(如无味氯霉素)经还原,也可用本法测定。亚硝酸不稳定,容易分解,通常把亚硝酸钠制成标准溶液,在酸性条件下产生亚硝酸与有机芳胺进行反应。

1. 重氮化滴定法

芳香族伯胺类化合物在盐酸等无机酸的存在下,与亚硝酸钠作用(等物质的量反应)生成芳伯胺的重氮盐,这种反应称为重氮化反应。

应用亚硝酸钠标准溶液在酸性条件下滴定芳伯胺类化合物的方法称为重氮化滴定法。进行重氮化滴定时,应注意以下反应条件。

(1) 酸的种类及其浓度。重氮化反应的速度与酸的种类及酸的浓度有关,反应速度的顺序为 $HBr > HCl > H_2SO_4$ 或 HNO_3,考虑到价格及反应速度问题,常用盐酸,保持酸度为 1 mol/L。介质酸性加强,会增强重氮盐的稳定性,增加反应速度;酸度不足,会使测定结果偏低。但酸性也不能太大,否则,易引起亚硝酸分解,影响重氮化反应速度。

(2) 反应温度。重氮化反应速率随温度的升高而加快,但所形成的重氮盐也随温度的升高而迅速分解,温度过高,亚硝酸也会逸失和分解,通常测定温度为 15~30 ℃。

(3) 滴定速度。重氮化反应为分子间反应,速度较慢,滴定速度尤其在近终点时不宜过快。通常采用"快速滴定法",即在 30 ℃ 以下,将滴定管尖端插入液面以下 2/3 处,将大部分

NaNO$_3$ 溶液在不断搅拌下一次滴入，近终点时将滴定管尖提出液面再缓缓滴定，可以大大缩短滴定时间，且结果比较准确。

（4）芳胺对位取代基的影响。若对位为亲电子基团，如—NO$_2$、—SO$_3$H、—COOH、—X等，可增大反应速度；若对位为斥电子基团，如—CH$_3$、—OH、—OR 等，则使反应速度减小。

2. 亚硝化滴定法

芳仲胺类化合物用 NaNO$_3$ 滴定，发生亚硝化反应：

$$\langle\bigcirc\rangle-NHR + NO_2^- + H^+ \Longrightarrow \langle\bigcirc\rangle-\overset{\displaystyle NO}{\underset{\displaystyle |}{N}}-R + H_2O$$

这种方法称为亚硝化滴定法，以区别于重氮化滴定法。

3. 指示终点的方法

1）外指示剂法

（1）KI 淀粉指示液。当滴定达到终点后，稍过量的 HNO$_2$ 可将 KI 氧化成 I$_2$，被淀粉吸附，显蓝色。

$$2NO_2^- + 2I^- + 4H^+ \Longrightarrow I_2 + 2NO + 2H_2O$$

这种指示剂不能直接加到滴定液中。因为这将使加入的 NO$_2^-$ 在与芳伯胺作用前先与 KI作用而无法观察终点，只能在临近终点时，用玻璃棒蘸出少许滴定液，在外面与指示剂接触来判断终点。

在未到终点时，滴定液遇指示剂一段时间后也会显蓝色，这是由于强酸性溶液也能使 KI遇空气而氧化成 I$_2$，应加以区别，不能误认为已到终点。在 KI 淀粉指示剂中常加入 ZnCl$_2$，起防腐作用。

（2）KI 淀粉试纸。在近终点时，用玻璃棒蘸取滴定液少许，用 KI 淀粉试纸试验，至溶液与试纸接触立即变蓝色 1 min 后，再蘸取少许试液检查，如仍显蓝色，表明到达终点。

外指示剂使用手续较繁，显色常不够明显，但稍经实践后并不难掌握。虽消耗一些滴定液，但因已近终点，溶液很稀，不致影响测定的准确度。

2）内指示剂法

由于外指示剂有上述缺陷，近年来选用内指示剂指示终点。内指示剂主要有带有二苯胺结构的偶氮染料和酮胺类染料两大类，如中性红等。使用内指示剂虽操作方便，但突跃不够明显，变色不够敏锐，而且各种芳胺类化合物的重氮化反应速度各不相同，故普遍适用的内指示剂有待寻找。

3）永停滴定法

在一定的外加电压下使电极发生电解反应，应用计量点前后电解过程中产生的电流变化来指示滴定终点的方法，称为永停滴定法。《中国药典》多采用此法指示终点。

1.4　直接电位法和永停滴定法

电位法及永停滴定法均属于电化学分析法（electrochemical analysis）。电化学分析法是仪器分析的一个重要分支，它是根据电化学原理建立起来的一类分析方法。这类方法的共同特点是使试样溶液成为电化学电池的组成部分，然后测量电池的某些参数，或根据这些参数的变化来进行定量或定性分析。电化学分析法经常测量的电池参数有电动势、电流、电阻和电量等,与此相应的方法就有电位法、伏安法、电导法、库仑法等。

电化学分析法在科学研究、药物分析、食品检验、临床化验、环境分析与监测等方面都有所应用。目前,许多电化学分析方法已列入国家或行业的分析标准中。本章将介绍直接电位法和永停滴定法。

1.4.1　直接电位法

在用直接电位法进行分析时,只要将适当的指示电极和参比电极浸在被测溶液中,测量所组成的电池电动势,即可根据能斯特方程求得被测物质的浓度。直接电位法常用于溶液中某种离子的测定。直接电位法具有良好的灵敏度和高度的选择性,仪器简单,尤其适用于现场分析及自动化在线分析。溶液的 pH 值的测定如下。

1. 溶液

1）参比电极

饱和甘汞电极或 Ag-AgCl 电极皆可作参比电极,以饱和甘汞电极最为常用,Ag-AgCl 电极如图 1-2 所示。

2）指示电极

测定溶液 pH 值,应用最广的电极是玻璃电极。

(1) 玻璃电极的构造。玻璃电极的构造如图 1-3 所示,在玻璃管的一端是由特殊成分的玻璃（组成为 Na_2O、CaO、SiO_2）制成的球状薄膜,膜厚约 0.1 mm,它是电极的关键部分。球内装有一定 pH 值的溶液以及 Ag-AgCl 内参比电极。

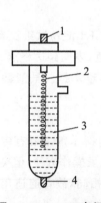

图 1-2　Ag-AgCl 电极

1—引线；2—Ag-AgCl 丝；
3—KCl 溶液；4—多孔隔膜

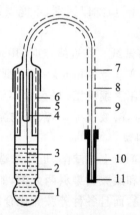

图 1-3　玻璃电极

1—玻璃膜球；2—缓冲溶液；3—Ag-AgCl 电极；4—电极导线；
5—玻璃管；6—静电隔离层；7—电极导线；8—高绝缘塑料；
9—金属隔离罩；10—高绝缘塑料壳；11—电极接头

(2) 玻璃电极的原理。玻璃膜的内、外表面与水溶液接触时,能吸收水分,形成一厚度为 $10^{-5} \sim 10^{-4}$ mm 的水化层（硅胶层）,水化层中的 Na^+（或其他 1 价离子）与溶液中的 H^+ 进行交换,反应为

$$H^+ + Na^+ Gl^- \Longrightarrow Na^+ + H^+ Gl^-$$

反应的平衡常数有利于反应向右进行,因此玻璃表面几乎绝大部分 Na^+ 点位被 H^+ 所占据。越进入水化层内部,交换的数量越少,致使 H^+ 越来越少,Na^+ 越来越多,达到干玻璃层便全无交换,点位全由 Na^+ 占据。在水化层与溶液界面,由于 H^+ 浓度不同,H^+ 将由浓度高的一方向

浓度低的一方扩散(负离子及高价正离子难以进出玻璃膜,故无扩散),余下过剩的阴离子,因而在两相界面间形成一双电层,产生电位差,这个电位差即相界电位。

在水化层内部,由于 H^+ 和 Na^+ 扩散速度不同,产生扩散电位。两个水化层的扩散电位符号相反,因此,只要膜内、外两个表面的物理性能完全相同,即可不予考虑。

2. 测定注意事项

(1) 水。使用新煮沸过的冷蒸馏水,以排除空气中的氧气的影响。

(2) pH 计应定期校正,包括以下内容。①定位。应使用接近样品 pH 值的标准缓冲溶液进行定位。②斜率。标定物 1 的 pH 值接近样品的 pH 值,标定物 2 与其相差 3pH 值后调整斜率。③测碱液。测碱液应该使用锂玻璃电极。

1.4.2　永停滴定法

永停滴定法(dead-stop titration)是把两个相同的电极(通常为铂电极)插入待滴定的溶液中,在两个电极间外加一小电压(约为几十毫伏),然后进行滴定,观察和记录滴定过程中通过两个电极的电流变化,根据电流变化的特性来确定滴定终点的方法。永停滴定法属于电流滴定范畴。

永停滴定法装置简单,准确度高,终点易观察,是药典上重氮化滴定和用 Karl-Fischer 法进行水分测定中确定终点的测定方法。

当一个无限小的电流以相反方向流过电极时,发生的电极反应互为逆反应,称为可逆电极反应,相应的电对称为可逆电对;反之,称为不可逆电对。下面分 3 种情况讨论永停滴定过程中的电流变化。

1. 滴定剂为可逆电对,检测物为不可逆电对

例如,用碘滴定硫代硫酸钠,终点前溶液中只有 $S_4O_6^{2-}/S_2O_3^{2-}$ 不可逆电对及 I^-,在很小的外加电压下,由于阳极可发生电极反应:

$$2S_2O_3^{2-} \longrightarrow S_4O_6^{2-} + 2e$$

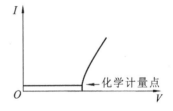

该反应不可逆,所以阴极无电极反应发生,此时两个电极间无电流通过。终点稍过,溶液中 I^- 与过量的 I_2 组成可逆电对,即

阳极　$2I^- \Longleftrightarrow I_2 + 2e$

阴极　$I_2 + 2e \Longleftrightarrow 2I^-$

此时两电极都有反应,因此有电流通过。终点过后,随着 I_2 浓度的逐渐增加,电解电流也逐渐增加,滴定曲线如图 1-4 所示。

图 1-4　碘滴定硫代硫酸钠的滴定曲线

2. 滴定剂为不可逆电对,被测物为可逆电对

例如,用硫代硫酸钠滴定碘,终点前溶液中存在可逆电对 I_2/I^-,有电流通过,电流随滴定过程中 I_2 浓度减小而减小。终点时及终点过后,溶液中只有 $S_4O_6^{2-}/S_2O_3^{2-}$ 及 I^-,因此电流降到最低点(零值附近)并不再变化。情况恰与前例相反,滴定曲线如图 1-5 所示。

3. 滴定剂与被测物均为可逆电对

例如,用 Ce^{4+} 滴定 Fe^{2+},滴定前溶液中只有 Fe^{2+},无 Fe^{3+},阴极上不可能有还原反应,此时无电流通过;滴定开始后,溶液中有 Fe^{3+}/Fe^{2+} 可逆电对及 Ce^{3+},因此有电流通过;随着滴定的进行,Fe^{3+} 不断增加,电流也不断增加,当 Fe^{3+} 浓度等于 Fe^{2+} 浓度时,电流达到最大值;继续滴加 Ce^{4+},Fe^{2+} 逐渐下降,电流也随着下降;终点时,电流降至最低点;终点过后,溶液有了

Ce^{4+}/Ce^{3+} 可逆电对,电流随 Ce^{4+} 增加而增加,如图 1-6 所示。

1.4.3　方法装置

永停滴定的仪器装置如图 1-7 所示。图中 B 为 1.5 V 干电池,R 为 5 000 Ω 左右的电阻,G 为检流计,S 为检流计的分流电阻(可调节灵敏度),E 为两个铂电极,D 为电磁搅拌器,滴定在搅拌状态下进行。

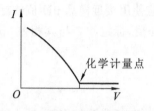

图1-5　硫代硫酸钠滴定碘的滴定曲线

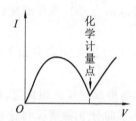

图1-6　Ce⁴⁺滴定 Fe²⁺ 的滴定曲线

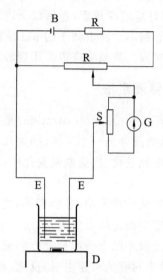

图1-7　永停滴定装置

外加电压一般数毫伏至数十毫伏即可,其高低取决于所用电对的可逆性。边滴定边观察电流计指针变化,即可确定终点,也可从滴定曲线上寻找终点。

1.5　配位滴定法

依据金属离子与配位剂间产生的配位反应所建立的滴定方法称为配位滴定法(complex formation titration)。配位反应一般是分步进行的,反应过程中存在着一系列配位平衡。这里简要介绍以常见的乙二胺四乙酸(EDTA)作为配合剂的滴定法。

1.5.1　EDTA 与金属离子的配合物的特点

EDTA 是乙二胺四乙酸的简称,结构式为

$$\text{HOOCCH}_2\diagdown\qquad\qquad\qquad\qquad\diagup\text{CH}_2\text{COOH}$$
$$\text{N}-\text{CH}_2-\text{CH}_2-\text{N}$$
$$\text{HOOCCH}_2\diagup\qquad\qquad\qquad\qquad\diagdown\text{CH}_2\text{COOH}$$

EDTA 是四元酸,一般简写为 H_4Y。H_4Y 的两个羧酸根可再接受 H^+,形成 H_6Y^{2+},这样它相当于一个六元酸,在水溶液中有六级解离。配位滴定时,一般用 EDTA 的二钠盐 (Na_2H_2Y) 与金属离子形成 1∶1 的配合物。由于 EDTA 是多元弱酸,溶液的 pH 值不仅影响 EDTA 的存在形式,而且影响其与金属离子形成配合物的稳定性。它在水溶液中有六级解离 ($pK_{a_1}=0.9$, $pK_{a_2}=1.6$, $pK_{a_3}=2.0$, $pK_{a_4}=2.67$, $pK_{a_5}=6.16$, $pK_{a_6}=10.26$),所以溶液pH<

1 时,H_4Y 主要以 H_6Y^{2+} 的形式存在,pH＝2.67～6.16 时,主要以 H_2Y^{2-} 的形式存在,pH＞10.26 时,主要以 Y^{4-} 的形式存在,故用滴定剂时要严格控制溶液的酸度。

EDTA 滴定具有如下特点:

(1) EDTA 几乎能与所有的金属离子形成配位化合物,且绝大多数配位化合物都相当稳定;

(2) EDTA 与金属离子都以简单的 1:1 的关系形成配位化合物,计算时都按 1:1 的关系计算;

(3) EDTA 与金属离子形成的配位化合物大多数易溶于水,故能在水溶液中滴定;

(4) EDTA 与无色金属离子形成无色的配位化合物,与有色金属离子生成颜色更深的配位化合物。

1.5.2　影响配合平衡的主要因素

影响配合平衡的主要因素如下。

(1) 酸度。酸度增高,生成 H_6Y^{2+} 的倾向增大,可降低 MY 的稳定性。

(2) 其他配合剂。溶液中有其他配合剂(L)存在时,也可降低 MY 的稳定性。

(3) 水解效应。配合平衡受其他金属离子以及生成的酸式(或碱式)配位化合物等的影响。

(4) 化学计量点的 pM。计量点时配合平衡反应为

$$M+Y=MY \qquad K'_{MY}=\frac{[MY]}{[M][Y]}$$

因为

$$[M]=[Y]$$

所以

$$pM=1/2(\lg K'_{MY}+pc_M)$$

1.5.3　配合滴定条件的判断

根据滴定误差约为 0.1%,假设金属离子和 EDTA 的原始浓度均为 0.02 mol/L,滴至化学计量点时,溶液的体积增大一倍,即[MY]＝0.01 mol/L,而

$$c_M=c_Y\leqslant 0.1\%\times 0.01\ \text{mol/L}$$

所以

$$K'_{MY}=\frac{[MY]}{c_M c_Y}=\frac{0.010\,0}{0.01\times 10^{-3}\times 0.01\times 10^{-3}}=10^8$$

即

$$\lg K'_{MY}\geqslant 8$$

也就是说,必须要求配位化合物的条件稳定常数 $K'_{MY}\geqslant 10^8$,即 $\lg K'_{MY}\geqslant 8$ 时,才能使滴定误差符合要求;如果考虑浓度因素,则要求 $\lg K'_{MY}\geqslant 6$ 即可。

1.5.4　滴定时溶液最高酸度的控制

因为在滴定反应 $H_2Y^{2-}+M^{2+}\Longrightarrow MY^{2-}+2H^+$ 中,随着溶液的酸度不断增大,$\alpha_{Y(H)}$ 增大,使滴定突跃缩短,不利于配合反应的进行,滴定时要用适当的缓冲溶液来控制酸度。溶液最高酸度的计算公式为

$$\lg \alpha_{Y(H)}=\lg K_{MY}-8$$

不同金属离子的 $\lg K_{MY}$ 值不同,为了使 $\lg K'_{MY}$ 达到 8,所要求的最高酸度(即最低 pH 值)也不同。

1.5.5 影响滴定突跃范围的因素

（1）配合物的 K'_{MY} 值越大，突跃范围越大。

（2）溶液酸度越小，$\lg\alpha_{Y(H)}$ 值越小，$\lg K'_{MY}$ 值越大，突跃范围越大。

（3）受其他配合剂效应的影响越大，$\lg K'_{MY}$ 值越小，突跃范围越小。

（4）若条件稳定常数 K'_{MY} 值一定，被测金属离子浓度越大，突跃范围越大。

1.5.6 金属指示剂

金属指示剂本身是一种配合剂，在一定条件下，它能与金属离子形成有色配位化合物。用 EDTA 进行配位滴定时常用的指示剂是铬黑 T（eriochrome black T，EBT），它是一种含有两个酚羟基的弱酸性化合物，在 pH 值为 7～11 的范围内显蓝色，与二价金属离子配合形成红色或紫红色的配位化合物，可指示滴定终点的到达。具体反应如下：

滴定前 $\qquad\qquad$ $M^{2+} + HIn^{2-} \rightleftharpoons MIn$

$\qquad\qquad\qquad\qquad\quad$ 蓝色 $\qquad$ 红色

终点前 $\qquad\qquad$ $M + Y \rightleftharpoons MY$

$\qquad\qquad\qquad\qquad\qquad\qquad$ 无色

终点后 $\qquad\qquad$ $Y + MIn \rightleftharpoons MY + HIn^{2-}$

$\qquad\qquad\qquad\qquad$ 红色 $\qquad\qquad\qquad$ 蓝色

当滴定到达终点时，稍过量的 Y 与 MIn 反应，使指示剂 HIn^{2-} 又游离出来，显示它原来的颜色而指示终点，所以金属指示剂必须具备的条件如下。

（1）MIn 与 HIn^{2-} 的颜色应明显不同。例如，铬黑 T 在溶液中有以下平衡：

$$H_2In^- \underset{}{\overset{pK_{a_1}=6.3}{\rightleftharpoons}} HIn^{2-} \underset{}{\overset{pK_{a_2}=11.55}{\rightleftharpoons}} In^{3-}$$

$\qquad$ 紫红色 $\qquad\qquad\qquad$ 蓝色 $\qquad\qquad\qquad$ 橙色

当 pH＜6.30 时，呈紫红色；当 pH＞11.55 时，呈橙色；只有 pH 值在 6.30～11.55 之间，铬黑 T（HIn^{2-}）才显蓝色，与 MIn 的颜色（大多数是红色）有明显不同。

（2）金属指示剂与金属离子配合物（MIn）的稳定性应比金属离子与 EDTA 配合物（MY）的稳定性低，一般应小两个数量级，否则终点提前或推后。

（3）HIn 本身应稳定，MIn 也应易溶于水。

1.5.7 应用与示例

1. 直接滴定法

大部分金属离子与 EDTA 的配合反应能满足滴定的要求，反应速度快且没有封闭现象者，如钙、镁、锌、铁、铜盐等药物，可采用直接滴定法。

2. 返滴定法（又称回滴定法）

若被测的金属离子在滴定的酸度下生成沉淀，或无适当的金属指示剂，或与 EDTA 反应速度很慢，此时应在待测溶液中加入过量的 EDTA，然后用标准的金属离子溶液回滴过量的 EDTA，根据两种标准溶液的浓度和用量，即可求得被测物质的含量。

例如，十一烯酸锌的测定，取十一烯酸锌供试品约 0.5 g，精密称定，加 1 mL 0.1 mol/L 盐酸与水 10 mL，煮沸 10 min 后，趁热过滤，滤渣用热水洗涤，合并滤液与洗液，放冷，加 0.025% 甲基红的乙醇溶液 1 滴，加氨试液适量至溶液显微黄色，加水使全量约为 35 mL，再加氨-氯化铵缓冲溶液（pH＞10）与铬黑 T 指示剂少许，用 EDTA 滴定液（0.05 mol/L）滴定溶液自紫红色变为纯蓝色。1 mL EDTA 滴定液相当于 21.60 mg 十一烯酸锌。

1.6 非水滴定法

1.6.1 基本概念

通常所讨论的滴定反应均是在水溶液中进行的,不溶于水的物质难以进行滴定,而弱酸和弱碱类物质在水溶液中的滴定也常常是困难的。用水以外的其他溶剂作为介质进行滴定分析的方法称为非水(溶液)滴定法(non-aqueous titration)。以非水溶剂作为滴定介质,不仅能增大有机化合物的溶解度,而且能改变物质的化学性质(如酸碱强度),使在水中不能进行完全的滴定反应能够顺利进行,从而扩大了滴定分析的应用范围。其滴定的方式同样可以分为中和滴定、沉淀滴定、氧化还原滴定、配位滴定等。

1.6.2 溶剂的分类

根据酸碱质子理论可将非水滴定中常用溶剂分为以下几类。

1. 质子溶剂

能给出质子或接受质子的溶剂称为质子溶剂(protonic solvent)。根据其给出或接受质子的能力大小,又可分为酸性溶剂(acid solvent)、碱性溶剂(basic solvent)和两性溶剂(amphototeric solvent)。

1)酸性溶剂

给出质子能力较强的溶剂称为酸性溶剂(如冰醋酸、丙酸等)。酸性溶剂适于作为弱碱性物质的滴定介质。

2)碱性溶剂

接受质子能力较强的溶剂称为碱性溶剂(如乙二胺、液氨等)。碱性溶剂适于作为弱酸性物质的滴定介质。

3)两性溶剂

既易接受质子又易给出质子的溶剂称为两性溶剂。两性溶剂的酸碱性与溶质的酸碱强度有关,当溶质酸性较强时,这种溶剂显碱性,当溶质碱性较强时,这种溶剂显酸性。常用的两性溶剂一般是一些醇类(如甲醇、乙醇等),这类溶剂适于作为不太弱的酸、碱的滴定介质。

2. 无质子溶剂

分子中无转移性质子的溶剂称为无质子溶剂(aprotic solvent),这类溶剂可分为偶极亲质子溶剂和惰性溶剂两类。

1)偶极亲质子溶剂

有较弱的接受质子倾向和程度不同的成氢键能力的溶剂称为偶极亲质子溶剂,如酰胺类、酮类和腈类等。这类溶剂适于作为弱酸或某些混合物的滴定介质。

2)惰性溶剂

不易与酸碱反应,也无形成氢键的能力,这种溶剂称为惰性溶剂,如苯、甲苯、氯仿和硝基苯等。惰性溶剂常与质子溶剂混合使用,以改变样品的溶解性能,增大滴定突跃。

1.6.3 溶剂的性质

1. 溶剂的酸碱性

根据酸碱质子理论,一种物质在溶液中的酸碱性强弱不仅与酸碱本身有关,也与溶剂的性质有关,如酸 HA 在溶剂 SH 中的解离与溶剂的碱性有关:

$$HA + SH \Longrightarrow SH_2^+ + A^-$$

溶剂 SH 的碱性越强,接受质子的能力越强,从而使解离反应向右进行得越完全,HA 在这种溶剂中所显示的酸性越强。同样,碱 B 在溶剂 SH 中有下列反应:

$$B + SH \Longrightarrow BH^+ + S^-$$

溶剂 SH 的酸性越强,反应向右进行得越完全,B 的碱性越强。例如,把 NH_3 溶于水和醋酸两种不同的溶剂中,有下列反应:

$$NH_3 + H_2O \Longrightarrow NH_4^+ + OH^-$$

$$NH_3 + HAc \Longrightarrow NH_4^+ + Ac^-$$

因 HAc 的酸性比 H_2O 的强,NH_3 在醋酸中碱性更强。

由以上讨论可知,对于弱酸性物质,应选择碱性溶剂,使物质的酸性增加;对于弱碱性物质,应选择酸性溶剂,使物质的碱性增强。

2. 均化效应和区分效应

在水溶液中,$HClO_4$、H_2SO_4、HCl、HNO_3 的强度几乎相等。因为它们溶于水后几乎全部解离,生成水合质子 H_3O^+。

$$HClO_4 + H_2O \Longrightarrow H_3O^+ + ClO_4^-$$

$$H_2SO_4 + H_2O \Longrightarrow H_3O^+ + HSO_4^-$$

$$HCl + H_2O \Longrightarrow H_3O^+ + Cl^-$$

$$HNO_3 + H_2O \Longrightarrow H_3O^+ + NO_3^-$$

H_3O^+ 是水溶液中酸的最强形式。以上几种酸在水中都被均化到 H_3O^+ 水平。这种把各种不同强度的酸均化到溶剂合质子水平的效应称为均化效应,具有均化效应的溶剂称为均化性溶剂。

把以上 4 种酸溶于冰醋酸介质中,由于 HAc 的碱性比水的弱,这 4 种酸将质子转移给 HAc 分子而形成 H_2Ac^+,但程度有所差异,由 4 种酸在冰醋酸中的 K_a 值可以得出酸的强弱。

$$HClO_4 + HAc \Longrightarrow H_2Ac^+ + ClO_4^- \qquad K_a = 2.0 \times 10^7$$

$$H_2SO_4 + HAc \Longrightarrow H_2Ac^+ + HSO_4^- \qquad K_a = 1.3 \times 10^6$$

$$HCl + HAc \Longrightarrow H_2Ac^+ + Cl^- \qquad K_a = 1.0 \times 10^3$$

$$HNO_3 + HAc \Longrightarrow H_2Ac^+ + NO_3^- \qquad K_a = 22$$

这种能区分酸(碱)强弱的效应称为区分效应,具有区分效应的溶剂称为区分性溶剂。

溶剂的均化效应和区分效应与溶质和溶剂的酸碱相对强弱有关。例如,水能均化盐酸和高氯酸,但不能均化盐酸和醋酸,这是由于醋酸的酸性较弱,质子转移反应不完全。也就是说,水是盐酸和醋酸的区分性溶剂。若在碱性较强的液氨中,由于 NH_3 接受质子的能力比水的强很多,HAc 也表现为强酸,所以液氨是 HCl 和 HAc 的均化性溶剂,在液氨溶剂中,它们的酸强度都均化到 NH_4^+ 水平,从而强度差异消失。一般来说,酸性溶剂是碱的均化性溶剂,是酸的区分性溶剂;碱性溶剂是酸的均化性溶剂,是碱的区分性溶剂。在非水滴定中,往往利用均化效应测定混合酸(碱)的总量,利用区分效应测定混合酸(碱)中各组分的含量。惰性溶剂没有明显的酸碱性,因此没有均化效应,而是一种良好的区分性溶剂。

3. 溶剂的选择

在非水溶液酸碱滴定中,常利用溶剂的特性增强物质的酸碱性质,因此溶剂的选择是十分重要的。它必须符合下列条件。

(1) 溶剂对供试品的溶解能力要大,并能溶解滴定产物。一般来说,极性物质较易溶于极性溶剂,非极性物质较易溶于非极性溶剂,必要时也可采用混合溶剂。

(2) 溶剂应能增强供试品的酸碱性,而又不引起副反应。如将咖啡因溶解于醋酐中,因增强了碱性,而能用高氯酸进行滴定,但对某些第一胺或第二胺(如哌嗪),则因醋酐能引起乙酰化反应而影响滴定。

(3) 溶剂应能使滴定突跃明显。降低溶剂的介电常数,能使滴定突跃明显,故常用极性大的溶剂使样品易于溶解(如无水甲酸溶解磷酸哌嗪),然后加入一定比例的极性小的溶剂,以适当降低溶剂的介电常数。溶剂的极性大小是根据介电常数进行判断的,介电常数大的极性大,介电常数小的极性小。如用 0.01 mol/L 高氯酸液滴定盐酸双胺噻唑(asterol)时,在冰醋酸(介电常数为 6.2)中加入不同量的二噁英(介电常数为 2.2),以降低溶剂的介电常数,从而能使滴定突跃显著增大。

(4) 选择溶剂时,除应符合上述条件外,还应考虑使用完全、价廉、黏度小、挥发性低、易于回收和精制等因素。

1.6.4　非水碱量法

1. 溶剂的选择

在水溶液中,$cK_b < 10^{-6}$ 的弱碱不能用标准酸直接滴定。根据溶剂的性质,可选择对碱有均化效应的酸性溶剂来增大弱碱的碱性,以便用酸的标准溶液滴定。冰醋酸是滴定弱碱的最常用的溶剂。

2. 标准溶液与基准物质

由溶剂性质的讨论可知,冰醋酸是 $HClO_4$、H_2SO_4、HCl、HNO_3 的区分性溶剂,在冰醋酸中高氯酸的酸性最强,且有机碱的高氯酸盐易溶于有机溶剂,因此常采用高氯酸的冰醋酸溶液作为滴定碱的标准溶液。

3. 配制

配制标准溶液所用的冰醋酸和高氯酸均含有水分,而水的存在常常影响滴定突跃,使指示剂变色不敏锐,应除去。冰醋酸的除水方法是加入计算量的醋酐,使之与水反应生成醋酸。其反应为

$$(CH_3CO)_2O + H_2O \longrightarrow 2CH_3COOH$$

通常所用的高氯酸是含量为 70.0%～72.0%、相对密度为 1.75 的水溶液,其水分同样应加入醋酐除去。高氯酸与醋酐混合时,发生剧烈反应,并放出大量热。因此,在配制高氯酸标准溶液时应注意,不能将醋酐直接加到高氯酸溶液中,应先用冰醋酸将高氯酸稀释后,在不断搅拌下缓缓滴加醋酐。

测定一般样品时,醋酐量稍多些没有什么影响。当所测样品是芳香族第一胺或第二胺时,

醋酐过量会导致乙酰化,影响测定结果,故所加醋酐不宜过量。

　　4. 标定

　　标定高氯酸标准溶液,常用邻苯二甲酸氢钾作基准物质,以结晶紫为指示剂,滴定反应如下:

$$\text{（邻苯二甲酸氢钾）}\begin{array}{c}-\text{COOK}\\-\text{COOH}\end{array} + HClO_4 \longrightarrow \begin{array}{c}-\text{COOH}\\-\text{COOH}\end{array} + KClO_4$$

也可用 α-萘酚苯甲醇为指示剂,以碳酸钠、水杨酸钠等为基准物质进行标定。在非水溶剂中进行标定和测定时,滴定结果均须用空白试验进行校正。

　　5. 滴定终点的确定

　　确定终点常用的方法是电位法和指示剂法。指示剂的选择须用电位法来确定,即电位滴定的同时,观察指示剂颜色的变化,从而确定终点的颜色。

　　在以冰醋酸作溶剂、用标准酸滴定弱碱时,最常用的指示剂是结晶紫,其酸式色为黄色,碱式色为紫色,在不同的酸度下变色较为复杂,由碱区到酸区的颜色变化为紫色—蓝色—蓝绿色—黄绿色—黄色。在滴定不同强度的碱时,终点颜色不同。滴定较强碱时应以蓝色或蓝绿色为终点,滴定较弱碱时,以蓝绿色或绿色为终点。在冰醋酸中滴定弱碱的指示剂还有 α-萘酚苯甲醇和喹哪啶红。

1.6.5　非水酸量法

　　1. 溶剂的选择

　　在水中,$cK_a < 10^{-6}$ 的弱酸不能用碱标准液直接滴定。若选择比水的碱性更强的溶剂,能增强弱酸的酸性,可用标准碱溶液进行滴定。

　　一般测定不太弱的羧酸类时,常以醇类作溶剂;对于弱酸和极弱酸的滴定,则以二甲基甲酰胺、乙二胺等碱性溶剂为宜;甲基异丁酮不发生自身解离,是良好的区分性溶剂,适用于混合酸的区分滴定。

　　2. 标准溶液

　　常用的碱标准溶液为甲醇钠的苯-甲醇溶液。甲醇钠由甲醇与金属钠反应制得,反应式为

$$2CH_3OH + 2Na \longrightarrow 2CH_3ONa + H_2 \uparrow$$

有时也用氢氧化锂的甲醇溶液以及氢氧化四丁基铵的甲醇-甲苯溶液作为滴定酸的标准溶液。

　　3. 配制

　　0.1 mol/L 甲醇钠溶液的配制:取无水甲醇(含水量少于0.2%)150 mL,置于冰水冷却的容器中,分次少量加入新切的金属钠2.5 g,使之完全溶解后,加适量的无水苯(含水量少于0.2%),配成1000 mL 即得。碱性标准溶液在储存和使用时,要防止溶剂挥发,同时也要避免与空气中的 CO_2 及湿气接触。

　　4. 标定

　　标定碱溶液常用的基准物质为苯甲酸。以标定甲醇钠溶液为例,其反应如下:

$$\text{（苯甲酸）}—\text{COOH} + CH_3ONa \Longleftrightarrow CH_3OH + \text{（苯甲酸钠）}—\text{COONa}$$

在碱标准溶液的标定及酸的测定中,常用百里酚蓝为指示剂指示终点,其碱式色为蓝色,酸式色为黄色。偶氮紫、溴酚蓝等也是较常用的指示剂。

1.6.6　卡尔·费休滴定法

1935 年,卡尔·费休(Karl Fischer)在研究 SO_2 里的水分测定时发明的卡尔·费休滴定法属于非水滴定中的氧化还原滴定法,它是快速而准确的水分测定方法之一。

滴定中使用的卡尔·费休试剂由碘、二氧化硫、吡啶及甲醛等制成。测定时反应分两步进行,分别生成 $C_6H_5NH(I)$ 和 $C_6H_5NH(SO_4CH_3)$。滴定终点可通过观察滴定时溶液的颜色变化来进行判断。卡尔·费休试剂含有碘而使溶液呈暗褐色,与水反应变为橙黄色,反应结束时溶液变为琥珀色。

1.7　重量分析法

1.7.1　概述

重量分析法(gravimetric analysis)是指将待测组分以化合物或单质的形式分离后,以称量其质量的方式进行含量测定的方法。重量分析法具有准确度高、精密度好的优点,但操作较为复杂,耗时较长。依据待测组分被分离时采取的手段不同,重量分析法一般分为沉淀法、挥发法、萃取法,还有以测量物质质量和时间关系的热重分析法等。

重量分析法是用分析天平称量而获得分析结果的方法,在分析过程中一般不需与基准物质进行比较,没有容量器皿引入的数据误差。由于称量误差小,一般可以达到 99.8% ~ 99.9% 的准确度,因而目前仍有不少组分采用重量分析法。但是重量分析法须经溶解、沉淀、过滤、洗涤、干燥或灼烧称量等步骤,故分析操作较繁,需时较长,对低含量组分的测定误差较大,在许多场合不能适应生产和科研对分析工作的快速要求,在实际工作中,如果有其他方法可以应用,就尽量避免采用重量分析法。药典上仍有一些分析项目,如药品的水分、药品中水中不溶物、炽灼残渣、灰分测定等,采用重量分析法。

1.7.2　沉淀法

1. 沉淀法

沉淀法(precipitation)是利用沉淀反应将待测组分从溶液中以不溶性化合物或元素形式沉淀分离出来并转化为称量形式,最后以称定其质量进行测定的方法,是最常用的重量分析法之一。

沉淀法的操作步骤如下:取样→溶解→加沉淀剂→沉淀(沉淀形式)→过滤→干燥(称量形式)→称重。

2. 重量分析对沉淀的要求

应用沉淀法时应注意:①沉淀反应要完全,形成沉淀的溶解度要小;②对沉淀形式的要求是溶解度小,纯净,易过滤洗涤,易转化为称量形式,对称量形式的要求是组成固定,化学稳定性高,相对分子质量大;③沉淀反应后分离出的沉淀形式与干燥恒重后的称量形式之间差异的影响;④沉淀剂用量的影响;⑤沉淀称量形式的热稳定性对分析结果的影响。

3. 沉淀条件的选择

根据沉淀的形式不同,有如下不同的沉淀条件。

(1)晶型沉淀:要求有较好的晶型,所以母液要在比较稀的状态下搅拌,加热浓缩并放置一段时间陈化。

(2) 无定形沉淀:不要求有晶体出现,所以母液可以有比较高的浓度,在浓缩过程中可以加一些电解质破坏溶液的解离平衡以加速沉淀的形成,并且可以不用陈化。

4. 沉淀形式与称量形式

在试液中加入适当的沉淀剂,使被测组分沉淀出来,沉淀的化学组成称为沉淀形式。沉淀形式经过滤、洗涤、烘干或灼烧后所得的物质形态(即供最后称量的化学组成)称为称量形式。沉淀形式与称量形式可以相同,也可以不相同。例如测定镁时,加入沉淀剂后最初得到的难溶物质 $MgNH_4PO_4$ 就是沉淀形式,但 $MgNH_4PO_4$ 经过滤、洗涤、烘干或灼烧后得到的 $Mg_2P_2O_7$ 是称量形式,它们之间发生了化学变化,组成改变了,所以沉淀形式与称量形式就不相同。但是,测定溶液中的 Ba^{2+},首先将其以一定的沉淀形式($BaSO_4$)沉淀出来,然后加热到 800 ℃灼烧至恒重后,所用沉淀形式 $BaSO_4$ 不发生变化,因此称量形式与沉淀形式相同。

5. 重量分析对沉淀形式的要求

(1) 沉淀的溶解度要小,才能保证被测组分沉淀完全(即沉淀的溶解损失不超过 0.2 mg)。

(2) 沉淀要纯净,尽量避免其他物质的沾污,这样才能根据沉淀的质量获得被测组分准确的分析结果。

(3) 沉淀应易于过滤和易于洗涤,这样才便于操作,从而提高分析工作的效率,提高沉淀的纯度。

(4) 沉淀应易于转化为称量形式。

(5) 称量形式的组成应固定,必须严格符合一定的化学式,否则无法计算分析结果。

(6) 化学稳定性要高,称量形式应不易吸收空气中的水分和二氧化碳,也不易被空气中的氧气所氧化。

(7) 称量形式的相对分子质量要大,在称量形式中被测组分的质量分数要小,这样可以提高分析结果的准确度。

6. 沉淀的形成

沉淀的形成过程包括晶核的生成和沉淀微粒的生长,熟悉沉淀的形成过程是为了控制沉淀条件,获得完全、纯净的沉淀。关于沉淀的形成过程,可表示如下:

在过饱和溶液中,构晶离子首先形成晶核,然后晶核成长为沉淀微粒。如果沉淀微粒不继续长大,而是较疏松地聚集为更大的聚集体,就形成无定形沉淀。如果沉淀微粒进一步成长,而构晶离子又按一定的晶格定向排列,则形成晶型沉淀。因此,沉淀的形成过程包括晶核的生成和沉淀微粒的生长这两个过程。

1) 晶核的形成

产生沉淀的先决条件是溶液必须处于过饱和状态。开始是因为构晶离子在静电作用下缔合起来形成晶核,这个过程称为晶核的生成。溶质从均匀液相中自发生成晶核的过程称为均相成核作用。晶核中离子数目的多少与物质的本性有关,一般认为晶核由 4～8 个构晶离子组成,如 $BaSO_4$ 的晶核由 8 个离子组成。若溶液中存在着悬浮的微粒或容器表面沾有固体微粒,这些外来杂质也起到晶种作用,构晶离子围绕着这些固体微粒而形成晶体,此种现象称为异相成核作用。

2）沉淀微粒的生长

形成晶核以后,过饱和溶液中的溶质能不断地向晶体表面扩散,并沉积在晶核上,使之不断长大而成为沉淀颗粒。沉淀颗粒的大小主要是由沉淀形成过程中晶核形成速度和晶粒成长速度的相对大小决定的。如果晶核形成速度小于晶粒成长速度,这样就获得较大的沉淀颗粒,能定向排列成晶型沉淀。相反,晶核生长极快,就必然形成大量晶粒,从而使大部分过剩溶质都用于形成晶核,沉淀颗粒难以长大,只能聚集起来得到细小的非晶型沉淀。

一般来说,极性较强的盐类(如硫酸钡、碳酸钙等)具有较大的定向速度,易形成晶型沉淀;而一些高价氢氧化物(如氢氧化铝、氢氧化铁等),由于溶解度很小,易形成大量晶核,所以聚集速度大,易形成非晶型沉淀。

3）影响沉淀溶解度的因素

利用沉淀反应进行重量分析时,总希望被测组分沉淀得越完全越好,但是绝对不溶的物质是没有的,所以沉淀的溶解损失不超过称量误差(0.2 mg)就不影响测定结果的准确度,就认为沉淀已经达到完全。影响沉淀溶解度的因素很多,有同离子效应、盐效应、酸效应、配合效应,以及温度、介质、晶体的结构和颗粒大小等。下面分别加以讨论。

(1)同离子效应。当沉淀反应达到平衡后,若向溶液中加入过量的沉淀剂,则构晶离子浓度增大,使沉淀的溶解度降低,这种效应称为同离子效应。

实际工作中,常常利用同离子效应,使被测组分沉淀完全,所以,在重量分析中,沉淀剂一般要过量。但不能认为沉淀剂加得越多越好,这时会引起盐效应、配合效应等副反应,反而使被测组分沉淀不完全,分析结果偏低。因此,沉淀剂的用量应适量,一般原则是,易挥发的沉淀剂过量 50%～100%,不挥发的沉淀剂过量 20%～30%。

(2)盐效应。由于强电解质的存在而引起沉淀溶解度增大的现象称为盐效应。例如,$AgCl$ 在 $NaNO_3$ 溶液中的溶解度比在纯水中的大。一般来说,只有当沉淀的溶解度本来就比较大,而溶液的离子强度又很高时,才考虑盐效应的影响。若沉淀溶解度很小,如水合氧化物沉淀和某些金属配合物沉淀,盐效应的影响实际上是很小的,可以忽略不计。

(3)酸效应。溶液的酸度对沉淀溶解度的影响称为酸效应。酸度对沉淀溶解度的影响是较复杂的,酸效应的影响对弱酸盐沉淀(如草酸盐、碳酸盐等)特别显著,它们的溶解度随酸度的增大而增大。

$$MA \Longleftrightarrow M^+ + A^-$$
$$\Updownarrow H^+$$
$$HA$$

溶液酸度增大,$H^+ + A^- \Longleftrightarrow HA$ 反应的平衡向右移动,A^- 减小,使 MA 溶解,从而增大 MA 的溶解度。

(4)配合效应。进行沉淀反应时,若溶液中存在能与构晶离子生成可溶性配位化合物的配合剂时,沉淀的溶解度增大,甚至不产生沉淀,这种现象称为配合效应。上面所指的配合剂,可以是外加的配合剂,也可以是沉淀剂本身。例如,在含有 $AgCl$ 沉淀的溶液中加入氨水,则 Ag^+ 就会与 NH_3 生成$[Ag(NH_3)_2^+]$,从而破坏了 $AgCl$ 的沉淀平衡。

$$AgCl \rightleftharpoons Ag^+ + Cl^-$$
$$\Big\updownarrow 2NH_3$$
$$[Ag(NH_3)_2]^+$$

AgCl 平衡向右移动,使 AgCl 沉淀的溶解度增大。配合效应对沉淀溶解度的影响与配合剂的浓度及配合物的稳定性有关。配合剂的浓度越大,生成的配合物越稳定,则沉淀的溶解度增加得越大。

总的来说,在影响沉淀溶解度的各种因素即同离子效应、盐效应、酸效应、配合效应等中,同离子效应是有利因素,它使沉淀的溶解度降低,而盐效应、酸效应、配合效应等是不利因素,它们使沉淀的溶解度增大,使沉淀不完全。在进行沉淀反应时,应充分利用有利因素,防止不利因素,才能促使沉淀更加完全。

除以上影响因素外,尚有温度、溶剂、沉淀颗粒大小、沉淀的结构等也影响沉淀的溶解度,在实际工作中均应注意并考虑。

4) 影响沉淀纯度的因素

在重量分析中不仅要求沉淀完全,而且希望得到纯净的沉淀。影响沉淀纯度的因素有共沉淀和后沉淀。

(1) 共沉淀。在进行沉淀反应时,某些可溶性杂质也同时被沉淀下来的现象称为共沉淀。产生共沉淀的原因有表面吸附、形成混晶、包埋或吸留,其中表面吸附是主要的原因。

①表面吸附。分布在沉淀表面的离子与沉淀内部的离子处在不同情况下,表面的离子的静电引力未被平衡,这样在沉淀表面上产生了一种静电力场,溶液中带相反电荷的离子被吸引到沉淀表面上,就产生了表面吸附现象。沉淀吸附杂质的量与沉淀的总表面积、温度及杂质的浓度有关。

②形成混晶。如果杂质离子与构晶离子具有相同的晶格或相同的电荷和离子半径比,杂质离子可进入晶格排列中,形成混晶。

③包埋或吸留。在沉淀的过程中,当沉淀剂的浓度较大而加入的速度又较快时,沉淀迅速长大,表面吸附的杂质离子来不及离开沉淀表面就被再沉积上来的离子所覆盖,陷入沉淀晶体内部,这种现象称为包埋或吸留。应该指出,由包埋或吸留现象给沉淀带来的杂质是无法洗去的,但是,可以通过沉淀的陈化或重结晶的方法予以减少。

(2) 后沉淀。当沉淀析出后,在放置的过程中,溶液中原来不能析出沉淀的组分,也在沉淀表面逐渐沉淀出来,这种现象称为后沉淀。

后沉淀的产生原因可用下例来说明。在含有 Cu^{2+}、Zn^{2+} 等离子的酸性溶液中,通入 H_2S 时,最初得到的 CuS 沉淀中并不夹杂 ZnS,但是如果沉淀和溶液长时间接触,由于 CuS 沉淀表面吸附了 S^{2-},而使 S^{2-} 浓度大大增加,当 S^{2-} 浓度与 Zn^{2+} 浓度之积大于 ZnS 的溶度积常数时,在 CuS 沉淀表面上,就析出了 ZnS 沉淀。

7. 沉淀条件的选择

1) 晶型沉淀的沉淀条件

(1) 稀。沉淀反应在稀溶液中进行,并加入沉淀剂的稀溶液。

(2) 搅。应在不断搅拌下逐滴加入沉淀剂,主要是防止局部过浓现象,形成大量的晶核。

(3) 热。沉淀作用在热溶液中进行,可以使沉淀的溶解度增加,降低相对过饱和度,有利于晶核成长为大颗粒晶体,减少杂质的吸附作用。

(4) 陈化。沉淀反应完毕后,让初生的沉淀与母液一起放置一段时间,这样小晶体消失,大晶粒则不断长大。

2) 无定形沉淀的沉淀条件

(1) 浓。沉淀反应应在较浓的溶液中进行,加入沉淀剂的速度也可以适当加快,这样得到的沉淀水量少,体积小,结构较紧密。

(2) 热。沉淀作用应在热溶液中进行,可以防止胶体的生成,减少沉淀表面对杂质的吸附。

(3) 电解质。溶液中应加入适当的电解质,以防止胶体溶液的生成,降低水合程度,使胶体微粒凝聚。

(4) 不陈化。趁热过滤,不必陈化,否则无定形沉淀因放置后,使已吸附的杂质难以洗去。

3) 均匀沉淀法

为了避免局部过浓,常采用边搅拌边加入沉淀剂的操作法进行沉淀反应,尽管如此,局部过浓现象仍难免。因此,提出了均匀沉淀法,即加入的沉淀剂并不立即与被测组分发生反应,生成沉淀,而是通过一个缓慢的化学反应过程,使溶液中的一种构晶离子从溶液中缓慢地、均匀地产生,从而使沉淀在溶液中缓慢地、均匀地析出,这样可避免局部过浓现象,获得颗粒较大、吸附杂质少且易于过滤和洗涤的晶型沉淀。

8. 计算含量

沉淀法根据被测组分和称量形式的异同,分以下两种计算方式。

1) 被测组分与称量形式的组成相同时,即

$$含量 = \frac{称得质量}{供试品质量} \times 100\%$$

如 SiO_2、$BaSO_4$ 等在沉淀后比较稳定、不发生变化。

2) 被测组分与称量形式的组成不同时,即

$$含量 = \frac{称量形式质量 \times 换算因数}{供试品质量} \times 100\%$$

如 Fe、Fe_2O_3 等在沉淀后称量形式和沉淀形式不同。换算因数是指被测组分的摩尔质量(或相对原子质量)与称量形式的摩尔质量(或相对原子质量)的比值,即

$$换算因数 = \frac{被测组分的摩尔质量}{称量形式的摩尔质量}$$

几种常见的沉淀的换算因数见表 1-1。

表 1-1　几种常见的沉淀的换算因数

被 测 物	沉 淀 形 式	称 量 形 式	换 算 因 数
Fe	$Fe(OH)_3 \cdot nH_2O$	Fe_2O_3	$2Fe/Fe_2O_3$
FeO	$Fe(OH)_3 \cdot nH_2O$	Fe_2O_3	$2FeO/Fe_2O_3$
SO_4^{2-}	$BaSO_4$	$BaSO_4$	$SO_4/BaSO_4$
MgO	$MgNH_4PO_4$	$Mg_2P_2O_7$	$2MgO/Mg_2P_2O_7$

1.7.3　挥发法

挥发法是利用待测组分的挥发性质,或将它转化为挥发性物质来进行挥发性组分分析,通过加热的方法使其从试样中挥发逸出,从而测定其前后质量的差异,计算被测组分的含量的一种方法。例如,测定湿存水或结晶水,加热烘干至恒重,通过试样减少的质量或用干燥剂吸收

水汽后增加的质量来确定水的质量,如 $Na_2CO_3 \cdot 10H_2O$、$Fe(OH)_3 \cdot nH_2O$ 等。应用挥发法应注意以下影响因素:①挥发反应要进行完全;②反应过程中应尽量避免其他副反应发生;③区别开间接挥发法和直接挥发法的称量对象的不同。

1. 直接挥发法

直接挥发法是利用加热等方法使供试品中的挥发性组分逸出,用适宜的吸收剂使其全部被吸收,通过称量吸收剂的增重来计算该组分的含量的方法。例如,将一定量带有结晶水的固体加热至适当温度,用高氯酸镁吸收逸出的水分,高氯酸镁增加的质量就是固体中结晶水的质量。

另外,药典中药品炽灼残渣限量测定,即称取一定量的被测药品,经过高温炽灼,除去挥发性物质后,称量剩下来的不挥发无机物(炽灼残渣)。所测得的虽不是挥发物,但这种方法也属于直接挥发法。

2. 间接挥发法

间接挥发法是利用加热等方法使试样中某种挥发性组分挥发以后,称量其残渣,由样品减少的质量就可测定该挥发组分的含量的方法。

例如,葡萄糖的干燥失重测定。精密称取一定质量的样品,置于 105 ℃ 或适当温度下干燥至恒重,再精密称出其质量,依下式计算:

$$水分 = \frac{供试品与称量瓶总质量 - 干燥后供试品与称量瓶总质量}{供试品与称量瓶总质量 - 称量瓶质量} \times 100\%$$

1.7.4 萃取重量法

萃取重量法(又称提取重量法)是采用不相混溶的有机溶剂,将待测组分从一种溶剂萃取到另一易挥发的溶剂中,挥发溶剂,称量干燥物的质量,计算待测组分含量的方法。

萃取重量法适用于有机药物的测定,如甲紫片、注射用硫喷妥钠等。例如,苯巴比妥中中性和碱性物质的检查,采用被测组分和其他混合物的极性不同而选择适当的萃取剂分离后称重的方法。

应用萃取重量法时应注意以下影响因素:

(1) 萃取重量法的前提是待测物与体系中其他组分具有鲜明的极性差异;

(2) 萃取剂应选择那些易挥发和无残留的溶剂;

(3) 萃取剂与被测物不能发生化学反应。

1.7.5 热重法

1. 概述

热重法(TG)是在升温或恒温条件下,测量物质质量与温度或时间之间关系的方法。

热重法通常有下列两种类型:

(1) 等温(或静态)热重法。等温(或静态)热重法是在恒温下测定物质质量变化与温度的关系的方法。

(2) 非等温(或动态)热重法。非等温(或动态)热重法是在程序升温下测定物质质量变化与温度的关系的方法。

一般认为等温热重法比较准确,但由于比较费事,目前采用得较少。在热重法中非等温热重法最为简便,所以采用得最多。

2. 热重曲线（TG 曲线）

由热重法记录的质量变化对温度的关系曲线称为热重曲线（TG 曲线）。曲线的纵坐标为质量，横坐标为温度。例如固体的热分解反应为

$$A(固) \longrightarrow B(固) + C(气)$$

其热重曲线如图 1-8 所示。

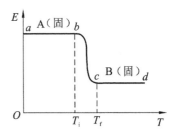

图 1-8　固体热分解反应的典型热重曲线

图中：T_i 为起始温度，即累积质量变化达到热天平可以检测时的温度；T_f 为终止温度，即累积质量变化达到最大值时的温度；$T_f \sim T_i$ 为反应区间，起始温度与终止温度的温度间隔。

从热重曲线可得到试样组成、热稳定性、热分解温度、热分解产物和热分解动力学等有关数据。

TG 曲线上质量基本不变的部分称为平台，如图 1-8 中的 ab 段和 cd 段。

影响热重曲线的因素如下：

（1）仪器因素，如浮力、试样盘、挥发物的再凝集、温度的测量与标定等；

（2）实验条件，如升温速率、气氛等；

（3）试样的影响，如试样质量、粒度、形态等。

3. 微商热重曲线

试样质量变化率与温度或时间的关系曲线称为微商热重曲线（DTG 曲线）。新型热重分析仪都有质量微商单元。通过质量微商线路可直接记录微商热重曲线。微商热重曲线表示质量随时间的变化率（dm/dt），它是温度或时间的函数：$dm/dt = f(T \text{ 或 } t)$。

DTG 曲线的峰顶 $d^2m/dt^2 = 0$，即失重速率的最大值，它与 TG 曲线的拐点相应。DTG 曲线上的峰的数目和 TG 曲线的台阶数相等，峰面积与失重量成正比，因此，可从 DTG 的峰面积算出失重量。图 1-9 所示为含有一个结晶水的草酸钙的热重曲线和微商热重曲线。

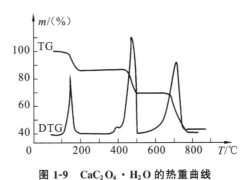

图 1-9　$CaC_2O_4 \cdot H_2O$ 的热重曲线

$CaC_2O_4 \cdot H_2O$ 的热分解过程分下列几步进行：

$$CaC_2O_4 \cdot H_2O \longrightarrow CaC_2O_4 + H_2O$$
$$CaC_2O_4 \longrightarrow CaCO_3 + CO \uparrow$$
$$CaCO_3 \longrightarrow CaO + CO_2 \uparrow$$

$CaC_2O_4 \cdot H_2O$ 在 100 ℃ 以下，没有失重现象，其热重曲线呈水平状，为 TG 曲线中的第一个平台。在 100～200 ℃，$CaC_2O_4 \cdot H_2O$ 失重并开始出现第二个平台。这一步的失重量占试样总质量的 12.5%，相当于每摩尔 $CaC_2O_4 \cdot H_2O$ 失掉 1 mol 水。在 400～500 ℃，$CaC_2O_4 \cdot H_2O$ 失重并开始呈现第三个平台，其失重量占试样总质量的 18.5%，相当于每摩尔 CaC_2O_4 分

解出 1 mol CO。在热重法中,DTG 曲线比 TG 曲线更有用,因为它与 DTA 曲线相类似,可在相同的温度范围内进行对比和分析而获得有价值的资料。实际测定的 TG 和 DTG 曲线与实验条件(如加热速率、气氛、试样质量、试样纯度和试样粒度等)密切相关,最主要的是精确测定的 TG 曲线开始偏离水平时的温度,即反应的开始温度。总之,TG 曲线的形状和正确的解释取决于恒定的实验条件。

　　4. 热重法的应用

　　由于热重法可精确测定质量的变化,所以它也是一种定量分析方法。近二十多年来,热重法已成为很重要的分析手段,广泛应用于无机和有机化学、高聚物、冶金、地质、陶瓷、石油、煤炭、生物化学、医药和食品等领域。热重法大致可应用于以下几个方面的研究:①物质的成分分析;②在不同气氛下物质的热性质;③物质的热分解过程和热解机理;④相图的测定;⑤水分和挥发物的分析;⑥升华和蒸发速率;⑦氧化还原反应;⑧高聚物的热氧化降解;⑨石油、煤炭和木材的热裂解;⑩反应动力学的研究。在热分析技术中,热重法使用得最多、最广泛,这说明它在热分析技术中的重要性。

第2章 光谱分析法

光谱分析法是以分子和原子的光谱学为基础建立起来的分析方法。光谱学是研究物质对电磁辐射的吸收或发射现象的科学。光谱分析法是药物分析的重要方法之一,具有准确度高、精密度高、选择性好和分析速度快的特点。它包括分光光度法、荧光光度法、红外光谱法、核磁共振法、原子吸收法、质谱法等。光谱分析法在药物分析中的应用较多,发展迅速,受到了药物分析工作者的关注。各种新的反应体系层出不穷,尤其是联用技术的发展,使得分析的范围更加广泛,分析样品逐渐从简单的药剂扩大到复杂的生物样品,为药物分析提供了更加广阔的发展空间。

2.1 光谱分析法基础

2.1.1 光的本质

光是一种电磁辐射(或称电磁波),它具有波动性和粒子性(波粒二象性)。电磁波和物质间相互作用及能量转换关系可以用下式表示:

$$E = hc/\lambda \qquad\qquad (2\text{-}1)$$

式中:E 为电磁波能量,J;h 为普朗克常量,6.63×10^{-36} J·s;c 为光速,3×10^{10} cm/s;λ 为电磁波波长,nm,1 cm$=10^7$ nm。每厘米(cm)长度内所含波长的数目,即波长的倒数($1/\lambda$)定义为波数(σ)。式(2-1)表明电磁波的波长与其能量成反比。

人眼能产生颜色感觉的光区称为可见光区,可见光的波长范围为 $400 \sim 760$ nm,它是由红、橙、黄、绿、青、蓝、紫七色按一定比例混合而成的白光。受人的视觉分辨能力的限制,人们所看见的各种颜色如黄色、红色等的光,实际上是可见光区中含一定波长范围的各种有色光,即是一种复合光。各种有色光之间并无严格的界限,例如绿色与黄色之间有各种不同色调的黄绿色。实验证明,七种颜色的光能混合为白光,两种特定的单色光按一定强度比例也可混合成为白光,称这两种光互为补色。各种光的互补关系如图 2-1 所示。图 2-1 中处于直线关系者互为补色,如黄光与蓝光、绿光与紫光互为补色。

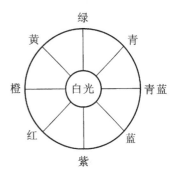

图 2-1　各种光的互补

2.1.2 吸收和发射现象

1. 吸收现象

当电磁辐射与物质作用时,将物质粒子(原子、离子和分子)吸收或发射光子的过程称为能级跃迁。当物质粒子的低能态(基态)与高能态(激发态)间的能量差与电磁辐射的能量相同时,光子被粒子选择性地吸收,从而使粒子由基态跃迁到激发态,这个过程称为吸收过程或吸收现象。利用物质粒子对光的吸收现象而建立起来的分析方法称为吸收光谱法,如紫外-可见吸收光谱法、红外吸收光谱法和原子吸收光谱法等。

2. 发射现象

处在激发状态的物质粒子是不稳定的,在很短的时间内(大约 10^{-8} s)就又从激发态回到基态,而将吸收的能量以光的形式释放出来,这个过程称为发射过程或发射现象。同样利用发射现象建立起来的分析方法称为发射光谱法,如荧光发射光谱法和原子发射光谱法等。

2.1.3 电磁波的分类

将电磁辐射按波长的大小顺序排列成电磁波谱,可划分为不同的电磁波区。常见的有紫外光区、可见光区和红外光区,其电磁波的波长依次增长,能量依次变小。利用不同电磁波区的电磁辐射和不同的吸收和发射现象可以建立不同的光谱分析方法,表 2-1 列出了电磁波的特性与光谱分析法的关系。

表 2-1　电磁波的特性与光谱分析法的关系

电 磁 波	波长/nm	作 用 对 象	利用的现象
γ 射线区	<0.005	原子核	γ 射线吸收、活化、电子射线分析
X 射线区	0.005～10	内层电子	X 射线吸收、荧光、衍射分析
紫外光区	10～400	外层电子	原子荧光、吸收、发射及紫外吸收分析
可见光区	400～800	分子轨道电子	可见光度、荧光、拉曼、旋光分析
红外光区	800～1 000	分子振动、转动	红外吸收分析
微波区	1 000～3×10⁹	磁场中未成对电子的偶极矩	顺磁共振分析
无线电波区	>3×10⁹	磁场中原子核的偶极矩	核磁共振分析

2.1.4 光谱的定义和定性定量基础

1. 光谱的定义

以光的波长或波数为横坐标,以物质粒子对光的吸收或发射强度为纵坐标所绘制的谱图称为吸收光谱或发射光谱。反映分子能级跃迁的光谱称为分子光谱,由此建立的分析方法称为分子光谱法,如紫外-可见吸收光谱法、荧光发射光谱法和红外吸收光谱法等。反映原子能级跃迁的光谱称为原子光谱,由此建立的分析方法称为原子光谱法,如原子吸收光谱法等。

2. 定性定量基础

由于不同物质的原子、离子和分子的能级分布是特征的,吸收光子和发射光子的能量也是特征的,所以利用不同光谱分析法的特征光谱可以进行定性分析,利用光谱强度可以进行定量分析。其方式是通过测定被测物质在特定波长处或一定波长范围内的吸光度或发光强度,对该物质进行定性和定量分析。

2.2　紫外-可见分光光度法

当物质分子吸收一定波长的光能,分子外层电子或分子轨道电子由基态跃迁到激发态,产生的吸收光谱一般在紫外-可见光区,称为紫外-可见光谱(UV-visible spectrum)。紫外-可见光谱为一种分子吸收光谱,吸收波长在 200～760 nm 范围内。紫外-可见吸收光谱常用于研究不饱和有机化合物,特别是具有共轭体系的有机化合物。许多药物是含有芳环或不饱和共轭结构的有机分子,大多有紫外吸收。利用物质的紫外-可见吸收光谱特性而建立的分析方法称为紫外-可见分光光度法。从紫外-可见光谱图的形状来看,它是一种带状光谱,可提供的结构信息量十分有限。但紫外-可见分光光度法适用于微量和痕量组分分析,测定灵敏度可达到 10^{-7}～10^{-4} g/mL 或更低范围,具有设备简单、适用性广、准确度高、精密度高、选择性好、干扰少或干扰易于消除等特点,在有机化学、生物化学、食品检验、医疗卫生、环境保护、肿瘤诊断、生命科学等各个领域和科研生产工作中都已得到了广泛的应用,对于药物质量的检验与控制、有关药物含量的测定以及药代动力学的研究均起着重要的作用。由于许多药物结构中具有能吸收紫外或可见光的基团,这些基团能与某些试剂、离子等发生颜色反应,很容易被检测,因此紫外-可见分光光度法在药物分析中得到了普遍应用。

2.2.1　紫外-可见光谱基础知识

1. 分子能级

分子能级是分子内部各种运动状态所形成的能级结构。分子有如下三种运动方式:

(1) 形成化学键的电子云形状变化;

(2) 化学键振动;

(3) 分子沿某一轴转动。

相应地有三种能级:①电子能级;②振动能级;③转动能级。

分子产生电子能级跃迁时所需能量较高,所以在发生电子能级跃迁的同时,总是伴随着分子振动能级与转动能级的跃迁,如图 2-2 所示,不同能级对应于不同的能级跃迁,在紫外-可见吸收光谱中,包含有各种振动能级与转动能级跃迁而产生的若干谱线,从而形成了吸收谱带,若干条吸收谱带就构成了整个分子的电子光谱。

2. 紫外-可见吸收光谱的产生

由于分子对紫外-可见光的吸收一般涉及价电子的激发,因此吸收峰的波长与分子中存在的化学键类型相关,从而可以鉴定分子中的官能团并定量测定含有吸收官能团的化合物。

当分子吸收一定波长的紫外光时,电子发生跃迁所产生的紫外吸收光谱属于电子光谱。有机化合物的紫外-可见吸收光谱是三种电子跃迁的结果,如图 2-3 所示,即形成单键的 σ 电子、形成双(三)键的 π 电子、未成键的 n 电子。受到光的照射,基态电子吸收能量后变为激发态的 π 电子和 σ 电子,同时产生吸收光谱,用紫外(可见)光照射有机分子,分子吸收紫外(可见)光后,从电子能级基态跃迁到激发态,一般得到比较强的近紫外(可见)吸收光谱。

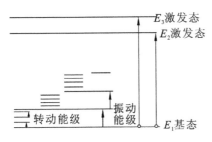

图 2-2　能级跃迁示意图

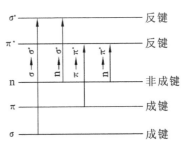

图 2-3　电子跃迁能级示意图

紫外吸收光谱是由分子中价电子的跃迁产生的。分子吸收能量后,电子能从成键轨道跃迁到反键轨道,从不同成键轨道(σ、π、n)跃迁到反键轨道时,分子吸收的光的波长不同,如图2-4所示,$n \rightarrow \pi^*$及共轭烯烃的$\pi \rightarrow \pi^*$吸收的光的波长在200 nm以上,落在近紫外区,其他形式的跃迁,分子吸收的光的波长都在200 nm以下。紫外光的波长范围为4～400 nm,其中,4～200 nm为远紫外区,200～400 nm为近紫外区。紫外吸收光谱的波长范围是100～400 nm,紫外光谱一般用来研究近紫外吸收,一般的紫外光谱也是指近紫外区的紫外光谱。

3. 紫外-可见光谱图

紫外-可见光谱图是由横坐标、纵坐标和吸收曲线组成的,横坐标表示吸收光的波长λ,以nm为单位,纵坐标表示吸收光的吸收强度,可以用A(吸光度)、T(透射比、透光率或透过率)、$1/T$(吸收率)、E(吸光系数)中的任何一个来表示。在不同波长下,化合物的吸光度构成一条连续的曲线。光谱图是描述化合物对各种频率(或波长)电磁波的吸收或透射情况的图形。习惯上,紫外光谱图采用波长λ为横坐标,吸光度A为纵坐标,在不同波长下,化合物的吸光度构成一条连续的曲线,如图2-5所示。

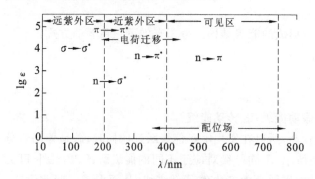

图 2-4 不同的轨道跃迁对应的不同紫外光谱

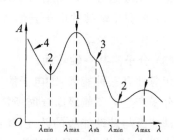

图 2-5 紫外-可见光谱图

1—吸收峰;2—峰谷;3—肩峰;4—末端吸收

吸收曲线上一般有一些特征值。曲线上吸收最大的地方称为吸收峰,它所对应的波长为最大吸收波长(λ_{max}),峰与峰之间的部位称为峰谷,该处的波长称为最小吸收波长(λ_{min})。有的吸收峰较弱或两峰很接近,不容易显现出完整的吸收峰,而是在一个吸收峰旁产生一个曲折,称为肩峰(λ_{sh})。在图谱短波端只呈现强吸收,而不成峰形的部分称为末端吸收。

某些物质的吸收光谱可出现几个吸收峰。在正常情况下,选用同一物质的几种不同浓度的溶液所测得的吸收光谱曲线的图形是完全相似的。图2-6是四种不同浓度的$KMnO_4$溶液的四条吸收光谱曲线。从图中可以看出,四条曲线的形状完全相似,λ_{max}值相同,这说明物质吸收不同波长的光的特性只与溶液中物质的结构有关,而与溶液的浓度无关。在分光光度法中,可将吸收光谱曲线的特征值及整个吸收曲线的形状作为定性的依据。从图中还可以看出,同一物质,浓度不同,吸收峰的高度不同,即浓度越大,吸收峰就越高。在分光光度法中,利用吸收峰的高度与溶液浓度的正比关系可进行定量分析。

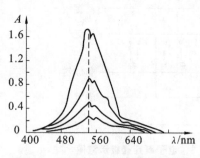

图 2-6 不同浓度样品吸光度的变化

吸收曲线表示化合物的紫外吸收情况,如含有共轭体系,会使吸收波长向长的方向移动,称为红移。共轭体系越长,红移程度越大。含有共轭双键、苯环、羰基等能够发生红移的生色基团的有机化合物,在受到一定波长的紫外(可见)光照射时,会产生吸收。不同的官能团有不同的特征吸收。光谱的特征性是定性分析的基础,如 C—C 吸收的光的波长为 175 nm,C=C 吸收的光的波长为 213 nm。另外,溶剂不同,也会影响吸收带的波长。

2.2.2　紫外-可见光谱测定中的定量关系

1. 朗伯-比耳定律

朗伯-比耳(Lambert-Beer)定律是吸收光谱法的基本定律,是说明物质对单色光吸收的强弱与吸光物质的浓度和厚度之间关系的定律。比耳定律说明物质对单色光吸收的强弱与吸光物质的浓度之间的关系,朗伯定律说明物质对单色光吸收的强弱与吸光物质的厚度之间的关系。

当一定波长的单色光通过含有吸光物质的被测溶液时,一部分光被吸光物质所吸收而使光强度减弱,减弱的程度用透光率表示,如图 2-7 所示,单色光通过液层厚度为 l 的有色溶液时,溶质吸收了光能,光的强度就要减弱。溶液浓度越大,光通过的液层厚度越大,则光被吸收得越多,光强度的减弱也越显著。

$$T = I_t/I_0 = 10^{-Ecl} \tag{2-2}$$

式中:T 为透光率;I_t 为透射光强;I_0 为入射光强;E 为吸收系数;c 为吸光物质的浓度;l 为吸光物质溶液的液层厚度或称光积长度。式(2-2)表明透光率与吸光物质的浓度和液层厚度之间是一种指数关系,如果将其转换为对数形式,则为

$$\lg T = \lg(I_t/I_0) = -Ecl \tag{2-3}$$

透光率的负对数称为吸光度(absorbance,A),所以式(2-3)可以表示为

$$A = \lg(1/T) = Ecl \tag{2-4}$$

式中:A 为吸光度;T 为透光率;E 为吸光系数,采用的表示方法是 $E_{1\,cm}^{1\%}$,其物理意义为当溶液浓度为 1%(0.01 g/mL),液层厚度为 1 cm 时的吸光度值,是该物质的物理常数。

式(2-4)为通常所称的朗伯-比耳定律,是分子光谱法的基本定律,它表明吸光度与浓度或液层厚度之间是简单的正比关系。物质对光的选择性吸收波长以及相应的吸光系数是该物质的物理常数。已知某纯物质在一定条件下的吸光系数,在同样条件下将该供试品配成溶液,测定其吸光度,即可由式(2-4)计算出供试品中该物质的含量。

2. 影响比耳定律的因素

定量分析时,通常液层厚度是相同的,按照比耳定律,根据浓度 c 与吸光度 A 之间的关系绘制的标准曲线应该是一条通过原点的直线。而在实际工作中,特别是当溶液浓度较高时,会出现标准曲线弯曲的现象(见图 2-8 中虚线),这种现象称为偏离比耳定律。若在此时进行定量分析,就将引起较大的测定误差。实际上在推导朗伯-比耳定律时包含了这样两个假设:①入射光是单色光;②溶液是吸光物质的稀溶液。因此导致偏离比耳定律的主要原因就表现在光学和化学两个方面上。

1) 光学因素

比耳定律只适用于单色光,但一般的单色器所提供的入射光并不是纯单色光,而是波长范围较窄的光带,实际上仍是复合光。物质对不同波长光的吸收程度不同,吸光度就不同,因此,测定时应选用较纯的单色光(即波长范围很窄的复合光)。同时选择吸光物质的最大吸收波长作为测定波长,因为吸收曲线中此处较平坦,而且吸收系数大,测定时有较高的灵敏度,对比耳定律的偏离就较小。

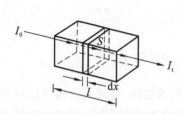

图 2-7　光通过吸光物质的情形

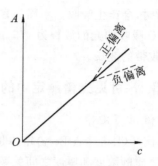

图 2-8　光度分析工作曲线

2）化学因素

朗伯-比耳定律假设溶液中吸光粒子是独立的，即彼此之间无相互作用。然而实际表明，这种情况只有在稀溶液中才成立。高浓度时，溶液中粒子间距离减小，相互之间的作用不能忽略不计，这将使粒子的吸光能力发生改变，引起对比耳定律的偏离。浓度越大，对比耳定律的偏离越大，所以一般认为比耳定律仅适用于稀溶液。

另一方面，吸光物质可因浓度改变而有解离、缔合、溶剂化及配位化合物组成改变等现象，吸光物质发生存在形式的改变，因而影响物质对光的吸收能力，导致对比耳定律的偏离。为了防止这类偏离，必须根据物质对光吸收的性质、溶液中化学平衡的知识，严格控制显色反应条件，使被测物质定量地保持在吸光能力相同的形式上，以获得较好的吸光度。

3）吸光度的加和性

当溶液中含有两种对光产生吸收的组分，且各组分间不存在相互作用时，则该溶液对光的总吸光度为溶液中每一组分对光的吸光度之和，这种性质称为吸光度的加和性，可以表示为

$$A_T = E_1 c_1 l + E_2 c_2 l \tag{2-5}$$

式中：A_T 为总吸光度；E_1、E_2 和 c_1、c_2 分别为第一种和第二种组分的吸光系数和物质的量浓度。吸光度的加和性在多组分的定量测定中是十分有用的。

4）吸光度的测量

（1）溶剂与容器。测量溶液吸光度时使用的溶剂与吸收池应在所用的波长范围内有较好的透光性，即不吸收光或对光的吸收很弱。玻璃不能透过紫外光，所以在紫外区测定时只能用石英池。许多溶剂本身在紫外光区有吸收峰，只能在它吸收较弱的波段使用。表 2-2 列出一些常见溶剂适用波长范围内的最短波长，低于这些波长的光就不宜采用。

表 2-2　常见溶剂的最短使用波长

溶剂	极限波长/nm	溶剂	极限波长/nm	溶剂	极限波长/nm
乙醚	210	乙醇	215	乙酸乙酯	260
环己烷	200	正己烷	220	苯	280
正丁醇	210	氯仿	245	吡啶	305
水	200	甘油	230	丙酮	330
甲醇	200	二氯甲烷	235	甲苯	285

（2）空白对比。测量吸光度，实际上是测量透光率。不只是由于被测物质的吸收所致，溶剂和容器的吸收、光的散射和界面反射等因素都可使透射光减弱。为了排除这些干扰因素，须

采用空白对比法。空白是指使用与试样完全相同的容器,只是溶液中不含被测物质。采用光学性质相同、厚度相同的吸收池,装入空白液作参比,调节仪器,使透过参比吸收池的吸光度 $A=0$ 或透光率 $T=100\%$,然后将装有测量溶液的吸收池移入光路中进行测量,得到被测物质的吸光度。

2.2.3 可见光分光光度法干扰的消除

可见光分光光度分析中,共存离子如本身有颜色或可与显色剂作用生成有色化合物,都将干扰测定。要消除共存离子的干扰,可采用下列方法。

(1) 加入配合掩蔽剂或氧化还原掩蔽剂,使干扰离子生成无色配合物或无色离子。如用 NH_4SCN 作显色剂测定 Co^{2+} 时,对于 Fe^{3+} 的干扰,可加入 NaF,使之生成无色的 FeF_3 而消除。测定 $Mo(VI)$ 时也可加入 $SnCl_2$ 或抗坏血酸等,将 Fe^{3+} 还原为 Fe^{2+} 而避免与 SCN^- 作用。

(2) 选择适当的显色条件以避免干扰。利用酸效应,控制显色剂解离平衡,降低显色剂浓度,使干扰离子不与显色剂作用。如用磺基水杨酸测定 Fe^{3+} 时,Cu^{2+} 与试剂形成黄色配合物,干扰测定,但如控制 pH 值在 2.5 左右,则 Cu^{2+} 不与试剂反应。

(3) 分离干扰离子。在不能掩蔽的情况下,可采用沉淀、离子交换或溶剂萃取等分离方法除去干扰离子。其中,尤以萃取分离法使用较多,并且分离后可直接在有机相中显色,这类方法称为萃取光度法。

(4) 选择适当的吸收波长。为了使测定结果有较高的灵敏度,应选择波长等于被测物质的最大吸收波长的光作为入射光。选用这种波长的光进行分析,不仅灵敏度较高,而且测定时对朗伯-比耳定律的偏离较小。

2.2.4 紫外-可见分光光度计

紫外-可见分光光度计是在紫外-可见光区内可任意选择不同波长的光来测定吸光度的仪器。商品仪器的类型很多,质量悬殊,但基本原理相似。分光光度计的结构如图 2-9 所示。

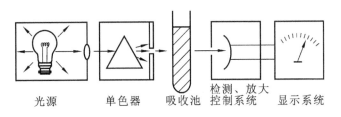

光源　　　单色器　　吸收池　检测、放大　　显示系统
　　　　　　　　　　　　　　控制系统

图 2-9　分光光度计的结构方框图

1. 主要部件

1) 光源

分光光度计要求有能发射足够强度而且稳定的具有连续光谱的光源,紫外光区和可见光区通常分别用氘灯和钨灯两种光源。光源的发光面积应该小,同时应附有聚光镜使光聚集于单色器的进光狭缝,光能量随波长的变化,波动应较小,且有较长的使用寿命。常用的光源是氘灯和钨灯,氘灯用于 190～400 nm 紫外光范围,钨灯发光强度与供电电压的 3～4 次方成正比,所以供电电压要稳定。卤钨灯的发光强度比钨灯的高。钨灯用于 350～1 000 nm 范围,气体放电发光需先激发,同时需要保持稳定的电流,所以都配有专用的电源装置。

2）单色器

单色器是将光源发射出的混合光进行色散并选择出所需波长单色光的装置。单色器是分光光度计的核心部件，主要由进光狭缝、准直镜、色散元件、聚焦透镜和出光狭缝组成。目前色散元件多采用光栅。

（1）棱镜。棱镜的色散作用是由于棱镜材料对不同波长的光有不同的折射率。棱镜材料有玻璃和石英两类。玻璃对可见光的色散作用比石英的好，但不能透过紫外光。石英对紫外光有很好的色散作用，但在可见光区不如玻璃的。棱镜的色散作用随波长而改变，所以用棱镜分光得到的光谱，按波长排列是疏密不均匀的，长波长区密，短波长区疏。

（2）光栅。光栅是一种在玻璃表面上刻有许多等宽、等间距的平行条痕的色散元件。紫外-可见光谱用的光栅一般每毫米刻有 1 200 条条痕。它是利用复合光通过条痕狭缝反射后，产生衍射与干涉作用，使不同波长的光有不同的方向而起到色散作用。光栅的优点在于可用的波长范围比棱镜的宽得多，而且色散近乎线性，即光栅色散后的光谱中，各条谱线间距离相等。

（3）准直镜。准直镜是以狭缝为焦点的聚光镜。其作用是将进入单色器的发散光变成平行光，再用做聚光镜将色散后的单色平行光聚集于出光狭缝。

（4）狭缝。狭缝宽度直接影响分光质量。狭缝过宽，单色光不纯。狭缝太窄，则光通量小，灵敏度降低。所以狭缝宽度要恰当，一般以减小狭缝宽度而试样吸光度不再改变时的宽度为合适。廉价的仪器多用固定宽度的狭缝，不能调节。光栅仪器多用单色光谱带宽度显示狭缝宽度，直接表示单色光纯度。棱镜仪器因色散不均匀，只能用狭缝实际宽度表示，单色光的纯度须经换算后才能得到。

3）吸收池

可见光区用光学玻璃吸收池，紫外光区使用石英吸收池。用做盛空白溶液的吸收池与盛试样溶液的吸收池应互相匹配，即有相同的厚度与相同的进光性。在测定吸光系数或利用吸光系数进行定量测定时，还要求吸收池有准确的厚度（光程）。

4）检测器

检测器也称光电转换器，一般用光电倍增管将光传导转换成电信号，即是一类光电换能器，是将所接收到的光信息转变成电信息的元件。常用的有光电管和光电倍增管。

（1）光电管。光电管内装有一个阴极和一个丝状阳极，如图 2-10 所示。阴极的凹面涂有一层对光敏感的碱金属或碱金属氧化物，当光线照射时，这些金属物质即发射电子，光越强，放出电子越多。与阴极相对的阳极有较高的正电位，吸引电子而产生电流。此光电流很小，需放大才能检测。目前，国产光电管有两种：紫敏光电管，为铯阴极，适用波长为 200～625 nm；红敏光电管，为银或氧化铯阴极，适用波长为 625～1 000 nm。

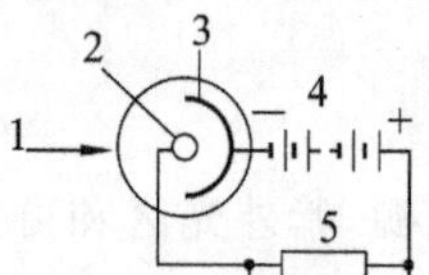

图 2-10　光电管示意图
1—照射光；2—阳极；3—光敏阴极；
4—直流电源；5—高电阻；
6—直流放大器；7—指示器

（2）光电倍增管。其原理和光电管的相似，结构上的差别是在涂有光敏金属的阴极和阳极之间还有几个（一般是 9 个）倍增极。

5）信号处理器

信号处理器是将较弱的电信号经放大、转换等处理过程，以某种方式将测量结果显示出来的仪器。紫外-可见分光光度计类别很多。其绘制光谱图的检测方式可分为分光扫描检测与二极管阵列全谱检测。一般分光光度计采用分光扫描检测方式，其元件的排列次序为：光源—单色器—吸收池—光度计。它通过转动色散元件,使单色器出光狭缝面上的光谱带左右移动以选择所需波长的光。扫描一幅光谱图须使不同波长的光依次通过出光狭缝,逐一进入检测器。这种装置的优点是可调节单色光纯度。二极管阵列全谱检测方式的元件排列次序为:光源—吸收池—单色器—光度计。光源的混合光先通过吸收池吸收后再由色散元件分散成光谱带,无须转动色散元件,一次可得全光谱信息,但单色光谱带宽的调节受到一定的限制。

2. 分光光度计的类型

紫外-可见分光光度计的光路系统大致可分为单光束、双光束、双波长等几种。

1) 简易分光光度计

以 721 型分光光度计为例。其使用波长范围为 $360 \sim 800$ nm,以钨灯为光源,玻璃棱镜为色散元件,检测器采用光电管。仪器结构简单,价格低廉,但单色光纯度较差,只适用于可见光区,用对照法做定量分析。

2) 单光束分光光度计

此类仪器有上海分析仪器厂生产的 751 型、752 型,英国的 SP500 型,日本岛津 QR-50 型等仪器。以 752 型仪器为例,其波长范围为 $200 \sim 1\,000$ nm,以氢灯为紫外光源,钨灯作可见光源,光栅为色散元件,光电管作检测器,是一类精密度高、可靠、适用于定量分析的仪器,可用于吸光系数的测定。

单光束仪器只有一束单色光。空白溶液的 100% 透光率调节和试样溶液透光率的测定,都是在同一位置用同一束单色光先后进行的。仪器的结构较简单,但对光源发光强度的稳定性要求较高。

3) 双光束分光光度计

双光束光路是被普遍采用的光路。从单色器射出的单色光,用一个旋转扇面镜将它分成两束交替继续的单色光束,分别通过空白溶液和试样溶液后,再用一同步扇面镜将两束光交替地投射于光电倍增管,使光电倍增管产生一个交变脉冲讯号,经过比较放大后,由显示器显示出透光率、吸光度、浓度或进行波长扫描,记录吸收光谱。扇面镜以每秒几十转至几百转的速度匀速旋转,使单色光能在很短时间内交替地通过空白溶液与试样溶液,可以减少因光源强度不稳而引入的误差。测量中不需要移动吸收池,可在随意改变波长的同时记录所测量的吸光度值,便于描绘吸收光谱。

3. 仪器的校正和检定

1) 波长

由于环境因素对机械部分的影响,仪器的波长经常会略有变动,因此除应定期对所用的仪器进行全面校正和检定外,还应于测定前校正测定波长。常用汞灯中的较强谱线,波长为 237.83 nm、253.65 nm、275.28 nm、296.73 nm、313.16 nm、334.15 nm、365.02 nm、404.66 nm、435.83 nm、546.07 nm 和 576.96 nm,或用氢灯中的波长为 486.02 nm 和 656.10 nm 的谱线进行校正,钬玻璃在波长 279.4 nm、287.5 nm、333.7 nm、360.9 nm、418.5 nm、460.0 nm、484.5 nm、536.2 nm 和 637.5 nm 处有尖锐吸收峰,也可作波长校正用,但因来源不同或随着时间的推移会有微小的变化,使用时应注意。近年来,常使用高氯酸钬溶液校正双光束仪器,以 10% 高氯酸为溶剂,配制含 4% 氧化钬(Ho_2O_3)的溶液,该溶液的吸收峰波长为 241.13 nm、278.10 nm、287.18 nm、333.44 nm、345.47 nm、361.31 nm、416.28 nm、451.30 nm、485.29 nm、536.64 nm 和 640.52 nm。仪器波长的允许误差为:紫外区 ± 1 nm,500 nm 处 ± 2 nm,700 nm 处 ± 4.8 nm。

2）吸光度的准确度

吸光度的准确度可用重铬酸钾的硫酸溶液检定。取在 120 ℃干燥至恒重的基准物重铬酸钾约 60 mg，精密称定，用 0.005 mol/L 硫酸溶液溶解并稀释至 1 000 mL，在规定的波长处测定并计算其吸光系数，与规定的吸光系数比较，应符合表 2-3 中的规定。

表 2-3　标准重铬酸钾的硫酸溶液紫外吸收范围

波长/nm	235（最小）	257（最大）	313（最小）	350（最大）
吸光系数（$E_{1cm}^{1\%}$）的规定值	124.5	144.0	48.6	106.6
吸光系数（$E_{1cm}^{1\%}$）的许可范围	123.0～126.0	142.8～146.2	47.0～50.3	105.5～108.5

3）杂散光的检查

可按表 2-4 所列的试剂和浓度，配制成水溶液，置于 1 cm 石英吸收池中，在规定的波长处测定透光率，应符合表 2-4 中的规定。

表 2-4　标准盐在特定波长下的透光率

试　剂	浓度/（g/mL）	测定用波长/nm	透光率/（%）
碘化钠	1.00	220	<0.8
亚硝酸钠	5.00	340	<0.8

4）对溶剂的要求

含有杂原子的有机溶剂，通常均具有很强的末端吸收，因此，当作为溶剂使用时，它们使用的波长范围均不能小于截止使用波长。例如甲醇、乙醇的截止使用波长为 205 nm。另外，当溶剂不纯时，也可能增加干扰吸收，所以在测定供试品前，应先检查所用的溶剂在供试品所用的波长附近是否符合要求，即将溶剂置于 1 cm 石英吸收池中，以空气为空白（即空白光路中不置任何物质）测定其吸光度。溶剂和吸收池的吸光度，在 220～240 nm 范围内不得超过0.40，在 241～250 nm 范围内不得超过 0.20，在 251～300 nm 范围内不得超过 0.10，在300 nm 以上时不得超过 0.05。

测定时，除另有规定外，应以配制供试品溶液的同批溶剂为空白对照，采用 1 cm 的石英吸收池，在规定的吸收峰波长±2 nm 以内测试几个点的吸光度，或由仪器在规定波长附近自动扫描测定，以核对供试品的吸收峰波长位置是否正确。除另有规定外，吸收峰波长应在该品种项下规定的波长±2 nm 以内，并以吸光度最大的波长作为测定波长。一般供试品溶液的吸光度读数以在 0.3～0.7 范围内为宜。仪器的狭缝波带宽度应小于供试品吸收带的半高宽度的十分之一，否则测得的吸光度会偏低；狭缝宽度的选择，应以减小狭缝宽度时供试品的吸光度不再增大为准。由于吸收池和溶剂本身可能有空白吸收，因此测定供试品的吸光度后应减去空白读数，或由仪器自动扣除空白读数后再计算含量。当溶液的 pH 值对测定结果有影响时，应将供试品溶液的 pH 值和对照品溶液的 pH 值调成一致。

2.2.5　紫外光谱法应用于定性分析

由于紫外光谱较为简单、平坦，曲线形状的变化不大，用做鉴别的专属性远不如红外光谱的。但制剂的鉴别一般不采用红外光谱，采用紫外光谱进行鉴别比较方便。一般可采用测定 2～3 个特定波长处的吸光度比值，以提高专属性，或同时测定供试液的最大和最小吸收波长，以及测定在最大吸光波长处的吸光度（一定浓度时）等方法。

1. 鉴别

在多数有机药物分子中,因含有共轭的不饱和基团结构而显示紫外光谱,可作为鉴别的依据。鉴别时,常用的溶剂为水、0.1 mol/L 盐酸、0.1 mol/L 氢氧化钠溶液、己烷或乙醇等。应根据被测物的性质选择适当的溶剂,如酚、芳胺、吡啶、不饱和杂环胺和巴比妥类等在酸溶液和在碱溶液中的吸收光谱明显不同。

1) 与标准品、标准图谱对照

将样品和标准品以相同浓度配制在相同溶剂中,在同一条件下分别测定吸收光谱,比较光谱图是否一致。若两者是同一种物质,则两者的光谱图应完全一致。如果没有标准品,也可以和标准光谱图(如 Sadtler 标准图谱)进行对照、比较。但这种方法要求仪器准确度、精密度高,而且测定条件要相同。采用紫外光谱进行定性鉴别,有一定的局限性,主要是因为紫外吸收光谱吸收带不多,曲线形状变化不多,在成千上万种有机化合物中,不相同的化合物可以有相类似甚至雷同的吸收光谱,所以在得到相同的吸收光谱时,应考虑到有并非同一物质的可能性。为了进一步确证,有时可换一种溶剂或采用不同酸碱性的溶剂,再分别将标准品和样品配成溶液,测定光谱图并作比较。当两种纯化合物的紫外光谱有明显差别时,可以肯定它们不是同一种物质。

2) 对比吸收光谱特征数据

最常用于鉴别的光谱特征数据有吸收峰的末端吸收、吸收峰数量、波长(λ_{max}、λ_{min})、峰值和百分吸光系数($E_{1cm}^{1\%}$)。具有不止一个吸收峰的化合物,也可同时用几个峰值作为鉴别依据。肩峰或峰谷处的吸光度测定受波长变动的影响也较小,有时也同时用肩峰值或谷值与峰值同时作为鉴别数据,并确定其吸收带。由于受仪器不同、杂质干扰和检测误差等因素的影响,供试品溶液的吸收峰波长一般可能有 2~5 nm 的误差。

3) 对比吸光度的比值

有些药物的吸收峰较多,如维生素 B_{12} 有 3 个吸收峰(278 nm、361 nm、550 nm),就可采用在 3 个吸收峰处测定吸光度,求出这些吸光度的比值,规定吸光度比值在某一范围,作为鉴别药物的依据之一。

2. 纯度检查

纯化合物的吸收光谱与所含杂质的吸收光谱有差别时,用紫外分光光度法检查杂质。杂质检测的灵敏度取决于化合物与杂质两者之间吸光系数的差异程度。

3. 杂质检查

如果一化合物在紫外-可见光区没有明显的吸收峰,而所含杂质有较强的吸收峰,那么含有的少量杂质就能被检查出来。例如乙醇中可能含有杂质苯,苯的最大吸收峰为 256 nm,而乙醇在此波长处几乎无吸收,乙醇中含苯量低达 1×10^{-5} 时,也能从光谱曲线中查出。

4. 杂质的限度检测

药物中的杂质,常需规定一个容许其存在的限度。例如,肾上腺素在合成过程中有一中间体肾上腺酮,当它还原成肾上腺素时,因反应不够完全而带入产品中,成为肾上腺素的杂质,特别影响肾上腺素的疗效,因此,肾上腺酮的量必须规定在某一限度之下。在 0.05 mol/L 盐酸中肾上腺酮与肾上腺素的紫外吸收曲线有显著不同(见图 2-11)。在 310 nm 处,肾上腺酮有最大吸收,而肾上腺素则几乎没有吸收,因此,测定在 0.05 mol/L 盐酸中的肾上腺素在 310 nm 波长处的吸光度,可用以检测肾上腺酮的混入量。

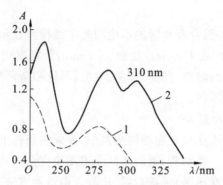

图 2-11　肾上腺素与肾上腺酮的吸收光谱

1—肾上腺素；2—肾上腺酮

5. 结构信息分析

根据其光谱特征，对照药物的标准光谱，可推断化合物可能的母核结构、相关的发色基团和助色基团等结构信息，因为在化学结构相似的一类药物中，往往具有共同的母核结构和相类似的药理作用。这类药物的紫外光谱的主要特征是相同的或相似的，利用其可以获得药物类别的信息。如巴比妥类药物的紫外光谱的特征主要是由丙二酰脲结构的特性所引起的，吩噻嗪类药物则是由吩噻嗪母核结构所决定的，等等。而具有相似紫外光谱特征的一类药物，其性质或来源却不一定相同。另外，不同的吸光基团，由于其电子跃迁能量相近，会产生相似的吸收光谱特性。一般仅用紫外吸收光谱是难以鉴别药材中未知药物的化学结构的，通常需要与其他分析方法联用，从不同角度联合确认。

1）饱和有机化合物的紫外吸收

紫外光谱是测定有机化合物中双键结构的一种重要方法，只有部分饱和有机化合物（如 C—Br、C—I、C—NH$_2$）的 n→σ* 跃迁有紫外吸收。

2）不饱和脂肪族有机化合物的紫外吸收

只有具有 π-π 共轭和 p-π 共轭的不饱和脂肪族有机化合物可以在近紫外区出现吸收，吸收是由 π→π* 跃迁和 n→π* 跃迁引起的。

3）芳香族有机化合物的紫外吸收

芳香族有机化合物都具有环状的共轭体系，一般来说，它们都有三个吸收带。最重要的芳香化合物苯的吸收带为：$\lambda_{max} = 184$ nm[$\varepsilon = 47\ 000$ L/(mol·cm)]，$\lambda_{max} = 204$ nm[$\varepsilon = 6\ 900$ L/(mol·cm)]，$\lambda_{max} = 255$ nm[$\varepsilon = 230$ L/(mol·cm)]，ε 为摩尔吸光系数。

紫外光谱最常用于有机物骨架的确定。如果在 200～800 nm 无吸收，说明无双键，是饱和有机物；如果在 200～250 nm 为强吸收[$\varepsilon \geqslant 1\ 000$ L/(mol·cm)]，说明是共轭体系；如果在 250～300 nm 为中强吸收[$\varepsilon = 200 \sim 1\ 000$ L/(mol·cm)]，说明是含芳环的化合物；如果在 270～350 nm 为弱吸收[$\varepsilon = 10 \sim 200$ L/(mol·cm)]，说明可能是醛或酮。

2.2.6　紫外光谱用于定量分析

根据比耳定律，物质在一定波长处的吸光度与浓度之间呈线性关系。因此，只要选择在适宜的波长处测定溶液的吸光度，就可求出其浓度。通常应选被测物质吸收光谱中的吸收峰处，以提高灵敏度并减少测定误差。被测物如有几个吸收峰，可选不易有其他物质干扰的、较高的吸收峰。一般不选光谱中靠短波长末端的吸收峰。例如维生素 B$_{12}$ 的吸收光谱中有 278 nm、

361 nm、550 nm 3 个吸收峰,其比吸光系数分别为 119、207、63,定量测定时选用的波长毫无疑问为 361 nm。但维生素 B_2 也有 3 个吸收峰(267 nm、375 nm、444 nm),比吸光系数大小次序为 267 nm 处最大,其次为 444 nm 处。但 267 nm 处峰比较窄,不易测准,444 nm 处峰较宽,易测准,所以选 444 nm 为测定波长,虽然损失一些灵敏度,但确保了测定的准确性。测定时,应以配制样品溶液的同批溶剂为空白对照,采用 1 cm 的吸收池,在规定的吸收峰波长±2 nm 以内测试几个点的吸光度,以核对样品的吸收峰波长位置是否正确,吸收峰波长应在规定波长±1 nm 以内,否则应考虑该试样的同一性、纯度以及仪器波长的准确度,并以吸光度最大的波长作为测定波长。吸光度读数,一般在 0.2～0.8 之间的误差较小。一般有以下几种测定方法。

1. 对照品比较法

按各品种项下的方法,分别配制供试品溶液和对照品溶液,对照品溶液中所含被测成分的量应为供试品溶液中被测成分规定量的 $100\% \pm 10\%$,所用溶剂也应完全一致,在规定的波长处测定供试品溶液和对照品溶液的吸光度后,按下式计算供试品溶液中被测物质的浓度:

$$c_X = (A_X/A_R)c_R \tag{2-6}$$

式中:c_X 为供试品溶液的浓度;A_X 为供试品溶液的吸光度;c_R 为对照品溶液的浓度;A_R 为对照品溶液的吸光度。

2. 吸光系数法

按各品种项下的方法,配制供试品溶液,在规定的波长处测定其吸光度,再以该品种在规定条件下的摩尔吸光系数计算含量。用本法测定时,摩尔吸光系数通常应大于 100 L/(mol·cm),并注意仪器的校正和检定。

3. 计算分光光度法

计算分光光度法有多种,使用时均应按各品种项下规定的方法进行。当吸光度处在吸收曲线的陡然上升或下降的部位测定时,波长的微小变化可能对测定结果造成显著影响,故对照品和供试品的测试条件应尽可能一致。计算分光光度法一般不宜用做含量测定。

4. 比色法

供试品本身在紫外-可见光区没有强吸收,或在紫外光区虽有吸收但为了避免干扰或提高灵敏度,可加入适当的显色剂显色后测定,这种方法称为比色法。用比色法测定时,由于显色时影响显色深浅的因素较多,应取供试品与对照品或标准品同时操作。除另有规定外,比色法所用的空白是指用同体积的溶剂代替对照品或供试品溶液,然后依次加入等量的相应试剂,并用同样方法处理。在规定的波长处测定对照品和供试品溶液的吸光度后,按对照品比较法计算供试品浓度。当吸光度和浓度关系不呈良好线性关系时,应取数份梯度量的对照品溶液,用溶剂补充至同一体积,显色后测各份溶液的吸光度,然后以吸光度与相应的浓度绘制标准曲线,再根据供试品的吸光度,在标准曲线上查得其相应的浓度,并求出其含量。

5. 分析步骤

光吸收定律是对药物进行定量检测的依据。具体的分析步骤如下。

(1) 制备供试品溶液:准确称取一定量的药品,用适当的方法处理供试品溶液,同时制备被测药物的对照品溶液。有的样品(如中药材和体内样品)组成复杂,须采用适当的提取分离方法,以最大限度地消除样品中各种杂质对测定的干扰,尤其是当被测药物的含量较低时,如体液或组织中的蛋白质、色素、各种代谢物及分解产物等,会对测定有干扰。一般蛋白质在波

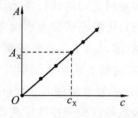

**图 2-12 吸光度随样品浓度
变化的曲线**

长 200 nm 附近和在波长 240～300 nm 之间、色素类在波长 300
nm 以上、甾体激素类在波长 240～300 nm 之间均有不同程度的
吸收,从而干扰测定。

（2）绘制标准曲线:一般用与样品组成相同或相近的、不含被
测药物的材料为基质,配制药物标准品系列浓度,绘制标准曲线或
计算线性回归方程,如图 2-12 所示。当然,在基质条件不具备的
情况下,也可用药物的对照品溶液直接绘制或计算。

（3）考察分析方法:所建立的药物测定方法是否准确、可靠和
可行,一般须对方法的精密度、重现性、准确度、稳定性等进行考察,并经统计学分析其误差符
合规定要求后,方可应用。

（4）测定:在最佳的测定条件和一定的测定波长下,对不少于三份样品的供试品溶液进行
测定,用标准曲线法或吸光系数法计算药物的含量。在定性鉴别的基础上,对于两种或两种以
上吸光物质的同时测定采用双波长法、差示光谱法或导数光谱法等。

2.3 红外分光光度法

红外分光光度法是依据物质对红外光区电磁辐射的特征吸收,对化合物分子结构进行测
定和对物质化学组成进行分析的一种光谱分析方法。当物质分子吸收一定波长的光能,能引
起分子的振动和转动能级跃迁,利用红外光谱对物质进行定性分析或定量测定的方法称为红
外分光光度法。由于物质分子发生振动和转动能级跃迁所需的能量较低,几乎所有的有机化
合物在红外光区均有吸收,而且分子中不同官能团在发生振动和转动能级跃迁时所需的能量
各不相同,因而产生的吸收带波长位置就成为鉴定分子中官能团特征的依据,其吸收强度则是
定量检测的依据。红外光谱具有高度的特征性,可广泛用于未知物的鉴别、化学结构的确定、
化学反应的检查、异构体的区别、纯度检查、质量控制以及环境污染的监测等。必须指出,对于
复杂分子结构的最终确定,尚需结合紫外、核磁共振、质谱及其他理化数据进行综合判断。红
外光谱法在药物分析中主要用于药物的鉴别、纯度检查和结构解析。

2.3.1 红外吸收光谱基础知识

1. 基本概念

红外吸收光谱是一种分子吸收光谱,是分子中基团的振动和转动能级跃迁产生的振动-转
动光谱。由于分子的振动能量比转动能量大,发生振动能级跃迁时,不可避免地伴随有转动能
级的跃迁,所以无法测量纯粹的振动光谱,而只能得到分子的振动-转动光谱,这种光谱产生的
吸收光谱一般在 2.5～25 pm 或 400～4 000 cm^{-1} 的中红外光区内,称为红外分子吸收光谱,简
称红外光谱(infrared spectrum,IR)。红外光区的电磁波能量较低,不足以使分子产生电子能
级的跃迁,只能引起分子的振动和转动,因此红外吸收光谱是分子的振动-转动光谱。当物质
分子中某个基团的振动频率和红外光的频率一致时,分子就吸收红外光的能量,从原来的基态
振动能级跃迁到能量较高的振动能级。吸收光的程度常用吸光度或透光率表示。绝大多数有
机化合物的红外吸收带出现在中红外光区,而且在该区域红外光谱吸收最强,所以该区域最适
合进行有机物的红外光谱分析。

2. 谱图

图 2-13 为苯酚的典型红外光谱图。红外吸收光谱一般用 T-λ(波长)曲线或 T-σ(波数)曲线表示。纵坐标为透光率 $T(\%)$,因而吸收峰向下,向上则为谷;横坐标是波长 λ(单位为 μm)或波数 σ(单位为 cm^{-1})。波长 λ 与波数 σ 之间的关系为

$$\sigma/cm^{-1} = \frac{1}{\lambda/cm} = \frac{10^4}{\lambda/\mu m} = \frac{10^7}{\lambda/nm}$$

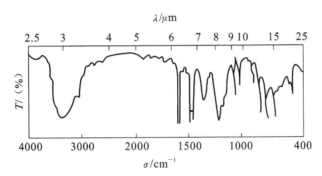

图 2-13　苯酚的红外光谱

红外区的波数范围是 $400 \sim 4\,000\ cm^{-1}$。红外光谱图可以用峰数、峰位、峰形、峰强来描述。如果用连续波长的红外线作为光源照射样品,以波长(或波数)为横坐标,其相应的透光率 $T(\%)$为纵坐标绘图,即得到红外光谱图。

3. 红外光区的划分

红外光谱在可见光区和微波光区之间,波长范围为 $0.78 \sim 1\,000\ \mu m$,根据仪器技术和应用不同,习惯上又将红外光区分为三个区,如表 2-5 所示。近红外光区的吸收带主要是由低能电子跃迁、含氢原子团(如 OH、NH、CH)伸缩振动的倍频吸收等产生的。该区的光谱可用来研究稀土和其他含过渡金属离子的化合物,并适用于水、醇和某些高分子化合物的定量分析。绝大多数有机化合物和无机离子的基频吸收带出现在中红外光区。由于基频振动是红外光谱中吸收最强的振动,所以中红外光区最适于进行红外光谱的定性和定量分析。同时,由于中红外光谱仪最为成熟、简单,而且目前已积累了中红外光区大量的数据资料,因此它的应用极为广泛。通常,中红外光谱法简称为红外光谱法。

表 2-5　红外光谱区划分

区　　域	波长/μm	波数/cm^{-1}	能级跃迁类型
近红外光区(泛频区)	$0.76 \sim 2.5$	$4\,000 \sim 13\,158$	OH、NH 及 CH 键的倍频吸收
中红外光区(基本振动区)	$2.5 \sim 25$	$400 \sim 4\,000$	振动伴随着转动
远红外光区(转动区)	$25 \sim 500$(或 $1\,000$)	20(或 10)~ 400	转动

2.3.2　红外光谱的产生

1. 红外光谱振动模型

分子中的原子以平衡点为中心,做周期性的相对运动,这种运动方式称为振动。不同的振动方式具有不同的能量,可分为若干振动能级。同一振动能级又包含若干转动能级。红外吸收光谱是由于物质吸收红外光的能量,引起分子中振动和转动能级的跃迁而产生的。物质的

分子吸收红外光必须满足如下两个条件。

（1）红外光辐射的能量应恰好能满足振动能级跃迁所需要的能量，也就是说红外光辐射的频率与分子中某基团的振动频率相同时，红外光辐射的能量才能被吸收，而产生吸收谱带。

（2）在振动过程中，分子必须有偶极矩的改变。极性分子就整体而言是呈电中性的。但由于构成分子的各原子电负性不同，分子呈不同的极性，以偶极矩 μ 来衡量，偶极矩 μ 是分子中正、负电荷的大小 q 与正、负电荷中心的距离 d 的乘积，即 $\mu = q \times d$。图2-14为 H_2O 和 HCl 分子的偶极矩。分子具有确定的偶极矩变化频率，因为分子中的原子在平衡位置不断地振动，在振动过程中，正、负电荷的大小 q 不变，而正、负电荷中心的距离 d 呈周期性变化，引起偶极矩呈周期性的变化。当红外光频率与分子的偶极矩变化频率一致时，由于振动偶合而增加振动能，使振幅增大。如果振动时没有偶极矩的变化，不吸收红外辐射，就不能产生红外吸收光谱，如 N_2、O_2、Cl_2 等对称分子。

2. 分子的振动形式与红外吸收光谱

红外光谱图中吸收谱带的位置与强弱是由分子中基团的振动方式决定的。一般极性强的分子或基团，吸收谱带的强度都比较大；极性比较弱的分子或基团，吸收谱带的强度比较弱。

双原子分子的振动是把双原子分子看做是质量为 m_1 与 m_2 的两个小球，把连接它们的化学键看做是质量可以忽略的弹簧，原子在平衡位置附近做伸缩振动。双原子分子的伸缩振动，可以近似地看成是沿键轴方向的简谐振动。这种分子振动的模型，最简单的例子是双原子分子，可用一个弹簧两端连接两个刚性小球来模拟，如图 2-15 所示，m_1 和 m_2 分别代表两个小球的质量（原子质量），弹簧的长度 r 就是分子化学键的长度。这个体系的振动频率为 σ（以波数表示），用经典力学（胡克定律）可导出分子振动方程式

$$\sigma = \frac{1}{2\pi c} \sqrt{\frac{k}{\mu}} \tag{2-7}$$

式中：c 为光速（2.998×10^{10} cm·s^{-1}）；k 为弹簧的力常数，即连接原子的化学键的力常数，N·cm^{-1}；μ 为两个小球（即两个原子）的折合质量，g，$\mu = \dfrac{m_1 m_2}{m_1 + m_2}$。由分子振动方程式可知，影响基本振动频率的直接因素是相对原子质量和化学键的力常数。

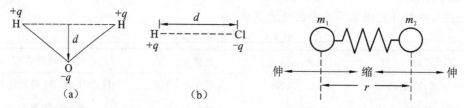

图 2-14　H_2O 和 HCl 分子的偶极矩　　　　　图 2-15　谐振子振动示意图

3. 影响基团频率的因素

基团频率主要是由构成化学键原子的质量和化学键的力常数决定，但分子中化学键的振动并不是孤立的，要受到分子内部结构如分子空间结构的影响，其他基团特别是邻近基团的影响，有时还会受到溶剂、测定条件等外部因素的影响，因此同一基团的同一振动在不同分子结构中或不同环境中或多或少有所差别，使红外特征吸收峰的频率和强度发生改变。因此，了解影响基团振动频率的因素，对于正确地解析红外光谱和推断分子结构是很有帮助的。引起基团频率位移的因素大致可分成两类，即内部因素和外部因素。

1）内部因素

影响基团频率位移的内部因素主要包括以下几方面。

（1）诱导效应。基团旁连有电负性不同的原子（或基团），通过静电诱导作用，引起基团中各化学键电子云密度的变化，改变键的力常数，使基团特征频率位移。元素的电负性越强，则诱导效应越强，吸收峰向高波数移动的程度越显著。

（2）共轭效应。由于分子中形成大 π 键所引起的效应称为共轭效应。它因减少了键级而使吸收频率下降，吸收峰向低波数方向移动。诱导效应和共轭效应都是由于化学键的电子云密度分布发生改变而引起的。两种效应共存时，至于官能团的吸收频率偏向何方，应视具体情况下哪种效应为主而定。

（3）空间效应。分子内部基团的相互作用、空间立体障碍、多元环的张力等都将给基团频率带来一定的影响。

（4）氢键。氢键的形成使基团频率降低。氢键 X—H$\cdots$Y 形成后，氢原子周围的力场发生变化，使 X—H 振动的力常数改变，X—H 的伸缩振动频率降低，峰形变宽，吸收强度增加。例如醇羟基的基团频率：游离态为 $3\,600\sim3\,610\ cm^{-1}$，二聚体为 $3\,500\sim3\,600\ cm^{-1}$，多聚体为 $3\,200\sim3\,400\ cm^{-1}$。

2）外部因素

影响基团频率的外部因素主要是指被测物质的状态和溶剂效应等因素。

（1）被测物质的状态。对于同一物质，在不同的物理状态下测得的吸收光谱往往也不同。

（2）溶剂效应。对于同一物质，在不同溶剂中测得的吸收光谱不同。为了消除溶剂的影响，通常尽量采用非极性溶剂，如 CCl_4、CS_2 等，并以稀溶液来获得红外吸收光谱。

2.3.3　红外光谱法的特点

紫外、可见吸收光谱常用于研究不饱和有机化合物，特别是具有共轭体系的有机化合物，而红外光谱法主要研究在振动中伴随有偶极矩变化的化合物，因此，除了单原子和同核分子（如 N_2、He、O_2、H_2 等）外，几乎所有的有机化合物在红外光谱区均有吸收。凡是结构不同的两个化合物，其红外光谱也不同。

通常，红外吸收谱带的波长位置与吸收谱带的吸收强度反映了分子结构上的特点，可以用来鉴定未知物的结构组成或确定其化学基团；而吸收谱带的吸收强度与分子组成或化学基团的含量有关，可以用于定量分析和纯度鉴定。由于红外光谱分析特征性强，气体、液体、固体样品都可测定，具有用量少、分析速度快、不破坏样品的特点，因此，红外光谱法不仅与其他许多分析方法一样，能进行定性和定量分析，而且是鉴定化合物和测定分子结构的最有用的方法之一。

2.3.4　红外光谱与紫外光谱的区别

1. 起源

紫外吸收光谱与红外吸收光谱都属于分子吸收光谱，但起源不同。紫外线波长短、频率高、光子能量大，可以引起分子的外层电子的能级跃迁（伴随着振动及转动能级跃迁）。就其能级跃迁类型而论，紫外吸收光谱是电子光谱，其光谱比较简单。

中红外线波长比紫外线的长，光子能量比紫外线的小得多，只能引起分子的振动能级并伴随转动能级的跃迁，因而中红外光谱是振动-转动光谱。其光谱最突出的特点是具有高度的特征性。除光学异构体外,每种化合物都有自己的红外光谱,并且光谱复杂。

2. 应用范围

紫外光谱只适于研究不饱和化合物,特别是分子中具有共轭体系的化合物,而红外光谱则不受此限制。所有化合物,凡是在各种振动类型中伴随有电偶极矩变化者,在中红外光区都可测得其吸收光谱。因此,红外光谱研究对象的范围要比紫外光谱的广泛得多。

3. 测定对象

紫外光谱法测定对象的物态为溶液及少数物质的蒸气,而红外光谱法可以测定气、液及固体样品,但以固体样品最方便。利用紫外吸收光谱的特点可以进行药品与制剂的定量分析、药品的鉴别以及杂质检测,与红外吸收光谱、质谱、核磁共振一起用于解析药物的分子结构。紫外光谱法用于药品质量标准中,由于紫外分光光度计比较普及,操作简单,该法又有较高的准确度和精密度,因此应用较为广泛,主要用于药品的定量分析,在《中国药典》(2000 年版)二部中,作为药品含量测定方法,该法应用频率仅次于滴定分析法的。溶剂和溶液的酸碱性等条件以及所用单色光的纯度都对吸收光谱的形状与数据有影响,所以应使用选定的溶液条件和有足够纯度单色光的仪器进行测试。但是,紫外吸收光谱是宽谱带光谱,所提供的信息量少。另外,药材中含有多种有紫外吸收的杂质,处理不完全时可能干扰测定,使紫外光谱法的单独应用有一定的局限性。在可见光区,除某些物质对光有紫外吸收外,很多物质本身并没有吸收,但可在一定条件下加入显色剂或经过处理使其显色后再经紫外光谱测定,故又称比色分析。

2.3.5　红外光谱仪

红外分光光度计具有分析速度快、分辨率高、灵敏度高和波长精度高等优点,而且特别适于与气相色谱仪和高效液相色谱仪联机使用。其主要部件包括光源、干涉仪、样品池、检测器、计算机系统和记录仪等部分。

1. 光源

光源一般为硅碳棒(globar)和 Nernst 灯。硅碳棒由碳化硅加压成型,并经煅烧而成,通常制成中间细、两头粗的实心棒。两端粗是为了降低两端的电阻,使在工作状态时两端温度低。一般工作温度是 1 300～1 500 K。其优点是寿命长,发光面积大。Nernst 灯是由粉末状稀土元素氧化物的混合物加压成型,并在高温下烧结而成的细棒,多数为圆筒状,两端绕以铂丝导线。其特性是低温时不导电,当温度升高到 773 K 以上时,变为半导体,在 973 K 以上时才变成导电体而发光,因此常具有预热装置,当 Nernst 灯点亮后,须立即切断预热电源,否则易烧坏。

2. 干涉仪

一般采用快速扫描型的迈克尔逊干涉仪分光。干涉仪由单色器、准直镜和狭缝构成。单色器有光栅和棱镜两种,目前多采用平面衍射光栅。用光栅作色散元件时,由于不同级次的光谱线互相重叠,为了获得单色光必须在光栅前面或后面加一滤光器,构成单色器,单色器的作用是将复合光转化为单色光,是红外光谱仪的核心部件。红外光谱仪常用几块光栅常数不同的光栅,能自动更换,为使测定的波长范围更大且能得到更高的分辨率,可采用较窄的狭缝宽度。此外,还具有色散比较接近线性和能抗水的腐蚀的优点。红外光栅常用镀铝的玻璃或塑料制成,它的缺点是散射辐射比较厉害,且会出现其他光谱级的辐射,若用滤光片与光栅配合使用可以减少这些问题。

3. 样品池

因为玻璃和石英都吸收红外辐射,因此吸收池的常用窗口材料为 NaCl、KBr、LiF 或 TiBr-TiI 晶体。NaCl、KBr 等晶体都容易吸湿,使吸收池窗口模糊,因此,红外分光光度计需要在恒湿的环境下工作。不同物态的试样,所用吸收池的结构不同,测定时,应按照待测试样的物态选用不同的吸收池。气体试样选用气体吸收池,液体试样选用液体吸收池,固体试样不需吸收池,只需将其制成透明薄片,直接放入光路进行测量。

4. 检测器

一般用热电偶、辐射热测定器或热变电阻器等作为检测器。检测器的作用就是把照射在它上面的红外光转变为电信号。如果将两种不同金属丝焊接成两个接头,并使两个接头有一定温度差,那么在回路中就产生温差电位,有一微电流通过,这种装置称为热电偶。真空热电偶是最常用的检测器。其结构如图 2-16 所示。在厚约 0.5 μm 的金箔的一面焊有两种不同金属或半导体作为热接点,而在冷接点一端连有金属导线。金箔的另一端涂有金黑,以便接受红外辐射。为了减小热对流引起的干扰,热电偶放置在抽成高真空的玻璃管中。在涂黑金箔前面装有岩盐的窗片,以便透过红外辐射。

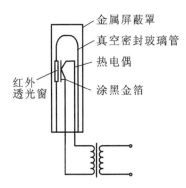

图 2-16　真空热电偶检测器

当红外辐射通过真空热电偶的窗口射到涂黑金箔的接受面时,热接点温度升高,产生温差电位,在闭路情况下,回路即有电流产生。此外,高莱槽(Golay cell)也是较常见的检测器。

5. 计算机系统

计算机系统的主要作用是控制仪器的操作,从检测器采集干涉谱数据、累加平均扫描信号,对干涉谱进行相位校正和傅里叶变换计算,记录并处理光谱数据等。

6. 傅里叶变换红外光谱仪

傅里叶变换红外光谱仪工作原理如图 2-17 所示。光源发出的辐射经干涉仪转变为干涉光,通过试样后,包含的光信息需要经过数学上的傅里叶变换解析成普通的谱图。干涉图通过检测器变为电信号后被输入计算机进行傅里叶变换,即从干涉图中分出单个频率的数学处理,把干涉图变为可以识别的频率函数的红外光谱图。

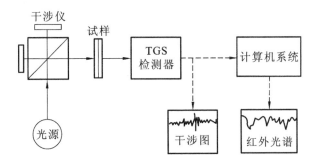

图 2-17　傅里叶变换红外光谱仪工作原理

傅里叶变换红外光谱仪是目前用得最多的第三代红外光谱仪,它具有如下优点:①扫描速度极快(1 s),测定时间短,适合仪器联用;②不需要分光,信号强,灵敏度很高;③分辨率高,波数精度达 0.01 cm^{-1};④仪器小巧。

2.3.6　仪器的校正

傅里叶变换红外光谱仪或色散型红外分光光度计可使用聚苯乙烯薄膜(厚度约为0.04 mm)校正仪器,绘制其光谱图,用 3 027 cm^{-1}、2 851 cm^{-1}、1 601 cm^{-1}、1 028 cm^{-1}、907 cm^{-1}处的吸收峰对仪器的波数进行校正。傅里叶变换红外光谱仪在 3 000 cm^{-1}附近的波数误差应不大于±5 cm^{-1},在 1 000 cm^{-1}附近的波数误差应不大于±1 cm^{-1}。用聚苯乙烯薄膜校正时,仪器的分辨率要求在 2 850～3 110 cm^{-1}范围内能清晰地分辨 7 个峰,峰 2 851 cm^{-1}与谷 2 870 cm^{-1}之间的分辨深度不小于 18%透光率,峰 1 583 cm^{-1}与谷 1 589 cm^{-1}之间的分辨深度不小于 12%透光率。仪器的标称分辨率一般不低于 2 cm^{-1}。

2.3.7　近红外光谱法

近红外光谱法(near-infrared spectrum,NIR)是利用物质对近红外光的吸收特性进行定性和定量分析的方法。近红外光谱是一种介于可见光谱与中红外光谱之间的分子振动光谱,一般物质的近红外吸收光谱强度较弱,影响因素较多,无法通过比较样品与标准品的谱图进行定性鉴别,但可以提供物质的整体特征信息,如物质的化学组成、结构、晶型、粒度、水分和纯度等理化参数的信息。

1. 近红外光谱仪

20 世纪 80 年代后,随着计算机技术和化学计量学的发展,出现了现代近红外光谱仪,同时近红外光谱分析技术也发展迅速。近红外光谱仪按应用场合可分为实验室仪器、现场仪器和在线仪器等;按分光方式可分为滤光片型、光栅扫描型、傅里叶变换型、阵列检测型和声光调谐型等。近红外光谱仪一般由光源、取样器、单色器、检测器和计算机系统等部分组成。

(1) 光源。光源发射一定强度的稳定光辐射,其发射波长应在测量光谱区内。最常用的光源是卤钨灯;另一种新型光源是发光二极管,其波长范围可以设定,线性度较好,适于在线仪器或便携式仪器使用。

(2) 取样器。取样器是指承载样品或与样品作用的器件。一般液体样品使用玻璃或石英样品池;固体样品使用积分球攻漫反射探头;现场分析或在线分析时,常用光纤取样器。

(3) 单色器。单色器是将复合光色散为单色光的元件,主要有滤光片、光栅、干涉仪、声光调谐滤光器等。

(4) 检测器。检测器是将带有样品信息的光信号转变为电信号输出的器件。检测器的光谱范围与其构成材料有关。

(5) 计算机系统。近红外光谱仪通过计算机系统实现对信号的采集、传输和处理。

2. 特征吸收谱带

近红外吸收光谱区在 750～2 500 nm 的波长范围内,一般含有 C—H、N—H、O—H 和 S—H 等含氢基团的物质在这一光谱区产生近红外吸收。通常在 1 450～2 050 nm 光谱区内产生主谐波,在 780～1 050 nm 和 1 050～1 700 nm 光谱区内产生副谐波。这些谐波的组合构成了被测物质在近红外光谱区内的特征吸收谱带。但是,其吸收强度一般比在中红外光谱中的吸收强度弱 1/100～1/10,并且易受物质颗粒大小、多种存在状态、残留试剂和湿度等多种因素的影响。

2.3.8　试样的处理和制备

1. 对样品的主要要求

要获得一张高质量的红外光谱图,除了仪器本身的因素外,还必须有合适的样品制备方法。试样的制备要注意以下几个问题:①样品的浓度和厚度要选择适当,以使光谱图中的大多数吸收峰的透光率处于 10%～80% 范围内,以便得到理想的谱图;②样品中不应含游离水,因为水本身在 3 710 cm^{-1} 和 1 630 cm^{-1} 有吸收,不仅对样品池的卤化钾盐片有腐蚀作用,会严重干扰样品谱图,而且会侵蚀吸收池的盐窗,干扰样品中羟基峰的观察;③样品应为单一组分的纯物质,样品的纯度须大于 98%,以便与纯化合物的光谱(Sadtler 标准谱图,由纯度大于 98% 的化合物测得)对照,多组分试样应在测定前尽量用分馏、萃取、重结晶或色谱法进行分离、提纯,否则光谱重叠,致使谱图无法辨认和分析。

2. 制样的方法

气、液及固体样品均可测定其红外光谱。

1) 气体样品

气体样品一般灌入气体池内测定。气体池的主体是一玻璃筒,直径约 40 mm,长度有 100 mm、200 mm 等,两端为 NaCl(或 KBr)盐片窗,气槽内的压力由气体对红外线的吸收强弱而定。

2) 液体样品

(1) 夹片法。夹片法适用于挥发性不大的液态样品。具体步骤如下:压制两片空白 KBr 片,将液态样品滴在其中一片上,再盖上另一片,在片的两外侧放上环形纸垫,放入片剂框中夹紧,放入光路中,则可测定样品的红外吸收光谱。

(2) 涂片法。黏度大的液态样品,可以涂在一片空白片上测定,不必夹片。

(3) 溶液法。对于一些红外吸收很强的液体,用调节厚度的方法仍然得不到满意的谱图时,可制成溶液以降低浓度,将配好的溶液用注射器注入液体池中进行测定。由于溶剂本身也有吸收,需按波段选择数个溶剂完成整个区间的测定。一般在 1 350～4 000 cm^{-1} 之间用 CCl$_4$ 为溶剂,在 600～1 350 cm^{-1} 之间用 CS$_2$ 为溶剂。

3) 固体样品

(1) 压片法。压片法是测定固体样品常用的一种方法。取样品 1～2 mg,加入干燥 KBr 约 200 mg,置于玛瑙乳钵中,在红外灯照射下研磨、混匀,装入压片模具,边抽气边加压,至压力 8 000 kgf(1 kgf=9.806 65 N)并维持此压力约 10 min,卸掉压力,则得厚约 1 mm 的透明 KBr 样品片。

(2) 糊剂法。首先把干燥好的样品研细,然后滴入几滴悬浮剂(如石蜡油、全氟代烃),在玛瑙乳钵中再研磨成均匀的糊状,将此糊剂夹在可拆装式池的两块窗片中,即可测定。但应注意,石蜡油适用于 400～1 300 cm^{-1},全氟代烃适用于 1 300～4 000 cm^{-1},两者配合可完成整个波段的测定。

(3) 薄膜法。首先将样品用易挥发的溶剂溶解,然后将溶液滴在窗片上,待溶剂挥发后,样品则遗留在窗片上成薄膜。应该注意,在制膜时一定要把残留的溶剂去除干净,否则溶剂可能干扰样品的光谱。这种方法特别适于测定能够成膜的高分子物质。

2.3.9　红外吸收光谱的定性分析

红外光谱法广泛用于无机和有机化合物的定性鉴定和结构分析。用基团的特征吸收频率定性,用基团的特征峰的强度定量。

1. 定性分析

1）已知物的鉴定

通常在得到样品的红外谱图后,与纯物质的谱图进行对照,如果两谱图各吸收峰的位置和形状完全相同,峰的相对强度一样,就可认为样品是该种已知物。相反,如果两谱图曲线不吻合,或者峰位不对,则说明两者不为同一物质,或样品中含有杂质。标准图谱是与药典配套出版的《药品红外光谱集》。使用文献上的谱图,应当注意试样的物态、结晶状态、溶剂、测定条件以及所用仪器类型均应与标准谱图测定时的相同。

也有少数药品的红外光谱鉴别方法采用对照品比较法,即在相同条件下测定供试品与其对照品的红外光谱,比较两图谱是否完全一致。药品晶型不同,其理化性质、溶解度、稳定性、生物利用度等可能不同,对临床疗效可能有影响。有些药物具有多晶现象,但不影响疗效,此时在红外光谱鉴别时,要注意用同晶型的红外光谱进行对照。

2）未知物结构的测定

未知物结构的测定是红外光谱法定性分析的一个重要用途。如果未知物不是新化合物,可以通过两种方式利用标准谱图进行查对:① 查阅标准谱图的谱带索引,或寻找与试样光谱吸收带相同的标准谱图;② 进行光谱解析,判断试样的可能结构,然后由化学分类索引查找标准谱图,并对照核实。

在对红外谱图进行解析前,必须收集样品的有关资料和数据,如样品的纯度、外观、来源、样品的元素、分析结果及其他物性(相对分子质量、沸点、熔点等)。在此基础上,根据测得化合物的红外谱图进行解谱。其一般解谱方法简述如下。①先特征,后指纹;先最强峰,后次强蜂,并以最强峰为线索找到相应的主要相关峰,根据特征吸收峰进行分析、作出判断。②先粗查,后细找,先否定,后肯定。根据吸收峰的峰位,确定峰的振动类型及可能含有什么基团,根据粗查提供的线索,再细查主要基团特征,到未知物的谱图上去查找这些相关峰。若找到全部或主要相关峰,即可以肯定化合物含有什么基团,可初步判断化合物的结构,并与标准谱图进行对照。

需要说明的是,红外谱图上吸收峰很多,但并不是所有吸收峰都要解析,因为有些峰是某些基团频峰的倍频峰或组合频峰,另外有些峰则是多个基团振动吸收的叠加。

无标准品对照,但有标准谱图时,可按名称或分子式查找、核对。核对谱图时,必须注意:①所用仪器与标准谱图测定时所用仪器是否一致;②测试条件(指样品的物理状态、样品浓度及溶剂等)与标准谱图测定时的是否一致。若不同,则谱图也会有差异。特别是溶剂的影响较大,须加以注意,以免得出错误结论。

对分析者来说,被测物是未知物,但并非新化合物,而且标准谱图已收载,可根据测得的红外光谱,按谱带检索查找标准谱图或将谱图进行必要的解析,按样品所具有的基团种类、数目及化合物类别,由化学分类索引查找标准谱图,对照后,进行定性。

新发现的待定结构的未知物一般仅依据红外光谱不能解决问题,尚需配合紫外、质谱、核磁共振等方法进行综合判断。

3）红外谱图的简单解析

物质的红外光谱是其分子结构的反映,谱图中的吸收峰与分子中各基团的振动形式相对应。多原子分子的红外光谱与其结构的关系一般是通过实验手段得到的,通过比较大量已知化合物的红外光谱,可从中总结出各种基团的吸收规律。实验表明,组成分子的各种基团,如

O—H、N—H、C—H、C=C 和 C=O 等,都有自己的特定红外吸收区域,即特征吸收区域,分子的其他部分对其吸收位置影响较小。通常把这种能代表其存在,并有较高强度的吸收谱带称为基团频率,其所在的位置一般称为特征吸收峰。

中红外光谱区可分为高频范围内的官能团区(1 300～4 000 cm^{-1})和频率较低的指纹区(600～1 300 cm^{-1})两个区域。

(1) 官能团区。该区域内吸收峰比较稀疏,是鉴定官能团最有价值的区域。如羟基(O—H)在官能团区有两个强吸收峰,即 3 600～3 700 cm^{-1} 的伸缩振动吸收峰和 1 300～1 450 cm^{-1} 的面内变形振动吸收峰。因此,用红外光谱来确定化合物的官能团时,首先应注意在官能团区的特征峰是否存在,同时应注意发现其相关峰作为旁证。

(2) 指纹区。由于分子结构的细微差异,在该区域内的吸收均会产生复杂的微小变化,就像每个人都有不同的指纹一样。因此,指纹区对于区别结构类似的化合物是很有帮助的,包括C—O、C—N、C—F、C—P、C—S、P—O 等键的伸缩振动吸收峰和 C=S、S=O、P=O 等双键的伸缩振动吸收峰。如与羟基(O—H)相关的是 C—O 在指纹区 1 000～1 160 cm^{-1} 的伸缩振动吸收峰。另外,如苯环的C—H面外变形振动在 600～900 cm^{-1} 区域有吸收,苯环的倍频或组合在 1 667～2 000 cm^{-1} 区域也有吸收峰,两者配合可以确定苯环及其取代基类型,如图 2-18 所示。

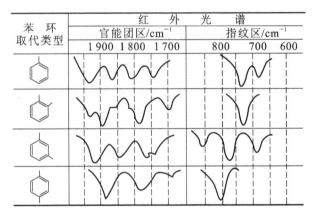

图 2-18 苯环取代类型在 1 667～2 000 cm^{-1} 和 600～900 cm^{-1} 区域的指纹图

在测定出样品的红外光谱后,对出现的谱带进行解析,进而推测样品的官能团和化学结构。谱图解析主要依靠对光谱与化学结构关系的理解和经验积累、基团特征吸收峰及其变化规律的灵活运用。

2. 定量分析

朗伯-比耳定律也适用于红外光谱法的定量分析。但由于红外光谱较复杂,给红外光谱法定量分析带来了一些困难和实验技术上的差别,其应用不如紫外-可见分光光度法广泛。

1) 对朗伯-比耳定律的偏离

红外光谱法定量测定的理论基础也是朗伯-比耳定律,然而红外光谱的定量测定很容易偏离比耳定律,导致浓度和吸光度的非线性关系。

2) 参比吸收池

红外吸收池光程短,加之吸收池窗口易被腐蚀,吸收池厚度难以调节准确,在红外区不容易得到两只透明特性完全一致的吸收池,因此常不采用参比吸收池,而只放一片盐窗作参比。

3) 基线法测量吸光度

红外光谱中的基线法有广泛的应用。画一条与吸收谱带两肩相切的直线作为基线,通过峰值波长处作一条平行于纵轴的直线以确定入射光强 I_0,在最大吸收点作平行于横轴的直线以确定透射光强 I_t,即可求出吸光度,再根据标准曲线就可查得组分的浓度。若使用傅里叶变换红外光谱仪,则可使用定量软件或自行编辑程序,进行峰高或峰面积定量,使定量手续大为简化。红外光谱作为定量分析,应用很少,在此不过多讨论。

$$A = \lg(I_0/I_t) \tag{2-8}$$

2.4 核磁共振波谱法

2.4.1 概述

核磁共振光谱(nuclear magnetic resonance spectroscopy, NMR)是以频率为兆周数量级的电磁波作用到样品分子中的磁性原子核后,产生核能级跃迁所得的吸收光谱。核磁共振波谱法是一种基于特定原子核在外磁场中吸收了与其裂分能级间能量差相对应的射频场能量而产生共振现象的分析方法。核磁共振波谱法通过化学位移值、谱峰多重性、偶合常数值、谱峰相对强度和在各种二维谱及多维谱中呈现的相关峰,提供分子中原子的连接方式、空间的相对取向等定性的结构信息。核磁共振定量分析以结构分析为基础,在进行定量分析之前,首先对化合物的分子结构进行鉴定,再利用分子特定基团的质子数与相应谱峰的峰面积之间的关系进行定量测定。

核磁共振波谱法应用最广泛的光谱是 ^{1}H 核磁共振光谱(氢谱)和 ^{13}C 核磁共振光谱(碳谱)。质子核磁共振光谱图可以提供分子中氢原子所处位置及在各种官能团和在骨架上氢原子的相对数目,从而进行有机化合物的定性及其结构分析(如立体结构、互变异构现象)、物理化学的研究(如氢键、分子内旋转及测定反应速度)、某些药物的含量测定及纯度检查。

由于核磁共振波谱法具有能深入物体内部而不破坏样品的特点,因而对活体动物、活体组织及生化样品也有广泛的应用。核磁共振光谱法已被广泛地用于医学领域,如酶的活性、生物膜的分子结构、癌组织与正常组织的鉴别等。

2.4.2 核磁共振基础知识

1. 原子核的自旋与磁矩

原子核为带正电荷的粒子,近似于球形,电荷均匀地分布在其表面,自然界大约有一半的原子核能进行自身的旋转运动。带正电荷的原子核在做自旋运动时,可产生磁场和角动量,其磁性用核磁矩 $\boldsymbol{\mu}$ 表示,角动量 P 的大小与自旋量子数 I 有关(核的质量数为奇数时,I 为半整数;核的质量数为偶数时,I 为整数或 0),其空间取向是量子化的;$\boldsymbol{\mu}$ 也是一个矢量,方向与 P 的方向重合,空间取向也是量子化的,取决于磁量子数 m 的取值($m = I, I-1, \cdots, -I$,共有 $2I+1$ 个数值)。对于 ^{1}H、^{13}C 等 $I = 1/2$ 的核,只有两种取向,对应于两个不同的能量状态,粒子通过吸收或发射相应的能量而在两个能级间跃迁。

如图 2-19 所示,当自旋量子数 $I \neq 0$ 的磁核处于一个均匀的外磁场 H_0 中时,磁核受到磁场的作用,这些原子核是核磁共振研究的对象。在量子力学中,常用下述物理量来描述原子核的自旋运动。

1）自旋量子数（I）

自旋量子数简称自旋数，它与原子质量数和核电荷数有关，$I=1/2$ 的核（如 ^1H 和 ^{13}C）是核磁共振研究的主要对象。有的原子核（如 ^{12}C 和 ^{16}O）不自旋，这类核的 $I=0$，不能产生核磁共振。

2）磁矩（**μ**）

根据电磁场理论，电荷运动时，在它的周围产生磁场，故能形成核磁矩，磁矩是矢量，并与自旋轴相平行重合，如图 2-19 所示，各种自旋核有其特定 **μ** 值。

3）磁旋比（γ）

γ 值与 **μ** 值一样，是各种自旋核的特征常数，对于一定的自旋原子核，γ 为一定值。

2. 自旋核在磁场中的性质

1）自旋核的取向和能量

自旋核在无磁场的空间中，核磁矩（**μ**）是无一定取向的，在强大磁场的空间中，核磁矩受外磁场（H_0）扭力矩的作用，进行定向排列。$I=1/2$ 的自旋核，在外磁场中，核磁矩排列可以有两种取向（见图 2-20）。核磁矩相对于磁场的不同取向，有不同的能量。一种取向与外磁场平行，为低能态（$E_1=-\mu H_0$）；另一种取向与外磁场逆平行，为高能态（$E_2=+\mu H_0$）。这就是原子核磁矩在外磁场中产生了磁能级分裂，核能级之间的能量差为 $2\mu H_0$。式中，$\mu=1/2\gamma h$，$h=h/2\pi$，h 为普朗克常量。

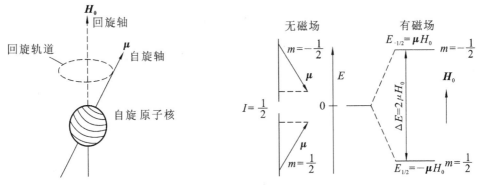

图 2-19 原子核在磁场中的自旋与回旋运动
H_0—外加磁场

图 2-20 $I=1/2$ 的核磁矩在外磁场中的取向及能量

2）自旋核的进动与共振现象

由于自旋核的轴与外磁场方向存在一个角度，从而受到扭力矩的作用，原子核的磁矩除自旋外还绕着磁场方向旋转，产生回旋运动，称为进动（见图 2-19）。这种现象与旋转的陀螺相似。

2.4.3 核磁共振波谱仪

核磁共振波谱仪必须有一个外磁体和产生射频波的振荡器，其余部分与其他光谱仪的相似，如样品系统（即探头系统）、射频波接收器、扫描发生器和记录器，如图 2-21 所示。核磁共振波谱仪的磁体分为永久磁铁、电磁铁和超导磁体 3 种。永久磁铁磁场强度固定不变，通常固定在 1.4T（Tesla），即在该磁场强度下质子的共振频率为 60 MHz，用于简易型仪器；电磁铁强度可调，最高可达 14 T，即在该磁场强度下质子的共振频率可达 600 MHz，目前大多数仪器采用电磁铁;超导磁体是用超导材料制成的,须浸在液氦中,磁场强度可高达几特斯拉、十几特斯拉,100 MHz 以上的仪器的磁体均采用超导磁体,由于价格高昂和必须用液氦,所以仅有少数实验室应用此类仪器。

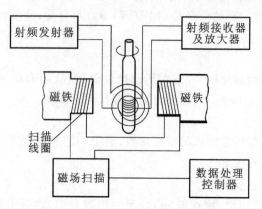

图 2-21　核磁共振波谱仪结构示意图

　　射频振荡器产生的射频波经过调制进入探头,探头位于磁铁间隙,探头中装有样品管和向样品发射以及从样品接收射频波的线圈。外磁场、射频发射器和射频接收器三者的方向相互垂直。射频振荡器发射射频波时,扫描发生器可采用固定外磁场强度而改变射频波频率,使它由低共振频率向高共振频率范围连续扫描,称为扫频;也可以采用固定射频波频率而改变外磁场强度,使它从低磁场强度连续地向高磁场强度扫描,称为扫场。将得到的信息经射频接收器及放大器检测、放大,送入记录器,绘制出 NMR 谱图。

　　脉冲傅里叶变换核磁共振波谱仪与连续波波谱仪不同的是增设了脉冲程序控制器和数据采集及处理系统。傅里叶变换核磁共振波谱仪结构如图 2-22 所示。

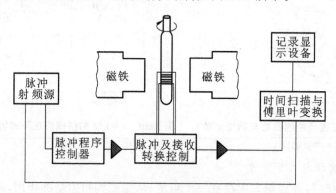

图 2-22　傅里叶变换核磁共振波谱仪结构示意图

　　脉冲程序控制器使用一个周期性的脉冲序列来间断地进行射频发射器的输出。脉冲发射时,在整个频率范围内,使所有的自旋核发生激发,产生共振现象;脉冲中止时,及时准确地启动接收系统,接收激发核弛豫过程中产生的感应电流信号,待被激发的核通过弛豫过程返回到平衡位置时,再进行下一个脉冲的发射。脉冲射频通过一个线圈照射到样品上,脉冲中止后,该线圈作为接收线圈收集弛豫过程的感应电信号,这一过程通常在数秒内完成,大大提高了核磁共振的效率和灵敏度。收集的电信号经快速傅里叶变换后即可获得频域上的波谱图。这种分析方法速度快,可用于核的动态过程、瞬时过程、反应动力学等方面的研究。

2.4.4　核磁共振波谱仪的操作方法

1. 所用溶剂

为了定量准确,所用溶剂除了必须满足对样品有较好的溶解度的要求外,其残留的信号峰应不干扰所分析样品的信号峰。氘代溶剂可同时提供异核信号,应尽可能使用高氘代度、高纯度的溶剂,并注意氘原子会对其他原子信号产生裂分。

2. 样品制备

按各品种项下的要求,样品的浓度取决于实验的要求及仪器的类型,测定非主要成分时需要更高的浓度。供试液的体积取决于样品管的大小及仪器的要求,通常样品溶液的高度应达到线圈高度的 2 倍以上。选用符合定量要求的核磁管,常用外径为 5 mm 或 10 mm,长度为 15 cm 或 20 cm 的核磁管。当样品量较少时,可选用微量核磁管。

3. 测定

将样品管放入波谱仪中,先进行样品和波谱仪的调谐,再仔细对波谱仪匀场,使仪器达到最佳工作状态,设置合适的实验参数,采样,完成后再进行图谱处理,并分段积分。同一个实验通常可同时得到定性和定量数据。对于核磁共振定量分析,实验参数的正确设置非常重要,以保证每个峰的积分面积与质子数成正比,且必须保证有足够长的弛豫时间,以使所有激发核都能完全弛豫,因而定量分析通常需要更长的实验时间。

2.4.5　定性分析

核磁共振信号(峰)可提供四个重要参数:化学位移值、谱峰多重性、偶合常数值和谱峰相对强度。核磁共振波谱是一个非常有用的结构解析工具,化学位移值提供原子核环境信息,谱峰多重性提供相邻基团情况以及立体化学信息,偶合常数值可用于确定基团的取代情况,谱峰相对强度(或积分面积)可确定基团中质子的个数等。一些特定技术,如双共振实验、化学交换、使用位移试剂、各种二维谱等,可用于简化复杂图谱、确定特征基团以及确定偶合关系等。对于结构简单的样品,可直接通过氢谱的化学位移值、偶合情况(偶合裂分的峰数及偶合常数)及每组信号的质子数来确定,或通过与文献值(图谱)比较确定样品的结构,以及是否存在杂质等。与文献值(图谱)比较时,需要注意一些重要的实验条件(如溶剂种类、样品浓度、化学位移参照物、测定温度等)的影响。对于结构复杂或结构未知的样品,通常需要结合其他分析手段(如质谱分析等)才能确定其结构。

1. 化学位移

处于不同分子环境中的同类原子核具有不同的共振频率,这是因为作用于特定核的有效磁场由两部分构成,即由仪器提供的特定外磁场以及由核外电子云环流产生的磁场(后者的方向一般与外磁场的方向相反,这种现象称为屏蔽)。处于不同化学环境中的原子核,由于屏蔽作用不同而产生的共振频率差异很小,难以精确测定其绝对值,实际操作时采用一参照物作为基准,精确测定样品和参照物的共振频率差。在核磁共振波谱中,一个信号的位置可描述为它与另一参照物信号的偏离程度,称为化学位移。化学位移与其高、低场屏蔽的关系如图 2-23 所示。

根据核磁共振条件可知,共振频率 ν 只取决于磁旋比 γ 和外磁场强度 H_0,因此同一种核只可能有一个共振频率,在谱图上出现一个共振吸收峰。但是,实践中发现,同一种核由于处于分子中的不同部位,而有不同的共振频率,谱图上可出现多个吸收峰。这种现象表明,共振

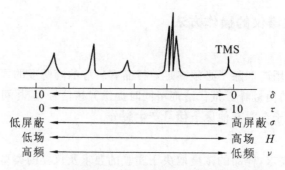

图 2-23　共振谱图上各物理量或参数的方向示意图

频率不完全取决于核本身,还与被测核在分子中所处的化学环境有关,分子中的原子核不是"裸露"核,而是还有电子绕核运动。上述的核磁共振条件是指"裸露"核的共振条件。由于核外电子绕核运动也产生磁场,其力方向与外磁场的方向相反,抵消了一部分外磁场,这种作用称为磁屏蔽效应,磁屏蔽效应使原子核实际感受到的磁场强度小于外磁场的强度,因此分子中原子核共振条件可改写如下:

$$\nu = \frac{\gamma}{2\pi} H_0 (1-\sigma) \tag{2-9}$$

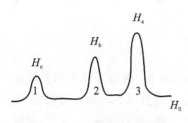

图 2-24　1,1-二氯丙烷质子的 NMR 光谱图

式中:σ 为屏蔽常数。由此可见,同一种核由于处于分子中的部位不同,也就是化学环境不同,核外电子云密度有差异,其受到的屏蔽效应大小也就不同,则引起的共振频率就有差异,在谱图上共振吸收峰出现的位置就不同。这种由于磁屏蔽效应引起吸收峰位置的变化称为化学位移。根据这一点,可以把核磁共振与化学结构关联起来。图 2-24 是用低分辨仪器测定的 1,1-二氯丙烷质子的核磁共振(^{1}H-NMR)谱。1,1-二氯丙烷有 6 个质子,如果没有磁屏蔽效应,它应该只出现一个吸收峰,实际上在谱图上出现了 3 个吸收峰。如果把这 3 个吸收峰与 1,1-二氯丙烷分子结构中的 CH、CH_2 和 CH_3 基团里的质子关联起来,就容易理解各吸收峰出现的位置差异。H_c 与电负性强的氯原子相连,由于氯原子的强吸电子作用,H_c 周围的电子云密度比 H_b、H_a 的都小,其核受到的磁屏蔽作用也小,扫描时它首先在低场处出现共振吸收峰,H_b 由于离氯原子较近,仍然受到电负性强的氯原子的吸电子影响,其感受到的磁屏蔽效应有一定程度的减弱,从而共振吸收峰出现在磁场稍高处。至于 H_a,因其远离氯原子,受到氯原子吸电子的影响最小,所以 H_a 的共振吸收峰出现在最高场。从低场到高场,这 3 个吸收峰的面积比或者强度比为 1:2:3,这与分子中 CH、CH_2、CH_3 三个基团中的质子数相对应。由此可见,磁屏蔽效应能够反映出氢原子在分子中所处的环境;吸收峰的相对强度与对应的质子数成正比。显然,这些信息都能与分子的结构关联起来。

2. 化学位移的表示方法

由于磁屏蔽常数 σ 值很小,因此,不论采取扫频的方法或扫场的方法,对于处于不同化学环境的质子的不同共振吸收峰,所对应的射频频率或者磁场强度的差别都非常微小,要准确测定其绝对值非常困难,但测定其相对值比较容易。一般以适当的化合物作标准,最常用的是四甲基硅烷(TMS),按下式进行计算:

$$\delta = \frac{H_{标准} - H_{样品}}{2} \times 10^6 \qquad (2-10)$$

式中，δ 表示化学位移，乘以 10^6 是为了易于读数，δ 的单位为百万分之一（1×10^{-6}）。这样的 δ 值既可表示扫场法又可表示扫频法得到的化学位移值，与仪器条件无关，不同兆周的仪器测得的化学位移值可以直接进行比较。核磁共振光谱仪的记录，都是把磁场强度高的一端画在右边，即磁场强度自左向右的方向增加，而以参比物 TMS 的谱峰为原点，即参比物的 $\delta = 0$，在此峰之左的峰，δ 为正值，在此峰之右的峰，δ 为负值。化学位移是核磁共振研究分子化学结构的三大信息（化学位移、自旋偶合和积分面积）之一。现将一些常见基团质子的 δ 值列于表 2-6 中。

表 2-6　一些常见基团质子的 δ 值

基 团 类 型	$\delta/(1 \times 10^{-6})$	基 团 类 型	$\delta/(1 \times 10^{-6})$
脂肪族 C—H	0～5.0	苯环及杂环质子	6.09～9.5
C≡C—CH	1.6～2.1	COOH	10.5～13
—CO—CH	2.0～2.5	ROH	0.5～5.5
ArO—CH	3～4	—C≡C—H	1.8～3.0

3. 自旋-自旋偶合

化学位移仅表示了磁核的电子环境，即核外电子云对核产生的屏蔽效应，而未涉及同一分子中磁核间的相互作用，这种磁核间的相互作用很小，对化学位移没有影响，但对谱峰的形状有着重要影响，这种磁核之间的相互干扰称为自旋-自旋偶合，偶合也可发生在氢核与其他核（$I \neq 0$）之间，如 ^{19}F、^{13}C 和 ^{31}P 等。

为说明自旋-自旋偶合现象的机理，现以结构简单的乙醇的高分辨核磁共振谱（见图 2-25）为例进行讨论。由图可知，在以 $\delta 4.06$ 为中心处出现单峰，在以 $\delta 3.59$ 为中心处出现 1 组四重峰，在以 $\delta 1.16$ 为中心处出现 1 组三重峰。这些峰的归属分别为乙醇分子中 OH（$\delta 4.06$）、CH_2（$\delta 3.59$）和 CH_3（$\delta 1.16$）基团上的质子。$\delta 3.59$ 处和 $\delta 1.16$ 处谱峰分裂的现象是由于—CH_3、—CH_2 基团中的质子之间核自旋相互作用引起的，为自旋-自旋偶合。由自旋偶合引起谱峰增多的现象称为自旋裂分。自旋偶合产生多重峰的裂距称为偶合常数，一般用 J 表示，单位为 Hz。J 值的大小，表示自旋核之间相互作用的大小，一般在 3 个化学键间隔范围内才有明显

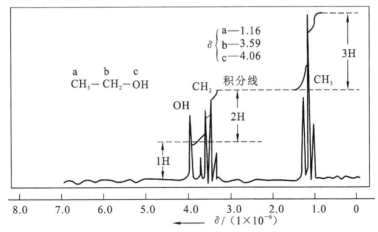

图 2-25　乙醇的（高分辨）^1H-核磁共振谱

偶合作用。自旋偶合的现象可提供关于相邻基团氢原子数目以及立体化学的信息。在一级偶合（相互偶合核间的化学位移差与偶合常数之比大于 10 时）的^{1}H-核磁共振谱中有以下一般规则。①裂分峰数目符合"$n+1$"的规律，即被测氢有 n 个相邻等价氢，则被测氢裂分峰的数目为 $n+1$ 个。②裂分峰强度比相当于$(a+b)^n$二项式展开系数比。③裂分具有"向心"法则。两组发生相互偶合的磁核，裂分时峰形总是中间高、两边低。裂分峰的化学位移是测量裂分峰中心点的值，所以裂分峰是以该组质子的化学位移为中心，而左右大体上是对称的。互相偶合的两组（或两个）质子持有相同的偶合常数，即裂分峰之间的间隔相同。

　　例如：丁酮 $CH_3—COCH_2—CH_3$ 的^{1}H-核磁共振谱如图 2-26 所示，在羰基 $C=O$ 右边的乙基中，甲基有 3 个质子（$n=3$），根据"$n+1$"的规律，使亚甲基裂分为四重峰，其强度比为 1:3:3:1（二项式展开系数比）。同理，亚甲基有 2 个质子，使甲基裂分为三重峰，其强度比 1:2:1。而羰基左边的甲基由于远离其他质子（超过 3 个化学键间隔），与其他基团上质子不发生偶合，只出现单峰。

　　4. 定量分析

　　根据核磁共振谱积分曲线的高度，可以对样品中质子浓度进行定量分析。核磁共振方法最大的优点是不需引进任何校正因子，也不需纯样品就可直接测量。对一个混合物体系来说，如果其中每一组分都能找到一个不与其他组分相重叠的氢谱峰组，就可以用氢谱来进行定量分析工作。

　　为了确定仪器的积分高度与质子浓度的关系，必须采用一种标准化合物来进行鉴定。内标法的原理是准确称取样品和内标物，以合适的溶剂配成适宜的浓度。该方法测定准确性高，操作方便，使用较多。当分析组分较复杂的试样，且难以找到合适的内标时，可用外标参比物和试样在同样条件下分别绘制核磁共振谱，使用外标法时要求严格控制操作条件，以保证结果的准确性。核磁共振用于混合物中各组分的定量测定，比其他方法有特殊的优越性。核磁共振可用于一些平衡体系中各组分的定量测定，如体系内存在酮式和烯醇式、顺式和反式等化学环境与基团各向异性的平衡组分时，核磁共振能在维持平衡体系的条件下进行各组分的定量分析。

　　核磁共振信号的另一个特征是它的强度。在合适的实验条件下，谱峰面积或强度正比于引起此信号的质子数，因此可用于测定同一样品中不同质子或其他核的相对比例，以及在加入内标化合物后进行核磁共振定量分析。

　　各个谱峰的强度能反映样品分子中处于不同化学环境的质子数目。谱峰的相对强度可由积分曲线直接求出（测量积分线高度），如图 2-26 所示。根据谱峰相对强度的积分曲线可进行定量分析。

　　与其他核相比，^{1}H-核磁共振波谱更适用于定量分析。在合适的实验条件下，两个信号的积分面积（或强度）正比于产生这些信号的质子数，即

$$\frac{A_1}{A_2}=\frac{N_1}{N_2} \qquad (2-11)$$

式中：A_1、A_2 为相应信号的积分面积（或强度）；N_1、N_2

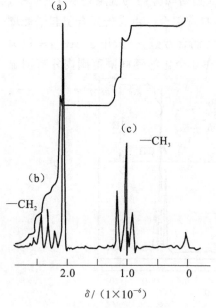

图 2-26　丁酮的^{1}H-NMR 谱

为相应信号的总质子数。

如果两个信号来源于同一分子中不同的官能团,上式可简化为

$$\frac{A_1}{A_2}=\frac{n_1}{n_2} \tag{2-12}$$

式中:n_1、n_2 分别为相应官能团中的质子数。

如果两个信号来源于不同的化合物,则

$$\frac{A_1}{A_2}=\frac{n_1 \upsilon_1}{n_2 \upsilon_2}=\frac{n_1 m_1/M_1}{n_2 m_2/M_2} \tag{2-13}$$

式中:υ_1、υ_2 分别为化合物 1 和化合物 2 的分子个数;m_1、m_2 分别为其质量;M_1、M_2 分别为其相对分子质量。由式(2-11)和式(2-12)可知,核磁共振波谱定量分析可采用绝对定量和相对定量两种模式。在绝对定量模式下,将已精密称定质量的样品和内标化合物混合配制成溶液后测定,通过比较样品特征峰的峰面积与内标峰的峰面积计算样品的含量(纯度)。合适的内标化合物应满足如下要求:有合适的特征参考峰,最好是适宜宽度的单峰;内标化合物的特征参考峰与样品峰分离;能溶于分析溶剂中;其质子是等权重的;内标物的相对分子质量与特征参考峰质子数之比合理;不与待测样品相互作用等。

常用的内标化合物有 1,2,4,5-四氯苯、1,4-二硝基苯、对苯二酚、对苯二酸、苯甲酸苄酯、顺丁烯二酸等。内标化合物的选择依据样品性质而定。在相对定量模式下,主要用于测定样品中杂质的相对含量(或混合物中各成分的相对含量),根据式(2-13)来计算。在绝对定量模式下,溶剂、内标化合物和化学位移参照物按各品种项下的规定。

供试品溶液的制备:分别取供试品和内标化合物适量(按各品种项下的规定),精密称定,置于同一具塞玻璃离心管中,精密加入溶剂适量,振摇使完全溶解,加化学位移参照物适量,振摇使溶解,摇匀,即得。

测定方法:将供试品溶液适量转移至核磁管中,正确设置仪器参数,调整核磁管转速使旋转边峰不干扰待测信号,记录谱图。用积分法分别测定各品种项下规定的特征峰峰面积及内标峰峰面积,重复测定不少于 5 次,取平均值,由下式计算供试品的量:

$$m_S = m_R \times (A_S/A_R) \times (E_S/E_R) \tag{2-14}$$

式中:m_R 为内标化合物的质量;A_S 和 A_R 分别为供试品特征峰和内标峰的平均峰面积;E_S 和 E_R 分别为供试品和内标化合物的质子当量重量(质量)(以相对分子质量除以特征峰的质子数计算得到)。在相对定量模式下,溶剂、化学位移参照物、供试品溶液制备以及测定方法按各品种项下的规定并参照绝对定量模式项下。由下式计算供试品中各组分的物质的量百分比:

$$(A_1/n_1)/[(A_1/n_1)+(A_2/n_2)]\times 100 \tag{2-15}$$

式中:A_1 和 A_2 分别为各品种项下所规定的各特征基团共振峰的平均峰面积;n_1、n_2 分别为各特征基团的质子数。

2.5　原子吸收分光光度法

原子吸收分光光度法是一种利用被测元素的基态原子对特征辐射线的吸收程度进行定量分析的方法。该方法利用高温将试样中被测元素从化合态的分子解离成基态原子,形成原子蒸气,当光源发射出的特征辐射线经过原子蒸气时,将被选择性地吸收;在一定条件下,特征辐射线被吸收的程度与基态原子的数目成正比;然后通过分光系统分光,并将该辐射线送至检测器进行测量,这样即可测出试样中被测元素的含量。

2.5.1　原子吸收分光光度法基础知识

1. 原子吸收分光光度法的定义

原子吸收分光光度法(atomic absorption spectrophotometry,AAS)是基于从光源辐射出具有待测元素特征谱线的光,通过样品蒸气时被待测元素基态原子所吸收,由辐射谱线被减弱的程度来测定待测元素含量的方法。

2. 核外电子的能量

原子由带正电的原子核和带负电的电子组成,原子核由带正电的质子和不带电的中子组成,一个原子的核外电子数等于核中的质子数,且正、负电荷数相等,因此原子呈电中性。核外电子在一定的量子轨道上绕原子核做自由旋转,并在一定空间内以不同的概率出现,形成电子云。这些量子轨道呈分立的层状结构,每一层即每一个量子轨道都具有各自确定的能量,称为原子能级或量子态。不同原子能级的能量有差别,离核越远的能级能量越高,离核越近的能级能量越低。因此,原子本身的结构就决定了其核外电子所具有的能量。

3. 原子的激发和原子光谱的产生

通常,原子的核外电子都处于各自最低的能级状态下。此时,整个原子的能量也处于最低状态,称为基态。处于基态的原子称为基态原子。当基态原子受到外界能量的作用时,核外电子可以吸收一定强度的特定波长的光,从而获得能量,向高能级的轨道跃迁;原子吸收过程中光波的变化就形成了原子的吸收光谱。基态原子因获得能量而被激发,这种处于高能状态的原子称为激发态原子。处于激发态的原子很不稳定,通常在 10^{-8} s 左右的时间内,电子又会从高能状态跃迁回到基态,从而恢复成基态原子,并将多余的能量以光辐射的形式释放出来,发射出相应的光波,形成发射光谱。原子吸收和发射的过程如图 2-27 所示。

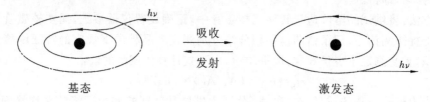

图 2-27　原子吸收和发射的过程示意图

4. 基本原理

1) 产生过程

原子吸收分光光度法是将待测元素的分析溶液经喷雾器雾化后,在燃烧器的高温下进行试样原子化,使其解离为基态原子,并利用不同金属离子基态原子只能吸收其各自的特征能量的辐射的特性,选择相应的锐线光源的空心阴极灯,发射出待测元素的特征波长的光辐射源,穿过上述原子化器中的原子蒸气,让该波长的光波在原子蒸气中被待测元素的基态原子所吸收,然后经过单色器光栅将其他非特征辐射线分离掉,并根据朗伯-比耳定律,测其吸光率,使用工作曲线法或标准加入法求出待测元素的含量。

2) 原子吸收分光光度法的特点

(1) 灵敏度高,可测定的待测元素的含量为 $10^{-9} \sim 10^{-12}$ g/mL。特征谱线宽度很窄(0.002~0.005 nm)。

(2) 选择性好,准确度高。单一元素特征谱线测定在多数情况下无干扰。

(3) 测量范围广,能够测定 70 多种元素。

（4）操作简便,分析速度快。

3）测量对象

因为任何一种通常的单色器都无法提供有效的原子吸收的特征谱线,所以原子吸收的测量不宜采用分子光谱吸收的测量方法。根据气态自由原子对同种原子辐射的特征谱线产生的自吸现象,用带宽窄于吸收峰的锐线光源解决了上述测量中遇到的困难,并使原子吸收光谱法成为一种选择性很好的分析方法,原子吸收一般遵循分光光度法的吸收定律,通常通过比较对照品溶液和供试品溶液的吸光度,求得供试品中待测元素的含量。原子吸收分光光度法广泛用于金属元素的测定。

4）与紫外-可见分光光度法的比较

原子吸收分光光度法与紫外-可见分光光度法和红外分光光度法相似,都是利用吸收原理进行分析的。图 2-28 是紫外-可见分光光度法和原子吸收分光光度法的原理和吸收曲线示意图。

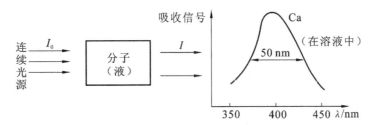

（a）紫外-可见分光光度法

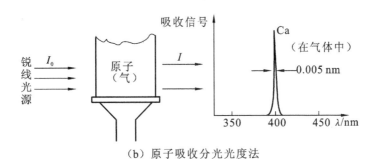

（b）原子吸收分光光度法

图 2-28　两种吸收分析法的比较

图 2-28 表明,这两种吸收分析法在形式上并无差异。首先,它们对光的吸收都遵循朗伯-比耳定律。其次,仪器结构均由 4 大部分(光源、吸收池、单色器和检测器)组成。但实际上,这两种吸收分析法就其吸收机制而言,存在着本质差异。分子光谱的本质是分子吸收,除了分子外层电子能级跃迁外,同时还有振动能级和转动能级的跃迁,所以是一种宽带吸收,带宽从0.1 nm 到 1 nm,甚至更宽,可以使用连续光源。

2.5.2　共振线与吸收线

原子具有多种能量状态,当原子受外界能量激发时,其外层电子可以跃迁到不同的能级,因此有不同的激发态。电子从基态跃迁到能量最低的激发态(称为第 1 激发态)时要吸收一定频率的辐射,所产生的吸收谱线称为共振吸收线,简称共振线。

各种元素的原子结构和外层电子的排布不同,因而各种元素的共振线也不相同,各具特征性,所以这种共振线是元素的特征谱线。在原子吸收分析中,用于基态原子吸收的谱线称为吸收线。

电子从基态到第 1 激发态的跃迁最容易发生,对大多数元素来说,相应于基态到第 1 激发态跃迁的共振线是元素所有吸收线中最灵敏的吸收线,如 Mg 285.2 nm、Cu 324.7 nm 等。原子吸收分析法主要是用于微量分析,所以在实际工作中,大多数是利用元素最灵敏的共振线作为吸收线进行分析的。由于原子能级是量子化的,因此,原子对光源辐射的吸收有选择性,所吸收的辐射能量必须等于两个发生跃迁的能级间的能量差。

2.5.3　原子吸收光谱仪

原子吸收光谱仪主要由光源、原子化器、单色器、检测器和信号处理器等部件组成(见图 2-29)。

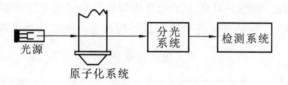

图 2-29　原子吸收光谱仪的组成示意图

1. 光源

光源的作用是发射待测元素的线光谱。目前常用的是空心阴极灯。这是一种辐射强度大、稳定性好的光源。它是由一个阳极和一个空心圆柱形阴极组成的气体放电管,如图 2-30 所示,阴极内含有要测定的元素,管内填充有低压的稀有气体(氖、氩等),能发射相应待测元素的特征谱线,又称为锐线光源。接通电源使空心阴极灯放电时,稀有气体原子的轰击使阴极溅射出自由原子,并激发产生很窄的光谱线。阳极多用钨棒,窗口材料多用石英。测一种元素时须用该待测元素的盐酸盐。

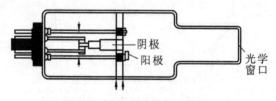

图 2-30　空心阴极灯的构造

2. 原子化器

原子化器是使样品气化并将待测元素转化为气态的基态原子的装置。其过程如图 2-31 所示。

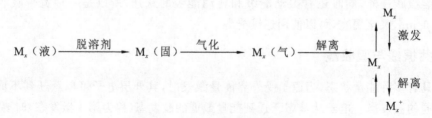

图 2-31　试样原子化过程示意图

盐酸盐发射的特征谱线通过原子化器后被基态原子吸收。原子化器主要有四种类型:火焰原子化器、石墨炉原子化器、氢化物发生原子化器及冷蒸气发生原子化器。

1）火焰原子化器

火焰原子化器是利用火焰的能量使样品原子化的一种简便装置，如图 2-32 所示，由雾化器及燃烧灯头等主要部件组成。将测定的样品制成溶液后，通过雾化器变成高度分散的小雾滴，然后随同助燃的空气进入燃烧器，再通过火焰的燃烧作用，使样品原子化。火焰原子化器具有设备简单、操作方便、稳定性好等优点，但存在的缺点是原子化效率低，灵敏度不高。

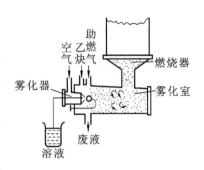

图 2-32　火焰原子化装置

燃烧火焰由不同种类的气体混合物产生，常用乙炔-空气火焰。改变燃气和助燃气的种类及比例可以控制火焰的温度，以获得较好的火焰稳定性和测定灵敏度。

对于火焰原子化器，一般用氧瓶燃烧法，以矿物酸和强氧化剂为溶剂，将样品溶解或分解成溶液后测定；对于石墨炉原子化器，样品可以直接原子化后测定，如血液、尿液等液体样品可直接定量移入石墨管内灰化及原子化，脏器组织、头发等固体样品可直接用钽舟称量后，置于石墨管内灰化及原子化。

2）石墨炉原子化器

石墨炉原子化器由电热石墨炉及电源等部件组成。其功能是将供试品溶液干燥、灰化，再经高温原子化使待测元素形成基态原子。一般以石墨作为发热体，炉中通入保护气，以防氧化并能输送试样蒸气。在非火焰原子化法中，应用最广的原子化器是管式石墨炉原子化器。本质上，它是一个电加热器，利用电能加热盛放试样的石墨容器，使之达到高温，以实现试样的蒸发和原子化。具体过程如下：样品溶液加到石墨管中，在流通的氮或氩气等惰性气体中用电加热，在较低温度下使样品蒸干、灰化，升高石墨炉温度至 3 000 K，使待测元素原子化。与火焰原子化相比，石墨炉原子化器有取样量少、灵敏度高、分析过程简单等特点。

3）氢化物发生原子化器

氢化物发生原子化器由氢化物发生器和原子吸收池组成，可用于砷、锗、铅、镉、硒、锡、锑等元素的测定。其功能是将待测元素在酸性介质中还原成低沸点、易受热分解的氢化物，再由载气导入由石英管、加热器等组成的原子吸收池中，在吸收池中氢化物被加热分解，并形成基态原子。

4）冷蒸气发生原子化器

冷蒸气发生原子化器由汞蒸气发生器和原子吸收池组成，专门用于汞的测定。其功能是将供试品溶液中的汞离子还原成汞蒸气，再由载气导入石英原子吸收池中进行测定。

3. 单色器

原子吸收分光光度法中光源的波长范围在紫外光区和可见光区，常以光栅为单色器。其功能是从光源发射的电磁辐射中分离出所需要的电磁辐射，仪器光路应能保证具有良好的光谱分辨率和具有在相当窄（0.2 nm）的光谱带下正常工作的能力，波长范围一般为 190.0～900.0 nm。由于采用了谱线较为简单的锐线光源，对单色器的分辨率要求不高。

4. 检测器和信号处理器

检测系统由检测器、信号处理器和指示记录器组成，应具有较高的灵敏度和较好的稳定性，并能及时跟踪吸收信号的急速变化。其中，检测器为光电倍增管。一般采用选频放大电路来分离和放大调频检测信号，由计算机对测量数据进行处理，并输出测量结果。检测系统与紫外-可见分光光度计检测系统基本相同。

　　5. 背景校正系统

　　背景干扰是原子吸收测定中的常见现象。背景吸收通常来源于样品中的共存组分及其在原子化过程中形成的次生分子或原子的热发射、光吸收和光散射等。这些干扰在仪器设计时应设法予以克服。常用的背景校正法有以下四种：连续光源（在紫外区通常用氘灯）、塞曼效应、自吸效应、非吸收线等。

　　在原子吸收分光光度分析中，必须注意背景以及其他原因引起的对测定的干扰。仪器某些工作条件（如波长、狭缝、原子化条件等）的变化可影响灵敏度、稳定程度和干扰情况。在火焰法原子吸收测定中，可采用选择适宜的测定谱线和狭缝、改变火焰温度、加入配合剂或释放剂、采用标准加入法等方法消除干扰；在石墨炉原子吸收测定中，可采用选择适宜的背景校正系统、加入适宜的基体改进剂等方法来消除干扰。

2.5.4　原子吸收法的干扰及其抑制

　　原子吸收法的干扰有电离干扰、化学干扰、物理干扰和光谱干扰等。

　　1. 电离干扰

　　由于基态原子电离而造成的干扰称为电离干扰。这种干扰造成火焰中待测元素的基态原子数量减少，使测定结果偏低。火焰温度越高，元素电离电位越低，元素越易电离。碱金属和碱土金属由于电离电位较低，容易发生电离干扰。

　　消除方法：一是降低火焰温度，二是加入比待测元素更易电离的物质。

　　2. 化学干扰

　　待测元素与试样中共存组分或火焰成分发生化学反应，引起原子化程度改变所造成的干扰称为化学干扰。化学干扰是原子吸收光谱分析中的主要干扰来源，典型的化学干扰是待测元素与共存元素之间形成更加稳定的化合物，使基态原子数目减少。常用的消除方法有三种：加入释放剂、加入保护剂、加入基体改进剂。此外，还可采用提高火焰温度、化学预分离等方法来消除化学干扰。

　　3. 物理干扰

　　物理干扰是指试样的一种或多种物理性质（如黏度、密度、表面张力）改变所引起的干扰。物理干扰主要来源于雾化、去溶剂及伴随固体转化为蒸气过程中物理化学现象的干扰。物理干扰可用配制与待测试样组成尽量一致的标准溶液的方法来消除，也可采用蠕动泵、标准加入法或稀释法来减小和消除物理干扰。

　　4. 光谱干扰

　　光谱干扰是指与光谱发射和吸收有关的干扰，主要来自光源和原子化装置，包括谱线干扰和背景干扰。

　　(1) 谱线干扰。当光源产生的共振线附近存在非待测元素的谱线，或试样中待测元素共振线与另一元素吸收线十分接近时，均会产生谱线干扰。可用减小狭缝、另选分析线的方法来抑制这种干扰。

　　(2) 背景干扰。背景干扰包括分子吸收和光散射引起的干扰。分子吸收引起的干扰是指在原子化过程中生成的气态分子、氧化物和盐类分子等对光源共振辐射产生吸收而引起的干扰；光散射引起的干扰则是在原子化过程中，产生的固体微粒对光产生散射而引起的干扰。多采用氘灯扣背景和塞曼效应扣背景的方法来消除这种干扰。

2.5.5　方法与应用

原子吸收分光光度法具有灵敏度高和选择性强的特点,适用于微量或痕量金属物质,如砷、汞、钡等的定量分析。

1. 定量分析方法

根据朗伯-比耳定律,进行定量分析的基本关系式为

$$A = Kc$$

式中:A 为吸光度;K 在一定的实验条件下为常数;c 为待测元素的浓度。可见待测元素的吸光度与其浓度成正比。以此为基础,实验中常用标准曲线法和标准加入法进行定量分析。

1) 标准曲线法

在仪器推荐的浓度范围内,制备含待测元素的对照品溶液至少 3 份,浓度依次增大,并分别加入各品种项下制备供试品溶液的相应试剂,同时以相应试剂制备空白对照溶液。将仪器按规定启动后,依次测定空白对照溶液和各浓度对照品溶液的吸光度,记录读数。以每一浓度对照品溶液 3 次吸光度读数的平均值为纵坐标,相应浓度为横坐标,绘制标准曲线。按各品种项下的规定制备供试品溶液,使待测元素的估计浓度在标准曲线浓度范围内,测定吸光度,取 3 次读数的平均值,从标准曲线上查得相应的浓度,计算元素的含量。

2) 标准加入法

当试样基体影响较大,样品的组成复杂,又没有纯净的基体空白,或测定纯物质中极微量的元素时,往往采用标准加入法。其方法是分取 $n(n>5)$ 份被测样品,分别加入含不同量待测元素的标准溶液,稀释到一定体积后,以加入的待测元素的标准量为横坐标,用外推法将校正曲线向左延至与横坐标轴相交处,以相应的吸光度为纵坐标作图,可得一直线,如图 2-33 所示,此直线的延长线在横轴的交点到原点的距离就是原始试样溶液中待测元素的量。当用于杂质限度检查时,取供试品,制备供试品溶液;另取等量的

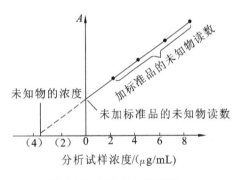

图 2-33　标准加入法图解

供试品,加入限度量的待测元素溶液,制成对照品溶液。按照上述标准曲线法操作,设对照品溶液的读数为 a,供试品溶液的读数为 b,b 值应小于 $a-b$。

原子吸收分光光度法主要用于微量金属元素的定量分析。在药物分析中可用于药品中杂质金属离子特别是碱金属离子的限度检查,也可用于药物的含量测定,例如测定维生素 B_{12} 中钴原子的含量,以求得维生素 B_{12} 的含量。人体中含有 30 多种金属元素,如 K、Na、Ca、Mg、Fe、Mn 等,其中大部分为痕量。这些金属元素常与生理机能或疾病有关,因而,应用原子吸收分光光度法分析体液中金属元素的任务,日趋重要。除此之外,环保、冶金等各种微量有害元素的检测也常应用原子吸收分光光度法。

2. 金属汞的测定

金属汞的测定一般采用标准曲线法。汞离子经氯化亚锡还原为金属汞,汞蒸气对波长 253.7 nm 的紫外线具有强烈的吸收作用,可根据其吸光度测定汞的含量。本法十分灵敏,可测量 1 ng 的汞。因此,要求试剂和器皿必须十分洁净,所用蒸馏水必须是无汞离子水。

2.6 质 谱 法

自 1886 年，E. Goldstein 在低压放电实验中首次观察到正电荷粒子，1898 年，W. Wen发现正电荷粒子束在磁场中发生偏转后，直到 1942 年，第一台商品质谱仪被制造出来，并因其高灵敏度（几微克甚至更少的样品，检出极限可达 10^{-14} g），高分析速度（几秒），可同色谱联用，迅速地被广泛应用到药物分析中。从复杂的中草药到微量的生物体内药物分析，质谱法都具有举足轻重的地位。

2.6.1　质谱法基础知识

1. 质谱法

质谱法（mass spectroscopy，MS）是在真空系统中，通过对样品所生成的离子的质量及其强度的测定，而进行成分和结构分析的方法，是使待测化合物产生能被质量分析器检测到的粒子，再按质荷比（m/z）将离子分离、检测的分析方法。

2. 质谱图

在质谱分析中，以相对离子强度为纵坐标、正离子的质荷比为横坐标的图谱称为质谱图。一般用条（棒）图形式表示质谱数据。测定相对离子强度时通常是把原始质谱图上最强的离子峰定为基峰。

3. 质谱法的特点

质谱法是一种微量分析方法，检测限可达 $10^{-15} \sim 10^{-12}$ mol 数量级。由于质谱法样品用量少，提供的信息多，能与色谱法联用，故在有机化学、石油化学、地球化学、药物化学、生物化学、药物代谢研究、食品化学、香料工业、农业化学和环境保护等方面均得到了广泛应用。

2.6.2　质谱仪

质谱仪由进样系统、离子源（电离室）、质量分析器、离子检测器和记录系统等部分组成。质谱仪须在高真空条件下运行，质谱仪的离子源、质量分析器及离子检测器必须处于高真空状态，离子源的真空度应达 $10^{-3} \sim 10^{-5}$ Pa，质量分析器的应达 10^{-6} Pa。一般采用机械泵和扩散泵抽真空，有的质谱仪也使用涡轮分子泵。

1. 进样系统

进样系统的作用是使样品在不破坏高真空的情况下进入离子源。对于气体或挥发性液体，可将样品用微量注射器注入贮样器中，在低真空下加热使样品立即气化，通过漏孔渗入离子源中；对于固体样品，可以使用直接进样探头进样。它可以把样品直接送入离子源，并将样品在很短时间内加热气化。进样方式的选择取决于样品的性质、纯度及所采用的离子化方式。

室温常压下，气态或液态化合物的中性分子通过可控漏孔系统，进入离子源。吸附在固体上或溶解在液体中的挥发性待测化合物可采用顶空分析法提取和富集，程序升温解吸，再经毛细管导入质谱仪。挥发性固体样品可置于进样杆顶端小坩埚内，在接近离子源的高真空状态下加热、气化。

多种分离技术已实现了与质谱的联用。经分离后的各种待测成分，可以通过适当的接口导入质谱仪。

1）气相色谱-质谱联用（GC-MS）

气相色谱分离后的流出物呈气态,待测化合物的分子大小也适宜于质谱分析。在使用毛细管气相色谱柱及高容量质谱真空泵的情况下,色谱流出物可直接引入质谱仪。

2）液相色谱-质谱联用（LC-MS）

使待测化合物从色谱流出物中分离,形成适合于质谱分析的气态分子或离子需要特殊的接口。粒子束接口（PBI）、移动带接口（MBI）、大气压离子化接口（API）是可用的液相色谱-质谱联用接口。为减少污染,避免化学噪声和电离抑制,流动相中所含的缓冲盐或添加剂通常应具有挥发性,且用量也有一定的限制。

（1）粒子束接口:液相色谱的流出物在去溶剂室雾化、脱溶剂后,仅待测化合物的中性分子被引入质谱离子源。粒子束接口适用于相对分子质量小于 1 000 的弱极性化合物的分析,测得的质谱可以由电子轰击离子化或化学离子化产生。电子轰击离子化质谱含有丰富的结构信息。

（2）移动带接口:将流速为 $0.5 \sim 1.5$ mL/min 的液相色谱流出物,均匀地滴加在移动带上,蒸发、除去溶剂后,待测化合物被引入质谱离子源。移动带接口不适宜于极性大或热不稳定化合物的分析,测得的质谱可以由电子轰击离子化、化学离子化或快原子轰击离子化产生。

（3）大气压离子化接口:电喷雾离子化、大气压化学离子化是目前液相色谱-质谱联用中广泛采用的大气压离子化接口技术。由于兼具离子化功能,这些接口又称为大气压离子源,将在离子化方式中介绍。

3）超临界流体色谱-质谱联用（SFC-MS）

目前,超临界流体色谱-质谱联用主要采用大气压化学离子化或电喷雾离子化接口,色谱流出物通过一个位于柱子和离子源之间的加热限流器转变为气态,进入质谱仪分析。

4）毛细管电泳-质谱联用（CE-MS）

几乎所有的毛细管电泳操作模式均可与质谱联用。选择接口时,应注意毛细管电泳的低流速特点,并应使用挥发性缓冲溶液。电喷雾离子化是毛细管电泳-质谱联用最常用的接口技术。

2. 离子源（离子化方式）

离子源是在一定条件下,使样品中的有机分子气化后电离成离子,或直接转化成气态离子的装置。离子源除了使待测物离子化,同时还有聚焦和准直的作用,使离子汇聚成一定几何形状的离子束。使分子电离的手段很多,有机物分析中最常用的离子源有电子轰击离子源、电喷雾离子源、大气压化学离子源、基质辅助激光解吸等。

根据待测化合物的性质及拟获取的信息类型,可以选择不同的离子化方式,使待测化合物生成气态正离子或负离子,用于质谱分析。而某些情况下,进样和离子化在同一过程中完成,很难明确区分。

1）电子轰击离子化（EI）

处于离子源的气态待测化合物分子,受到一束能量（通常是 70 eV）大于其电离能的电子轰击而离子化。质谱中往往含有待测化合物的分子、离子及具有待测化合物结构特征的碎片离子。电子轰击离子化适用于热稳定的、易挥发化合物的离子化,是气相色谱-质谱联用最常用的离子化方式。当采用粒子束或移动带等接口时,电子轰击离子化也可用于液相色谱-质谱联用。

2）化学离子化（CI）

离子源中的试剂气分子（如甲烷、异丁烷和氨气）受高能电子轰击而离子化,进一步发生离子-分子反应,产生稳定的试剂气离子,再使待测化合物离子化。化学离子化可产生待测化合物（M）的 $(M+H)^+$ 或 $(M-H)^-$ 特征离子或待测化合物与试剂气分子产生的加合离子。与电子轰击离子化质谱相比,化学离子化质谱中碎片离子较少,适宜于采用电子轰击离子化无法得到分子质量信息的化合物的分析。

3) 快原子轰击(FAB)或快离子轰击离子化(LSIMS)

高能中性原子(如氩气)或高能铯离子可使置于金属表面、分散于惰性黏稠基质(如甘油)中的待测化合物离子化,产生$(M+H)^+$或$(M-H)^-$特征离子或待测化合物与基质分子的加合离子。快原子轰击或快离子轰击离子化非常适合于各种极性的、热不稳定化合物的分子质量测定及结构表征,广泛应用于肽、抗生素、核苷酸、脂质、有机金属化合物及表面活性剂的分析,它们的相对分子质量可高达 10 000。快原子轰击或快离子轰击离子化用于液相色谱-质谱联用时,需在色谱流动相中添加 1%～10% 的甘油,且必须保持很低的流速($1～10\ \mu L/min$)。

4) 基质辅助激光解吸离子化(MALDI)

将溶于适当基质中的供试品涂布于金属靶上,用高强度的紫外或红外脉冲激光照射使待测化合物离子化。基质辅助激光解吸离子化主要用于相对分子质量在 100 000 以上的生物大分子的分析,适宜与飞行时间分析器结合使用。

5) 电喷雾离子化(ESI)

电喷雾离子化在大气压下进行。待测溶液(如液相色谱流出物)通过一终端加有几千伏高压的毛细管进入离子源,气体辅助雾化,产生的微小液滴去溶剂,形成单电荷或多电荷的气态离子。这些离子再经逐步减压区域,从大气压状态传送到质谱仪的高真空中。电喷雾离子化可在 $1\ \mu L/min～1\ mL/min$ 流速下进行,适合极性化合物和相对分子质量高达 100 000 的生物大分子的研究,是液相色谱-质谱联用、毛细管电泳-质谱联用最成功的接口技术。反相高效液相色谱常用的溶剂(如水、甲醇和乙腈等)都十分有利于电喷雾离子化,但纯水或纯有机溶剂作为流动相不利于去溶剂或形成离子;在高流速情况下,流动相含有少量水或至少 20%～30% 的有机溶剂,有助于获得较高的分析灵敏度。

6) 大气压化学离子化(APCI)

大气压化学离子化的原理与化学离子化的相同,但其离子化在大气压下进行。流动相在热及氮气流的作用下雾化成气态,经过带有几千伏高压的放电电极时离子化,产生的试剂气离子与待测化合物分子发生离子-分子反应,形成单电荷离子。正离子通常是$(M+H)^+$,负离子则是$(M-H)^-$。大气压化学离子化能够在流速高达 2 mL/min 下进行,是液相色谱-质谱联用的重要接口之一。

电喷雾离子源与大气压化学离子源常共用一个真空接口,很容易相互更换。选择电喷雾离子化还是大气压化学离子化,不仅要考虑溶液(如液相色谱流动相)的性质、组成和流速,待测化合物的化学性质也至关重要。电喷雾离子化更适合于在溶液中容易电离的极性化合物,容易形成多电荷离子的化合物和生物大分子(如蛋白质、多肽等)可以采用电喷雾离子源。大气压化学离子化常用于分析相对质量小于 1 500 的小分子或弱极性化合物(如甾醇类和类胡萝卜素等),主要产生的是$(M+H)^+$或$(M-H)^-$离子,很少有碎片离子。相对而言,电喷雾离子化更适合于热不稳定的样品,而大气压化学离子源易于与正相液相色谱联用。许多中性化合物同时适合于电喷雾离子化及大气压化学离子化,且均具有相当高的灵敏度。无论是电喷雾离子化还是大气压化学离子化,选择正离子(positive ion)电离模式还是负离子(negative ion)电离模式,主要取决于待测化合物自身的性质。

3. 质量分析器

在高真空状态下,质量分析器将离子按质荷比分离。质量范围、分辨率是质量分析器的两个主要性能指标。质量范围指质谱仪所能测定的质荷比的范围,分辨率表示质谱仪分辨相邻的、质量差异很小的峰的能力。常用的质量分析器有扇形磁场分析器、四极杆分析器、离子阱分析器、飞行时间分析器和傅里叶变换分析器。

1) 扇形磁场分析器

离子源中产生的离子经加速电压(U)加速,聚焦进入扇形磁场分析器,可以检测质量高达 15 000 u 的单电荷离子。当与静电场分析器结合构成双聚焦扇形磁场分析器时,分辨率可达到 10^5。

如图 2-34 所示,气态离子通过磁场作用实现离子的方向聚焦,使离子按质荷比(m/z)大

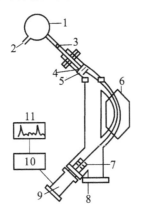

图 2-34　扇形磁场质谱仪示意图

1—贮样器;2—进样系统;3—漏孔;4—离子源;5—加速电极;6—磁场;
7—离子检测器;8—抽真空系统;9—前置放大器;10—放大器;11—记录器

小分离,并形成一定强度的离子流。其基本原理如下:

$$R = \frac{1}{B}\sqrt{2U\frac{m}{z}} \qquad (2\text{-}16)$$

式中:R 为离子运动半径;B 为磁感应强度;m/z 为离子的质荷比;U 为加速电压。若 B 和 U 固定不变,则离子运动半径仅取决于离子的质荷比。所以,不同质荷比的离子,由于运动半径不同,在质量分离器中被分离。当质谱仪出射狭缝的位置固定时,通过采用磁场扫描法(固定加速电压 U,连续改变磁感应强度 B)或电压扫描法(固定磁感应强度 B,连续改变加速电压 U),使不同质荷比的离子依次通过出射狭缝,进入离子检测器。

2) 四极杆分析器

四极杆分析器由四根平行排列的金属杆状电极组成。直流电压(DC)和射频电压(RF)作用于电极上,形成了高频振荡电场(四极场)。在特定的直流电压和射频电压条件下,仅一定质荷比的离子可以稳定地穿过四极场,到达检测器。改变直流电压和射频电压大小,但维持它们的比值恒定,可以实现质谱扫描。四极杆分析器检测的质量上限通常是 4 000 u,分辨率约为 10^3。

3) 离子阱分析器

四极离子阱(QIT)由两个端盖电极和位于它们之间的环电极组成。端盖电极处在地电位,而环电极上施加射频电压(RF),以形成三维四极场。选择适当的射频电压,四极场可以储存质荷比大于某特定值的所有离子。采用"质量选择不稳定性"模式,提高射频电压值,可以将离子按质量从高到低依次射出离子阱。挥发性待测化合物的离子化和质量分析可以在同一四极场内完成。通过设定时间序列,单个四极离子阱可以实现多级质谱(MS^n)的功能。线性离

子阱(LIT)是二维四极离子阱,结构上等同于四极质量分析器,但其操作模式与三维离子阱的相似。四极线性离子阱具有更好的离子储存效率和储存容量,可改善离子喷射效率及扫描速度和检测灵敏度。由电喷雾离子化或基质辅助激光解吸离子化产生的生物大分子离子,可以借助离子引导等方式进入离子阱分析器分析。离子阱分析器与四极杆分析器具有相近的质量上限,分辨率为 $10^3 \sim 10^4$。

4) 飞行时间分析器(TOF)

具有相同动能、不同质量的离子,因飞行速度不同而实现分离。当飞行距离一定时,离子飞行需要的时间与质荷比的平方根成正比,质量小的离子在较短时间到达检测器。为了测定飞行时间,将离子以不连续的组引入质量分析器,以明确起始飞行时间。离子组可以由脉冲式离子化(如基质辅助激光解吸离子化)产生,也可通过门控系统将连续产生的离子流在给定时间引入飞行管。现代飞行时间分析器具有质量分析范围宽(上限约 15 000 u)、离子传输效率高(尤其是谱图获取速度快)、检测能力多重、仪器设计和操作简便、质量分辨率高的特点,已成为生物大分子分析的主流技术。

5) 傅里叶变换分析器(FTMS)

离子在一定强度的磁场中做回旋运动,运行轨道随着共振交变电场而改变。当交变电场的频率和离子回旋频率相同时,离子被稳定加速,轨道半径越来越大,动能不断增加。关闭交变电场,轨道上的离子在电极上产生交变的相电流。利用计算机进行傅里叶变换,将像电流信号转换为频谱信号,获得质谱。待测化合物的离子化和质量分析可以在同一分析器内完成。傅里叶变换分析器的质量范围大于 10^4 u,分辨率可高达 10^6,质荷比测定精确到千分之一。

6) 串联质谱法

串联质谱法(MS-MS)是时间上或空间上两级以上质量分析的结合。空间串联由两个以上的质量分析器构成,如三级四极杆串联质谱,其中第一级质量分析器(MS^1)选取的前体离子,进入碰撞室活化、裂解,产生的碎片离子被第二级质量分析器(MS^2)分析、获得 MS-MS 谱。在时间串联质谱中,前体离子的选取、裂解及碎片离子的分析在同一质量分析器(如四极离子阱分析器)中完成。前体离子的裂解可以通过亚稳裂解、碰撞诱导解离、表面诱导解离、激光诱导解离等方式实现。串联质谱法并不局限于两级质谱分析,多级质谱实验常表示为 MS^n。实际应用中,串联质谱法可以通过产物离子扫描(product-ion scan)、前体离子扫描(precursor-ion scan)、中性丢失扫描(neutral-loss scan)及选择反应检测(selected-reaction monitoring,SRM)等方式获取数据,但值得注意的是时间串联质谱仪不能进行前体离子扫描和中性丢失扫描。串联质谱技术在未知化合物的结构解析、复杂混合物中待测化合物的鉴定、碎片裂解途径的阐明以及低浓度生物样品的定量分析方面具有很大优势。串联质谱法在药物领域的应用也很多。例如通过产物离子扫描,可以获得药物、杂质或污染物的前体离子的结构信息,有助于未知化合物的鉴定;产物离子扫描还可用于肽和蛋白质碎片的氨基酸序列检测。当质谱与气相色谱或液相色谱联用时,若色谱仪未能将化合物完全分离,串联质谱法可以通过选择性地测定某组分的特征性前体离子,获取该组分的结构和量的信息,而不会受到共存组分的干扰。在药物代谢研究中,串联质谱技术可用于寻找具有相同结构特征的代谢物分子。由于代谢物可能包含作为中性碎片丢失的相同基团(如羧酸类均易丢失中性二氧化碳分子),采用中性丢失扫描可以发现所有可能的代谢物。若丢失的相同碎片是离子,则前体离子扫描方式可帮助找到所有丢失该碎片离子的前体离子。选择反应检测可消除生物基质对低浓度待测化合物定量分析的干扰,如药物代谢动力学研究中,待测药物的某离子信号可能被基质中其他化合物的离子信号掩盖,通过 MS^1 和 MS^2 选择性地检测特征的前体离子和产物离子,可实现待测物的专属、灵敏分析。

4. 信号检测和数据获取

来自质量分析器的离子束经检测器转化为电信号、放大,再由数据处理系统储存并显示为质谱图。通过测定待测化合物离子的质荷比和相对丰度,质谱法可以实现对供试品的定性和定量分析。中性分子丢失或捕获一个电子,即形成了一个与母体分子质量相同的分子离子。通过高分辨质谱仪(分辨率大于 10^4)或使用参照化合物峰匹配测定,可以获得待测化合物的分子组成和分子质量信息。分子离子断裂不同的键产生各种碎片离子,裂解模式(或碎片模式)与分子结构有关。通过测定碎片离子的质量及其相对丰度,获取裂解特征,可以推测或确证待测化合物的分子结构。通过测定某一特定离子或多个离子的丰度,并与已知标准物质的响应比较,质谱法可以实现高专属性的定量分析。外标法和内标法是质谱常用的定量方法,内标法具有更高的准确度。质谱法所用的内标物可以是待测化合物的结构类似物或稳定同位素标记物。前者的优点是费用较低,但使用稳定同位素(如 ^2H、^{13}C、^{15}N)标记物可以获得更高的分析精密度和准确度,尤其当采用 FAB 或 LC-MS 离子化技术(如电喷雾离子化)时。稳定同位素标记物是指标记物在样品制备、分离、离子化的过程中始终保留同位素标记。

2.6.3　质谱图中主要离子峰的类型

1. 分子离子峰

由分子失去一个电子而形成的正离子称为分子离子或母离子,其质荷比值就等于相对分子质量的数值。质谱图中相应的峰称为分子离子峰或母峰。

2. 同位素离子峰

当有机化合物中存在 S、Cl、Br 等元素及其同位素时,它们的质谱峰也相应出现。

3. 碎片离子峰

产生分子离子只要十几电子伏特的能量,而电子轰击源常选用的电子能量为 70 eV,因而除产生分子离子外,尚有足够的能量致使分子离子的化学键进一步断裂,形成各种碎片离子,所以在质谱图上可以出现很多碎片离子峰。在质谱图上,有机化合物的碎片离子峰应位于分子离子峰的左侧。碎片离子的形成和化学键的断裂与分子结构有关。其原子间的化学键断裂,生成各种质量数低于分子离子的碎片离子,由此产生的质谱峰称为碎片离子峰。分子的碎裂过程与其结构有密切的关系,所以碎片离子峰能提供被分析化合物更多的结构信息。因此,根据各种类型有机分子的开裂规律,利用碎片离子峰可以推测分子的结构。

4. 重排离子峰

由于分子或离子中原子重新排列或转移变成的离子所形成的峰称为重排离子峰。重排远比单纯开裂复杂,应用各类化合物的重排规律识别重排离子峰,对质谱分析很有帮助。

5. 亚稳态离子峰

以上各种离子都是稳定的离子。实际上,在解离、裂解或重排过程中所产生的离子,都有一部分处于亚稳态,这种亚稳态离子所形成的峰称为亚稳态离子峰。亚稳态离子峰通常很弱且很宽,一般要跨 $2\sim5$ 个质量单位,其质荷比一般不是整数,因而容易识别。通过亚稳态离子峰的质荷比可以推测和判定碎片离子的开裂方式,从而有助于推断化合物的结构。

2.6.4 应用

1. 质谱定性分析

质谱图可提供有关分子结构的许多信息。定性能力强是质谱分析的重要特点。下面简要讨论质谱在这方面的主要作用。

1）相对分子质量的测定

在质谱中分子离子峰所对应的质量就是该化合物的相对分子质量。测定相对分子质量关键在于分子离子峰的判断。一方面，因为在质峰中最高质荷比的峰不一定是分子离子峰，这是由于存在同位素；另一方面，由于有些化合物的分子离子稳定性差，分子离子峰很弱甚至根本看不到。因此，在判断分子离子峰时应注意以下几点。

（1）分子离子稳定性的一般规律。分子离子的稳定性与分子结构有关。分子离子的稳定性由大到小为：芳环、共轭链烯、脂环化合物、直链烷烃、硫醇、胺、酯、醚、分支较多的烷烃、醇。

（2）分子离子峰质量数规律（氮规则）。在由 C、H、O、N 等元素组成的有机化合物中，无 N 或含偶数个 N 的化合物，其相对分子质量必为偶数，含奇数个 N 的化合物，其相对分子质量必为奇数，这一规律称为氮规则。不符合氮规则者，就不是分子离子峰。

（3）分子离子峰与邻近峰的质量差是否合理。如果有不合理的碎片峰，就不是分子离子峰。例如，分子离子不可能裂解出两个以上的氢原子和小于 1 个甲基的基团。

（4）某些化合物（如醚、酯、胺等）形成的分子离子不稳定，分子离子峰很小，甚至不出现，但 M+1 峰相当大。这是由于分子离子在离子源中捕获一个 H 形成了稳定的离子。有些化合物没有分子离子峰，但 M−1 峰较大，醛就是一个典型的例子，因此判断分子离子峰时，应注意形成 M+1 或 M−1 峰的可能性。

（5）降低电子轰击源的能量。逐步降低电子束的能量，分子离子的裂解将减少，这使得碎片离子峰的强度都会减小，但分子离子峰的强度会增加。仔细观察质荷比最大的峰是否在所有峰中最后消失，若最后消失，则该峰是分子离子峰。

（6）分子式的确定。用质谱法测定有机化合物的分子式，一般可通过同位素峰相对强度来确定。另外，在高分辨质谱中通过每个元素的精确相对原子质量也能进行分子式的确定。

2. 质谱定量分析

根据质谱峰的强度可以进行定量分析。目前已成功地应用质谱进行多组分气体的定量分析和烷烃、芳烃等的定量分析。该方法的优点是灵敏度高，一次进样便可实现全分析。进行多组分分析时，需用计算机求解联立方程，以求出各组分的含量。复杂样品的定量分析可用 GC-MS、LC-MS 联用的仪器进行，GC、LC 的高分离效能与 MS 的强有力的鉴定能力相结合，能迅速地获得混合物中各组分的定量分析结果。

2.7 荧光分光光度法

荧光分光光度法与一般分光光度法相比，具有灵敏度高（浓度可低至 $4\sim10\ \mu g/mL$）、选择性强、所需试样量少（几十微克或几十微升）等特点，所以被广泛地应用于痕量分析，特别适用于生物体液中药物或代谢产物的分析，但荧光分析的干扰因素较多，影响测定的准确度和精密度，且实验条件要求很严格，因而限制了它的某些实际应用。如能仔细控制实验条件，正确应用现代荧光分光光度计，仍可获得好的结果。

2.7.1　荧光分光光度法基础知识

1. 荧光的发生

某些物质吸收紫外光后会发射出波长比紫外光长的荧光,这是因为这些物质吸收了一定波长的光能后,先在分子内部转移,消耗了一部分能量,再发射出来。也就是说,其原子中的某些电子从基态中的最低振动能级跃迁到较高电子能级的某些振动能级之后,由于电子在同类分子或其他分子中的撞击,消耗了部分能量,而下降到第 1 电子激发态中的最低振动能级,能量的这种转移形式称为无辐射跃迁;由此最低振动能级下降到基态中的某些不同振动能级,同时就发射出比原来所吸收的频率较低、波长较长的一种光,这种光就是荧光,如图 2-35 所示。荧光现象是物质的属性之一,并非能吸收激发光的物质都能产生荧光现象。利用物质的荧光现象而建立的分析方法称为荧光分光光度法。

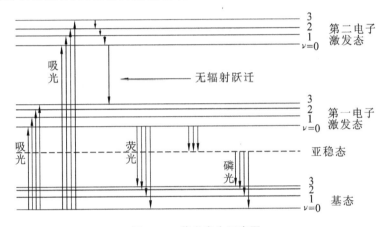

图 2-35　荧光产生示意图

从图 2-35 的虚线还可看出,某些物质的分子将所吸收的光能降落到第 1 电子激发态的最低能级之后,并不继续直接降落到基态,而是通过另一次无辐射跃迁至一个中间的亚稳状态,这些分子在亚稳状态稍逗留后,放出能量而下降到基态中各个能级,所发射的能量即为磷光。荧光和磷光的差别在于激发分子由激发态降落到基态所经过的途径不同,磷光的能量比荧光的小,波长较长;从激发到发光,磷光所需的时间较荧光的长,甚至有时在入射光源关闭后,还能看到磷光的存在。荧光的发射时间在照射后的 $10^{-14} \sim 10^{-8}$ s。

2. 分子结构与荧光的关系

能够发射荧光的物质应同时具备两个条件,即物质分子必须有强的紫外-可见吸收和一定的荧光效率。分子结构中具有 $n \rightarrow \pi^*$ 跃迁或 $\pi \rightarrow \pi^*$ 跃迁的物质都有紫外-可见吸收,但 $n \rightarrow \pi^*$ 跃迁引起的 R 带是 1 个弱吸收带,电子跃迁概率小,由此产生的荧光极弱。所以实际上只有分子结构中存在 $\pi \rightarrow \pi^*$ 跃迁,也就是 K 带强吸收时,才可能有荧光发生。一般来说,长共轭分子具有 $\pi \rightarrow \pi^*$ 跃迁的 K 带紫外吸收,刚体平面结构分子具有高效的荧光效率,而在共轭体系上的取代基对荧光光谱和荧光强度也有很大影响。

3. 基本原理

荧光是由物质在吸收光能之后产生的发射光。荧光强度应与物质吸收光能的程度和产生荧光的物质有关。当一溶液中的荧光物质被入射光(I_0)激发后,可以在溶液的各个方向观察荧光强度(F)。一般是在与激发光光源垂直的方向检测,以避免透射光(I)对检测的干扰。另

外,荧光效率(fluorescence efficiency)是反映荧光强度的重要参数,定义为

$$\varphi = \frac{\text{发射荧光的光子数}}{\text{吸收激发光的光子数}} \tag{2-17}$$

而荧光强度(F)应与荧光物质的吸光强度($I_0 - I$)和荧光效率(φ)成正比,即

$$F = \varphi(I_0 - I) \tag{2-18}$$

根据朗伯-比耳定律,吸光强度可以表示为

$$I = I_0 \, 10^{-Ecl} \tag{2-19}$$

式中:c 为溶液中荧光物质的浓度。上式表明,在一定的浓度范围内,荧光强度与荧光物质的浓度呈线性关系。因此,荧光法定量的依据是荧光强度与浓度的线性关系。值得注意的是,吸收紫外光的物质只有一部分具有较高的荧光效率,可用荧光法测定。

2.7.2　荧光分光光度计

1. 荧光分光光度计的构造和工作原理

荧光分光光度计和紫外-可见分光光度计的构造基本上是相同的,仪器都包括 4 个主要部件,即激发光源、单色器、样品池和检测器,但部件的布置有些差别,如图 2-36 所示。

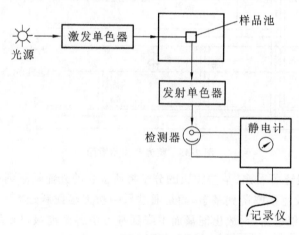

图 2-36　荧光分光光度计结构示意图

(1) 激发光源。通常使用的分光光度计的光源为钨灯和氢灯,荧光激发光源常用更强的汞灯。

(2) 单色器。荧光分光光度计常装有两个光栅单色器,即激发单色器和发射单色器。

(3) 样品池。测定荧光用的样品池须用低荧光的玻璃或石英材料制成。常用的是 1 cm 方形截面矩形样品池。与吸收光谱中的吸收池不同之处是,测定荧光用的样品池四面都是透光的,从样品池出来的荧光与激发光源排成直角形,这样可在背景为零时检测微小的荧光信号,因而荧光检测灵敏度高于一般分光光度法的。

(4) 检测器。常用的检测器为光电倍增管检测器。

荧光分光光度计的工作原理如下:内光源发射出一定波长范围的紫外光,经第一单色器色散后,得到所需波长和一定强度(I_0)的激发光;通过样品池后,部分激发光被荧光物质吸收,透射过的激发光强度(I)减弱。同时被激发的荧光物质向各个方向发射荧光,为消除透射激发光对荧光纯度的影响,检测器一般设在与激发光成直角的方向上。经第二单色器色散后,通过检测器测定不同波长下的荧光强度(F),最后经信号处理器,以某种方式将测量结果显示出来。

2. 荧光分光光度计的校正

1) 灵敏度的校正

荧光分光光度计的灵敏度可用被测出的最低信号来表示,或用某一标准荧光物质的稀溶液在一定激发波长照射下,能发射出最低信噪比时的荧光的最低浓度表示。荧光分光光度计的灵敏度与三个方面有关:①光源强度、单色器(包括透镜、反射镜等)的性能、放大系统的特征和光电倍增管的灵敏度;②所选用的波长及狭缝宽度;③被测定的空白溶剂的散射光、激发光、杂质荧光等。

由于影响荧光分光光度计灵敏度的因素很多,同一型号的仪器,甚至同一台仪器在不同时间操作,所测得的结果也不尽相同。因而在每次测定时,在选定波长及狭缝宽度的条件下,先将一种稳定的荧光物质配成浓度一致的标准溶液,再用其进行校正(或称标定),使每次所测得的荧光强度调节到相同数值(50% 或 100%)。如果被测物质所产生的荧光很稳定,自身就可作标准溶液。常用的标准荧光物质有酚(溶于甲醇)、吲哚(溶于乙醇)、奎宁(溶于 0.05 mol/L硫酸)及荧光素(溶于水或乙醚)等。最常用的是硫酸奎宁,产生的荧光十分稳定。用 0.001 g的奎宁标准品,溶于 0.05 mol/L 硫酸中使成 1 μg/mL 的浓度,将此溶液进行不同稀释后用于仪器的校正。

2) 波长校正

荧光分光光度计的波长刻度在出厂前一般都经过校正,但若仪器的光学系统和检测器有所变动,或在较长时间使用之后,或在重要部件更换之后,有必要用汞弧灯的标准谱线对单色器的波长刻度重新校正,在精细的鉴定工作中尤为重要。另外,由于散射光的影响以及狭缝宽度较大等因素而引起的光学误差,大多采用双光束光路的参比光束进行校正。

2.7.3　荧光光谱的应用

荧光分析法可测定芳香族及具有芳香结构的化合物、生化物质及具有荧光结构的药物,其中包括多环胺类、萘酚类、嘌呤类、吲哚类、多环芳烃类、具有芳环或芳杂环结构的氨基酸类及蛋白质等,生物碱类如麦角碱、蛇根碱、麻黄碱、喹啉类等,甾体如皮质激素及雌醇类等,抗菌素、维生素,还有中草药中的许多有效成分。其中多数物质属于芳香结构的大分子杂环类,能产生荧光,可做初步鉴别及含量测定。

无机离子中除钠盐离子等少数外,一般不显荧光,然而很多金属或非金属离子可以在与有 π 电子共轭结构的有机化合物形成有荧光的配位化合物后,再用荧光分析法进行测定。

《中国药典》(2000 年版)二部中收载的用荧光法测定含量的药物有地高辛片、利血平片、洋地黄毒甙片等。由于荧光分光光度法具有检测灵敏度高、专属性强的特点,常用于微量甚至痕量药物的定量分析。

1. 直接荧光法

对在一定条件下能产生较强荧光的药物,可以用荧光分光光度法直接测定。如巴比妥类、苯并二氮杂䓬类、香豆素类和一些生物碱类药物等。

2. 间接荧光法

对在一定条件下不能产生荧光或荧光很弱的药物,可通过与荧光试剂的衍生化反应形成具有较强荧光的衍生物后,再进行检测。如荧光试剂荧胺(fluorescamine)可与含伯氨基的药物生成荧光衍生物,用于检测普鲁卡因、苯丙胺等。

第3章　色谱分析法

色谱法早在 1903 年就由俄国植物学家茨维特(M. S. Tswett)在分离植物色素时采用。他在研究植物叶的色素成分时,将植物叶子的萃取物倒入填有碳酸钙的直立玻璃管内,然后加入石油醚使其自由流下,结果色素中各组分互相分离而形成各种不同颜色的谱带,如图 3-1 所示,这种方法因此得名为色谱法。以后此法逐渐应用于无色物质的分离,"色谱"二字虽已失去了原来的含义,但仍被人们沿用至今。1941 年以后,马丁(Martin)、辛格(Synge)和詹姆斯(James)等发展了分配色谱的理论和技术,这些理论和技术成为现代色谱发展的标志。在此基础上,范第姆特(Van Deemter)等于 1956 年提出的色谱速率理论以及色谱仪器与色谱固定相的发展使高效液相色谱应运而生。1980 年以后,现代色谱分析的理论和技术日趋成熟,已成为对复杂体系中组分进行分离分析的主要手段,在药物质量标准的制订、药物检查、纯度测定中有着广泛的应用。

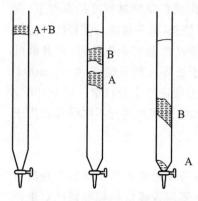

图 3-1　柱色谱分离过程示意图

3.1　色谱分析法基础

3.1.1　基本概念

1. 固定相和流动相

在色谱法中,将填入玻璃管、不锈钢管内和纸、玻璃、铝制的薄层上静止不动的一相(固体或液体)称为固定相,不同种类的色谱分析方法有不同的固定相。将自上而下或由下而上运动的一相(一般是气体或液体)称为流动相,不同的分析方法有不同的流动相。

2. 色谱柱

装有固定相的管子(玻璃管或不锈钢管)或毛细管称为色谱柱。

3. 分配系数

分配系数是指各组分在固定相和流动相之间达到平衡时的浓度之比,即

$$K_d = \frac{q}{c} \tag{3-1}$$

式中:K_d 为分配系数;q、c 分别为溶质在固相和液相中的浓度。K_d 是反应组分保留特性的参数,K_d 越大,表明组分与固定相的作用越强,易于保留;反之,则组分与固定相的作用越弱,易于进入流动相而被洗脱。不同组分由于其化学性质各异,具有不同的保留特性或不同的 K_d 值,从而通过色谱方法能得以分离。

4. 色谱流出曲线和基本术语

1) 基线

在实验操作条件下,组分流出色谱柱后没有组分流出时的流出曲线称为基线,稳定的基线应是一条与横轴平行的直线。基线反映了仪器主要是检测器的噪声随时间变化的情况。

2) 色谱峰

流出曲线上突出的部分称为色谱峰,如图 3-2 所示;色谱图前沿平坦而后沿陡峭的不对称色谱峰称为前延峰,如图 3-2(1)所示;正常的色谱峰是对称的峰形曲线,如图 3-2(2)所示;后延拖尾的不对称色谱峰称为拖尾峰,如图 3-2(3)所示。两种组分要在图谱上完全分离,要求这两种组分的色谱峰距离相差足够大,组分色谱峰要窄且对称。

色谱峰的主要参数及用途如下:

(1) 峰高或峰面积,用于定量;

(2) 峰位(用保留值表示),用于定性;

(3) 区域宽度,用于衡量柱效。

3) 色谱峰区域宽度

色谱峰区域宽度即色谱峰宽度,是色谱流出曲线中的一个重要参数,从组分分离的角度着眼,区域宽度越窄越好。通常用以下三种方法表示色谱峰的区域宽度。

(1) 标准偏差(σ)。标准偏差即正态分布曲线上两拐点距离之半,也即 0.607 倍峰高处色谱峰宽度的一半。

(2) 半峰宽度($W_{1/2}$)。半峰宽度又称半峰宽,即峰高一半处色谱峰的宽度。由于 $W_{1/2}=2.335\sigma$,易于测量,使用方便,所以一般用来表示区域宽度。

(3) 峰底宽度(W)。峰底宽度即通过色谱峰两侧的拐点所作的切线在基线上的截距,$W=4\sigma$。

4) 保留时间(t_R)

从组分进样开始到柱后该组分出现峰值浓度时,所需的时间称为保留时间(retention time,t_R),如图 3-2 所示,在不同位置有不同的保留时间。而不保留组分从进样开始到出柱时,所需的时间称为死时间(void time,t_M)。

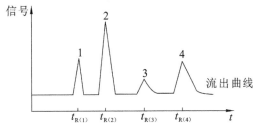

图 3-2 色谱图

5. 定量校正因子

色谱定量分析是基于峰面积与组分的量成正比关系。但同一种物质在不同类型的检测器上往往有不同的响应灵敏度,同样,不同物质在同一检测器上的响应灵敏度也往往不同,所以两个相等量的物质得不出相等峰面积,或者说,相同的峰面积并不意味着相等物质的量。因此引入定量校正因子,用校正因子把待测物质的峰面积校正成相当于该标准物质的峰面积,用校正后的峰面积计算待测物质的含量。

校正因子是被测物质(i)单位峰面积所相当物质的质量相对于标准物质(s)单位峰面积所相当物质质量的倍数。

准确称取一定量的被测组分的对照品和标准物质,配成混合溶液。取一定量的混合溶液进行色谱分析,测量被测组分的对照品和标准物质的峰面积,按式(3-2)求出校正因子。

$$f_i = \frac{A_s m_i}{A_i m_s} \tag{3-2}$$

式中:A_i 为内标物质的峰面积;A_s 为对照品的峰面积;m_i 为加入内标物质的量;m_s 为加入对照品的量。

3.1.2 色谱法的分类

1. 按两相状态分类

以气体为流动相的色谱称为气相色谱(GC),根据固定相是固体吸附剂还是固定液(附着在惰性载体上的一薄层有机化合物液体),又可分为气固色谱(GSC)和气液色谱(GLC)。以液体为流动相的色谱称为液相色谱(LC),同理液相色谱又可分为液固色谱(LSC)和液液色谱(LLC)。以超临界流体为流动相的色谱称为超临界流体色谱(SFC)。随着色谱工作的开展,可通过化学反应将固定液键合到载体表面,这种化学键合固定相的色谱又称为化学键合相色谱(CBPC)。

2. 按分离机理分类

利用组分在吸附剂(固定相)上的吸附能力强弱不同而得以分离的方法,称为吸附色谱法。利用组分在固定液(固定相)中溶解度不同而达到分离的方法,称为分配色谱法。利用组分在离子交换剂(固定相)上的亲和力不同而达到分离的方法,称为离子交换色谱法。利用大小不同的分子在多孔固定相中的选择渗透而达到分离的方法,称为凝胶色谱法或分子排阻色谱法。最近,又有一种新分离技术,即利用不同组分与固定相(固定化分子)的高专属性亲和力进行分离的技术,称为亲和色谱法,常用于蛋白质的分离。

3. 按固定相的外形分类

固定相装于柱内的色谱法,称为柱色谱。固定相呈平板状的色谱,称为平板色谱,它又可分为薄层色谱和纸色谱。

4. 按照展开程序分类

按照展开程序的不同,可将色谱法分为洗脱法、顶替法和迎头法等。

洗脱法也称冲洗法。工作时,首先将样品加到色谱柱头上,然后用吸附或溶解能力比试样组分的弱得多的气体或液体作冲洗剂。由于各组分在固定相上的吸附或溶解能力不同,被冲洗剂带出的先后次序也不同,从而使组分彼此分离。这种方法能使样品的各组分获得良好的分离效果,色谱峰清晰。此外,除去冲洗剂后,可获得纯度较高的物质。目前,这种方法是色谱法中最常用的一种方法。

顶替法是将样品加到色谱柱头后,在惰性流动相中加入对固定相的吸附或溶解能力比所有试样组分强的物质作为顶替剂(或直接用顶替剂作流动相),通过色谱柱,将各组分按吸附或溶解能力的强弱顺序,依次顶替出固定相。很明显,吸附或溶解能力最弱的组分最先流出,最强的最后流出。此法适于制备纯物质或浓缩分离某一组分;其缺点是经一次使用后,柱子就被样品或顶替剂饱和,必须更换柱子或除去被柱子吸附的物质后,才能再使用。

迎头法是将试样混合物连续通过色谱柱,吸附或溶解能力最弱的组分首先以纯物质的状态流出,其次则以第一组分和吸附或溶解能力较弱的第二组分混合物的状态流出,以此类推。该法在分离多组分混合物时,除第一组分外,其余均为非纯态,因此仅适用于从含有微量杂质的混合物中切割出一个高纯组分(组分 A),而不适用于对混合物进行分离。

3.2 薄层色谱法

薄层色谱法(TLC)是较早应用于中药快速分离和定性分析少量物料的一种非常重要的方法,是目前药典中收载最多的鉴别与有关物质检查方法之一。在中药的鉴别上,高效薄层色谱法的应用使得薄层色谱法的分离能力大幅度提高。薄层色谱法是一种快速、灵敏、高效地分离微量物质的方法,是最简单的色谱技术之一,具有操作方便、设备简单、价格低廉、分离效率高、专属性好、分析速度快、色谱参数易调整、兼具分离与鉴定双重功能等特点,在药物分析中应用广泛。最近几年,围绕着测定过程的标准化和自动化,薄层色谱法有了全新的发展,扩大了薄层色谱法在药物定性、定量分析中的应用。薄层色谱法广泛应用于各种天然和合成有机物的分离和鉴定,有时也用于小量物质的精制。在药品质量控制中,可用来测定药物的纯度和检查降解产物,并可对杂质和降解产物进行限度试验。在生产上可用于判断反应的终点、监视反应历程等。对中成药的分析,薄层色谱法可用于鉴定有效成分,并进一步进行含量测定。

3.2.1 基本概念

1. 薄层色谱法

薄层色谱法(thin layer chromatography,TLC)是开放型的色谱法。把吸附剂(或载体)均匀地铺在一块玻璃板、铝箔或塑料板上形成薄层,在此薄层上进行色谱分离的方法,称为薄层色谱法。

2. 比移值

比移值(R_f)用来表示混合物中各组分在薄层层析中由于分配吸附的不同导致的位置不同,即

$$R_f = \frac{\text{从基线至展开斑点中心的距离}}{\text{从基线至展开剂前沿的距离}} \qquad (3-3)$$

在一定色谱条件下,R_f 值为常数,其值在 $0 \sim 1$ 之间。若某组分 $R_f = 0$,则表示它不随展开剂移动,吸附剂对它的吸附力很强,留在原点不动;若 $R_f = 1$,则表示吸附剂对它基本不吸附,随着展开剂到达溶剂前沿。根据物质的化学结构不同,极性不同,能预测它们在同一薄板上展开时,R_f 值的大小。

3. 分离度

衡量分离效果的指标为分离度(R_s),其定义为,相邻两斑点的斑点中心至原点的距离之差与两斑点的宽度总和之半的比值,如图 3-3 所示,则

$$R_s = \frac{L_2 - L_1}{(W_1 + W_2)/2} \qquad (3-4)$$

式中:L_1、L_2 分别为组分 1、2 斑点从斑点中心至原点的距离;W_1、W_2 分别为斑点 1、2 的宽度。$R_s = 1.0$ 时,相邻两斑点基本分开。

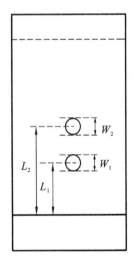

图 3-3 薄层色谱分离度
测定示意图

3.2.2　基本原理

铺好薄层的玻璃板称为薄板、薄层或薄层板。将待分离的样品溶液点在薄层的一端,在密闭的容器中用适宜的流动相(展开剂)展开。由于吸附剂对不同物质的吸附力大小不同,易被吸附的组分移动得慢一些,而较难被吸附的组分移动得快一些,经过一段时间的展开,不同的物质彼此分开,最后形成互相分离的斑点。

1. 特点

薄层色谱法具有以下特点:

(1) 分离能力强,斑点集中;

(2) 灵敏度高,几微克甚至几十纳克的物质也能检出;

(3) 展开时间短,一般只需十至几十分钟,一次可以同时展开多个样品;

(4) 样品预处理简单,对被分离物质性质没有限制;

(5) 上样量比较大,可点成点,也可点成条状;

(6) 所用仪器简单,操作方便,用途广泛。

2. 分类

按分离机制,薄层色谱法可分为吸附、分配、离子交换、分子排阻等法。但应用最多的仍是吸附色谱。

3.2.3　薄层色谱法的固定相和流动相

1. 固定相

薄层色谱法所用的固定相中最常用的是硅胶、三氧化二铝等。粒度要求比柱色谱的更细,普通薄层硅胶在 40 μm 左右,展开距离为 10~15 cm。高效薄层色谱(HPTLC)的硅胶粒度小至 10 μm、5 μm,展开距离为 5 cm 左右。薄层色谱展开后的斑点一般比较集中。

2. 流动相

一般选用单一或混合的溶剂,极性的一般是水、甲醇、乙醇、醋酸等,非极性的一般是氯仿、苯、环己烷等。薄层色谱法中选择展开剂的一般规则是极性大的样品用极性较大的展开剂,极性小的样品用极性小的展开剂。通常先用单一溶剂展开,根据被分离物质在薄层上的分离效果,进一步考虑改变展开剂的极性。例如,某物质用氯仿展开时,R_f 值太小,甚至停留在原点,则可加入一定量极性大的溶剂(如乙醇、丙酮等),根据分离效果适当改变加入的比例,如氯仿-乙醇的比例为 9:1、8:2 或 7:3 等。一般希望 R_f 值在 0.2~0.8,如果 R_f 值较大,斑点都在前沿附近,则应加入适量极性小的溶剂(加环己烷、石油醚等)以降低展开剂的极性。为了寻找适宜的展开剂,往往需要经过多次实验,有时还需要采用两种以上溶剂的混合溶液作为展开剂。

调节被测组分的 R_f 值大小,除可改变展开剂的极性外,还可以通过改变板的活度来达到。一般薄层板的活化温度为 105 ℃,活化 1 h,若要降低板的活度,可降低板的活化温度(如 105 ℃降为 80 ℃、60 ℃)。在活度小的板上,吸附剂对各组分的吸附力小,而 R_f 值会升高。要求所选择的展开剂,可分离几个组分,则组分 R_f 差值至少应大于 0.05,R_s 大于 1,以免斑点重叠。与吸附柱色谱法一样,在选择展开剂时要同时对被测物质的性质、吸附剂的活度及展开剂的极性三个方面进行综合考虑。

点样位置不同,R_f 值不同。处于边缘的点样点,其 R_f 值大于中心点的。其原因是由于展开剂在未达饱和的色谱缸内不断地蒸发,蒸发速度从薄层中央到两边缘逐渐增加,使边缘上升的溶剂较中央的多,致使近边缘溶质的迁移距离比中心处的大,边缘的 R_f 值大。

3.2.4　薄层层析的操作过程

用薄层色谱法对药物进行定性鉴别,一般包括薄层板的制备、点样、展开、斑点检视、鉴别和测定等过程。

1. 薄层板的制备

实验用薄层板,一般的实验室可以用商品吸附剂自制。常用的规格有 5 cm×20 cm、10 cm×20 cm 和 20 cm×20 cm 等,薄层板的涂层厚度应在 0.2~0.5 mm。

一般采用湿法制板,即取一定量的吸附剂,用 0.1%~0.5% 羧甲基纤维素钠(CMC)水溶液调成糊状,以适当的厚度直接均匀地涂于平板上,室温下自然晾干。使用前于烘箱中活化 0.5~1 h。另外,商品薄层板在使用前也须活化。

2. 点样

常用点样器或定量毛细管进行点样。一般手工点样要求样品"点"圆正,直径小于 3 mm,点样量在 10 PL(皮升)以下,点样原点线高度为 2 cm。在多次点样时应注意,点样不能点成空心圆,不要损伤薄层板面。目前常用的自动薄层点样器,样品可点成条状。

3. 展开

薄层板应在专用的层析缸中展开。上行法是最常用的展开方式,即将薄层板倾斜放入盛有展开剂的缸内,如图 3-4 所示,待展开剂蒸气达到饱和后,展开剂浸没薄层板下端,高度不超过 0.5 cm。展开到规定距离后,将薄层板取出,标记展开剂前沿位置,晾干。有时需要更换展开剂进行第二次展开。用过的展开剂不能重复使用。

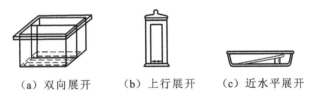

　　(a) 双向展开　　　(b) 上行展开　　　(c) 近水平展开

图 3-4　薄层展开示意图

4. 斑点检视

(1) 若被测药物自身有颜色,展开后可直接观察斑点的位置,首先在日光下观察,划出有色物质的斑点位置。

(2) 有些药物自身有荧光,展开后可在紫外灯(254 nm 或 365 nm)下,观察有无暗斑或荧光斑点的强弱。有荧光的物质或少数有紫外吸收的物质可用此法检出。

(3) 对于自身不具有荧光的药物,可在荧光薄层板上检测,适用于有紫外吸收的物质。荧光薄层板是在硅胶中掺入少量荧光物质(如硅酸锌锰)制成的板,在 254 nm 紫外灯下,整个薄层板呈黄色荧光,被测物质由于吸收了部分照射在此斑点位置的紫外线,而呈现各种颜色的暗斑。

(4) 既无色又无紫外吸收的物质可采用显色剂显色。用硫酸乙醇液显色,大部分有机化合物能显不同颜色的斑点。碘蒸气也是有机化合物良好的显色剂。而其他显色剂是利用物质的特性反应显色,如对于氨基酸,可喷茚三酮试剂,多数氨基酸呈紫色,个别氨基酸呈黄色。对于还原性物质、含酚羟基的物质,可喷三氯化铁-铁氰化钾试剂。

3.2.5　定性分析

对斑点的定性鉴别主要依靠 R_f 值的测定。R_f 值的测定受很多因素影响,如吸附剂的种类和活度、展开剂的极性、薄层厚度、展开距离、色谱容器内溶剂蒸气的饱和程度等。因此,要与文献记载的 R_f 值比较来鉴定各物质,控制操作完全一致比较困难,常采用的方法是用已知标准物质作对照。将样品与标准品点在同一块薄层上展开,显色后,根据样品的 R_f 值及显色过程中的不同现象与标准品的对照比较,进行定性鉴定。与紫外光谱用于定性时的情况类似,仅根据一种展开剂展开后得到的 R_f 值作为定性依据是不够的,需要两种以上不同组成的展开剂得到的 R_f 值与标准品一致时,才可基本认定该斑点与标准品是同一化合物。将薄层分离得到的单一组分,与红外光谱、核磁共振光谱、质谱等方法联用,可进一步帮助确证。

3.2.6　定量分析

1. 系统适用性试验

按各品种项下的要求对检测方法进行系统适用性试验,使斑点的检测灵敏度、比移值(R_f)和分离效能符合规定。

(1)检测灵敏度是指杂质检查时,供试品溶液中被测物质能被检出的最低量。一般采用对照溶液稀释若干倍的溶液与供试品溶液和对照溶液在规定的色谱条件下,在同一块薄层板上点样、展开、检视,前者应显示清晰的斑点。

(2)比移值(R_f)是指从基线至展开斑点中心的距离与从基线至展开剂前沿的距离的比值。鉴别时,可用供试品溶液主斑点与对照品溶液主斑点的比移值进行比较,或用比移值来说明主斑点或杂质斑点的位置。一般比移值(R_f)应在 0.2～0.8 之间。

(3)分离效能鉴别时,在对照品与结构相似药物的对照品制成混合对照溶液的色谱图中,应显示两个清晰分离的斑点。考察分离效能可采用下列溶液:将杂质对照品用供试品自身稀释对照溶液溶解制成混合对照溶液;也可将杂质对照品用待测组分的对照品溶液溶解制成混合对照溶液;或者采用供试品以适当的降解方法获得的溶液。上述溶液点样展开后的色谱图中,应显示清晰分离的斑点。

2. 测定方法

1)鉴别

可采用与同浓度的对照品溶液在同一块薄层板上点样、展开与检视的方法,供试品溶液所显主斑点的颜色(或荧光)与位置(R_f)应与对照品溶液的主斑点的一致,而且主斑点的大小与颜色的深浅也应大致相同;或采用供试品溶液与对照品溶液等体积混合的方法,应显示单一、紧密的斑点;或选用与供试品化学结构相似的药物对照品与供试品溶液的主斑点比较的方法,两者 R_f 应不同,或将上述两种溶液等体积混合,应显示两个清晰分离的斑点。

2)杂质检查

可采用杂质对照品法、供试品溶液的自身稀释对照法,或杂质对照品法与供试品溶液自身稀释对照法并用。供试品溶液除主斑点外的其他斑点应与相应的杂质对照品溶液或系列浓度杂质对照品溶液的主斑点比较,或与供试品溶液的自身稀释对照溶液或系列浓度自身稀释对照溶液的主斑点比较,不得更深。通常应规定杂质的斑点数和单一杂质量,当采用系列自身稀释对照溶液时,也可规定估计的杂质总量。薄层色谱法的定量分析采用仪器直接测定较为准确、方便。但一些简易的方法有利于薄层色谱法的推广。

3）目视比较法

将不同量的标准品作为系列,同样品一起分别点在同一薄层上,展开,显色后,目测比较斑点颜色的深浅和面积大小,求出未知物含量的近似值,作为半定量方法,精密度为±10%。该法常应用于原料药中杂质的限度检查。

4）洗脱法

样品经薄层分离定位后,将色点部位的吸附剂刮下,用合适的溶剂将化合物洗脱后进行测定。测定方法一般采用分光光度法或比色法。点样也可点成条状,增加点样量,以符合测定灵敏度的需要。

5）薄层扫描法

用一定波长、一定强度的光束照射薄层上的色点,用仪器测量照射前、后光束强度的变化,从而求得化合物的含量。双波长薄层扫描仪是较常应用的一种仪器,它是适应薄层色谱的要求,可以对斑点进行扫描的专用分光光度计。它的特点是双波长测定及对斑点进行曲折扫描,可进行反射法、透射光法测定,常选用反射法。

3.3　气相色谱法

气相色谱法(gas chromatography ,GC)自 20 世纪 50 年代问世以来,一直在飞速地发展,并已成为现代仪器分析方法中应用最广泛的一种方法。这是由其分离效能高、样品用量少、灵敏度高、分析速度快等特点所决定的。一般填充柱有几千块理论塔板。毛细管柱可达一百多万块理论塔板,这样可以使一些分配系数很接近的以及极为复杂、难以分离的物质,获得满意的分离。例如,用空心毛细管柱一次可以解决含有一百多个组分的烃类混合物的分离及分析。在气相色谱分析中,由于使用了高灵敏度的检测器,可以检查 $10^{-13}\sim10^{-11}$ g 的物质。因此在痕量分析中,它不仅可以检测药品中残留的有机溶剂,农副产品、食品、水质中的农药残留量等,还可用于微量或痕量药物的分离、检测。目前的色谱仪器,通常带有微处理机,使色谱操作及数据处理实现了自动化。气相色谱法可以分析气体试样,也可分析易挥发或可转化为易挥发的液体和固体。一般来说,只要沸点在 500 ℃ 以下,热稳定性好,相对分子质量在 400 以下的物质,原则上都可采用气相色谱法。目前气相色谱法所能分析的有机物,约占全部有机物(约 300 万种)的 20%。但对于挥发性小、热稳定性差和极性过大的药物,受样品蒸气压限制是气相色谱法的一大弱点,定性困难也是其弱点。

3.3.1　基本概念

1. 气相色谱法

气相色谱法是以气体为流动相,固定相可为液体或固体的色谱法,是一种高效能、高选择性、高灵敏度、操作简单、应用广泛的分析、分离方法。

2. 气相色谱法的分类

气相色谱法按固定相的聚集状态不同,分为气固色谱法及气液色谱法。按分离原理,气固色谱属于吸附色谱,气液色谱属于分配色谱。

按色谱操作形式,气相色谱属于柱色谱,按柱的粗细不同,气相色谱法可分为填充柱色谱法及毛细管柱色谱法两种。填充柱是将固定相填充在金属或玻璃管(内径 0.1~0.5 mm)中。毛细管柱可分为开口毛细管柱、填充毛细管柱等。

3.3.2　气相色谱分离的原理

气相色谱的过程是待测物样品被蒸发为气体并注入色谱分离柱柱顶,以惰性气体(指不与待测物反应的气体,只起运载蒸气样品的作用,也称载气)将待测物样品蒸气带入柱内分离。其分离原理基于待测物在气相和固定相之间的吸附-脱附(气固色谱)和分配(气液色谱)来实现。因此,可将气相色谱分为气固色谱和气液色谱。气固色谱是利用不同物质在固体吸附剂上的物理吸附-解吸能力不同实现物质分离。由于活性(或极性)分子在这些吸附剂上的半永久性滞留(吸附-脱附过程为非线性的),导致色谱峰严重拖尾,因此气固色谱应用有限,只适于较低相对分子质量和低沸点气体组分的分离、分析。气液色谱通常直接称为气相色谱。它利用待测物在气体流动相和固定在惰性固体表面的液体固定相之间的分配原理实现分离。试样在色谱柱中分离过程的基本理论包括两方面:一是试样中各组分在两相间的分配情况,可用塔板理论来描述;二是各组分在色谱柱中的扩散和运行速率,可用速率理论来描述。

1. 塔板理论

分配色谱原理类似于逆流分配法。把一根色谱柱假想成由无数个分液漏斗组成,样品在色谱柱中则要经过无数次分配,这样分配系数小的组分和分配系数大的组分可分开。塔板理论把一根色谱柱比作一个蒸馏塔。色谱柱可由许多假想的塔板组成(即色谱柱可分成许多个小段),在每一小段(塔板)内,一部分空间为涂在载体上的液相占据,另一部分空间充满着载气(气相)。当预分离组分随载气进入色谱柱后,就在两相间进行分配。由于流动相在不断地移动,组分就在这些塔板间隔的气液两相中不断地达到分配平衡。经过多次的分配平衡后,分配系数小的组分先流出色谱柱。

由塔板理论可导出理论塔板数 n 与色谱峰宽度的关系,如果色谱柱长为 L,虚拟的塔板间距离为 H,色谱柱的理论塔板数为 n,则三者的关系为:$n=L/H$。单位柱长的塔板数越多,表明柱效越高,理论塔板数与色谱参数之间的关系为

$$n=5.54\left(\frac{t_{\mathrm{R}}}{W_{1/2}}\right)^2 \tag{3-5}$$

式中:H 为理论塔板高度;L 为色谱柱长。式(3-5)说明,$W_{1/2}$ 越小,峰越窄,色谱柱塔板数越多,塔板高度越小,柱效越高。

2. 速率理论

塔板理论形象地描述了组分在色谱柱中的分配平衡和分离过程,它在解释色谱流出曲线的形状、保留值以及在计算评价柱效能等方面是成功的。但它不能解释同一色谱柱在不同载气流速下柱效能不同等实验事实。虽然在计算理论塔板数的公式中包含了色谱峰宽项,但塔板理论本身不能说明为什么色谱峰会变宽,也未能指出哪些因素影响塔板高度,从而未能指明减少组分在柱中的扩散和提高柱效的方法,其原因是塔板理论没有考虑到各种动力学因素对色谱柱中传质过程的影响。速率理论在塔板理论的基础上指出,组分在色谱柱中运行的多路径及浓度梯度造成的分子扩散,以及在两相间质量传递不能瞬间实现平衡,是造成色谱峰展宽、柱效能下降的原因。1956 年,荷兰学者 van Deemter 等吸取了塔板理论的概念,并把影响塔板高度的动力学因素结合进去,导出了塔板高度与载气线速度 v 的关系式:

$$H=A+B/v+Cv \tag{3-6}$$

式中:A、B、C 为 3 个常数,其中 A 称为涡流扩散项,B 为纵向扩散系数,C 为传质阻抗系数。下面分别讨论各项的意义。

1) 涡流扩散项 A

气体碰到填充物颗粒时,不断地改变流动方向,使试样组分在气相中形成类似"涡流"的流动,因而引起色谱峰扩张。由于填充物填充不均匀,使同一种组分的不同分子经过长度不同的途径流出色谱柱,因此也称为多径扩散项,如图 3-5 所示。

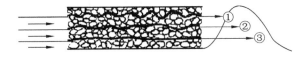

图 3-5　多径扩散示意图

因此使用适当细粒度和颗粒均匀的载体,并尽量填充均匀,是减少涡流扩散,提高柱效的有效途径。对空心毛细管柱,A 项为零。

2) 纵向扩散项 B/v(或称分子扩散项)

试样组分被载气带入色谱柱后,是以"塞子"的形式存在于柱的很小一段空间中,在"塞子"的前后(纵向)存在着浓度差而形成浓度梯度,因此使运动着的分子产生纵向扩散。毛细管柱因没有填充物的阻碍,扩散程度最大。纵向扩散与分子在载气中停留的时间及扩散系数成正比。停留时间越长,由纵向扩散引起的峰扩张越大。

为了减少组分分子在载气中的停留时间,可采用较高的载气流速,这还取决于柱温。选择相对分子质量大的载气(如 N_2),可降低纵向扩散,但相对分子质量大时,黏度大,柱压大。因此,载气线速度较大时用 H_2 或 He,较小时用 N_2。

3) 传质项 Cv

液相传质过程是指组分从固定相的气液界面扩散到液相内部,并发生质量交换,达到分配平衡,然后又返回气液界面的传质过程。这个过程也需要一定时间,在此时间内,气相中组分的其他分子仍随载气不断地向柱口运动,这也就造成了峰形的扩张。如果固定相的液膜厚度小,组分在液相中的扩散系数大,则液相传质阻力就小。

由以上讨论可以看出,式(3-6)对分离条件的选择具有指导意义。它可以说明,填充均匀程度、载体粒度、载气种类、载气流速、柱温、固定液液膜厚度对柱效、峰扩张的影响。

3.3.3　气相色谱图和参数

1. 色谱图

色谱图是色谱分析时,混合物中各组分经色谱柱分离后,流出物通过检测器时所产生的响应信号对时间的曲线图,其纵坐标为信号强度,横坐标为保留时间。流出曲线的突出部分称为色谱峰,由于电信号强度与物质的浓度成正比,所以流出曲线实际上是浓度-时间曲线,正常的色谱峰为对称的分布曲线,如图 3-6 所示。

色谱图中的基本术语如下。

(1) 色谱峰:色谱柱流出组分通过检测器时产生的响应信号的微分曲线。

(2) 峰高(h):峰最大值到峰底的距离。

(3) 峰(底)宽(W):峰两侧拐点处所作切线与峰底相交两点之间的距离,也就是从色谱峰两侧的转折点(拐点)作切线,在基线上的截距,称为峰底宽,简称峰宽,峰高一半处色谱峰的宽度称为半峰宽。由于色谱峰顶呈圆弧形,色谱峰的半峰宽并不等于峰底宽的一半。

(4) 半(高)峰宽($W_{1/2}$):通过峰高的中点作平行于峰的直线,该直线与峰两侧相交两点之

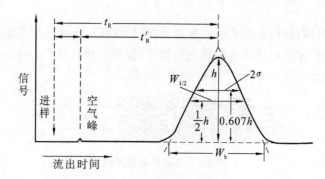

图 3-6 色谱流出曲线

间的距离。

(5) 峰面积:峰与峰底之间的面积,又称响应值。

(6) 标准偏差(σ):峰高的 0.607 倍处所对应峰宽的一半。

(7) 基线:在正常操作条件下,仅由流动相所产生的响应信号的曲线。

(8) 基线飘移:基线随时间定向地缓慢变化。

(9) 基线噪声(N):由各种因素所引起的基线波动。

2. 色谱中的有关参数

1) 保留值

保留时间(t_R):组分从进样到柱后出现浓度极大值时所需的时间。

死时间(t_M):不与固定相作用的气体(如空气)的保留时间。

调整保留时间(t'_R):
$$t'_R = t_R - t_M \tag{3-7}$$

保留体积(V_R):$V_R = t_R F_0$(F_0 为色谱柱出口处的载气流量,单位为 mL/min)。

死体积(V_M):$V_M = t_M F_0$

调整保留体积(V'_R):
$$V'_R = V_R - V_M \tag{3-8}$$

2) 相对保留值

相对保留值 $r_{2,1}$ 是组分 2 与组分 1 调整保留值之比,即
$$r_{2,1} = t'_{R_2}/t'_{R_1} = V'_{R_2}/V'_{R_1} \tag{3-9}$$

相对保留值只与柱温和固定相性质有关,与其他色谱操作条件无关,它表示了固定相对这两种组分的选择性。

3) 分配系数与容量因子

分配系数(K):组分在两相间的浓度比。

容量因子(k):平衡时,组分在各相中总的质量比,即
$$k = m_s/m_m \tag{3-10}$$

式中:m_s 为组分在固定相中的质量;m_m 为组分在流动相中的质量。

容量因子(k)与分配系数(K)的关系为
$$k = \frac{m_s}{m_m} = \frac{\dfrac{m_s}{V_s}V_s}{\dfrac{m_m}{V_m}V_m} = \frac{c_s}{c_m} \cdot \frac{V_s}{V_m} = \frac{K}{\beta} \tag{3-11}$$

式中:β 为两相的相比。

填充柱的相比为 6~35,毛细管柱的相比为 50~1 500。容量因子越大,保留时间越长。

可由保留时间计算出容量因子,两者有以下关系:

$$k = \frac{t_R - t_M}{t_M} = \frac{t'_R}{t_M} \tag{3-12}$$

4)分离度

在色谱分析中,理论塔板数可作为色谱柱效能指标,但理论塔板数只能说明色谱柱对某一物质的柱效能高低,不能判断一个物质在柱中的分离情况;相对保留值可以说明色谱柱对难分离物质的选择性好坏,却不能反映柱效能高低。分离度(resolution)正是一个能衡量色谱柱的总分离效能的综合指标。

分离度用 R 表示,其定义为相邻两组分色谱峰保留值之差与两组分色谱峰底宽平均值之比,即

$$R = \frac{t_{R_1} - t_{R_2}}{\frac{1}{2}(W_1 + W_2)} \tag{3-13}$$

R 越大,相邻两组分分离得越好。两组分保留值的差别主要取决于固定液的热力学性质,反映了选择性的好坏;色谱峰的宽窄则由色谱过程的动力学因素决定,反映了效能高低。从理论上可以证明,若色谱峰呈正态分布,当 $R = 0.8$ 时,两组分分离程度可达 89%;$R = 1$ 时,分离程度可达 98%;$R = 1.5$ 时,分离程度可达 99.7%。因此,可用 $R = 1.5$ 来作为相邻两峰完全分开的标志。分离度(R)受柱效(n_{eff})、相对保留值($r_{2,1}$)和容量因子(k)三个参数控制。

3.3.4 载体和固定液

1. 载体(担体)

固定相为液体的,称为固定液,支撑固定液的惰性多孔固体称为载体。填充柱所用载体一般是化学惰性的多孔性微粒,是具有较高的化学惰性和热稳定性,以及一定的机械强度和比表面积的固体颗粒。常用的是硅藻土载体,颗粒大小一般在 60~120 目,其负载的固定液量通常以百分比来表示。

1)要求

对载体的要求如下:

(1)表面积大,孔径分布均匀;

(2)表面没有吸附性能(或很弱);

(3)热稳定性好,化学稳定性好;

(4)有一定的机械强度。

2)分类

常用载体为硅藻土载体,是将天然硅藻土压成砖形,在 900 ℃ 燃烧,然后粉碎,过筛而成。因处理方法稍有不同,又可分为红色载体及白色载体两种。

(1)红色载体。因煅烧后,天然硅藻土中所含的铁形成氧化铁,而使载体呈淡红色,故称红色载体。红色载体表面孔穴密集,孔径较小,比表面积大,平均孔径为 1 μm,机械强度比白色载体的大,常与非极性固定液配合使用。

(2)白色载体。在燃烧前的原料中加入少量助熔剂,如碳酸钠,燃烧后氧化铁生成了无色的铁硅酸钠配位化合物,而使硅藻土呈白色。白色载体由于助熔剂的存在形成疏松颗粒,表面孔径较粗,比表面积小,常与极性固定液配合使用。

3）载体的钝化

硅藻土载体表面存在着硅醇基及少量金属氧化物,分别会与易形成氢键的化合物及酸碱作用,产生拖尾,故须除去这些活性中心。

(1) 酸洗法。用 6 mol/L 盐酸浸泡 20～30 min,除去载体表面的铁等金属氧化物,用于分析酸性化合物。

(2) 碱洗法。用 5％KOH 的乙醇液浸泡或回流,除去载体表面的 Al_2O_3 等酸性作用点,用于分析胺类等碱性化合物。

(3) 硅烷化法。将载体与硅烷化试剂反应,除去载体表面的硅醇基,主要用于分析具有形成氢键能力较强的化合物,如醇、酸及胺类等。

2. 固定液

固定液一般是高沸点液体,在操作温度下为液态,在室温时为固态或液态。

1）要求

对固定液的要求如下。

(1) 在操作温度下蒸气压要低,否则固定液会流失,噪音增大,影响柱寿命和保留值的重现性。每一固定液有一“最高使用温度”。

(2) 稳定性好,在高柱温下不分解,不与载体发生反应。

(3) 对被分离组分的选择性要高,即分配系数有较大的差别。

(4) 对样品中各组分有足够的溶解能力。

因此,固定液是具有较高的热稳定性和化学稳定性,对载体有较强的浸渍能力的高沸点液态有机聚合物。通常填充柱需要经过固定液均匀涂布在载体表面、填充到柱管内制成色谱柱、通载气加热并老化(固化)等操作过程,对操作者的经验水平要求较高。一般根据被分析药物的性质、固定液极性和使用范围等因素,可选用商品填充柱。

2）装载方法

根据样品性质选定了固定液和载体后,按液载比把固定液均匀涂渍在载体表面,再经老化和填充装柱,然后才能用于色谱系统。固定液和载体的质量比一般在 3％～20％,根据式(3-6),固定液液膜薄时,柱效高。因而在容量因子适当的前提下,应尽量降低固定液与载体的配比,也应以能完全覆盖载体表面为下限。涂渍时,一般先把固定液溶解在有机溶剂中,如乙醚、氯仿、丙酮、乙醇等,待完全溶解后,将载体一次性加入,仔细、迅速混匀,并不时搅拌,待溶剂完全挥发,则涂渍完毕。

涂渍后的固定液须进行老化处理。其目的有两点:一是彻底除去残余溶剂和挥发性杂质,二是促进固定液均匀、牢固地分布在载体表面上。老化方法如下:先放入烘箱老化,然后装入柱子再连在仪器上,用较低的载气流速,在略高于实验使用温度、低于固定液的最高使用温度的温度下,处理 4～8 h 以上,直至基线平直。

装填时一般用抽气减压法。用玻璃棉将空柱的一端塞牢,经安全瓶与真空泵连接,柱的另一端装上漏斗,徐徐倒入涂有固定液的载体,边抽边轻敲柱,至装满为止。

3.3.5　气相色谱法的特点

1. 分离效率高,分析速度快

由于气体黏度小,用其作为流动相时样品组分在两相之间可很快进行分配;通过盛有固定相管柱的阻力小,即可用较长的色谱柱,使分配系数相差很小的组分,可在较短时间内分离开。

如长 50 m 涂有 OV-101 的空心柱,理论塔板数可高至 20 万,用于分析复杂样品时,在 2 h 内就可获得 200 多个色谱峰。一般常规样品分析,用长约 2 m、理论塔板数约 4 000 的填充柱,可在 20 min 内完成。

2. 样品用量少,检测灵敏度高

由于样品是在气态下分离和在气体中进行检测,有许多高灵敏度的检测器可供使用,即使样品用量很少也能检测出来,如气体样品可为 1 mL,液体样品为 0.1 μL,固体样品可为几微克,用热导池检测器可检测出含量仅为十万分之几的组分,氢火焰离子化检测器可检测出百万分之几的组分,电子俘获检测器与火焰光度检测器可检测出十亿分之几的组分。

3. 选择性好

可选择对样品组分有不同作用力的液体、固体作为固定相,在适当的操作温度下,使分配系数有较大差异,从而将物理、化学性质相近的组分分离开,如恒沸混合物、沸点相近的物质、简单的同位素、空间异构体、同分异构体、旋光异构体等。

4. 应用范围广

在色谱柱温度条件下,可分析有一定蒸气压且热稳定性好的样品。一般可直接进样,分析气体和易于挥发的有机化合物。对于不易挥发或极易分解的物质,可转化成易挥发和稳定性好的衍生物进行分析,部分物质可采取热裂解的办法,分析裂解后的产物。据统计,气相色谱法可以分析有机物中的 20%～30%,而这些有机物正是应用最广泛的一部分。

3.3.6 气相色谱仪

组分能否分离,色谱柱是关键,它是色谱仪的"心脏";分离后的组分能否产生信号则取决于检测器的性能和种类,它是色谱仪的"眼睛"。因此,分离系统和检测系统是仪器的核心。

气相色谱仪主要由气路系统、进样系统、色谱柱、检测器和色谱工作站等部件组成,如图 3-7 和图 3-8 所示。

进行气相色谱法分析时,其简单流程如图 3-7 所示,载气(一般用氮气或氢气)由高压钢瓶供给,经减压阀减压后,载气进入净化器干燥净化,然后由稳压阀控制载气的流量和压力,并由流量计显示载气进入柱之前的流量后,以稳定的压力进入气化室、色谱柱、检测器后放空。当气化室中注入样品时,样品立即被气化并被载气带入色谱柱进行分离。分离后的各组分先后

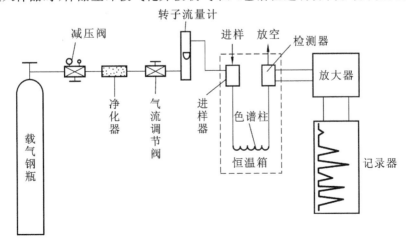

图 3-7 气相色谱仪示意图

流出色谱柱进入检测器,检测器将其浓度信号转变成电信号,再经放大器放大后在记录器上显示出来,就得到了色谱的流出曲线,利用色谱流出曲线上的色谱峰就可以进行定性、定量分析。

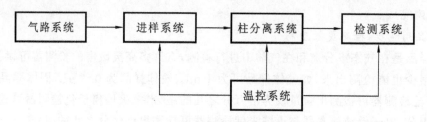

图 3-8　气相色谱仪的工作原理

1. 气路系统

气路系统包括减压阀及压力表、气流调节阀、流量计及气体净化装置。其目的是为了获得纯净、流速稳定的载气。

(1) 载气:要求具有化学惰性,不与有关物质反应。载气的选择除了要求考虑对柱效的影响外,还要与分析对象和所用的检测器相配。常用的载气有氢气、氮气、氦气。

(2) 减压阀及压力表:多为两级压力指示。第一级为钢瓶压力,总是高于常压[填充柱要求为10～50 psi(1 psi=6.895 kPa),开口毛细管柱为 1～25 psi];第二级为柱头压力指示。

(3) 净化器:多为分子筛和活性炭管串联,可除去水、氧气以及其他杂质。

(4) 流量计:在柱头前使用转子流量计,但不太准确。通常在柱后,以皂膜流量计测流速。许多现代仪器装置有电子流量计,并以计算机控制其流速保持不变。

2. 进样系统

进样系统包括进样器与气化室。样品用从色谱柱顶端的进样器(见图 3-9)进样后,进入气化室,使液体样品加热气化,再由载气带入色谱柱。进样使用微量注射器。

气化温度应以能使试样迅速气化而又不产生分解为准,通常比柱温高 20～70 ℃。进样速度必须很快,防止色谱峰拖尾,一般在 0.1 s 之内将试样全部注入气化室,最大进样量应控制在峰面积或峰高与进样量呈线性关系的范围内,因为进样量太多,分离度不好,峰高、峰面积与进样量不呈线性关系;进样量太少,会使含量少的组分因检测器灵敏度不够而不出峰。一般液体进样量为0.1～5 μL,气体进样量为0.1～10 mL。

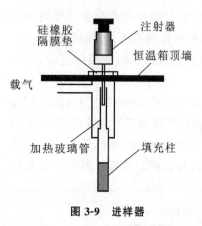

图 3-9　进样器

（图中标注：硅橡胶隔膜垫　注射器　恒温箱顶墙　载气　加热玻璃管　填充柱）

3. 柱分离系统

气化后的样品在色谱柱中被分离,随载气进入检测器。色谱柱是气相色谱仪的核心部件。分离柱包括填充柱和毛细管柱。过去是以填充柱为主,但现在除了一些特定的分析之外,填充柱已被更高效、更快速的毛细管柱所取代。

1) 填充柱

填充柱多为 U 形或螺旋形,是填装了固定相的色谱柱。通常柱长1～3 m,内径 2～6 mm,一般短柱用玻璃管,长柱用不锈钢管。

2) 毛细管柱

毛细管柱是用玻璃或熔融石英拉制成毛细管的色谱柱,柱长 20～50 m,内径 0.1～0.5 mm,

常分为填充毛细管柱、开口毛细管柱和涂壁毛细管柱。

(1) 填充毛细管柱。填充毛细管柱是先在较粗的厚壁玻璃管中装入松散的载体,拉制成毛细管后,再涂渍固定液的色谱柱。填充毛细管柱柱效较低。

(2) 开口毛细管柱。开口毛细管柱是将固定液直接涂在毛细管的管壁上形成的"空心"色谱柱。

(3) 涂壁毛细管柱。涂壁毛细管柱是将载体(如硅藻土)黏附在厚壁玻璃或石英管内壁上,拉制成毛细管后,再涂渍上固定液而构成的色谱柱。涂壁毛细管柱的固定液易流失,柱寿命短。目前,用石英材料制备的载体涂层毛细管柱弹性极强,固定液采用交联聚合,不易流失,柱寿命长。

3) 毛细管柱的特点

毛细管柱具有以下特点:

(1) 柱效高,理论塔板数可达 $10^8 \sim 10^{10}$;

(2) 分析速度快,柱阻力小,可在高载气流速下进行分析;

(3) 柱使用寿命长,固定液经交联聚合处理,不易流失;

(4) 易实现 GC-MS 联用,由于载气流量小,易维持质谱离子源的高真空度;

(5) 柱容量小,定量重复性不如填充柱的。

4. 控温系统

温度控制是否准确和升、降温是否快速是色谱仪器的最重要指标之一。控温系统对三个部分控温,即气化室、柱箱和检测器。控温方式有恒温和程序升温,温度对分离效果的影响如图 3-10 所示,柱温是影响分离的最重要的因素,其变化应小于 ± 0.1 ℃。

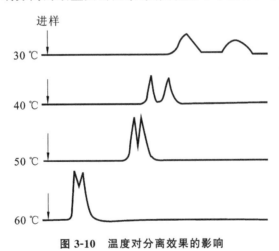

图 3-10　温度对分离效果的影响

5. 检测系统

检测器是将色谱柱分离后的各组分的浓度变化或质量变化转变成电信号的装置,检测器的输出信号强度与进入检测器组分的量成正比例关系。对检测器的基本要求是灵敏度高,稳定性好,线性范围宽,死体积小,噪音低。

根据组分的性质和要求,可选用不同类型的检测器。一般按检测方式将检测器分为浓度型检测器及质量型检测器两大类。浓度型检测器包括热导检测器(thermal conductivity detector,TCD)、电子捕获检测器(electron capture detector,ECD),质量型检测器包括氢火焰离子化检测器(flameionization detector,FID)、氮磷检测器(nitrogen phosphorus detector,NPD)。

1）热导检测器

热导检测器是根据被检测组分与载气的热导率不同来检测组分的浓度变化的,具有结构简单、测定范围广（无机物、有机物皆产生信号）、样品不被破坏等优点,但灵敏度低,噪音大。

（1）测定原理。将两个材质、电阻相同的热敏元件（钨丝或镍钨丝）,装入一个双腔池体中（见图3-11）,构成双臂热导池。2臂连接在色谱柱前,只通载气,称为参考臂;1臂连接在柱后,称为测量臂。两臂的电阻分别为R_2与R_1,将R_1与R_2与两个阻值相等的固定电阻R_3、R_4组成惠斯顿电桥。给热导池通电,钨丝因通电而升温,所产生的热量被载气带走,并通过载气传给池体。当热量的产生与散热建立动态平衡时,钨丝的温度恒定。若测量臂也只是通载气,无样气通过,两个热导池钨丝温度相等,则$R_1 = R_2$,$R_1/R_2 = R_3/R_4$,电桥处于平衡状态,无电流通过（见图3-12）。当样品气进入测量臂,若组分与载气的热导率不等,钨丝温度即变化,R_1变化,$R_1 \neq R_2$,$R_1/R_2 \neq R_3/R_4$,检流计指针偏转。记录仪上则有信号产生。

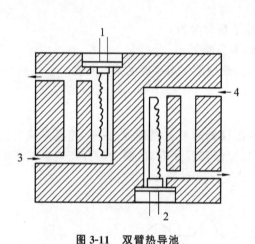

图 3-11　双臂热导池

1—测量臂;2—参考臂;3—载气＋样气;4—载气

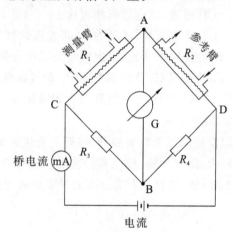

图 3-12　热导池检测原理图

（2）注意事项。①载气的选择。常用的载气有氢气、氮气、氦气。一般有机化合物与氮气的热导率之差较小,所以用氮气作载气,灵敏度较低。而氢气和氦气的热导率与有机化合物的热导率差值大,因此灵敏度高。②不通载气不能加桥电流,否则热导池中的热敏元件易烧坏。③增加桥电流可提高灵敏度,但桥电流增加,金属易氧化,噪音也会变大,所以在灵敏度够用的情况下,应尽量采取低桥电流以保护热敏元件。④热导检测器为浓度型检测器,在进样量一定时,峰面积与载气流速成反比,因此用峰面积定量时,需保持流速恒定。

2）电子捕获检测器

电子捕获检测器是一种用Ni为放射源的离子化检测器,它是能对含有卤素或其他亲电子基团的物质有选择性地产生信号的高灵敏检测器。基本工作原理如下:放射性同位素发射的射线将载气解离,产生正离子和电子,并在正、负电极间形成电流,称为基流;当有电负性较强的组分进入检测器时,它捕捉检测池中的电子而使基流下降,形成色谱峰,色谱峰的强度与组分的浓度成正比。当载气中含有杂质（如氧或水）时,会减小基流而降低灵敏度,故对载气纯度要求高。

3）氢火焰离子化检测器

（1）测定原理。被测组分被载气携带,从色谱柱流出,与氢气混合一起进入离子室,由毛细管喷嘴喷出。氢火焰离子化检测器（见图3-13）利用有机物在氢焰的作用下,化学解离而形成离子流,借测定离子流强度进行检测,具有灵敏度高、噪音小、死体积小等优点,是目前最常用的检测器。缺点是检测时样品被破坏,一般只能测定含碳化合物。氢气在空气的助燃下,经引燃后进行燃烧,燃烧所产生的高温(约 2 100℃)火焰为能源,使被测有机物组分解离成正、负离子。在氢火焰附近设有收集极(正极)和极化极(负极),在此两极之间加有 150~300 V 的极化电压,形成一直流电场。产生的离子在收集极和极化极的外电场作用下定向运动而形成电流。解离的程度与被测组分的性质有关,一般在氢火焰中解离效率很低,大约每 50 万个碳原子中有一个碳原子被解离,因此产生的电流很微弱,须经放大器放大后,才能在记录仪上得到色谱峰。产生的微电流大小与进入离子室的被测组分含量有关,含量越大,产生的微电流就越大。

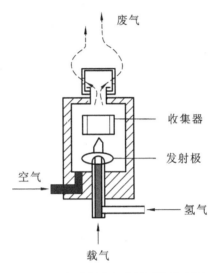

图 3-13　氢火焰离子化检测器示意图

　　氢火焰离子化检测器对大多数有机化合物有很高的灵敏度,故对痕量有机物的分析很适宜。但对在氢火焰中不解离的无机化合物,如水、氮气、二氧化碳、二氧化硫等,不能检测。

　　(2) 注意事项。①气体及流量。氢火焰离子化检测器要使用三种气体:一是载气,载气一般用氮气;二是燃气,燃气用氢气;三是空气,作为助燃气。氮气、氢气和空气三者流量的关系一般为1:(1~1.5):10。②氢火焰离子化检测器为质量型检测器,峰高取决于单位时间引入检测器中组分的质量。在进样量一定时,峰高与载气流速成正比。在用峰高定量时,须保持载气流速恒定。而用峰面积定量时,与载气流速无关。

4) 氮磷检测器

　　氮磷检测器是专门用于检测含氮或含磷化合物的检测器,其灵敏度比氢火焰离子化检测器的高,但使用时要求样品的溶剂中不含卤素。该检测器的结构与氢火焰离子化检测器的相似,只是在火焰上方一个能通电加热的含有碱金属盐的陶瓷珠。当火焰中有氮、磷或含氮化合物时,可增强碱金属盐受热解离的离子化过程,而使在电场中形成的电流强度增加。所形成的电流大小与碱金属盐的温度有关,因而要维持加热电流稳定,并控制氢气流量在所规定的小流量范围内。一般来说,载气和空气的流量增加,检测灵敏度降低。

3.3.7　气相色谱分离条件的选择

　　在气相色谱分析中,为了在较短时间内获得较满意的分析结果,除了选择合适的固定相之外,还要选择最佳操作条件,以提高柱效能,增大分离度,满足分离、分析的需要。

1. 载气及其流速的选择

1) 载气种类的选择

载气种类的选择应考虑三个方面:载气对柱效的影响、检测器要求及载气性质。载气摩尔质量大,可抑制试样的纵向扩散,提高柱效。载气流速较大时,传质阻力项起主要作用,采用较小摩尔质量的载气,可减小传质阻力,提高柱效。热导检测器需要使用热导系数较大的氢气,有利于提高检测灵敏度。在氢火焰离子化检测器中,氮气仍是首选目标。在选择载气时,还应综合考虑载气的安全性、经济性及来源是否广泛等因素。

2) 载气流速的选择

实际流速通常稍大于最佳流速,以缩短分析时间。

2. 色谱柱及使用条件的选择

1) 固定液的选择

应根据"相似相溶"的原则进行选择。

(1) 分离非极性组分时,通常选用非极性固定液。各组分按沸点顺序流出色谱柱,低沸点组分先出峰。

(2) 分离极性组分时,一般选用极性固定液。各组分按极性大小顺序流出色谱柱,极性小的先出峰。

(3) 分离非极性和极性的(或易被极化的)混合物,一般选用极性固定液。此时,非极性的组分先出峰,极性的(或易被极化的)组分后出峰。

(4) 醇、胺、水等强极性的和能形成氢键的化合物的分离,通常选择极性或氢键型的固定液。

(5) 组成复杂、较难分离的试样,通常使用特殊固定液或混合固定液。

2) 固定液配比(涂渍量)的选择

固定液在担体上的涂渍量,一般是指固定液与担体的百分比,配比通常在 $5\% \sim 25\%$。配比越低,担体上形成的液膜越薄,传质阻力越小,柱效越高,分析速度也越快。配比较低时,固定相的负载量低,允许的进样量较小。分析工作中通常倾向于使用较低的配比。

3) 柱长和柱内径的选择

增加柱长对提高分离度有利[分离度(R)正比于柱长的平方(L^2)],但组分的保留时间 t_R 增加,且柱阻力增加,不便操作。柱长的选用原则是在能满足分离目的的前提下,尽可能选用较短的柱,有利于缩短分析时间。常用的填充柱为 $1 \sim 3$ m;填充色谱柱内径为 $3 \sim 4$ mm。

4) 柱温的确定

柱温是最重要的气相色谱条件。首先应使柱温控制在固定液的最高使用温度(超过此温度固定液易流失)和最低使用温度(低于此温度固定液以固体形式存在)之间。柱温升高,被测组分的挥发度升高,即被测组分在气相中的浓度增加,k 下降,t_R 下降,低沸点组分峰易产生重叠。柱温下降,分离度增加,分析时间延长。对于难分离的物质,降低柱温虽然可在一定程度内使分离得到改善,但是不可能使之完全分离,这是由于两组分的相对保留值增大的同时,两组分的峰宽也在增加,当后者的增加速度大于前者的时,两峰的交叠更为严重。柱温一般选择在接近或略低于组分平均沸点时的温度。组分复杂、沸程宽的试样,通常采用程序升温,即在规定时间使柱温以一定的方式和速度从低温升到高温,以适应样品中不同极性与沸程的组分快速气化的需要。程序升温能改善分离效果,使各组分能在最佳柱温下快速气化并分离,从而缩短分析周期,改善峰形,提高检测灵敏度。由图 3-14 可以看出,等温和程序升温条件下的气相色谱图有明显的差别。

3. 进样方式和进样量的选择

液体试样采用色谱微量进样器进样,规格有 1 μL、5 μL、10 μL等。

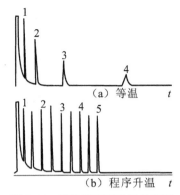

图 3-14　等温和程序升温条件下气相色谱图的差别

3.3.8　样品的预处理

供药物分析的样品一般比较复杂,需经过分离富集处理,以除去大量杂质,同时浓集被测组分,并制备成适当浓度的供试品溶液,然后进行气相色谱分析。如果被测组分是极性很强或难挥发性的物质,一般需进行衍生化反应,使其成为极性较小且较易挥发的衍生物。例如,羧基化合物可用重氮甲烷与之反应形成甲酯;含羧基、羟基或氨基的化合物可用硅烷化试剂处理,使其成为稳定且较易挥发的化合物;对检测器不够敏感的化合物,也可通过衍生化反应的方法提高检测灵敏度。其中主要是以下两种方式。

(1) 分解法。分解法即将高分子化合物分解为低相对分子质量化合物的方法,借分析低相对分子质量化合物来对高分子化合物定性、定量。所得的裂解色谱图又称为指纹图,对高分子药物及中药材的定性鉴别很有意义。

(2) 衍生物法。利用化学方法制备衍生物,增加样品的挥发性或增加热稳定性,常用的方法有酯化法及硅烷化法。酯化法是高级脂肪酸分析的最常用方法。硅烷化法用于含有羟基、羧基及氨基的有机高沸点或热不稳定化合物,已广泛用于糖类、氨基酸、维生素、抗生素以及甾体药物,还可应用于临床上测定尿中的激素含量、诊断疾病等。

3.3.9　定性、定量分析

1. 定性分析

1) 已知物对照法

这是实际工作中最常用的简便可靠的定性方法,只有当没有纯物质时才用其他方法。测定时只要在相同的操作条件下,分别测出已知物和未知样品的保留值,在未知样品色谱图中对应于已知物保留值的位置上若有峰出现,则判定样品可能含有此已知物组分,否则就不存在这种组分。

如果样品较复杂,馏出峰间的距离太近,或操作条件不易控制稳定,要准确确定保留值有一定困难,这时候最好用增加峰高的办法定性。将已知物加到未知样品中混合进样,若待定性组分峰的峰高比不加已知物时的峰高相对增大了,则表示原样品中可能含有该已知物的成分。

有时几种物质在同一色谱柱上恰有相同的保留值,无法定性,则可用性质差别较大的双柱定性。若在这两根柱子上,该色谱峰峰高都增大了,一般可认定是同一物质。已知物对照法定性,对于已知组分的复方药物分析、工厂的定性生产,尤为实用。

2) 官能团分类测定法

官能团分类测定法是利用化学反应定性的方法之一。把色谱柱的流出物(欲鉴定的组分)通入官能团分类试剂中,观察试剂是否反应(颜色变化或产生沉淀),以判断该组分含什么官能团或属于哪类化合物。再参考保留值,便可粗略定性。

3）利用相对保留值

在相同的色谱条件下,两个相同的化合物应具有相同的保留值。在具体实验中,可分别取供试品溶液和对照品溶液在同一色谱条件下进样,记录色谱图,供试品溶液待定峰的保留时间应与对照品溶液的完全一致。由于影响保留时间的因素很多,具有相同保留时间的两个色谱峰不一定是同一化合物,常需通过改变色谱条件的方法进行多次测定,或配合其他方法加以确证。

对于一些组分比较简单的已知范围的混合物,在无已知物的情况下,可用此法定性,得各组分的相对保留时间,与色谱手册数据对比定性。

$$r_{1,2} = \frac{t'_{R_1}}{t'_{R_2}} \tag{3-14}$$

式中:1 为未知物;2 为标准物。

由式(3-14)可以看出,$r_{1,2}$ 的数值只取决于组分的性质、柱温与固定液的性质,与固定液的用量、柱长、流速及填充情况等无关。

利用此法时,先查手册,根据手册的实验条件及所用的标准物进行实验。取所规定的标准物加入被测样品中,混匀、进样,求出 $r_{1,2}$,再与手册数据对比定性。

2. 定量分析

1）定量分析的依据

气相色谱定量分析的依据是在规定的操作条件下,被测组分的含量与检测器的响应值(在色谱图上表现为峰面积或峰高)成正比。

2）定量分析的方法

(1)归一化法。当样品中所有组分都能流出色谱柱,并在色谱图上产生相应的色谱峰时,可用此法进行定量计算。归一化法就是把所有组分的质量分数之和按 100% 计,求出其中某一组分质量分数的方法。其公式为

$$w_i = \frac{A_i f_i}{A_1 f_1 + A_2 f_2 + \cdots + A_n f_n} \times 100\% \tag{3-15}$$

式中:f_i 为 i 组分的质量校正因子;w_i 为 i 组分的质量分数。

如果试样中各组分的 f 值相近,例如同系物中沸点接近的各组分,则上式可简化为

$$w_i = \frac{A_i}{A_1 + A_2 + \cdots + A_n} \times 100\% \tag{3-16}$$

归一化法的优点是简便、准确,操作条件的变化对定量测定结果的影响较小,而且不需准确进样。但是样品中所有组分必须全部流出色谱柱,并且显示色谱峰,才能定量,某些不需要定量的组分也要测出其校正因子和峰面积。

气相色谱法对于多组分混合物既能分离,又能提供定量数据,迅速方便,定量精密度为 1%~2%。

利用气相色谱法进行定量测定的依据如下:在实验条件一定时,任一组分的色谱峰面积(A_i)与该组分的量(w_i)成正比,即

$$A_i = w_i / f_i \tag{3-17}$$

式中:f_i 为第 i 种组分的校正因子,即单位色谱峰峰面积所代表的组分量,通常用已知量对照品的色谱峰面积求出校正因子。而色谱峰面积一般由色谱工作站直接给出,或根据下式计算:

$$A = 1.065 H W_{1/2} \tag{3-18}$$

正常峰也可用峰高定量。峰面积测量时对不同峰形的色谱峰必须采用不同的测量方法。

（2）外标法。首先绘制标准曲线，即用对照品配制一系列不同浓度的标准液，在一定色谱操作条件下，同量进样，测量其峰面积或峰高，以峰面积或峰高对标准液的浓度绘制标准曲线，或以峰面积或峰高对其浓度作线性回归，求出线性回归方程。一般要求线性系数应大于0.99，再按相同的操作条件进行样品测定，求出待测组分的峰面积或峰高，根据标准曲线或线性回归方程计算样品中待测组分的含量。

应用外标法计算含量时，其标准曲线会出现两种情况：一是标准曲线通过原点，即截距为零；二是标准曲线不通过原点，即截距不为零。通常截距应为零，如果不为零，说明存在系统误差。当截距为零时，可用外标一点法（比较法）定量，即用已知浓度的标准溶液，同量进样多次，算出峰面积平均值，然后取样品溶液在相同条件下操作，所测得的峰面积依下式计算含量：

$$m_i = \frac{A_i}{A_s} m_s \tag{3-19}$$

式中：m_i 与 A_i 分别代表在样品溶液进样体积中所含 i 组分的质量及相应峰面积；m_s 与 A_s 分别代表标准液在进样体积中所含的质量及相应峰面积。

外标法的优点是操作简便，不必求校正因子，也不必加内标物。缺点是要求进样量准确，操作条件稳定。该法常用于工厂的常规分析。

（3）内标法。内标法主要为内标工作曲线法，即在一系列不同浓度对照品溶液中加入相同量的内标物，分别测定其峰面积，以对照品峰面积（$A_{标}$）与内标物峰面积（$A_{内}$）的比值（$A_{标}/A_{内}$）对对照品溶液浓度（$c_{标}$）作线性回归，求出线性回归方程或绘制标准曲线（$A_{标}/A_{内} \sim c_{标}$ 曲线），一般要求线性系数大于 0.99，再测定供试品溶液的峰面积与内标物的峰面积的比值，并由线性回归方程或标准曲线得出其浓度，最后计算出体系中待测物的浓度。

内标法是通过测量内标物及待测组分的峰面积的相对值来进行计算的，因此可以抵消由于操作条件变化而引起的误差，得到较准确的结果。在此法中，内标物的选择非常重要，它应该满足以下要求。①内标物应是试样中不存在的纯物质，否则将会使色谱峰重叠，无法准确测量内标物的面积。②加入的内标物的量应接近于被测组分的量。内标物的色谱峰应位于被测组分色谱峰的附近，或几个被测组分色谱峰的中间，并且这些组分完全分离。③内标物的物理及物理化学性质（如挥发度、化学结构、极性、溶解度）与被测组分的相近。④能作为内标物的化合物应是药材中不含有的。

内标法的优点是定量准确，操作条件不必严格控制。缺点是每次分析都要准确称取试样和内标物的质量，因而内标法不宜用做快速控制分析。

3.3.10　气相色谱-质谱联用仪

气相色谱-质谱联用（gas chromatography-mass spectrometry，GC-MS）技术始于 20 世纪 50 年代，经过 50 多年的探索与发展，这一技术日臻完善，已被广泛应用于复杂组分的分离与鉴定，成为分析技术中最主要的检测手段，是当前联用技术中最为活跃的技术。将具有高分辨率的气相色谱与具有高灵敏度的质谱联用，GC-MS 仪是分析和确证组织中微量或痕量药物的有力工具，在很大程度上弥补了普通气相色谱法的不足和缺陷，特别适用于复杂的体液样本中药物及其代谢物的定性、定量测定。

系统中气相色谱仪相当于一个分离和进样装置，质谱仪则相当于检测器。因为前者的出口处于常压并含有大量的载气，而后者必须在高真空条件下工作，所以将两者相互匹配地连接起来的"接口"技术是 GC-MS 的关键技术。

GC-MS 仪主要由色谱系统、接口、质谱系统和色谱工作站组成。典型的 GC-MS 仪如图 3-15 所示,其中色谱系统和质谱系统的功能与单独的气相色谱仪和质谱仪的相同,这里主要对接口技术和色谱工作站进行简单介绍,并介绍两谱联用定性。

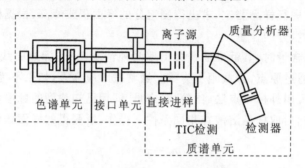

图 3-15　典型 GC-MS 仪示意图

1. 接口技术

接口是色谱-质谱联用系统的关键,质谱离子源的真空度一般在 10^{-3} Pa,而气相色谱柱出口压力高达 10^5 Pa,这个问题的解决就在于接口技术。接口的功能主要有两点:一是使色谱柱出口压力与质谱离子源压力相匹配;二是排除大量载气,使感兴趣的色谱馏分经浓缩后适量地进入离子源。常见的接口有两种:扩散式接口和喷射式接口。

1) 扩散式接口

分子分离器又可分为扩散式分离器和喷射式分离器等。全玻璃微孔分离器是扩散式分子分离器的典型代表,如图 3-16 所示,它由超微孔烧结玻璃管构成。因为扩散速率与物质相对分子质量的平方成反比,而与其分压成正比,因此当色谱流出物通过分离器时,小分子的载气容易从微孔中扩散出来,被真空泵抽除,由于被测组分分子较大,很少扩散而得到浓集。为防止吸附效应,分离器内壁可作硅烷化处理。

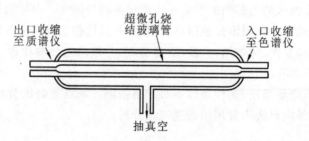

图 3-16　扩散式分子分离器

2) 喷射式接口

喷射式接口是在气相色谱仪和质谱仪的连接处设计的一个过渡装置。接口的形式很多,喷射式接口是其中常用的一种(见图 3-17)。基本工作原理如下:有膨胀的超音喷射气流中,不同相对分子质量的气体有不同的扩散速率。当色谱流出物经第一级喷嘴喷出后,载气的相对分子质量小,扩散速率大,容易被真空抽走,被测组分的相对分子质量大,扩散速率小,不易被真空抽走,继续前行。再经第二级喷嘴喷射后,被浓缩的组分气体进入质谱仪分析。为了便于在接口除去大量载气,一般 GC-MS 仪所用的载气应是小分子的惰性气体,如氦气。

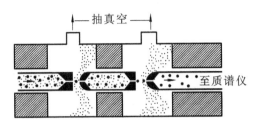

图 3-17　喷射式接口示意图

2. 色谱工作站

GC-MS 仪是在计算机控制下进行的,并配有强大功能的色谱工作站,自动进行数据采集、处理和储存等常规操作,能够给出分离样品组分的总离子流色谱图和其中各组分的质谱图。同时工作站的化合物库和识别系统,根据测定的质谱数据,对未知化合物进行比较、鉴别,并给出可能的结构信息。

3. 两谱联用定性

气相色谱对于多组分复杂混合物的分离效率很高,定性却很困难。红外吸收光谱、质谱及核磁共振谱等是鉴别未知物结构的有力工具,却要求所分析的样品成分尽可能单一。因此,把气相色谱仪作为分离手段,把质谱仪、红外分光光度计作为鉴定工具,两者取长补短,这种方法称为两谱联用。

1)总离子流色谱图

被分离组分经离子源解离后的所有离子产生的离子流信号,经放大后对组分的流出时间所作的色谱图,与普通的气相色谱图类似,称为总离子流色谱图(total ion chromatogram,TIC),如图 3-18 所示。在 GC-MS 仪的离子源出口狭缝设有总离子流检测器,当某一分子出现时,总离子流检测器发出触发信号,同时启动质谱仪开始扫描而获得该组分的质谱图。

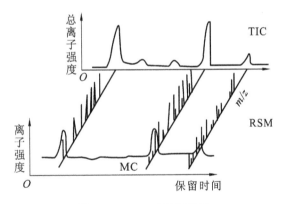

图 3-18　GC-MS 数据处理

2)质量色谱图

当组分离子流进入质量分析器时,只允许选定的一个或几个特征质荷比的离子进入检测器,可以给出特征离子的质量色谱图,如图 3-19 所示,利用选择离子检测(selected ion monitoring,SIM)方式可以消除大量未选定离子的影响,提高分析方法的选择性和灵敏度,一般最小检测限低于纳克数量级。

3)谱库检索

GC-MS 仪均附有较为强大的化合物质谱图库和质谱图搜索系统,它能将实验所得的质谱

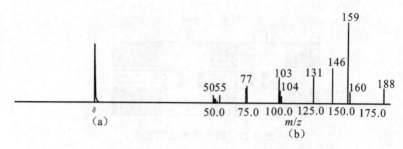

图 3-19　正丁烯酰内酯的选择离子扫描图与其质谱图

图与图库的质谱图进行比对,并按配率次序列出若干可能化合物的结构和名称,也能给出可能化合物的标准质谱图,大大地提高了对未知组分的定性鉴别,再参考保留值,便可粗略定性。

3.4　高效液相色谱法

3.4.1　概述

　　高效液相色谱法(high performance liquid chromatography,HPLC)是 20 世纪 70 年代快速发展起来的一项高效、快速、高灵敏度的分离、分析技术。它是以经典的液相色谱为基础,以高压下的液体为流动相的色谱过程,引入了气相色谱的理论,在技术上采用了高压泵、高效填料和高灵敏度检测器,分析速度快,分离效率高,操作自动化,而且与气相色谱法相比,只要求试剂能制成溶液,而不需要气化,因此不受试样挥发性的限制。对于沸点高、稳定性差、相对分子质量大的有机物,原则上都可用高效液相色谱法来进行分离、分析。

　　高效液相色谱法因其独特的优点已经广泛应用于药物的含量测定、组成分析、质量控制等方面,成为天然药物有效成分分离、分析最重要的方法之一,在《中国药典》中应用广泛,其中复方制剂、杂质或辅料干扰因素多的品种多采用该法。高效液相色谱法不仅可用于药品分析、药物制剂分析,还可用于药代动力学、药物体内代谢分析、生化分析、中草药有效成分分析以及临床检验等领域中。

3.4.2　高效液相色谱法的特点

　　高效液相色谱法的特点如下。

　　(1)高效。在高效液相色谱中,由于采用小至 5 μm、10 μm 的高效填料,理论塔板数可达每米几万,甚至更高。

　　(2)高灵敏度。高效液相色谱已广泛采用高灵敏度检测器,如紫外检测器的最小检测量可达 μg 数量级。

　　(3)适用范围广。只要求样品能制成溶液,不需气化。

　　(4)流动相选择范围宽。在气相色谱中载气选择余地小,选择性取决于固定相,在液相色谱中,液体可变范围很大,可以是有机溶剂,也可以是水溶液,在极性、pH 值、浓度等方面都可变化。

3.4.3　高效液相色谱的分析原理

　　高效液相色谱是利用物质在两相(即固定相与流动相)中吸附或分配系数的微小差异达到

分离的目的。分配系数即溶质在固定相与流动相中的浓度之比。当两相做相对移动时,被测物质在两相之间进行反复多次的分配,这样就使得原本微小的分配差异产生了很大的效果,从而达到分离、分析及测定一些物理化学常数的目的。

根据分离机制不同,液相色谱可分为液-固吸附色谱、液-液分配色谱、化学键合相色谱、离子交换色谱以及分子排阻色谱等类型。

3.4.4　高效液相色谱的固定相和流动相

1. 固定相

高效液相色谱的固定相以其承受高压的能力分类,可分为刚性固体和硬胶两大类。刚性固体以二氧化硅为基质,可承受 $7.0×10^8 \sim 1.0×10^9$ Pa 的高压,可制成直径、形状、孔隙度不同的颗粒。如果在二氧化硅表面键合各种官能团,可扩大应用范围(见图 3-20),它是目前最广泛使用的一种固定相。硬胶主要用于离子交换色谱和分子排阻色谱中,它由聚苯乙烯与二乙烯苯基交联而成,可承受的压力上限为 $3.5×10^8$ Pa。固定相按孔隙深度分类,可分为表面多孔型固定相和全多孔型固定相两类。

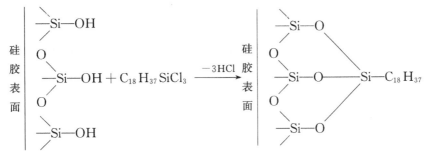

图 3-20　固定相键合官能团过程

(1) 表面多孔型固定相。它的基体是实心玻璃球,在玻璃球外面覆盖一层多孔活性材料,如硅胶、氧化硅、离子交换剂、分子筛、聚酰胺等。这类固定相的多孔层厚度小、孔浅,相对死体积小,出峰迅速,柱效高;颗粒较大,渗透性好,装柱容易,梯度淋洗时能迅速达到平衡,较适合做常规分析。由于多孔层厚度薄,最大允许量受到限制。

(2) 全多孔型固定相。全多孔型固定相由直径为 10 nm 的硅胶微粒凝聚而成。这类固定相由于颗粒很细($5 \sim 10$ μm),孔仍然较浅,传质速率大,易实现高效、高速地分离,特别适合复杂混合物分离及痕量分析。

固定相的类型如图 3-21 所示。

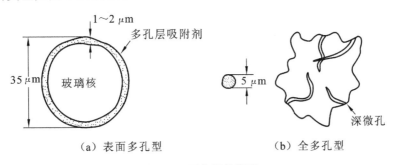

（a）表面多孔型　　　　　（b）全多孔型

图 3-21　固定相的类型

2. 流动相

高效液相色谱中流动相是液体,它对组分有亲和力,并参与固定相对组分的竞争,在固定相一定时,流动相的种类、配比能大大改变分离效果。比如不同比例的水、甲醇、乙腈等组成不同极性的流动相。因此,正确选择流动相直接影响组分的分离度。

1) 对流动相溶剂的一般要求

(1) 与固定相不互溶,不发生化学反应。如用硅胶或硅胶为基质的键合相作为固定相时,必须注意流动相的 pH 值,一般应保持 pH 值在 2~8,以免硅胶本身变质以及化学键断裂,色谱柱性能变坏。

(2) 对样品要有适宜的溶解度。溶解度太大,K 值太小;溶解度太小,K 值太大,甚至于样品在流动相中产生沉淀。

(3) 必须与检测器相适应,溶剂须与检测器匹配。对于紫外吸收检测器,应注意选用检测器的波长应比溶剂的紫外截止波长要长。所谓溶剂的紫外截止波长,是指当小于截止波长的辐射通过溶剂时,溶剂对此辐射产生强烈吸收,此时溶剂被看做是光学不透明的,它严重干扰组分的吸收测量。例如用紫外检测器时,不能选用对紫外光有吸收的溶剂,如丙酮、乙酸乙酯等。对于折光率检测器,要求选择与组分折光率有较大差别的溶剂作流动相,以达到最高灵敏度。不纯的溶剂会引起基线不稳,或产生"伪峰"。

(4) 溶剂的黏度要小,这样可以降低色谱柱的阻力。若使用高黏度溶剂,势必增加压力,不利于分离。常用的低黏度溶剂有丙酮、甲醇和乙腈等。但黏度过低的溶剂也不宜采用,如戊烷和乙醚等,它们容易在色谱柱或检测器内形成气泡,影响分离。

(5) 纯度高,不含机械杂质,使用新鲜重蒸馏水。使用前需经 $0.45\ \mu m$ 滤膜过滤,并脱气,水需为新鲜重蒸馏水。

2) 溶剂的极性

根据极性相似相溶的原则,常用溶剂的的极性来衡量溶质的溶解度。溶剂的极性强弱决定溶剂的洗脱能力。不同种类的液相色谱,流动相溶剂的极性与洗脱能力的关系不同。如反相液相色谱溶剂的极性越强,洗脱能力越差;相反,正相液相色谱溶剂的极性越强,洗脱能力越强。

3) 梯度洗脱

梯度洗脱又称梯度淋洗或程序洗提。使溶剂强度在色谱过程中逐渐增加,在同一个分析周期中,按一定程序不断改变流动相的浓度配比,从而可以使一个复杂样品中的性质差异较多的组分,能按适宜的容量因子很好地分离。特别当第一个色谱峰和最后一个色谱峰的容量因子比值超过 1 000 时,用梯度洗脱的效果特别明显。梯度洗脱除上述的流动相浓度梯度外,还可以采用极性梯度、pH 值梯度以及离子强度梯度等。梯度洗脱的优点包括:①缩短总的色谱周期;②提高分离效能;③改善峰形,较少拖尾;④增加灵敏度(但有时引起基线漂移)。

3.4.5 高效液相色谱的分析方法

1. 液-固色谱法

液-固色谱的固定相是固体吸附剂。吸附剂是一些多孔的固体颗粒物质,位于其表面的原子、离子或分子的性质不同于在内部的原子、离子或分子的性质。表层的键因缺乏覆盖层结构而受到扰动。表层一般处于较高的能级,存在一些分散的具有表面活性的吸附中心。因此,液-固色谱法是根据各组分在固定相上的吸附能力的差异进行分离,故也称为液-固吸附色谱。

吸附剂吸附试样的能力主要取决于吸附剂的比表面积和理化性质、试样的组成和结构以及洗脱液的性质等。组分的性质与吸附剂的相似时,易被吸附,呈现高的保留值;当组分分子结构与吸附剂表面活性中心的刚性几何结构相适应时,易于吸附,从而使吸附色谱成为分离几何异构体的有效手段;不同的官能团具有不同的吸附能力,因此,吸附色谱可按官能团分离化合物。吸附色谱对同系物没有选择性(即对相对分子质量的选择性小),不能用该法分离相对分子质量不同的化合物。

2. 液-液色谱法

液-液色谱又称液-液分配色谱。在液-液色谱中,一个液相作为流动相,而另一个液相则涂渍在很细的惰性载体或硅胶上作为固定相。流动相与固定相应互不相溶,两者之间应有一明显的分界面。分配色谱过程与两种互不相溶的液体在一个分液漏斗中进行的溶剂萃取相类似。与气-液分配色谱法一样,这种分配平衡的总结果导致各组分的差速迁移,从而实现分离。分配系数小的组分,保留值小,先流出柱。然而与气相色谱法不同的是,流动相的种类对分配系数有较大的影响。

3. 化学键合相色谱法

将固定液机械地涂渍在担体上组成固定相。尽管选用与固定液不互溶的溶剂作流动相,但在色谱过程中固定液仍会有微量溶解,加上流动相经过色谱柱的机械冲击,固定相会不断流失,即使将流动相预先用固定相液体饱和或在色谱柱前加一个前置柱,使流动相先通过前置柱,再进入色谱柱,仍难以完全避免固定液的流失。20 世纪 70 年代初发展了一种新型的固定相——化学键合固定相。这种固定相是通过化学反应把各种不同的有机基团键合到硅胶(载体)表面的游离羟基上,代替机械涂渍的液体固定相。这不仅避免了液体固定相流失的困扰,还大大改善了固定相的功能,提高了分离的选择性。化学键合相色谱适用于分离几乎所有类型的化合物。根据键合相与流动相之间相对极性的强弱,可将化学键合相色谱分为极性键合相色谱和非极性键合相色谱。在极性键合相色谱中,由于流动相的极性比固定相的极性要小,所以极性键合相色谱属于正相色谱。弱极性键合相既可作为正相色谱,也可作为反相色谱。但通常所说的反相色谱是指非极性键合相色谱。反相色谱在现代液相色谱中应用最为广泛。

1) 反相键合相色谱

在反相色谱中,一般采用非极性键合固定相,如硅胶-$C_{18}H_{37}$(简称 ODS 或 C_{18})、硅胶-苯基等,用强极性的溶剂作流动相,如甲醇-水、乙腈-水、水和无机盐的缓冲溶液等。目前,对于反相色谱的保留机制还没有一致的看法,大致有两种观点:一种认为属于分配色谱,另一种认为属于吸附色谱。分配色谱的作用机制是假设混合溶剂(水＋有机溶剂)中极性弱的有机溶剂吸附于非极性烷基配合基表面,组分分子在流动相中和被非极性烷基配合基所吸附的液相中进行分配。吸附色谱的作用机制是把非极性的烷基键合相看做是在硅胶表面上覆盖了一层键合的十八烷基的"分子毛",这种"分子毛"有强的疏水特性。当用水与有机溶剂所组成的极性溶剂作为流动相来分离有机化合物时,一方面,非极性组分分子或组分分子的非极性部分,由于疏溶剂的作用,将会从水中被"挤"出来,与固定相上的疏水烷基之间产生缔合作用;另一方面,被分离物的极性部分受到极性流动相的作用,使它离开固定相,减少保留值,此即解缔过程。显然,这两种作用力之差决定了分子在色谱中的保留行为。一般来说,固定相的烷基配合基或分离分子中非极性部分的表面积越大,或者流动相表面张力及介电常数越大,则缔合作用越强,分配比也越大,保留值越大。在反相键合相色谱中,极性大的组分先流出,极性小的组分后流出。

2) 正相键合相色谱

在正相键合相色谱中,一般采用极性键合固定相,硅胶表面键合的是极性的有机基团,键合相的名称由键合上去的基团而定。最常用的有氰基、氨基、二醇基键合相。流动相一般用比键合相极性小的非极性或弱极性有机溶剂,如烃类溶剂,或其中加入一定量的极性溶剂(如氯仿、醇、乙腈等),以调节流动相的洗脱强度。正相键合相色谱通常用于分离极性化合物。一般认为正相键合相色谱的分离机制属于分配色谱。组分的分配比(k)随其极性的增加而增大,但随流动相中极性调节剂的极性增大(或浓度增大)而降低;同时,极性键合相的极性越大,组分的保留值越大。该法主要用于分离异构体、极性不同的化合物,特别是用来分离不同类型的化合物。

4. 离子性键合相色谱

当以表面多孔型或全多孔微粒型硅胶为基质,键合各种离子交换基团,如 SO_3H、CH_2NH_2、$COOH$、$CH_2N(CH_3)Cl$ 等时,形成了所谓的离子性键合相色谱。其分离原理与离子交换色谱的一样,只是填料是一种新型的离子交换剂而已。

5. 离子交换色谱

离子交换色谱以离子交换树脂为固定相,树脂上具有固定离子基团及可交换的离子基团。当流动相带着组分解离生成的离子通过固定相时,组分离子与树脂上可交换的离子基团进行可逆交换,根据组分离子对树脂亲和力的不同而得到分离。

6. 分子排阻色谱

分子排阻色谱也称空间排阻色谱或凝胶渗透色谱,是一种根据试样分子的尺寸进行分离的色谱。分子排阻色谱的色谱柱的填料是凝胶,它是一种具有表面惰性,含有许多不同尺寸的孔穴或立体网的物质。凝胶的孔穴仅允许直径小于孔开度的组分分子进入,这些孔对于流动相分子来说是相当大的,以致流动相分子可以自由地扩散出入。对不同大小的组分分子,可分别渗入到凝胶孔内的不同深度,大的组分分子可以渗入到凝胶的大孔内,但进不了小孔甚至完全被排斥。小的组分分子,大孔、小孔都可以渗入,甚至进入得很深,一时不易洗脱出来。因此,大的组分分子在色谱柱中停留时间较短,很快被洗脱出来,它的洗脱体积很小;小的组分分子在色谱柱中停留时间较长,洗脱体积较大。直到所有孔内的最小分子到达柱出口,完成按分子大小而分离的洗脱过程。分子排阻色谱被广泛应用于大分子的分级,即用来分析大分子物质相对分子质量的分布。分子排阻色谱的固定相一般可分为软性凝胶、半刚性凝胶和刚性凝胶三类。凝胶是指含有大量液体(一般是水)的柔软而富有弹性的物质,它是一种经过交联而具有立体网状结构的多聚体。

3.4.6　高效液相色谱仪的结构

近年来,高效液相色谱技术得到极其迅猛的发展。仪器的结构和流程也是多种多样的。高效液相色谱仪由高压输液系统、进样系统、分离系统、检测系统、记录系统等组成(见图3-22、图3-23)。分析前,选择适当的色谱柱和流动相,开泵,冲洗柱子,待柱子达到平衡而且基线平直后,用微量注射器把样品注入进样口。流动相把试样带入色谱柱进行分离,分离后的组分依次流入检测器的流通池,最后和洗脱液一起排入流出物收集器中。当有样品组分流过流通池时,检测器把组分浓度转变成电信号,经过放大,用记录器记录下来就得到色谱图。色谱图是定性、定量分析和评价柱效高低的依据。

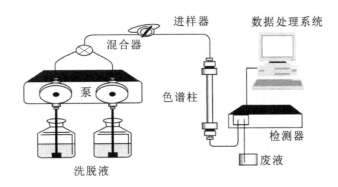

图 3-22　高效液相色谱仪的结构示意图

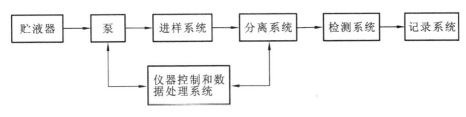

图 3-23　高效液相色谱仪的组成

1. 高压泵

液相色谱的流动相是用高压泵来输送的,由于色谱柱很细,填充剂粒度细,因此阻力很大,为达到快速、高效分离的目的,必须有很高的柱前压力,以获得高速的液流。对高压泵来说,一般要求具有 147~196 MPa 的压力,关键是要流速稳定,因为它会影响保留值和峰面积的重现性,影响分析的精密度。另外,要求压力平稳无脉动,因为脉动会使检测器噪声变大,检测限变大。流动相流速的可调范围一般为 0.1~10 mL/min。

高压泵按其性质,可分为恒流泵和恒压泵两类。按上述对泵的要求,应恒流,无脉动。恒压泵压力恒定,但流速不一定恒定,故目前已不采用。恒流泵为输出流量恒定的泵,流量不受柱阻影响。若柱阻大,则输出压强相应提高,反之则压强相应减小,流量不变。恒流泵常见的有往复泵与螺旋泵两种。

目前,高效液相色谱仪上用的大部分是往复泵。由电动机带动小柱塞在液腔内以每分钟数十次到一百多次的速度往复运动,当柱塞抽出时,液体从贮液瓶自入口单向阀吸入液腔;当柱塞推入时,入口单向阀受压关死,液体自出口单向阀输进色谱柱,如图 3-24 所示。流量可通过调节柱塞冲程或电动机的转速来控制。往复泵的优点是液腔体积小(约几百微升),容易清

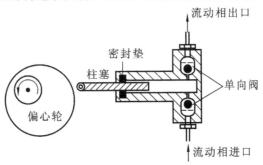

图 3-24　恒流柱塞泵

洗及更换流动相,但输液脉动大是其缺点,故需外加脉冲阻尼器。螺旋泵由电动机带动螺杆推动活塞缓缓运动,输出高压而无脉动的流动相。它相当于 1 只大的医用注射器。此泵的优点是压力平稳,无脉动,缺点是换液清洗操作麻烦。

2. 进样装置

目前进样装置均采用进样阀,常用的进样阀是六通阀,如图 3-25 所示。一般在流动相不通过的情况下将试样注入贮样管。贮样管有一定容积,可按进样量的大小选用不同容积的贮样管。用六通阀进样,定量重现性好。进样后,转动六通阀,贮样管内的样品即随流动相进入色谱柱中。

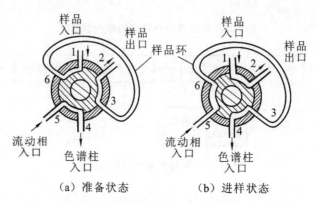

图 3-25　六通阀进样示意图

3. 色谱柱

色谱柱(见图 3-26)由柱管和固定相组成。柱管多用不锈钢管制成,管内壁要求有很高的光洁度。色谱柱尺寸一般为内径 2~6 mm,长 10~25 cm,最近发展起来的快速液相色谱法,用颗粒直径小至 3 μm 的填料、长度只有 3 cm 的柱,以达到高效、快速。

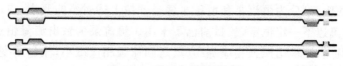

图 3-26　常见色谱柱外形

液相色谱法的装柱是一项技巧性很强的技术,装柱效果好坏直接影响柱效。当填料粒度大于 20 μm 时,比较容易装柱,一般采用与气相色谱法相同的干法装柱。当填料粒度小于 20 μm 时,必须采用湿法装柱,先将填料用等密度有机溶剂配成匀浆,在高压下将匀浆压入色谱柱。对装好的色谱柱或购进的色谱柱,均应检查柱效,以评定色谱柱的质量,如固定相为十八烷基硅烷硅胶的反相柱,可用甲醇-水(85∶15)为流动相,苯、萘、菲混合物为试样,检查其柱效。

4. 检测器

最常用的检测器为紫外检测器,包括二极管阵列检测器,其他常见的检测器有荧光检测器、蒸发光散射检测器、示差折光检测器、电化学检测器和质谱检测器等。紫外检测器、荧光检测器、电化学检测器为选择性检测器,其响应值不仅与待测溶液的浓度有关,还与化合物的结构有关;蒸发光散射检测器和示差折光检测器为通用型检测器,对所有的化合物均有响应;蒸发光散射检测器对结构类似的化合物,其响应值几乎仅与待测物的质量有关;二极管阵列检测器可以同时记录待测物的吸收光谱,故可用于待测物的光谱鉴定和色谱峰的纯度检查。紫外检测器、荧光检测器、电化学检测器和示差折光检测器的响应值与待测溶液的浓度在一定范围内呈线性关系,但蒸发光散射检测器响应值与待测溶液的浓度通常呈指数关系,故进行计算时,一般需经对数转换。

不同的检测器对流动相的要求不同。如采用紫外检测器,所用流动相应符合紫外-可见分光光度法对溶剂的要求;采用低波长检测,还应考虑有机相中有机溶剂的截止使用波长,并选用色谱级有机溶剂。蒸发光散射检测器和质谱检测器通常不允许使用含不挥发性盐组分的流动相。

紫外检测器是基于被分析试样对特定波长紫外光的选择性吸收,试样浓度和吸光度的关系服从比耳定律。此类检测器灵敏度和重现性都较好、对温度和流速不敏感,可用于梯度洗脱。缺点是不适用于不吸收或几乎不吸收紫外光的试样,溶剂的选用要考虑溶剂紫外波长极限。检测器由光源、吸收池(见图 3-27)、接收器及记录器组成。紫外检测器目前分 3 种类型:固定波长型、可变波长型及光电二极管阵列型。

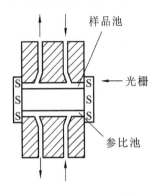

图 3-27　紫外检测器吸收池

(1) 固定波长型紫外检测器。这是一种光源波长固定的光度计,一般为 254 nm,由低压汞灯发射,灵敏度高,检测浓度也可达 $1×10^{-8}$ g/mL,是一种简便、实用的检测器。

(2) 可变波长型紫外检测器。可变波长型紫外检测器相当于一台紫外-可见分光光度计,波长可按需要任意选择,可以选择样品的摩尔吸光系数最强的波长,以增加灵敏度。有些性能好的紫外检测器,还有快速扫描的装置,可记录组分的紫外吸收光谱,定性更方便。

(3) 光电二极管阵列型紫外检测器。光电二极管阵列型紫外检测器的光路系统如图 3-28 所示。通过吸收池的光经光栅分光,分光范围是 $200 \sim 699$ nm,分出的光进入由 500 个单元组成的光电二极管阵列上。它可同时测定每隔 1 nm 的光线,因此 UV($200 \sim 800$ nm)及 Vis 范围($381 \sim 699$ nm)的谱线在瞬间(约 60 ms)就可测定出来。柱洗脱液谱线信息周期性地送入计算机,经信号处理后在记录仪上打印出三维空间图形,或是平均吸光度的色谱图。

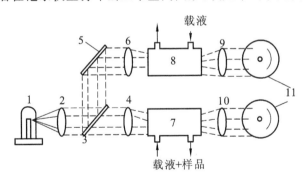

图 3-28　紫外吸收检测器光学系统

1—汞灯;2、4、6、9、10—聚光镜;3—分光器;5—反光镜;7—样品吸收池;8—参比吸收池;11—光电管

3.4.7　高效液相色谱仪的操作要求

1. 流动相溶剂的处理

1) 水

将一般的蒸馏水加入少许高锰酸钾,在 pH 值为 $9 \sim 10$ 的条件下蒸馏,可用于常规洗脱,

用于梯度洗脱的水应进行二次蒸馏。市场销售的瓶装矿泉水也可以。

2）有机溶剂的提纯

通常用蒸馏法可除掉大部分有紫外吸收的杂质。将溶剂通过氧化铝或硅胶柱可除去极性化合物。氯仿中含有少量甲醇，可先经水洗再经蒸馏提纯。试剂级的四氢呋喃由于含抗氧化剂丁基甲苯酚而强烈吸收紫外线，可经蒸馏除去难挥发的丁基甲苯酚。为了防止爆炸，蒸馏终止时，在蒸馏瓶中必须剩余一定量的液体。

3）溶剂的过滤和脱气

流动相溶剂在使用前必须先用 $0.45~\mu m$ 孔径的滤膜过滤，以除去微小颗粒，防止色谱柱堵塞；同时要进行脱气处理，因为溶解在溶剂中的气体会在管道、输液泵或检测池中以气泡形式逸出，影响正常操作的进行。例如：

（1）溶剂中的 CO_2 使电导检测器的背景增大；

（2）检测池中的气泡使信号不稳定，常出现系列假峰（特别是当柱子加温使用时）；

（3）色谱柱内的气泡使柱效降低；

（4）输液泵内的气泡使活塞动作不稳定，流量变动，严重时无法输液。

溶剂脱气的方法很多，常用的方法包括用惰性气相（如氦气）驱除溶剂中的气体、加热回流、真空脱气和超声波脱气。其中，以超声波脱气最为方便、安全，效果良好，只需将溶剂瓶放入加有水的超声波发生器槽中，处理 $10\sim15~min$ 即可。

2. 试样溶液的制备

配制分析试液的溶剂应当使用色谱分离的流动相或可与其混溶的溶剂，配制好的试液需经 $0.45~\mu m$ 孔径的滤膜过滤，以除去固体微粒物质。在某些试样中，常含有蛋白质、脂肪及糖类等物质。它们的存在，将影响组分的分离测定，同时容易堵塞和污染色谱柱，使柱效降低，所以常需对试样进行预处理。样品的预处理方法很多，如溶剂萃取、吸附、超速离心及超过滤等。

（1）溶剂萃取。溶剂萃取适用于待测组分为非极性的物质。在试样中加入缓冲溶液，调节 pH 值，然后用乙醚或氯仿萃取待测组分。但如果待测组分和蛋白质结合，在大多数情况下，难以用萃取操作来进行分离。

（2）吸附。将吸附剂直接加到试样中，或将吸附剂填充于柱内进行吸附。亲水性物质用硅胶吸附，而疏水性物质可用聚苯乙烯-二乙烯基苯等类树脂吸附。

（3）超速离心。向试样中加入三氯醋酸或丙酮、乙腈、甲醇，蛋白质被沉淀下来，然后经超速离心，吸取上层清液供分离测定用。

（4）超过滤。用孔径为 $1.0\times10^{-9}\sim5.00\times10^{-8}~m$ 的多孔膜过滤，可除去蛋白质等高分子物质。

3. 高效液相色谱仪的操作注意事项

1）色谱柱的保养

在正常情况下，色谱柱至少可以使用 $3\sim6$ 个月，能完成数百次以上的分离。但是，若操作不慎，将很易损坏色谱柱。因此为了保持柱效、柱容量及渗透性，必须对色谱柱进行仔细保养。

（1）色谱柱极易被微小的颗粒杂质堵塞，使操作压力迅速升高而无法使用，因此必须将流动相仔细地蒸馏或用 $0.45~\mu m$ 孔径的滤膜过滤。在流动相组贮槽与色谱柱间安装 $0.45~\mu m$ 孔径的过滤器。在柱子上端接头处装上多孔过滤片，以防止固体颗粒进入色谱柱中。在水溶液流动相中,细菌容易生长,可在堵塞筛板中加入 0.01%NaAc 溶液,能防止细菌生长。

(2) 最好使用进样阀进样,以防止注射器进样时注射隔膜碎屑堵塞柱子入口。

(3) 对硅胶基键合相填料,水溶液流动相的 pH 值不得超出 2~8.5 的范围,使用温度不宜过高。柱子在酸性或碱性条件下使用之后,应依次用水、甲醇清洗,对暂时不用而需要较长时间保存的柱子要用纯甲醇清洗,柱子两端用金属螺帽封闭,保存于干净的有机溶剂中。

(4) 要防止色谱柱被振动或撞击,否则柱内填料床层产生裂缝和空隙,会使色谱峰出现"驼峰"或"对峰"。

(5) 要防止流动相逆向流动,否则将使固定相层位移,柱效下降。

(6) 使用保护柱。连续注射含有未被洗脱的样品时,会使柱效下降、保留值改变。为了延长柱寿命,在进样阀和分析柱间加上保护柱,其长度一般为 3~5 cm,填充与分析柱性质相似的表面多孔型固定相。实验表明,使用保护柱后,除了使扩展为零的组分的塔板数减少外,其柱效下降很少。

2) 操作注意事项

(1) 流动相过滤后要用超声波脱气,脱气后应该恢复到室温后再使用。

(2) 不能用纯乙腈作为流动相,这样会使单向阀黏住而导致泵不进液。

(3) 使用缓冲溶液时,做完样品后,应立即用去离子水冲洗管路及柱子 1 h,然后用甲醇(或甲醇水溶液)冲洗 40 min 以上,以充分洗去离子。对于柱塞杆外部,做完样品后也必须用去离子水冲洗 20 min 以上。

(4) 若长时间不用仪器,应该将柱子取下用堵头封好保存,注意不能用纯水保存柱子,而应该用有机相(如甲醇等),因为纯水易长霉。

(5) C_{18} 柱绝对不能直接进蛋白样品、血样等生物样品。

(6) 堵塞导致压力太大,按预柱→混合器中的过滤器→管路过滤器→单向阀检查并清洗。清洗方法如下:①以异丙醇作溶剂冲洗;②放在异丙醇中间用超声波清洗;③用 10%稀硝酸清洗。

(7) 如果进液管内不进液体,要使用注射器吸液。通常在输液前要进行流动相的清洗。

(8) 更换流动相时应该先将吸滤头部分放入烧杯中边振动边清洗,然后插入新的流动相中。更换无互溶性的流动相时要用异丙醇过渡一下。

3.4.8　高效液相色谱分离方法的选择

1. 建立色谱方法的一般原则

应结合目标样品的特性及分离目的,确定样品的预处理方法、检测方式和高效液相色谱分离模式。

1) 了解目标样品的特性

了解目标样品的以下特性有助于高效液相色谱方法的选择:①目标化合物的特性;②目标化合物的结构官能团;③可能相关物质的数目;④相对分子质量;⑤化合物的 UV 特征;⑥供试品的特性(如含有的基质、溶剂等);⑦目标化合物的量;⑧溶解度特性。

2) 确定方法的应用目的

还应考虑方法的应用目的,包括:①方法用于定性分析还是定量分析;②是否为手性分析;③是否为微量或痕量分析;④是否需离心过滤;⑤是否需浓缩;⑥是否需除去干扰物或损柱物质;⑦是否需衍生化处理。

2. 分析方法的初步选择

高效液相色谱法根据分离原理不同分为四种类型,但每一种类型都不是万能的,它们各自适应一定的分析对象。一般可根据样品的摩尔质量、溶解度、分子结构等进行分析方法的初步选择。

(1) 相对分子质量在 200~2 000 的样品适合于液-固色谱法、液-液色谱法、凝胶色谱法。相对分子质量大于 2 000 的则宜用凝胶色谱法。凝胶色谱法对溶解于任何溶剂的物质都适用。对于不同的物质,高效液相色谱分离方法的选择,可参考图 3-29。

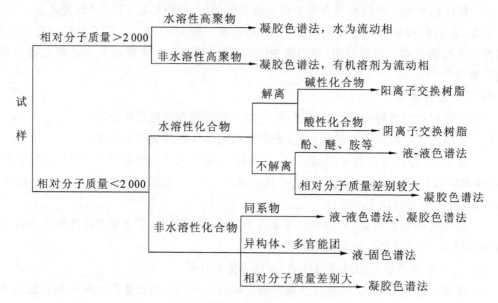

图 3-29　不同方法的液相色谱方法的初步选择

(2) 易溶于水、可以解离的物质则采用离子交换色谱法为佳。

(3) 能溶解于烃类(如苯或异辛烷)的物质则用液-固吸附色谱法。一般芳香族化合物在乙腈中溶解度高,脂肪族化合物在异辛烷中有较大的溶解度。

(4) 如果样品溶于二氯甲烷,则多用常规的液-液分配色谱法和液-固吸附色谱法分离。

(5) 如果样品不溶于水但溶于异丙醇,常常用水和异丙醇的混合液作液-液分配色谱法的流动相,而用憎水性化合物作固定相。

(6) 化合物含有能解离的官能团(如有机酸或碱)时可以用离子交换色谱法来分离。

(7) 脂肪族或芳香族可以用液-液分配色谱法、液-固吸附色谱法来分离。

(8) 一般用液-固色谱法来分离异构体,用液-液色谱法来分离同系物。

3.4.9　定性和定量分析方法

1. 定性分析方法

高效液相色谱法的定性方法与气相色谱法有很多相似之处,可分为色谱鉴定法及非色谱鉴定法两类。

1) 色谱鉴定法

此法是利用纯物质和试样的保留时间或相对保留时间相互对照,进行定性分析。

2）非色谱鉴定法

高效液相色谱法作为制备手段，可分别收集各组分的洗脱液，除去流动相，以获得纯组分，然后用红外光谱法、质谱法或核磁共振波谱法等分析手段进行鉴定。将高效液相色谱仪与光谱仪用界面连成一个整体仪器，实现在线检测，称为两谱联用仪。两谱联用仪能给出试样的色谱图，并能快速给出每个色谱组分的红外光谱图、质谱图或核磁共振谱，同时获得定性、定量信息。

2. 定量分析方法

在液相色谱定量分析中，要考察方法的合理性、科学性、稳定性。首先要进行系统适用性试验，色谱系统的适用性试验通常包括理论塔板数、分离度、重复性和拖尾因子等四个指标。其中，分离度和重复性是系统适用性试验中更重要的参数。按各品种项下的要求对色谱系统进行适用性试验，即用规定的对照品溶液或系统适用性试验溶液对色谱系统进行试验，必要时，可对色谱系统进行适当调整。

1）色谱柱的理论塔板数

色谱柱的理论塔板数（n）用于评价色谱柱的效能。由于不同物质在同一色谱柱上的色谱行为不同，采用理论塔板数作为衡量柱效能的指标时，应指明测定物质，一般为待测组分或内标物质的理论塔板数。在规定的色谱条件下，注入供试品溶液或各品种项下规定的内标物质溶液，记录色谱图，量出供试品主成分峰或内标物质峰的保留时间（t_R，以分钟或长度计，下同，但应取相同单位）和峰宽（W）或半高峰宽（$W_{h/2}$），按 $n=5.54(t_R/W_{h/2})/2$ 计算色谱柱的理论塔板数。

2）分离度

分离度（R）用于评价待测组分与相邻共存物或难分离物质之间的分离程度，是衡量色谱系统效能的关键指标。可以通过测定待测物质与已知杂质的分离度，也可以通过测定待测组分与某一添加的指标性成分（内标物质或其他难分离物质）的分离度，或将供试品或对照品用适当的方法降解，通过测定待测组分与某一降解产物的分离度，对色谱系统进行评价与控制。无论是定性鉴别还是定量分析，均要求待测峰与其他峰、内标峰或特定的杂质对照峰之间有较好的分离度。一般待测组分与相邻共存物之间的分离度应大于 1.5。分离度的计算公式为

$$R=2(t_{R_2}-t_{R_1})/(W_1+W_2) \tag{3-20}$$

式中：t_{R_2} 为相邻两峰中后一峰的保留时间；t_{R_1} 为相邻两峰中前一峰的保留时间；W_1、W_2 及 $W_{1,h/2}$、$W_{2,h/2}$ 分别为此相邻两峰的峰宽及半高峰宽。当对测定结果有异议时，色谱柱的理论塔板数（n）和分离度（R）均以峰宽（W）的计算结果为准。

3）重复性

重复性用于评价连续进样后，色谱系统响应值的重复性能。采用外标法时，通常取各品种项下的对照品溶液，连续进样 5 次，除另有规定外，其峰面积测量值的相对标准偏差应不大于 2.0%；采用内标法时，通常配制相当于 80%、100% 和 120% 的对照品溶液，加入规定量的内标溶液，配成 3 种不同浓度的溶液，分别至少进样 2 次，计算平均校正因子。其相对标准偏差应不大于 2.0%。

4）拖尾因子

拖尾因子（T）用于评价色谱峰的对称性。为保证分离效果和测量精度，应检查待测峰的拖尾因子是否符合各品种项下的规定。拖尾因子的计算公式为

$$T=W_{0.05h}d_1 \tag{3-21}$$

式中:$W_{0.05h}$为5%峰高处的峰宽;d_1为5%峰高处峰顶点至峰前沿的距离。除另有规定外,峰高法定量时 T 应在0.95~1.05。峰面积法测定时,若拖尾严重,将影响峰面积的准确测量。必要时,可根据情况对拖尾因子作出规定。

5) 测定方法

(1) 内标法。按各品种项下的规定,精密称(量)取对照品和内标物质,分别配成溶液,精密量取各溶液适量,混合配成校正因子测定用的对照溶液。取一定量注入仪器,记录色谱图。测量对照品和内标物质的峰面积或峰高,按下式计算校正因子(f):

$$f = \frac{A_S/c_S}{A_R/c_R} \tag{3-22}$$

式中:A_S为内标物质的峰面积或峰高;A_R为对照品的峰面积或峰高;c_S为内标物质的浓度;c_R为对照品的浓度。

再取各品种项下含有内标物质的供试品溶液,注入仪器,记录色谱图,测量供试品中待测成分(或其杂质)和内标物质的峰面积或峰高,按下式计算含量:

$$c_X = f \cdot A_X/(A_S'/c_S') \tag{3-23}$$

式中:A_X为供试品(或其杂质)的峰面积或峰高;c_X为供试品(或其杂质)的浓度。

(2) 外标法。按各品种项下的规定,精密称(量)取对照品和供试品,配制成溶液,分别精密取一定量,注入仪器,记录色谱图,测量对照品溶液和供试品溶液中待测成分的峰面积(或峰高),按下式计算含量:

$$c_X = c_R(A_X/A_R) \tag{3-24}$$

式中各符号意义同上。由于微量注射器不易精确控制进样量,当采用外标法测定供试品中成分或杂质含量时,以定量环或自动进样器进样为好。

(3) 加校正因子的主成分自身对照法。测定杂质含量时,可采用加校正因子的主成分自身对照法。在建立方法时,按各品种项下的规定,精密称(量)取杂质对照品和待测成分对照品各适量,配制测定杂质校正因子的溶液,进样,记录色谱图,按式(3-22)计算杂质的校正因子。此校正因子可直接载入各品种项下,用于校正杂质的实测峰面积。这些需作校正计算的杂质,通常以主成分为参照,采用相对保留时间定位,其数值一并载入各品种项下。

测定杂质含量时,按各品种项下规定的杂质限度,将供试品溶液稀释成与杂质限度相当的溶液作为对照溶液,进样,调节检测灵敏度(以噪音水平可接受为限)或进样量(以柱子不过载为限),使对照溶液的主成分色谱峰的峰高约达满量程的10%~25%或其峰面积能准确积分(通常含量低于0.5%的杂质,峰面积的相对标准偏差应小于10%;含量在0.5%~2%的杂质,峰面积的相对标准偏差应小于5%;含量大于2%的杂质,峰面积的相对标准偏差应小于2%)。然后,取供试品溶液和对照品溶液适量,分别进样,供试品溶液的记录时间,除另有规定外,应为主成分色谱峰保留时间的2倍,测量供试品溶液色谱图上各杂质的峰面积,分别乘以相应的校正因子后与对照溶液主成分的峰面积比较,依法计算各杂质含量。

(4) 不加校正因子的主成分自身对照法。测定杂质含量时,若没有杂质对照品,也可采用不加校正因子的主成分自身对照法。配制对照溶液并调节检测灵敏度后,取供试品溶液和对照溶液适量,分别进样,前者的记录时间,除另有规定外,应为主成分色谱峰保留时间的2倍,测量供试品溶液色谱图上各杂质的峰面积并与对照溶液主成分的峰面积比较,计算杂质含量。

若供试品所含的部分杂质未与溶剂峰完全分离,则按规定先记录供试品溶液的色谱图Ⅰ,再记录等体积纯溶剂的色谱图Ⅱ。色谱图Ⅰ上杂质峰的总面积(包括溶剂峰)减去色谱图Ⅱ上的溶剂峰面积,即为总杂质峰的校正面积,然后依法计算。

(5) 面积归一化法。按各品种项下的规定,配制供试品溶液,取一定量注入仪器,记录色谱图。测量各峰面积和色谱图上除溶剂峰以外的总色谱峰面积,计算各峰面积占总色谱峰面积的百分率。

用于杂质检查时,由于峰面积归一化法测定误差大,因此,本法通常只能用于粗略考察供试品中的杂质含量。一般不宜用于微量杂质的检查。

3.4.10　液相色谱与质谱联用

质谱一直是药物代谢产物研究的强有力的手段,液相色谱-质谱联用技术(liquid chromatography-mass spectrometry)是当代最重要的分离和鉴定方法之一。它是以 HPLC 为分离手段,MS 为检测器的综合性分析技术,它集 LC 的高分离能力与 MS 的高灵敏度、极强的定性专属特异性于一体,成为药物分析研究中不可或缺的有效工具。而 LC-MS 接口技术的不断改进,与强大的结构分析、定性和定量能力相结合,较好地适应了现代药物分析研究对高精密度和准确度分析方法的需求,而获得广泛应用。

MS 作为一种灵敏度极高的广适性检测器,几乎可以对所有的化合物进行检测,尤其对于复杂样品中微量、痕量组分的定性定量。MS 作为 LC 的检测器,所获得的一套完整的 LC-MS 联机分析图谱应包括色谱图、总离子流色谱图、质谱图、质量碎片图谱、质量色谱图等。这些图谱可提供未知化合物的相对分子质量信息、碎片结构信息等,既可定性又可定量,即使在色谱图上没有完全分开的组分,也可通过 MS 的选择离子监测技术(SIM)获得它们各自的特征离子质量色谱图。利用 SIM 色谱图定量,结果十分可靠。液相色谱与质谱联用同气相色谱与质谱联用的不同之处主要在于接口技术与离子化方式。液相色谱的对象常常是热不稳定的、挥发性差的或极性大的成分,且流出物是液体,当液体转变成气体时它占有的体积远较其液态时的体积大得多,因此 HPLC-MS 接口技术要比 GC-MS 接口技术复杂、难度也大。

目前在 HPLC-MS 中的接口技术主要有热喷雾接口、传送带接口、直接液体导入等。

1. 热喷雾接口

热喷雾接口是目前用得最广泛的一种接口技术,它适合于液相色谱常用流量。大多数四极杆质量分析器和扇形磁场质谱仪均可配置这一技术。其结构如图 3-30 所示,它由蒸发器探头、离子源和真空系统组成。蒸发器探头有一个喷嘴,将来自 HPLC 柱的流出液加热,蒸发掉溶剂,进入真空系统。在这个喷雾加热过程中,HPLC 流出液形成细液滴雾,使溶剂从中快速

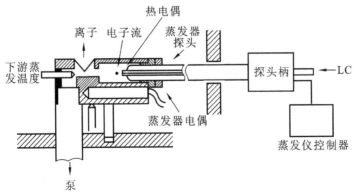

图 3-30　热喷雾接口示意图

蒸发。当溶剂蒸发时,如果溶液中含有离子如 NH_4^+、Na^+、H^+ 等,形成的液滴就带电荷,这正是质谱分析所需要的。

为了保持质量分析器内的低压,热喷雾中的离子被导向通过与液体喷射方向呈 90°的一个小孔,大部分未带电荷的粒子则被泵带走未进入质谱仪。热喷雾离子化作用是非常温和的,仅能观察到很少量的碎片,得到化合物的分子质量。

2. 传送带接口

该接口结构如图 3-31 所示。从 HPLC 柱流出的液体沉积在传送带上,当传送带移动到红外加热器时,溶液被加热,溶剂蒸发,溶质残留在传送带上,经连续真空抽气,压力降到质谱法水平,带上被测物被传送到蒸发室蒸发进入离子源,然后传送带经清洗加热器加热除去剩余样品,回到开始位置,接受另一份流出液。

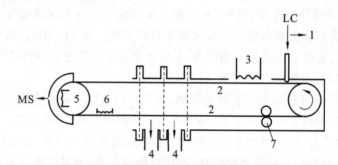

图 3-31　传送带 HPLC-MS 接口

1—分流管;2—传送带;3—红外加热器;4—真空泵;5—蒸发室;6—清洗加热器;7—滑轮

3. 液体直接导入

在这种技术中,一部分 HPLC 流出液直接进入质谱仪,通常将液相色谱柱接到一根细径毛细管上,该毛细管被包封在一深入蒸发室的探头内,柱流出液通过该小孔喷出,在蒸发室中形成细液滴,进入离子源,在离子源中,流动相蒸气在化学解离过程中起反应气的作用。在这种技术中进入质谱仪的液体流速必须限制到每分钟数微升,所以通常要对液相色谱流出液进行分流,只有少部分进入质谱仪,大部分被弃去了,此外,连接色谱柱和探头的毛细管出口小孔很容易被固体颗粒堵塞。如果应用细径毛细管柱,流动相流速每分钟仅数微升,则流出物不必分流可直接进入质谱仪,这提高了检测灵敏度。

3.5　毛细管电泳法

高效毛细管电泳(high performance capillary electrophoresis,HPCE)是近年来发展迅猛的新型分析、分离技术,同时也是进行高效、快速分离、分析的一种新技术。高效毛细管电泳具有电泳和色谱技术的双重优点,因其高效、高速、高灵敏度、高度自动化、低样品用量、低成本,被公认为是当今分析化学领域的前沿,也是我国分析化学领域与国际先进水平差距最小的分支之一。毛细管电泳(CE)的历史可以追溯到 1967 年 Hejerten 发表的博士论文。1981 年,Jorgenson 和 Lukacs 发表的研究论文对毛细管电泳的发展作出了决定性的贡献。20 世纪 80年代后期,高效毛细管电泳在全世界范围内得到了迅速的发展,在化学、生命科学、临床医学、药学等领域得到了广泛的应用。特别是在药物分离和分析方面的应用以及在体内分析方面的应用引起了人们的高度重视和极大兴趣。

毛细管电泳是以毛细管为分离通道,以高压直流电场为驱动力,根据离子或荷电粒子的淌度和分配系数的不同,进行高效、快速分离的一种新技术,是经典电泳技术与现代微柱分离相结合的产物。它与离心法和色谱法一起成为生物高分子分离中最有效和最广泛应用的三大方法,在生物化学发展进程中起到了重要作用。它使分析科学从微升(μL)水平进入到纳升(nL)水平,并使单细胞分析甚至单分子分析成为可能。

3.5.1　毛细管电泳的基本概念

1. 电渗现象和电渗流

毛细管中的溶剂因轴向直流电场的作用而发生整体定向流动的现象,称为电渗。电渗是流体整体相对于固体表面的运动,电渗的起因是固液表面上的定域电荷,定域电荷使固体表面上产生双电层,双电层使表面上的固液两相形成电位差,从而在外加直流电场的作用下,发生定向流动,即电渗流。高效毛细管电泳技术中所用的毛细管绝大多数是熔融石英毛细管,石英毛细管管壁上的硅羟基部分解离使管壁带负电荷,形成不能移动的定域电荷。由于静电引力的作用,定域电荷将吸附溶液中相反电荷的离子(如在石英毛细管中吸附阳离子),使其聚集在定域离子周围。固体表面带负电荷,溶液表面中的阳离子比溶液内部的多,形成了一个带正电的壳层,因而形成了所谓的吸附双电层(见图 3-32)。

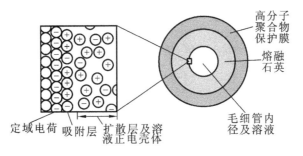

图 3-32　毛细管结构与管壁双电层结构示意图

在外电场作用下,带正电荷的溶液表面壳层由于溶剂化作用,带动溶液一起向阴极移动,形成电渗流。在熔融石英毛细管中,溶液表面是带正电的,在外电场作用下的电渗流与电场方向相同,向负极方向流动。

2. 电泳现象和淌度

除了溶液相对于固体表面的整体运动外,电解质溶液的各种离子在外电场的作用下产生相对于溶液整体的泳动现象,称为电泳。

带电粒子在电场中的运动方向是不同的,带正电的粒子沿着外电场方向运动,带负电的粒子逆着外电场方向运动。带电粒子在电场中的迁移速度,也称为淌度,淌度与外电场的强度、离子的电荷数、离子的质量、离子的外观形状、溶液的黏滞阻力等因素有关,不同粒子的淌度是不同的,这就是毛细管电泳分析法的基本原理。毛细管电泳中溶质的传递过程为:电解质溶液中离子在毛细管内的实际迁移速度等于离子的淌度与电解质溶液电渗流速度的矢量和。对于熔融石英毛细管来说,样品溶液整体从外电场的阳极方向向阴极方向流动,与外电场方向是相同的;而离子的电泳则不同,阳离子有相对样品溶液向阴极方向的淌度,阴离子有向阳极方向的淌度;这样,就使得阳离子在毛细管中的流动速度大于电渗流的速度,而阴离子在毛细管中的流动速度小于电渗流的速度,中性分子与电渗流的速度保持一致。由于电渗流的速度比离子电泳的淌度要大得多,所以溶液有一个由外电场阳极到阴极的整体流动。溶液从阳极出发,阳离子比阴离子更早到达毛细管的阴极端(见图3-33)。

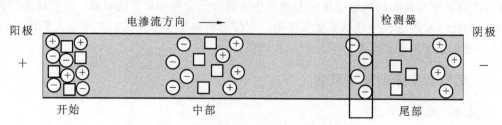

图 3-33　毛细管电泳分离原理示意图

3.5.2　毛细管电泳与高效液相色谱的区别

对于扩散系数小的生物大分子而言,毛细管电泳比高效液相色谱的柱效高得多,具有较强的分离能力,主要原因:一是毛细管电泳在进样端和检测时均没有像高效液相色谱法的死体积存在;二是毛细管电泳用电渗作为推动流体前进的驱动力,整个流型呈扁平型的塞式流型,使溶质区带在毛细管内原则上不会扩散,而高效液相色谱用压力驱动,使柱内流型呈抛物线形,导致溶质区带本身扩散,引起柱效下降(见图3-34)。

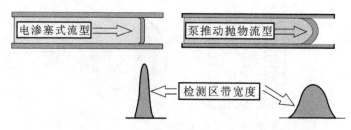

图 3-34　毛细管电泳和液相色谱流型及检测区带示意图

3.5.3　高效毛细管电泳的分类

高效毛细管电泳根据操作和分离模式的不同,一般分为毛细管区带电泳、毛细管等电点聚焦、毛细管凝胶电泳、毛细管等速电泳和胶束电动毛细管色谱五种类型。毛细管区带电泳是最通用的电泳技术,前述毛细管电泳的基本原理就是以毛细管区带电泳为例的。

在毛细管等电点聚焦中,物质的分离是基于它们的等电点。毛细管内充有可产生 2～11 个 pH 梯度的两性电解质溶液,将毛细管两端分别插入盛酸性液和碱性液的贮液瓶中,加上高压电场后,毛细管内各段的 pH 值将逐渐变化,在管内形成 pH 梯度。当导入具有两性离子的样品,经电场聚焦迁移至毛细管某一区域时,在此区域的 pH 下,样品达到等电点,样品净电荷为零,形成稳定的区带,此即聚焦步骤。不同样品的等电点不同,在毛细管中按不同等电点形成分立的区带。

毛细管凝胶电泳以各种电泳凝胶为载体充入毛细管内,凝胶的黏度大,可减少电渗流的影响,提高分离效率。凝胶的孔径有一定大小,不同体积的分析物质通过时被筛分。毛细管凝胶电泳法可以分离大分子化合物,如蛋白质、核酸等。

毛细管等速电泳基于有效离子淌度的差异进行带电粒子的分离。毛细管等速电泳属于不连续介质电泳,需要前导电解液和尾随电解液两种缓冲溶液,分别含有淌度为体系中最高和最低的离子,样品离子的淌度介于这两者之间。当毛细管两端加上电压后,电位梯度的扩展使所有离子最终以同一速度泳动,样品在一定条件下依次连接迁移,得到互相连接而又不重叠的台阶或梯形区带,带长与样品量有关,可用于定量测定。

毛细管等速电泳法可用较大内径的毛细管,在微制备中很有用。缺点是需要采用不连续缓冲体系,空间分辨率差。

在胶束电动毛细管色谱中,在缓冲溶液里加入表面活性剂(如 SDS),当表面活性剂浓度超过临界胶束浓度时,便形成离子化胶束。离子化胶束在电场作用下泳动,溶质在胶束和水相间分配。因为不同溶质在两相间的分配系数不同,溶液的电渗流和胶束的电泳速度差异使它们得到分离。

3.5.4　高效毛细管电泳的特点

相对于经典的区带电泳,高效毛细管电泳具有许多优点。

1. 分离操作时间短

分离是在内径很小($10\sim200\ \mu m$)的石英毛细管中进行的,毛细管具有良好的散热效能,沿管壁截面的温度梯度小,分布均匀。分析过程中,在毛细管两端加上高至 30 kV 的电压,分离毛细管的纵向电场强度可达 400 V/cm,因而分离操作可以在很短的时间(一般小于 30 min,最快可在数秒钟)内完成。

2. 柱效高

高效毛细管电泳理论塔板数达到每米几十万至几百万,最高可达 $10^7/m$ 的数量级。

3. 可使用在柱检测法

可使用在柱检测法,缩短分析时间。

4. 检测限低

检测限可达 $10^{-13}\sim10^{-15}$ mol,使用激光诱导荧光法检测时,可达 $10^{-19}\sim10^{-21}$ mol。

5. 取样量少

进样所需的体积可小到 $1\ \mu L$,消耗体积在 $1\sim50$ nL;缓冲溶液只需几毫升。由于试剂、溶液用量都很少,又通常使用水溶液,所以操作简便、洁净、环境污染小。

毛细管电泳也有一定的缺点:制备能力差,光学检测器的光路太短,非高灵敏度的检测器难以测出样品峰;凝胶、色谱填充管需专门的灌制设备;大的侧面-截面面积比能"放大"吸附作用,导致蛋白质等的分离效率下降或不出峰,同时也会影响分离的重现性。

3.5.5　毛细管电泳仪

毛细管区带电泳仪包括高压电源、一根毛细管、两个供毛细管两端插入而又可和高压电源相连的缓冲溶液贮液瓶、检测器等部分,如图 3-35 所示。

毛细管电泳仪在结构上比高效液相色谱仪简单,而且易于实现自动化。一般的商品仪器都设有十几个,甚至高达几十个进、出口位置,可以根据预先安排好的程序对毛细管进行清洗、平衡,并连续对样品进行自动分析。

在毛细管电泳中常用的高压电源的电压一般为 30 kV,电

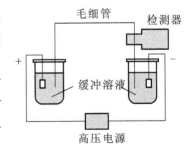

图 3-35　毛细管电泳仪结构示意图

流为 $200\sim300\ \mu A$。为保证迁移时间具有足够好的重现性,要求电压的稳定性在 $\pm0.1\%$ 以内。高压电源最好使用双极性的高压电源,并能提供恒压、恒流或恒功率等多种供电模式。

毛细管的内径越小,溶液径向越均匀,分离效率较高,但会造成进样、检测及清洗上的困难。一般采用内径为 $25\sim100\ \mu m$ 的毛细管,毛细管的长度一般为 $20\sim70\ cm$。常用的毛细管均为圆柱形,也有矩形或扁方形的。毛细管的材料有聚丙烯空心纤维、聚四氟乙烯、玻璃及石英等。最常用的是石英毛细管,这是因为其具有良好的光学性质(能透过紫外光),而且石英表面有硅醇基团,能产生吸附和形成电渗流。毛细管电泳仪在使用时需要恒温,以避免温度变化对流体在毛细管中流动的影响。

检测器是毛细管电泳仪的一个关键构件,由于柱上检测技术光程极短,对检测器灵敏度要求相当高。在毛细管电泳中,经优化实验条件后,可使溶质区带到达检测器时的浓度和在进样端开始分离前的浓度基本相同,还可采用电堆积等技术达到样品柱上浓缩效果,使初始进样体积浓缩为原体积的 $1\%\sim10\%$,这对检测十分有利。紫外、荧光、电化学、质谱等检测手段均已用于毛细管电泳法中。

3.5.6　毛细管电泳法的应用

与传统的电泳技术一样,毛细管电泳技术的主要应用领域是生命科学,分离对象主要涉及氨基酸、多肽、蛋白质、核酸等生物分子。现在,利用毛细管电泳技术分离蛋白质有了很大的进展,分离效率达到了 $10^5\sim10^6$ 理论塔板数,样品已从模型蛋白质转到生物工程等实际样品。对蛋白质结构分析具有重要意义的"肽图",对人体基因工程有决定性作用的 DNA 测序等许多当代生命科学中的分离、分析问题,毛细管电泳都已涉足,而且将日益向深度和广度扩展。由于高效毛细管电泳具有高效、快速和样品用量少等特点,在应用于生命科学的同时,近年来迅速扩展到其他领域,包括食品化学、环境化学、毒物学、医学和法医学等。

第 4 章　药物的鉴别试验

依据药典进行的药物分析主要有三大项内容：鉴别、检查和含量测定。

药物的鉴别试验（identification test）是利用药物的分子结构所表现的特殊的化学行为（如进行化学反应、测定药物的理化常数等）或光谱、色谱、生物学等特征来判断药品的真伪的试验。

药物的鉴别在药品质量检验工作中属首项工作。只有在药物被鉴别无误、证实是真的以后，才有必要接着进行检查和含量测定等分析工作。

药典所收载的药物项下的鉴别试验方法，仅适用于储藏在有标签容器中的药物，用以证实是否为其所标示的药物。这些鉴别试验方法虽然具有一定的专属性，但是还不足以用来确证化合物的结构，因而与分析化学中的定性鉴别有所区别，不能用来鉴别未知物。因此，《中国药典》（2010 年版）要求对药品进行鉴别时，鉴别项下规定的试验是根据反映该药品的某些物理、化学或生物学等特征所进行的药物鉴别试验，不完全代表对该药品化学结构的确证。

本章讲授药物鉴别常用的方法和药物的一般鉴别试验，其中以化学鉴别法和仪器鉴别法为重点。

4.1　鉴别试验的项目

鉴别项下规定的实验方法仅仅适用于鉴别药物的真伪。对于原料药，还应该结合性状项下的外观和物理常数进行确认。

4.1.1　性状

药物的性状（description）反映了药物特有的物理性质，一般包括外观、臭、味、溶解度以及物理常数等。性状观测是药品检验工作的第一步，也是不可省略的极其重要的一步。只有性状符合规定的供试品，才可继续检查杂质限量和测定含量，否则不必进行检查和含量测定。

1. 外观

药品的外观是指药品的外表感官和色泽，包括药品的聚集状态、晶型、色泽以及臭、味等性质。如《中国药典》（2010 年版）对维生素 A 的描述为"本品为淡黄色溶液或结晶与油的混合物（加热至 60 ℃应为澄清溶液）；无臭；在空气中易氧化，遇光易变质"。对于维生素 AD 滴剂的描述为"本品或本品内容物为黄色至橙红色的澄清油状液体；无败油臭或苦味"。

2. 溶解度

溶解度是药物的一种物理性质，在一定程度上反映了药品的纯度。《中国药典》（2010 年版）采用"极易溶解、易溶、溶解、略溶、微溶、极微溶解、几乎不溶或不溶"来描述药品在不同溶剂中的溶解性能。溶解度测定方法如下：称取研成细粉的供试品或量取液体供试品，置于（25±2）℃的一定容量的溶剂中，每隔 5 min 强力振摇 30 s，观察 30 min 内的溶解情况，若无目视可见的溶质颗粒或液滴，即视为完全溶解。如阿司匹林在乙醇中易溶，在三氯甲烷或乙醚中溶解，在水或无水乙醚中微溶；在氢氧化钠溶液中溶解，但同时分解。

3. 物理常数

物理常数是评价药品质量的主要指标之一，其测定结果不仅对药品具有鉴别意义，也反映了药品的纯净度，是检定药品质量的主要指标之一。《中国药典》（2010 年版）收载的物理常数包括相对密度、馏程、熔点、凝点、比旋光度、折光率、黏度、酸值、皂化值、羟值、碘值、吸收系数等。

4.1.2　一般鉴别试验

一般鉴别试验（general identification test）是以药物的化学结构及其物理、化学性质为依据，通过化学反应来鉴别药物的真伪的试验。

对于无机药物，须根据其组成中的阴离子和阳离子的特殊反应，并以药典附录项下的一般鉴别试验为依据进行鉴别试验；对于有机药物，经常采用典型的官能团反应进行鉴别。阴离子、阳离子鉴别反应的专属性和灵敏度都比较高，所以以简单无机药物只要用阴离子、阳离子分析就可确定其成分。有机定性分析也有一定的专属性，把几种有机定性分析反应综合起来进行分析、归纳，就可以作出准确结论。

一般鉴别试验仅供确认药物质量标准中单一的化学药物，如为数种化学药物的混合物或有干扰物质存在时，除另有规定外，应不适用。

此外，通过一般鉴别试验只能证实供试品是某一类药物，而不能证实是哪一种药物。例如，经一般鉴别反应的钠盐试验，只能证实某一药物为钠盐，但不能辨认是氯化钠、苯甲酸钠或者是其他某一种钠盐药物。要想最后证实被鉴别的物质到底是哪一种药物，必须在一般鉴别试验的基础上，再进行专属鉴别试验，方可确认。

根据药物的结构，《中国药典》（2010 年版）附录项下的一般鉴别试验项目分为丙二酰脲类、托烷生物碱类、芳香第一胺类、有机氟化物类、无机金属盐类（钠盐、钾盐、锂盐、钙盐、钡盐、铵盐、镁盐、铁盐、铝盐、锌盐、铜盐、银盐、汞盐、铋盐、锑盐、亚锡盐）、有机酸盐（水杨酸盐、枸橼酸盐、乳酸盐、苯甲酸盐、酒石酸盐）、无机酸盐（亚硫酸盐或亚硫酸氢盐、硫酸盐、硝酸盐、硼酸盐、碳酸盐与碳酸氢盐、醋酸盐、磷酸盐、氯化物、溴化物、碘化物）等。

下面具体介绍有关一般鉴别试验的方法和反应的原理、条件、专属性等内容。

1. 芳香第一胺类鉴别反应

1）鉴别方法

取供试品约 50 mg，加稀盐酸 1 mL，必要时缓缓煮沸至溶解，放冷，加 0.1 mol/L 亚硝酸钠试液数滴，滴加碱性 β-萘酚试液数滴，视供试品不同，呈现橙黄色到猩红色沉淀。

2）反应原理

芳香第一胺类药物或水解后、还原后能生成芳香第一胺类药物的均可与亚硝酸钠发生重氮化反应，重氮盐与碱性 β-萘酚形成偶氮染料。

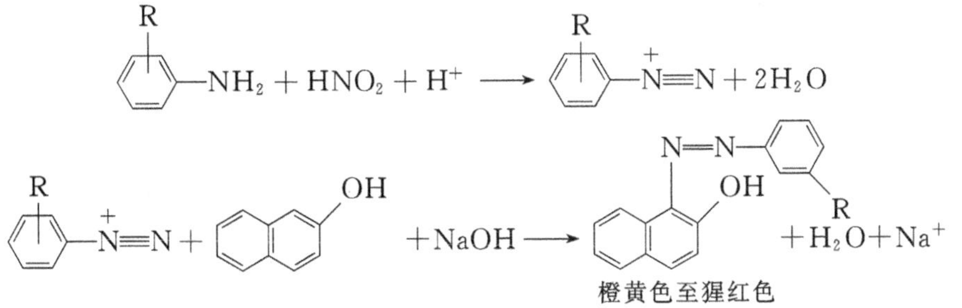

$$R-\underset{\underset{}{\bigcirc}}{}-NH_2 + HNO_2 + H^+ \longrightarrow R-\underset{\underset{}{\bigcirc}}{}-\overset{+}{N}=N + 2H_2O$$

$$R-\underset{\underset{}{\bigcirc}}{}-\overset{+}{N}=N + \overset{OH}{\underset{}{\bigcirc\bigcirc}} + NaOH \longrightarrow \underset{橙黄色至猩红色}{} + H_2O + Na^+$$

2. 丙二酰脲类鉴别反应

1）鉴别方法

（1）取供试品约 0.1 g，加碳酸钠试液 1 mL 和水 10 mL，振摇 2 min，过滤，在滤液中逐滴加入硝酸银试液，即生成白色沉淀，振摇，沉淀即溶解；继续滴加过量的硝酸银试液，沉淀不再溶解。

（2）取供试品约 50 mg，加吡啶溶液（1→10）5 mL，溶解后，加入铜吡啶试液 1 mL，即显紫色或生成紫色沉淀。

2）反应原理

司可巴妥钠、异戊巴比妥、异戊巴比妥钠、苯巴比妥和苯巴比妥钠等原料药及其制剂的分子结构均以丙二酰脲为母体，都能在弱碱性溶液中与硝酸银作用生成二银盐的白色沉淀，也能与铜吡啶试液作用而显紫色。

3. 有机氟化物鉴别反应

1）鉴别方法

取供试品约 7 mg，按照氧瓶燃烧法进行有机破坏，用水 20 mL 和 0.01 mol/L 氢氧化钠溶液 6.5 mL 为吸收液，待燃烧完毕后，充分振摇；取吸收液 2 mL，加茜素氟蓝试液 0.5 mL，再加 12% 醋酸钠的稀醋酸溶液 0.2 mL，用水稀释至 4 mL，加硝酸亚铈试液 0.5 mL，即显蓝紫色。同时做空白对照试验。

2）反应原理

地塞米松磷酸钠及其注射液、苯氟噻嗪及其片剂、醋酸曲安奈德及其注射液、哈西奈德、诺氟沙星、氟烷、醋酸地塞米松及其片剂、醋酸氟轻松和醋酸氟轻可的松等 13 种有机氟化物中均含有氟。为把有机氟转化为无机氟离子，用氧瓶燃烧法进行破坏，用水和氢氧化钠溶液为吸收液，然后鉴别氟离子。鉴别氟离子的反应原理如下：在 pH 值为 4.3 时，茜素氟蓝试液与硝酸亚铈试液中的 Ce^{3+} 以 1:1 结合成红色配合物，当有 F^- 存在时，三者以 1:1:1 结合成蓝紫色的配合物，检出限量为 0.2×10^{-6}。

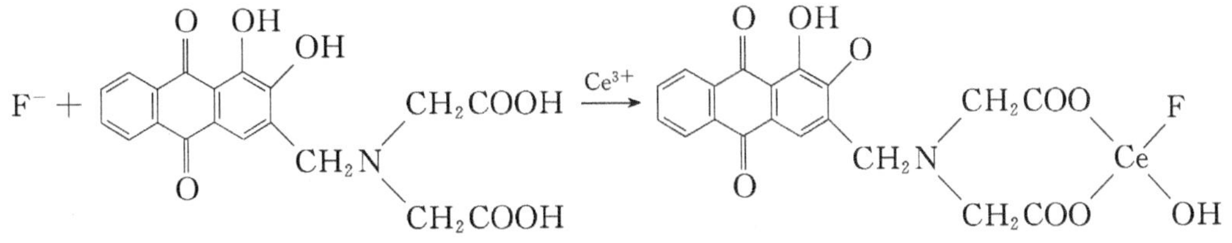

$$F^- + \text{（茜素氟蓝）} \xrightarrow{Ce^{3+}} \underset{蓝紫色}{\text{（配合物）}}$$

4. 托烷生物碱类鉴别反应

1）鉴别方法

取供试品约 10 mg，加发烟硝酸 5 滴，置于水浴中蒸干，得黄色残渣，放冷，加乙醇 2～3 滴润湿，加固体氢氧化钾一小粒，即显深紫色（称为 Vitali 反应）。

2）反应原理

氢溴酸山莨菪碱及其片剂、注射液，氢溴酸东莨菪碱及其片剂、注射液，丁溴东莨菪碱及其注射液、胶囊，消旋山莨菪碱及其片剂，盐酸消旋山莨菪碱注射液，硫酸阿托品及其片剂、注射液等 15 种药物的分子结构，都是由莨菪烷衍生物（又称托烷衍生物）与莨菪酸生成的酯，称为托烷生物碱类。它们的分子中都含有莨菪酸的结构，与发烟硝酸共热，即得黄色的三硝基（或二硝基）衍生物，冷却后加醇制氢氧化钾少许，即显深紫色。

当供试品量少，形成紫色不明显时，可投入氢氧化钾颗粒少许，即可在氢氧化钾表面形成深紫色。氢溴酸后马托品虽然也属于托烷生物碱类，但由于其分子中没有莨菪酸的结构，故与发烟硝酸共热，冷却后加氢氧化钾不呈紫色，可供区别。

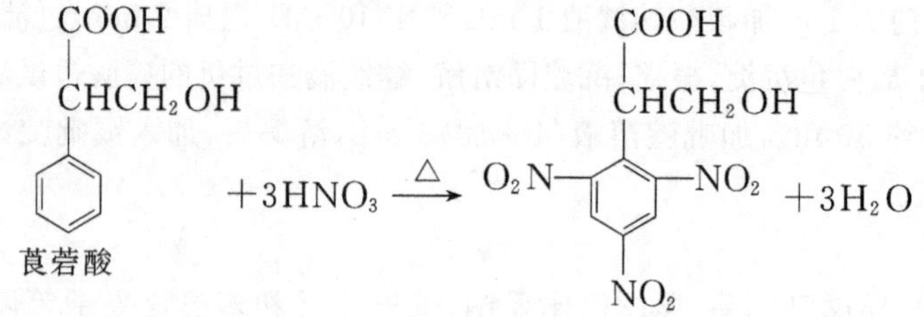

莨菪酸

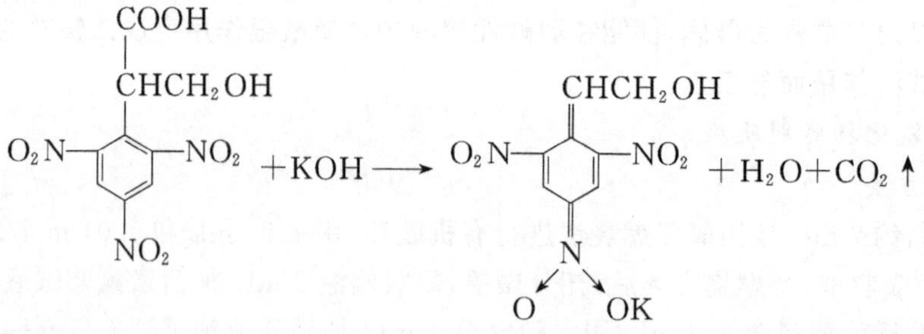

深紫色

5. 枸橼酸盐鉴别反应

1）鉴别方法

(1) 取供试品溶液 2 mL（约相当于枸橼酸 10 mg），加稀硫酸数滴，加热至沸，加高锰酸钾试液数滴，振摇，紫色即消失；溶液分成两份，在一份中加硫酸汞试液 1 滴，在另一份中逐滴加入溴试液，均生成白色沉淀。

(2) 取供试品约 5 mg，加吡啶-醋酐(3∶1)约 5 mL，振摇，即生成黄色到红色或紫红色的溶液。

2）反应原理

《中国药典》二部中有枸橼酸、枸橼酸乙胺嗪及其片剂、枸橼酸芬太尼及其注射液、枸橼酸哌嗪及其片剂、枸橼酸钠及其输血用注射液、枸橼酸钾、枸橼酸铁铵、枸橼酸铋钾及其片剂、枸橼酸喷托维林及其片剂和滴丸、枸橼酸氯米芬及其片剂和胶囊等 19 种药物用枸橼酸盐鉴别试验，鉴别方法有上述两种，原理分别如下。

第一种方法的反应原理为：枸橼酸被高锰酸钾氧化为丙酮二羧酸（也可称为 β-酮戊二酸），与硫酸汞形成复盐沉淀，与溴试液产生五溴丙酮，均为白色沉淀。

$$2\begin{array}{l}CH_2COOH\\|\\C(OH)COOH\\|\\CH_2COOH\end{array} + O_2 \longrightarrow 2\begin{array}{l}CH_2COOH\\|\\C{=}O\\|\\CH_2COOH\end{array} + 2CO_2\uparrow + 2H_2O$$

$$2HgSO_4 + 2H_2O \longrightarrow Hg_2(OH)_2SO_4 + H_2SO_4$$

$$O = S \begin{matrix} OHgOH \\ OHgOH \end{matrix} + \begin{matrix} HOOCCH_2 \\ HOOCCH_2 \end{matrix} C=O \longrightarrow O = S \begin{matrix} OHgO-C-CH_2 \\ OHgO-C-CH_2 \end{matrix} C=O \downarrow + 2H_2O$$

白色

$$\begin{matrix} CH_2COOH \\ | \\ C=O \\ | \\ CH_2COOH \end{matrix} + 5Br_2 \longrightarrow 2CO_2 \uparrow + 5HBr + \begin{matrix} CHBr_2 \\ | \\ C=O \\ | \\ CBr_3 \end{matrix} \downarrow$$

白色

高锰酸钾的用量应加以控制,若加入高锰酸钾过多,丙酮二羧酸可进一步氧化为二氧化碳和水,再加硫酸汞或溴水时均不生成白色沉淀。应注意逐滴加入溴水,边加边振摇,以免过量溴水被五溴丙酮吸附而使沉淀呈黄色。

第二种方法的反应机理不明。枸橼酸铋钾及其片剂用本法鉴别。

6. 酒石酸盐鉴别反应

1) 鉴别方法

(1) 取供试品的中性溶液,置于洁净的试管中,加氨制硝酸银试液数滴,置于水浴中加热,银即游离并附于管的内壁,形成银镜。

(2) 取供试品溶液,加醋酸成酸性后,加硫酸亚铁试液 1 滴和过氧化氢试液 1 滴,待溶液褪色后,用氢氧化钠试液碱化,溶液即显紫色。

2) 反应原理

(1)《中国药典》(2010 年版)中酒石酸美托洛尔及其胶囊 2 种药物用酒石酸盐鉴别反应进行鉴别。取供试品的中性溶液,置于洁净的试管中,加氨制硝酸银试液数滴,置于水浴中加热,银即游离并附于管的内壁,形成银镜。酒石酸与氨制硝酸银试液的反应如下:

$$\begin{matrix} & H \\ HO-&C-COOH \\ & | \\ HO-&C-COOH \\ & H \end{matrix} + 2Ag(NH_3)_2OH \xrightarrow{\triangle} 2Ag + \begin{matrix} HO-C-COOH \\ \| \\ HO-C-COOH \end{matrix} + 4NH_3 + 2H_2O$$

(2) 本试验必须严格控制试验条件,过氧化氢、硫酸亚铁和氢氧化钠的量一定要适宜,否则将得不到满意的结果或导致试验失败。生成的紫色产物结构为

$$\left[\begin{matrix} & OH\ OH \\ & OOC-C-C-COO \\ HO-C-COO\cdots & \text{Fe}\ —\ OOC-C-OH \\ & \| \\ HO-C-COO & OOC-C-OH \end{matrix} \right] Na_3$$

7. 乳酸盐鉴别反应

1) 鉴别方法

取供试品溶液 5 mL(约相当于乳酸 5 mg),置于试管中,加溴试液 1 mL 和稀硫酸

0.5 mL，置于水浴中加热，并用玻璃棒小心搅拌至褪色，加硫酸铵 4 g，混匀，沿管壁逐滴加入10％亚硝基铁氰化钠的稀硫酸溶液 0.2 mL 和浓氨试液 1 mL，使成两液层；放置，在 30 min 内两液层的接界面处出现一暗绿色的环。

2）反应原理

乳酸钙及其片剂、乳酸钠及其注射液、乳酸钠林格注射液等 6 种药物用乳酸盐鉴别反应进行鉴别。其反应原理如下：乳酸盐在酸性溶液中被溴试液氧化为乙醛，遇亚硝基铁氰化钠生成暗绿色的缩合产物。加硫酸铵是为了增加下层溶液的相对密度。

$$2CH_3-CH(OH)-COOH+O_2 \longrightarrow 2CH_3CHO+2CO_2\uparrow+2H_2O$$

$$CH_3CHO+[Fe(CN)_5NO]^{2-}+2OH^- \longrightarrow [Fe(CN)_5ON=CHCHO]^{4-}+2H_2O$$
$$\text{暗绿色}$$

8. 水杨酸盐鉴别反应

1）鉴别方法

（1）取供试品的稀溶液，加三氯化铁试液 1 滴，即显紫色。

（2）取供试品溶液，加稀盐酸，即析出白色水杨酸沉淀；分离，沉淀在醋酸铵试液中溶解。

2）反应原理

除上述几种有机鉴别试验外，尚有水杨酸、阿司匹林及其片剂、肠溶片和栓剂、双水杨酯及其片剂、水杨酸镁及其片剂等 9 种药物用水杨酸盐鉴别试验鉴别。其反应原理如下：在中性或弱酸性条件下，水杨酸与三氯化铁试液生成配位化合物，在中性时呈红色，弱酸性时呈紫色。

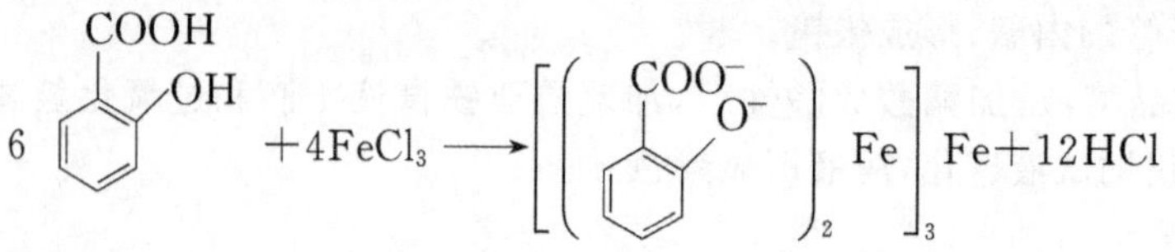

9. 苯甲酸鉴别反应

1）鉴别方法

（1）取供试品的中性溶液，滴加三氯化铁试液，即生成赭色沉淀；再加稀盐酸，变为白色沉淀。

（2）取供试品，置于干燥试管中，加硫酸后，加热，不炭化，但析出苯甲酸，并在试管内壁凝结成白色升华物。

2）反应原理

苯甲酸与苯甲酸钠用此鉴别试验进行鉴别。

（1）本品在中性溶液中与三氯化铁生成赭色沉淀，其生成物组成为

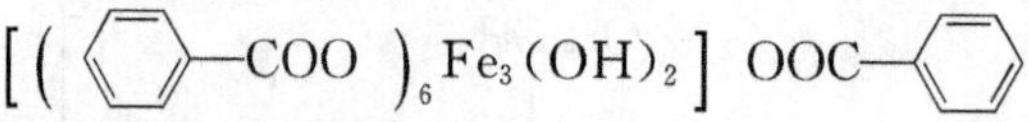

加稀盐酸，沉淀分解，生成游离的苯甲酸沉淀。

（2）本品在强酸作用下，析出游离苯甲酸，加热可升华并凝结于温度较低的试管上部内壁上。对游离苯甲酸升华物可测定熔点（121～123 ℃）。

10. 无机金属盐鉴别反应

除上述有机鉴别试验外，尚有无机金属盐的鉴别反应，现择取一部分，分述如下。

1）钠盐、钾盐、钙盐、钡盐的焰色鉴别反应

取铂丝，用盐酸润湿后，蘸取供试品，在无色火焰中燃烧，火焰即显各离子的特征颜色。钠离子显鲜黄色，钾离子显紫色，钙离子显砖红色。

2）铵盐的鉴别反应

取供试品，加过量氢氧化钠试液后，加热，即分解，产生氨臭；遇用水湿润的红色石蕊试纸，能使之变蓝色，并能使硝酸亚汞试液湿润的滤纸显黑色。

11．无机酸根鉴别反应

1）氯化物的鉴别反应

（1）取供试品溶液，加硝酸使成酸性后，加硝酸银试液，即生成白色凝乳状沉淀；分离，沉淀加氨试液即溶解，再加硝酸酸化后，沉淀复生成。如供试品为生物碱或其他有机碱的盐酸盐，须先加氨试液使成碱性，将析出的沉淀过滤、除去，取滤液进行试验。

（2）取供试品少量，置于试管中，加等量的二氧化锰，混匀，加硫酸湿润，缓缓加热，即产生氯气，能使湿润的碘化钾淀粉试纸显蓝色。

2）硫酸盐的鉴别反应

（1）取供试品溶液，滴加氯化钡试液，即生成白色沉淀；分离，沉淀在盐酸或硝酸中均不溶解。

（2）取供试品溶液，滴加醋酸铅试液，即生成白色沉淀；分离，沉淀在醋酸铵试液或氢氧化钠试液中溶解。

（3）取供试品溶液，加盐酸，不生成白色沉淀（与硫代硫酸盐区别）。

3）硝酸盐的鉴别反应

（1）取供试品溶液，置于试管中，加等量的硫酸，小心混合，冷却后，沿管壁加硫酸亚铁试液，使成两液层，接界面显棕色。

（2）取供试品溶液，加硫酸与铜丝（或铜屑），加热，即产生红棕色的蒸气。

（3）取供试品溶液，滴加高锰酸钾试液，紫色不褪去（与亚硝酸盐区别）。

4）碳酸盐与碳酸氢盐的鉴别反应

（1）取供试品溶液，加稀酸，即泡沸，产生二氧化碳，导入氢氧化钙试液中，即生成白色沉淀。

（2）取供试品溶液，加硫酸镁试液，如为碳酸盐溶液，即生成白色沉淀；如为碳酸氢盐溶液，须煮沸，始生成白色沉淀。

（3）取供试品溶液，加酚酞指示液，如为碳酸盐溶液，即显深红色；如为碳酸氢盐溶液，不变色或仅显微红色。

5）醋酸盐的鉴别反应

（1）取供试品，加硫酸和乙醇后，加热，即分解产生乙酸乙酯的香气。

（2）取供试品的中性溶液，加三氯化铁溶液 1 滴，溶液呈深红色，加稀无机酸，红色即褪去。

6）磷酸盐的鉴别反应

（1）取供试品的中性溶液，加硝酸银试液，即生成浅黄色沉淀；分离，沉淀在氨试液或稀硝酸中均易溶解。

（2）取供试品溶液，加氯化铵镁试液，即生成白色结晶状沉淀。

（3）取供试品溶液，加钼酸铵试液与硝酸后，加热即生成黄色沉淀；分离，沉淀能在氨试液中溶解。

4.1.3　专属鉴别试验

专属鉴别试验（specific identification test）是根据每一种药物化学结构的差异及其所引起

的物理化学特性的不同,选用某些特有的灵敏的定性反应来鉴别药物真伪的试验。它是证实某一种药物的依据。

[例 4-1]　双缩脲反应:在盐酸麻黄碱、盐酸伪麻黄碱分子结构中,芳香环侧链具有氨基醇结构,可显双缩脲特征反应。《中国药典》(2010 年版)收载盐酸麻黄碱的鉴别反应之一即为双缩脲反应。鉴别方法如下:取本品约 10 mg,加水 1 mL 溶解后,加硫酸铜试液 2 滴和 20% 氢氧化钠溶液 1 mL,即显蓝紫色,加乙醚 1 mL,振摇后,放置,乙醚层显紫红色,水层变为蓝色。

[例 4-2]　茚三酮反应:具有羟基胺类和 α-氨基酸的性质的药物可与茚三酮缩合成蓝紫色化合物。《中国药典》(2010 年版)采用本法鉴别硫酸核糖霉素。硫酸核糖霉素的鉴别方法如下:取本品与核糖霉素标准品适量,分别加水制成 1 mL 中含核糖霉素 10 mg 的溶液,取上述两种溶液等量混合,作为混合溶液,按照薄层色谱法(附录 Ⅴ B)实验,吸取上述溶液各 2 μL,分别点于同一硅胶 G 薄层板上,以 2-丁酮-甲醇-异丙醇-浓氨水-水(10:12:3:8:2)为展开剂,展开,晾干,喷以 0.2% 茚三酮的水饱和正丁醇溶液,在 110 ℃ 加热 10 min。混合溶液所显主斑点应为单一斑点,供试品溶液所显主斑点的位置和颜色应与对照品溶液或混合溶液所显主斑点的位置和颜色相同。

[例 4-3]　麦芽酚反应:此为链霉素的特征反应。链霉素在碱性溶液中,链霉糖经分子重排使环扩大形成六元环,然后消除 N-甲基葡萄糖胺,再消除链霉胍生成麦芽酚(α-甲基-β-羟基-γ-吡喃酮),麦芽酚与高铁离子在微酸性溶液中形成紫红色配合物。硫酸链霉素的鉴别方法如下:取本品约 20 mg,加水 5 mL 溶解后,加氢氧化钠试液 0.3 mL,置于水浴中加热 5 min,加硫酸铁铵溶液(取硫酸铁铵 0.1 g,加 0.5 mg/mL 硫酸溶液 5 mL 使之溶解)0.5 mL,即显紫红色。

[例 4-4]　坂口(Sakaguchi)反应:此为链霉素水解产物链霉胍的特有反应。链霉素水溶液加氢氧化钠试液,水解生成链霉胍。链霉胍和 8-羟基喹啉(或 α-萘酚)分别同次溴酸钠反应,其各自产物再相互作用生成橙红色化合物。硫酸链霉素的鉴别方法如下:取本品约 0.5 mg,加水 4 mL 溶解后,加氢氧化钠试液 2.5 mL 和 0.1% 8-羟基喹啉的乙醇溶液 1 mL,放冷至约 15 ℃,加次溴酸钠试液 3 滴,即显橙红色。

再如巴比妥类药物含有丙二酰脲母核,该类药物主要的区别在于 5,5-位取代基和 2-位取代基的不同:苯巴比妥含有苯环,司可巴比妥含有双键,硫喷妥钠含有硫原子。可根据这些取代基的性质,采用各自的专属反应进行鉴别。又如甾体激素类药物含有环戊烷并多氢菲母核,该类药物主要的结构差别在于 A 环和 D 环的取代基不同,可利用这些结构特征进行鉴别确证。

综上所述,一般鉴别试验是以某些类别药物的共同化学结构为依据,根据其相同的物理化学性质进行药物真伪的鉴别,以区别不同类别的药物。专属鉴别试验则是在一般鉴别试验的基础上,利用各种药物的化学结构差异来鉴别药物,以区别同类药物或具有相同化学结构部分的各个药物单体,达到最终确证药物真伪的目的。

4.2　常用鉴别方法

4.2.1　药物鉴别的目的和特点

1. 鉴别目的

所谓鉴别,就是依据药物的组成、结构与性质,通过化学反应、仪器分析或测定物理常数来判断药物的真伪。鉴别项下规定的试验方法仅适用于判别药品的真伪,对于原料药还应结合性状项下的外观和物理常数进行确认。

2. 特点

(1) 鉴别试验为已知物的确证试验。根据《中国药典》或局颁标准鉴别药物时,供试品都是已知物,鉴别的目的是确证供试品的真伪,而不是鉴定未知物的组成和结构。

(2) 鉴别试验是个别分析,而不是系统分析。其试验项目比较少,一般在四、五个项目以内,有的只做一、两项试验就可以得出明确结论。

(3) 通常选用药物的化学鉴别反应,红外特征吸收,紫外-可见特征吸收,测定熔点、色谱行为、生物活性、旋光性、折光率或放射性等不同方法鉴别同一种供试品,综合分析实验结果,作出判断。

(4) 鉴别原料药时,鉴别试验须结合性状项下的外观和物理常数进行确证。鉴别制剂时,要注意消除辅料的干扰。鉴别复方制剂中的不同成分时,要注意消除各成分间的干扰。

4.2.2　化学鉴别法

化学鉴别法是根据药物与化学试剂在一定条件下发生离子反应或官能团反应,产生不同颜色,生成不同沉淀,放出不同气体,呈现不同荧光的现象,从而得出定性分析结论的方法,是药物分析中最常用的鉴别方法。如果供试品的反应现象与药品质量标准中的鉴别项目的反应现象相同,则认定为是同一种药物。化学鉴别法有一定的专属性和灵敏度,且简便易行。鉴别药品时经常使用的化学鉴别法,在《中国药典》和《美国药典》中均称为一般鉴别试验,在《英国药典》和《日本药典》中称为定性反应。

1. 呈色反应

呈色反应是指在供试品溶液中加入适当的试剂,在一定条件下生成易于观测的有色产物的反应。在药物鉴别试验中,常用的反应类型有以下几种。

(1) 三氯化铁呈色反应。具有此反应的药物,一般含有酚羟基或水解后产生酚羟基。

(2) 异羟肟酸铁反应。具有此反应的药物,多为芳酸及其酯类、酰胺类。

(3) 茚三酮呈色反应。具有此反应的药物,一般在其化学结构中含有脂肪氨基。

(4) 重氮化-偶合显色反应。具有此反应的药物,一般有芳伯氨基或能产生芳伯氨基。

(5) 氧化还原显色反应和其他颜色反应。

2. 沉淀生成反应

沉淀生成反应是指在供试品溶液中加入适当的试剂,在一定条件下生成不同颜色或具有特殊形状的沉淀的反应,据此可对药物进行鉴别。

例如,巴比妥类药物和芳酰胺类药物常与重金属离子反应,生成不同形式的沉淀。生物碱及其盐类,以及具有芳香环的有机碱及其盐类常与硫氰化铬铵(雷氏盐)反应,生成沉淀。

3. 气体生成反应

(1) 大多数胺(铵)类、酰脲类以及某些酰胺类药物,经强碱处理后,加热,可产生氨气。

(2) 化学结构中含硫的药物,经强酸处理后,加热,可产生硫化氢气体。

(3) 含碘有机药物,经直火加热,可产生紫色碘蒸气。

(4) 含醋酸酯和乙酰胺类药物,经硫酸水解后,加乙醇可产生乙酸乙酯的香味。

4. 荧光反应

某些药物受紫外光线或可见光照射激发后,能发射出比激发光波长更长的荧光。物质的激发光谱和荧光发射光谱可以用做该物质的定性鉴别。常用的荧光发射形式有以下类型：

(1) 药物本身能够在可见光下发射荧光；

(2) 药物溶液加入硫酸使其呈酸性后，在可见光下发射荧光；

(3) 药物与溴反应后，在可见光下发射荧光；

(4) 药物与间苯二酚反应或经其他反应后，发射出荧光。

5. 焰色反应

焰色反应是指某些金属元素在无色火焰中燃烧时，使火焰呈现特征颜色的反应。

焰色反应主要用于鉴别金属盐类药物。如钾离子的焰色呈紫色，钠离子的焰色呈鲜黄色，钙离子的焰色呈砖红色，钡离子的焰色呈黄绿色，锂离子的焰色呈胭脂红色等。据此可用于钾盐、钠盐、钙盐、钡盐、锂盐等的鉴别。

4.2.3 物理常数鉴别法

1. 熔点测定法

熔点是指一种物质按照药典方法测定时，由固体熔化成液体的温度、熔融同时分解的温度，或在熔化时自初熔至全熔的一段温度。熔点是多数固体有机药物的重要物理常数，因此通过测定熔点可以区别或检查药品的纯杂程度。国内外药典均用熔点测定法鉴别有机药物的真伪，可以测定供试品本身的熔点，也可以将供试品按药典规定制成衍生物后，测定衍生物的熔点。依据待测物质的性质的不同，《中国药典》(2010 年版)收载了三种熔点测定方法，其中，如未有特殊注明，均采用"第一法"进行测定。测定时根据供试品熔融同时分解与否，调节传温液的升温速度为 2.5~3.0 ℃/min 或 1.0~1.5 ℃/min。要求报告初熔温度(供试品在毛细管内开始局部液化，出现明显液滴时的温度)和全熔温度(供试品全部液化时的温度)，如对维生素 C 的熔点的要求为：本品熔点为 190~192 ℃。随着红外光谱法和色谱法的逐步推广，熔点测定法有减少的趋势。

2. 比旋光度测定法

平面偏振光通过含有某些光学活性化合物的液体或溶液时，能引起旋光现象，使偏振光的平面向左或向右旋转，旋转的度数称为旋光度。偏振光通过长 1 dm 且 1 mL 中含有旋光物质 1 g 的溶液，在一定波长与温度下测得的旋光度称为比旋光度。通过测定比旋光度(或旋光度)可以区别或检查某些药品的纯杂程度，也可用于测定含量。

有些药物(如维生素 C、氯霉素及其制剂、硫酸奎尼丁和罗通定片等)用旋光法进行鉴别。对维生素 C 的比旋光度测定规定为：取本品，精密称定，加水溶解并定量稀释，制成 1 mL 中约含 0.19 g 的溶液，依法测定，比旋光度为 +20.5°~+21.5°。

3. 折光率测定法

光线自一种透明介质进入另一种透明介质时，由于光线在两种介质中的传播速度不同，光线在两种介质的平滑界面上会发生折射。常用的折光率是指光线在空气中传播的速度与在供试品中传播的速度的比值。

通过测定折光率可以区别不同的油类或检查某些药品的纯杂程度。

4. 吸光系数测定法

吸光系数是指在给定的波长、溶剂和温度等条件下，吸光物质在单位浓度、单位液层厚度时的吸光度。吸光系数有两种表示方法：摩尔吸光系数和百分吸光系数。百分吸光系数是《中国药典》收载的方法,它是在一定波长下,溶液浓度为 1%（质量体积浓度）、厚度为 1 cm 时的吸光度,用 $E_{1\,cm}^{1\%}$ 表示,它是吸光物质的重要物理常数,不仅用于考察原料药的质量,同时可作为该药物制剂应用紫外分光光度法测定含量时的依据。如维生素 E 的吸光系数测定方法:取本品,精密称定,加无水乙醇溶解并定量稀释成 1 mL 中约含 0.1 mg 的溶液,按照紫外-可见分光光度法（附录Ⅳ A）,在 284 nm 的波长处测定吸光度,百分吸光系数（$E_{1\,cm}^{1\%}$）为 41.0～45.0。

4.2.4　仪器鉴别法

1. 紫外-可见分光光度法（UV-Vis）

1）适用范围

含有芳环或共轭双键的药物在紫外光区（200～360 nm）有特征吸收,含有生色团和助色团的药物在可见光区（360～760 nm）有特征吸收,它们都可用紫外-可见分光光度法进行鉴别。本方法具有一定的专属性和灵敏度,应用范围广,使用频率高。同时,紫外-可见分光光度计的普及率高,操作也比较简便,在药检工作中易于为大家所接受。紫外-可见分光光度法常与其他鉴别分析方法联合,例如与化学鉴别法或红外光谱法联合,进行有机药物的鉴别。

紫外-可见分光光度法的应用范围次于化学鉴别法的。《中国药典》一部中只用紫外-可见分光光度法鉴别的药物较少,仅有 14 个品种（其中,药材及饮片 12 种,植物油脂和提取物 1种,成方制剂和单味制剂 1 种）。

2）具体做法

用紫外-可见分光光度法鉴别药物的方法有以下四种,采用这些方法可以适当提高鉴别的专属性。

（1）对比吸收曲线的一致性。

按药品质量标准将供试品和对照用规定溶剂分别配成一定浓度的溶液,在规定波长区域内绘制吸收曲线,供试品的图谱和对照品的应一致。这里所谓的"一致"是指吸收曲线的峰位、峰形和相对强度均一致。

［例 4-5］　鉴别己烯雌酚注射液时,就用等体积的乙醇和磷酸氢二钾溶液（2→100）混合,将供试品和对照品分别配成 0.01 mg/mL 的溶液,在 250～450 nm 区间绘制吸收曲线,供试品的图谱和对照品的应一致。

（2）对比最大吸收波长和相应吸光度的一致性。

按药品质量标准,将供试品用规定溶剂配成一定浓度的供试液,按分光光度法在规定波长区域内测定最大吸收波长和相应的吸光度,与药品质量标准中规定的最大吸收波长和相应的吸光度对比,如果相同就是同一种药物。药典中所讲的"吸光度约为 A"是指测定值应在 $A\pm5\%A$ 以内。USP 规定供试品一律与对照品对比,其最大吸收波长应与对照品的一致,相应的吸光度与对照品吸光度的误差一般不得超过 $\pm2\%$。

（3）对比最大吸收波长和最小吸收波长的一致性。

［例 4-6］　鉴别布洛芬片时,用 0.4% NaOH 溶液配成含布洛芬 0.25 mg/mL 的溶液,按分光光度法测定吸光度,在 265 nm 和 273 nm 波长处有最大吸收,在 245 nm 和 271 nm 波长处有最小吸收,在 259 nm 处有一肩峰。

（4）对比最大吸收波长、最小吸收波长和相应吸光度比值的一致性。

［例 4-7］　鉴别维生素 B_{12} 注射液时,用水配成含维生素 B_{12} 25 μg/mL 的溶液,按分光光度法测定吸光度,在 361 nm 和 550 nm 波长处有最大吸收,361 nm 波长处的吸光度和 550 nm

波长处的吸光度的比值应为 3.15～3.45。

[**例 4-8**]　鉴别维生素 K_1 时,用三甲基戊烷制成 10 µg/mL 溶液,按分光光度法测定,在 243 nm、249 nm、261 nm 和 270 nm 波长处有最大吸收,在 228 nm、246 nm、254 nm 和 266 nm 波长处有最小吸收,254 nm 处的吸光度和 249 nm 处的吸光度之比应为 0.70～0.75。

3) 注意事项

用紫外-可见分光光度法鉴别药物时,对仪器的准确度要求很高,必须按照要求将其严格校正合格后方可使用,样品的纯度也必须达到要求才能测定。

2. 红外光谱法(IR)

有机药物在红外光区有特征吸收,药物分子的组成、结构、官能团不同时,其红外光谱也不同。药物的红外光谱能反映药物分子的结构特征,具有专属性强、准确度高的特点,是验证已知药物的有效方法。在药品化学结构比较复杂、相互之间差异较小,用颜色反应、沉淀生成或紫外-可见分光光度法不足以相互区分时,采用红外光谱法常可有效地解决。国内外药典都广泛使用红外光谱法鉴别药物的真伪,用红外光谱法鉴别的品种不断增加,所起的作用也日益扩大。用本法鉴别药物时,常用直接法,即将供试品的红外光谱与相应的标准红外光谱直接比较,核对是否一致,如不一致,应按该药品谱图中备注的方法进行预处理以后再进行绘制、核对;也可采用对照品法,即在相同条件下绘制供试品与相应的对照品的红外吸收光谱,直接对比其谱图是否一致。前一种方法简便,但无法消除不同仪器和不同操作条件造成的差异;后一种方法没有以上缺点,不足之处是不容易得到对照品,因此《中国药典》中一般采用前一种方法。

用红外光谱法鉴别药物时,也常将供试品的红外光谱和标准图谱或对照品图谱,按吸收峰的强度由强到弱的顺序,逐个记录第一强峰(A)、第二强峰(B)和第三强峰(C)的波数,相互对比。这些强峰往往反映了药物分子的主要官能团或主要结构特征,对鉴别药物的真伪有重要作用。

与《中国药典》(2010 年版)配套,出版了相应的《药品红外光谱集》(第四卷)。用红外光谱法鉴别药物时,《中国药典》(2010 年版)要求按指定条件绘制供试品的红外光吸收图谱,与《药品红外光谱集》中的相应标准图谱对比,如果峰位、峰形、相对强度都一致,即为同一种药物。而 USP 规定用供试品和对照品同时绘制红外光谱,供试品图谱中的最大吸收波长应与对照品图谱的一致。BP 则主要采用与标准红外光谱对比法,也用对照品对比法。JP 采用了这两种方法。

红外光谱法的专属性强,但绘制光谱时受外界条件影响较大,谱图容易发生变异。为了确保鉴别的结果准确无误,《中国药典》不单独用本法进行鉴别,常与其他理化方法联合进行鉴别。

对于具有多晶型现象的固体药品,供测定的供试品晶型可能不同,可能导致绘制的光谱图与《药品红外光谱集》所收载的光谱图不一致。遇此情况,应按照该药品红外光谱图中备注的方法或者各品种项下规定的方法进行预处理后,再绘制、比对。如未规定药用晶型与合适的预处理方法,则可使用对照品,并采用适当的溶剂对供试品与对照品在相同条件下同时进行重结晶后,再依法测定、对比。对已经规定药用晶型的,则应采用相应药用晶型的对照品依法对比。

3. 薄层色谱法(TLC)

薄层色谱法是将供试品溶液点样于薄层板上,将经展开、检视后所得的色谱图,与适宜的对照物按同法所得的色谱图作对比,用于药品的鉴别或杂质检查的方法。

薄层色谱法是一种简便易行的方法,其应用范围日益扩大。同一种药物在同样条件下的薄层色谱行为是相同的,依此可以鉴别药物及其制剂的真伪。将供试品和对照品按药典规定,用同种溶剂配成同样浓度的溶液,在同一薄层板上点样、展开、显色,供试品所显主斑点的颜色、位置应与对照品所显主斑点的相同。

薄层色谱可将中药内含成分通过分离达到直观、可视化,具有承载信息大、专属性强、快速、经济、操作简便等优点,可作为中药鉴别的首选方法。

《中国药典》(2005 年版)新增专属性 TLC 鉴别 662 项,如人参的 TLC 鉴别中新增人参皂苷 Rf 这一人参特有成分的鉴别,地肤子的鉴别由鉴别齐墩果酸改为鉴别地肤子特有成分地肤子皂苷,以增加专属性。另外,与对照品相比,此版药典更强调使用对照药材做鉴别,以增加整体专属性,在新增的 662 项 TLC 鉴别中,使用对照药材的占 61.6%。

如脏连丸处方中君药为黄连,仅用盐酸小檗碱对照品不能专属性地鉴别出黄连,故增加黄连对照药材检视黄连;芦丁对照品检视槐花。过去常用的显色和试管反应因为只是某种或某类成分官能团的反应,相对于中药这种多成分的复杂体系来说,不具有专属性,无法说明显色或试管反应鉴别的是哪种药材的成分或成分群,用于控制中药质量的意义不大,故删去,改用 TLC 以增加专属性,如复方丹参滴丸、复方鱼腥草片、苏合香丸等。定坤丹用阿魏酸做鉴别对照,处方中当归、川芎均含有阿魏酸,方法的专属性不强,且展开剂中含苯;此版药典改用当归、川芎对照药材作对照,采用不同的展开条件,可以区分当归和川芎,且展开剂中不含苯。红参的鉴别原标准采用人参二醇、人参三醇为对照品,但人参二醇、人参三醇为人参皂苷的水解产物,人参含多种皂苷类成分,用此两者作对照进行鉴别,不能解释清楚其体现的是人参的哪一个皂苷,现改以红参对照药材及人参皂苷 Rb1、Rg1、Re 对照品作对照进行鉴别。修订后的鉴别方法准确,提供的信息量较原来的多。

《中国药典》(2010 年版)新增专属性 TLC 鉴别 2 494 项,除矿物药外均有专属性强的薄层鉴别方法。

4. 纸色谱法(PC)

有些药物用纸色谱法进行鉴别。纸色谱法是以纸为载体,以纸上所含水分或其他物质为固定相,用展开剂进行展开的分配色谱。供试品经展开后,可用比移值(R_f)表示其各组成成分的位置。由于影响比移值的因素较多,因而一般采用在相同实验条件下与对照物质对比以确定其异同的方法。用做药品纯度检查时,可取一定量的供试品,经展开后,按各品种项下的规定,检视其所显杂质斑点的个数或呈色深度(或荧光强度)。进行药品含量测定时,将色谱主斑点剪下经洗脱后,再用适宜的方法测定。

5. 高效液相色谱法(HPLC)

《中国药典》(2010 年版)中还大量使用了高效液相色谱法鉴别药物。高效液相色谱法是采用高压输液泵将规定的流动相泵入装有填充剂的色谱柱,对供试品进行分离测定的色谱方法。注入的供试品由流动相带入柱内,各组分在柱内被分离,并依次进入检测器,由积分仪或数据处理系统记录和处理色谱信号。

采用高效液相色谱法进行药物的鉴别时,要求供试品和对照品色谱峰的保留时间一致。

6. 气相色谱法(GC)

气相色谱法是采用气体为流动相(载气),流经装有填充剂的色谱柱进行分离测定的色谱方法。物质或其衍生物气化后,被载气带入色谱柱中进行分离,各组分先后进入检测器,用数据处理系统记录色谱信号。采用气相色谱法鉴别的要求同采用高效液相色谱法鉴别的要求。

7. 其他方法

此外,《中国药典》还用其他方法对药物进行鉴别,包括放射性药物用测定半衰期和能谱的方法进行鉴别,有些药物(青霉素钠、钾及其针剂,玻璃酸酶及其针剂,胰岛素等)用生物活性法进行鉴别,有些药物用显微镜及偏光显微镜进行鉴别。

显微鉴别具有简便、快速、直观的特点。《中国药典》(2005 年版)对 340 个显微鉴别进行了全面审核和修订,新增专属性的显微鉴别 67 项,应尽量选择易见、稳定、专属的显微特征,有效控制投料的真实性以及制法的规范性。对于不同成方制剂中出现的同一药材品种,尽可能采用统一的显微特征。制剂项下已有药材薄层鉴别,删去有干扰、难判断的显微特征。处方中有干扰、难判断的药材,增加显微特征,删除偶见、少见的显微特征。对显微特征涉及的名词、术语进行规范、统一。此次修订涉及 370 种药材及饮片,共计 1 670 个显微特征。在《中国药典》(2010 年版)标准中更加大幅度增加了横切面或粉末显微鉴别,仅新增显微鉴别就达 633 项,所有的药材和饮片及含生药粉的中成药基本都增加了专属性很强的横切面或粉末显微鉴别,为进一步规范中药材及饮片用药质量提供依据。

此外,《中国药典》(2010 年版)还采用生物自显影技术、细胞膜技术、生物活性测定等生物方法建立了药材的定性鉴别和定量分析方法。DNA 分子标记法鉴别是指通过比较药材间DNA 分子遗传多样性的差异来鉴别药材基源、确定学名的方法,适用于采用性状、显微、理化以及色谱鉴别等方法难以鉴定的样品的鉴别,如同属多基源物种、动物药等的鉴别。

4.2.5　鉴别方法的选择原则

鉴别方法的总体选择原则如下。

(1) 方法有一定的专属性、灵敏性,且便于推广;

(2) 化学法和仪器法相结合,每种药品一般选用 2~4 种方法进行鉴别试验,相互取长补短;

(3) 尽可能采用药典中收载的方法。

一般来说,根据药典中鉴别项下的试验方法即可确证供试品的真伪,不必再做其他检验。偶尔出现问题时,可参照性状项下的内容作出结论。《中国药典》和 JP(15)中均有药物的性状叙述,但 USP(31)删去了这项内容。BP(2009)在鉴别项下列出可供选择的多种鉴别方法,供不同地区、不同实验室根据自己的条件选择使用。例如硫酸阿托品,分别规定了采用第一鉴别法(A、B、E 项)和第二鉴别法(C、D、F 项)进行鉴别(A. 水溶液无旋光性;B. 红外光谱吸收;C. 衍生物熔点;D. 显色反应;E. 硫酸根鉴别反应;F. 生物碱鉴别反应)。第一鉴别法是必需的。如果药品物质是完全可以追溯到具体的而且符合药品各论中所有其他要求的某一批药品,则第二鉴别法中涵盖的检验项目也可用于鉴别。

在鉴别时,对某一药品不能以一个鉴别试验作为判断的唯一根据,同时要考虑其他有关项目的试验结果,全面考察,才能得出结论。

[例 4-9]　维生素 C 的鉴别,收载于《中国药典》(2010 年版)。

$$CH_2OH$$
$$H-C-OH$$

HO　　　OH

　　维生素 C 分子中具有 2 个手性 C 原子,具有旋光性,所以可以通过测定旋光度来进行鉴别。取本品,精密称定,加水溶解并定量稀释成 1 mL 中约含 0.10 g 的溶液,依法测定(附录Ⅵ E),比旋光度应为 +20.5°～+21.5°。

$$[\alpha]_D^t = \frac{100\alpha}{Lc}$$

式中:$[\alpha]$ 为比旋光度;α 为测得的旋光度;t 为测定时的温度;D 为钠光谱的 D 线(波长589.3 nm);L 为测定管长,dm;c 为每 100 mL 溶液中含有溶质的质量(g)。

　　此外,维生素 C 的熔点为 190～192 ℃,也可以通过测定熔点进行鉴别。

　　以上是根据测定物理常数进行鉴别的。

　　另外,在维生素 C 的分子中具有烯二醇的结构,此结构具有很强的还原性,可以和一些氧化剂作用,如《中国药典》(2010 年版)规定:取本品 0.2 g,加水 10 mL 溶解后,分成两等份:在一份中加硝酸银试液 0.5 mL,即生成银的黑色沉淀;在另一份中加二氯靛酚钠试液 1～2 滴,试液的颜色即消失。其中,二氯靛酚钠是一种颜料,在酸性条件下其氧化型是玫瑰红色,还原型是无色的。

4.3　鉴别试验的条件

　　鉴别试验是以所采用的化学反应或物理特性产生的明显的易于觉察的特征变化为依据的,因此,能影响鉴别试验判定结果的特征变化的因素(如溶液的浓度、反应温度、酸碱度、共存物质及反应介质等)都是应当精心选择和严格控制的。也就是说,鉴别试验应该是在规定条件下完成的,否则鉴别试验的结果是不可信的。

4.3.1　溶液的浓度

　　溶液的浓度主要指被鉴别药物的浓度以及所用试剂的浓度。由于鉴别试验多采用观测沉淀、颜色或各种光学参数(λ_{max}、A、$E_{1\,cm}^{1\%}$ 等)的变化来判定结果,而药物和有关试剂的浓度会直接影响上述的各种变化,因此必须严格规定溶液的浓度。

4.3.2　溶液的温度

　　温度对化学反应的影响很大,一般温度每升高 10 ℃,可使反应速度增加 2～4 倍。某些鉴别反应需要在加热的条件下才能进行。

4.3.3　溶液的酸碱度

　　许多鉴别反应需要在一定的酸碱度的条件下才能进行,这是因为溶液的酸碱度不仅影响药物分子的解离状态,还可以催化某些化学反应,甚至影响某些具有氧化还原性质的药物的电极电位。因此,在鉴别实验中应调节溶液的酸碱度,使各反应物有足够的浓度处于反应活化状态,使反应生成物处于稳定和易于观测的状态。

4.3.4　干扰成分的存在

　　在鉴别试验中,如药物结构中的其他部分或药物制剂中的其他组分(如辅料或复方制剂中的其他药物成分)也可发生阳性反应,对鉴别试验结果产生干扰,应选择专属性更高的鉴别反应将其消除或将其分离。

4.3.5　试验时间

　　化学反应的速率与药物的结构及反应的类型有关,离子反应一般较快,而有机化合物的化学反应和无机化合物的不同,一般反应较慢,达到预期试验结果需要较长的时间。这是因为有机化合物是以共价键相结合的,化学反应能否进行,依赖于共价键的断裂和新价键形成的难易,这些价键的更替需要一定的反应时间和条件,同时在化学反应过程中,有时存在着许多中间阶段,甚至须加入催化剂才能启动反应,因此,为使鉴别反应进行完全,需要一定时间。

4.4　鉴别试验的灵敏度

4.4.1　反应灵敏度

　　所谓反应灵敏度,即在一定条件下,能在尽可能稀的溶液中观测出尽可能少量的供试品,反应对这一要求所能满足的程度。它以两个相互有关的量,即最低检出量(minimum detectable quantity)(又称检出限量)和最低检出浓度(minimum detectable concentration)(又称界限浓度)来表示。

　　最低检出量,就是应用某一反应,在一定的条件下,能够观测出的供试品的最小量,其单位通常用微克(μg)表示。最低检出浓度,就是应用某一反应,在一定条件下,能够观测出供试品的最低浓度,通常以 1:G 表示,其中 G 表示含有 1 g 重某供试品的溶液的体积数(mL)。最低检出量 m 和最低检出浓度 G 之间的关系可以用下式表示:

$$m=V/G\times10^6$$

式中:V 为鉴别试验时所取供试品溶液的最小体积,mL。选用鉴别反应的灵敏度越高,产生可被观测的结果所需要的药物越少。

　　在实际工作中,常采用以下措施来提高反应的灵敏度。

　　1)加入与水互不相溶的有机溶剂

　　在鉴别试验中,当生成物具有颜色并且颜色很浅时,可利用加入少量与水互不相溶的有机溶剂,浓集有色生成物,使有机溶剂中颜色变深,易于观测。

　　2)改进观测方法

　　例如,将目视观测溶液颜色的方法改为可见分光光度法;将观测生成沉淀的方法改为比浊度法等。

4.4.2　空白试验和对照试验

　　在鉴别反应中,选用的鉴别反应的灵敏度都很高,但有时并不能完全保证鉴别的可靠性,这是因为:

　　(1)溶剂、辅助试剂或器皿等可能引进外来离子,从而被当做试剂中存在的离子而鉴定出来;

　　(2)试剂失效或反应条件控制不当,而使鉴别反应的现象不明显或得出否定的结果。

　　对于第一种情况,可以通过空白试验来解决。在选用灵敏度很高的反应时,必须采用高纯度的试剂和非常洁净的器皿,这样才能保证鉴别试验结果的可靠性。为了消除试剂和器皿可能带来的影响,应同时进行空白试验,以供对照。所谓空白试验,就是在与供试品鉴别试验完全相同的条件下,除不加供试品外,其他试剂同样加入进行的试验。空白试验不出现正反应,说明试剂等其他因素不干扰鉴别试验。

　　[例 4-10]　在盐酸中用 NH_4SCN 鉴别 Fe^{3+} 时得到浅红色溶液,表示有微量铁存在。为了进一步弄清 Fe^{3+} 是否为原试样所有,可另取配制试液的蒸馏水和盐酸以同样的方法进行实验,如果得到同样的浅红色,说明此微量 Fe^{3+} 并非原试样所有;若得到更浅的红色或者无色,说明试样中确有微量 Fe^{3+}。

　　对于第二种情况,即当鉴别反应不够明显或现象异常时,往往要做对照试验。

　　对照试验是用已知溶液代替供试品溶液,同法操作,用来检查试剂是否失效或反应条件是否控制准确的试验。对照试验出现正反应,说明试验条件是正常的。对照试验用于检查试剂等是否变质、失效或反应进行的条件是否正常。

　　[例 4-11]　用 $SnCl_2$ 溶液鉴别 Hg^{2+} 时,未出现黑色沉淀,可认为无 Hg^{2+} 存在。但是考虑到 $SnCl_2$ 溶液容易在空气中被氧化而失效,故取少量已知 Hg^{2+} 溶液,加入 $SnCl_2$ 溶液,如未出现黑色沉淀,说明 $SnCl_2$ 溶液失效,此时应该重新配制溶液。

　　空白试验和对照试验对于正确判断鉴定结果有重要意义。

　　需要指出的是,在定量分析(如药物含量测定)中也用到空白试验和对照试验,但它们是用来检验和消除系统误差。与上述相比,其含义不尽相同。

第 5 章　药物的杂质检查

　　药物的杂质是指药物中存在的无治疗作用或影响药物的稳定性和疗效,甚至对人体健康有害的物质。由于在药物的生产和储存过程中不可避免地会引入杂质,为了确保用药安全、有效,在药物生产、储存及使用等各环节须根据药物生产过程、性质和特点有效地控制药物中的杂质。对药物进行杂质检查是控制药物杂质,确保安全、有效用药,保证药品质量的重要措施。

　　药物中的杂质是药物纯度的一个重要方面,故药物的杂质检查也称为纯度检查。药物的纯度是指药物的纯净程度,是反映药品质量的一项重要指标。药物的纯度通常可从药物的结构、外观形状、理化常数、杂质检查和含量测定等方面作为一个有联系的整体来进行综合评定。药品中的杂质是否能得到合理、有效的控制,直接关系到药品的质量可控性与安全性。药物中所含杂质如果超过质量标准规定的纯度要求,就有可能使药物的外观形状、物理常数发生变化,甚至影响药物的稳定性,使活性降低、毒副作用增加。

　　对于药物纯度的认识、规定和要求不是一成不变的,而是随着生活水平的提高、防病治病经验的积累、分离检测技术的提高以及所用生产原料、方法与工艺的不同而不断完善和改进的。

5.1　杂质的来源

　　药物中的杂质主要来源于两个方面:一是从生产过程中引入;二是在储藏过程中受外界条件的影响,引起药物物理化学特性发生变化而产生。了解药物中杂质的来源,可以有针对性地制订出药物中杂质的检查项目和检查方法。

5.1.1　生产过程中引入的杂质

　　在合成药物的生产中,所用原料不纯,未反应完全的原料、反应的中间体、副产物等在精制时未能完全除去,就会成为产品中的杂质。从动植物原料中提取、分离药物时,由于原料中常含有与药物结构、性质相近的物质,在分离过程中很难完全除去,从而引入产品中。如从阿片中提取吗啡,有可能引入罂粟碱及阿片中的其他生物碱。

　　药物在制成制剂过程中,也可能产生新的杂质。如用肾上腺素配制注射液时,常加入抗氧化剂焦亚硫酸钠和稳定剂乙二胺四乙酸钠盐,在亚硫酸根的存在下,肾上腺素会生成无生理活性、无光学活性的肾上腺素磺酸。肾上腺素磺酸和 d-异构体的含量均会随储存期的延长而增高,而生理活性成分肾上腺素则相应降低。

　　在药物生产过程中,所用的试剂、溶剂、还原剂等可能会残留在产品中而成为杂质。如使用酸性或碱性试剂处理后,可能使产品带有酸性或碱性杂质。

　　用有机溶剂提取或精制的药物,产品中可能含有残留溶剂。如在生产过程中会使用甲醇溶剂对盐酸土霉素原料药进行精制,故须对成品进行甲醇残留溶剂的检测。

另外,在生产过程中,由于使用金属器皿、装置以及其他不耐酸、碱的金属工具,都可能引入砷盐以及铅、铁、铜等金属杂质。

5.1.2　储藏过程中引入的杂质

药物在储藏过程中,在外界条件(如温度、湿度、日光、空气等因素)的影响下,或微生物的作用下,可能发生水解、氧化、分解、异构化、晶型转变、聚合、潮解和发霉等变化,产生有关杂质,不仅会使药物的外观性状发生改变,更重要的是会降低药物的稳定性和质量,甚至会使药物失去疗效或对人体产生毒害。例如,麻醉乙醚在日光、空气及湿气作用下,易氧化分解为乙醛及有毒的过氧化物(如二羟乙基过氧化物),《中国药典》规定在起封后 24 h 内使用;维生素 C 能被氧气氧化成去氢维生素 C;脊髓灰质炎活疫苗,在温度高时容易变质而失效,在温度低时易冻结而析出沉淀。因此,严格控制药品的储存条件,是保证临床用药安全、有效的一个重要方面。

5.1.3　杂质的种类

药物中的杂质按来源可分为一般杂质和特殊杂质。一般杂质是指在自然界中分布较广泛,在多种药物的生产和储藏过程中容易引入的杂质,如酸、碱、水分、氯化物、硫酸盐、砷盐、重金属等。一般杂质的检查方法收载在《中国药典》的附录中。特殊杂质是指在个别药物的生产和储藏过程中引入的杂质,如阿司匹林中的游离水杨酸、肾上腺素中的肾上腺酮等。一般来说,某种特殊杂质只存在于特定的药物中,其检查方法收载在《中国药典》正文各药品的质量标准中。

药物中所含的杂质按结构可分为无机杂质和有机杂质。无机杂质有氯化物、硫酸盐、砷盐、重金属等。有机杂质有有机药物中引入的原料、中间体、副产物、分解物、异构体、残留溶剂等。

药物中的杂质按性质可分为信号杂质和毒性杂质。信号杂质本身一般无害,但其含量多少可反映药物的纯度水平,指示生产工艺是否合理,如氯化物、硫酸盐。毒性杂质是对人体有毒害的杂质,在质量标准中应严加控制,以保证用药安全,如重金属、砷盐、氰化物、氟化物等。

5.2　杂质的限量

5.2.1　限量检查及计算

药物的纯度是相对的,绝对纯净的药物是不存在的。完全除去药物中的杂质,既不可能,也没有必要。对于药物来说,杂质的含量当然是越少越好,但要把药物中的杂质完全除去,势必会造成生产上的困难和成本的上升。实际上,在不影响药物疗效、不产生毒性及保证药物质量的前提下,对于药物中可能存在的杂质允许有一定的限量。所谓杂质限量,是指药物中杂质的最大允许量,通常用百分之几或百万分之几来表示。

根据定义,药物中的杂质限量可按照下式来计算:

$$杂质限量 = \frac{杂质最大允许量}{供试品量} \times 100\% \tag{5-1}$$

药物中杂质限量的控制方法一般分为两种:一种为限量检查法(limit test),另一种是对杂质进行定量测定。通常采用限量检查法,该检查法通常不要求测定杂质的准确含量,只需检查杂质是否超过限量。检查方式有对照法、灵敏度法和比较法三种。

1. 对照法

对照法是指取一定量待检杂质对照品溶液与一定量供试品溶液在相同条件下进行处理,比较反应结果,判断供试品溶液中所含杂质限量是否符合规定的方法。采用该方法须注意平行原则,即供试品溶液与对照品溶液应在完全相同的条件下反应,如加入的试剂、反应温度、放置的时间均应相同,这样检查结果才有可比性。

由于供试品(S)中所含杂质的最大允许量可以通过杂质标准溶液的浓度(c)和体积(V)的乘积来表达,所以杂质限量(L)的计算公式为

$$杂质限量 = \frac{标准溶液的浓度 \times 标准溶液的体积}{供试品量} \times 100\% \tag{5-2}$$

或

$$L = \frac{cV}{m_s} \times 100\% \tag{5-3}$$

在《中国药典》中,大多采用这一方法检查一般杂质,如葡萄糖中铁盐的检查。取葡萄糖供试品 2.0 g,加水 20 mL 溶解后,加硝酸 3 滴,缓缓煮沸 5 min,放冷,加水稀释至 45 mL,加硫氰酸铵溶液(30%)3 mL,摇匀,如显色,与标准铁溶液(1 mL 相当于 10 μg 的 Fe)2.0 mL 用同一方法制成的对照液比较,不得更深(0.001%)。

2. 灵敏度法

灵敏度法是指在供试品溶液中加入试剂,在一定的反应条件下,观察有无正反应出现,以不得出现正反应为合格,即以检测条件下反应的灵敏度控制杂质限量的方法。该法不需要与杂质对照品溶液对比。如乳酸中枸橼酸、草酸、磷酸或酒石酸的检查。取乳酸 0.5 g,加水适量使之成 5 mL,混匀,用氨试液调至微碱性,加氯化钙试液 1 mL,置于水浴中加热 5 min,不得产生混浊。

3. 比较法

比较法是指取一定量供试品,在规定条件下测定待检杂质的参数(如吸光度等),与规定限量比较,不得更大,从而判断供试品中杂质限量的方法。如《中国药典》中盐酸甲氧明中酮胺的检查。取盐酸甲氧明,加水制成 1 mL 中含 1.5 mg 的溶液,依照《中国药典》紫外-可见分光光度法,在 347 nm 波长处测定,吸光度值不得超过 0.06。本法能准确测定杂质的参数并与规定限量比较,不需要对照品。

下面举例进行药物中杂质限量的计算。

[例 5-1] 对乙酰氨基酚中氯化物的检查。

取对乙酰氨基酚 2.0 g,加水 100 mL,加热溶解后冷却,过滤,取滤液 25 mL,依照《中国药典》(2010 年版)二部附录 Ⅷ A 检查氯化物,所发生的混浊与标准氯化钠溶液 5.0 mL(1 mL 相当于 10 μg 的 Cl⁻)制成的对照液比较,不得更浓。问氯化物的限量是多少?

解
$$L = \frac{Vc}{m_s} \times 100\% = \frac{5.0 \times 0.01}{2.0 \times 1\ 000 \times \frac{25}{100}} \times 100\% = 0.01\%$$

[例 5-2] 谷氨酸钠中重金属限量的检查。

取本品 1.0 g,加水 23 mL 配成溶液后,加醋酸盐缓冲溶液(pH=3.5)2 mL,依照《中国药典》(2010 年版)二部附录 Ⅷ H 检查,与标准铅溶液(10 μg/mL)所呈颜色相比较,不得更深,重

金属限量为百万分之十,求取标准铅溶液多少毫升?

解
$$V=\frac{Lm_S}{c}\times100\%=\frac{10\times0.000\ 001\times1.0}{10\times0.000\ 001}\ mL=1.0\ mL$$

5.3　一般杂质的检查

在多种药物的生产或储藏过程中容易引入一般杂质,主要包括酸、碱、水分、氯化物、硫酸盐、铁盐、重金属、砷盐、铵盐等,一般杂质的检查方法在药典附录中均有规定。本节介绍一般杂质检查的原理、方法和注意事项。

5.3.1　氯化物检查法

在药物的生产过程中,常用到盐酸或将药物制成盐酸盐形式。氯离子对人体无害,但它能反映药物的纯度及生产过程是否正常,因此氯化物被认为是一种指示性杂质或信号杂质。

1. 原理

药物中的微量氯化物在硝酸酸性条件下与硝酸银反应,生成氯化银胶体微粒而显白色混浊,与一定量的标准氯化钠溶液在相同条件下产生的氯化银混浊程度进行比较,判定供试品中氯化物是否符合限量规定。

$$Cl^-+Ag^+ \Longrightarrow AgCl\downarrow$$

2. 方法

除另有规定外,取各药品项下规定量的供试品,加水溶解使之成 25 mL(溶液如显碱性,可滴加硝酸使之成中性),再加稀硝酸 10 mL,置于 50 mL 纳氏比色管中,溶液如不澄清,应过滤(事先用含有硝酸的水洗净滤纸上的氯化物),加水使之约 40 mL,摇匀,即得供试品溶液。另取各药品项下规定量的标准氯化钠溶液(10 μg/mL Cl$^-$),置于 50 mL 纳氏比色管中,加稀硝酸 10 mL,加水使之成 40 mL,摇匀,即得对照溶液。于供试品溶液与对照溶液中,分别加入硝酸银试液 1.0 mL,用水稀释至 50 mL,摇匀,在暗处放置 5 min,同置于黑色背景上,从比色管上方向下观察,比较,即得。

3. 注意事项

(1)氯化物浓度以 50 mL 中含 50~80 μg 的 Cl$^-$ 为宜,此范围内氯化物所显混浊明显,便于比较。

(2)氯化物的检查宜在硝酸酸性溶液中进行,因加入硝酸可避免弱酸银盐(如碳酸银、磷酸盐)以及氧化银沉淀的形成而干扰检查,且还可加速氯化银沉淀的生成并产生较好的混浊。酸度以 50 mL 供试品溶液中含稀硝酸 10 mL 为宜。

(3)供试品溶液如带颜色,可采取内消色法解决。取供试品溶液两份,分别置于 50 mL 纳氏比色管中。在一份中加硝酸银试液 1.0 mL,摇匀,放置 10 min,如显混浊,反复过滤,至滤液完全澄清,再加入规定量的标准氯化钠溶液与水适量使之成 50 mL,摇匀,在暗处放置 5 min,作为对照溶液;在另一份中加硝酸银试液 1.0 mL 与水适量使之成 50 mL,依法检查。由于以除去氯化物的供试品溶液作为对照,保持了两管色调的一致性,比浊结果可靠。

(4)稀释到 40 mL 后加硝酸银试液的目的是使产生的 AgCl 混浊均匀。如硝酸银加得过早,由于氯化物浓度过大,产生 AgCl 沉淀而影响比浊。

5.3.2　硫酸盐检查法

微量的硫酸盐杂质也是一种信号杂质。

1. 原理

硫酸盐与氯化钡在盐酸酸性溶液中生成硫酸钡白色混浊，与一定量标准硫酸钾溶液与氯化钡在相同条件下生成的混浊比较。

$$SO_4^{2-} + Ba^{2+} \longrightarrow BaSO_4 \downarrow （白色）$$

2. 方法

除另有规定外，取各药品项下规定量的供试品，加水溶解使之成 40 mL，置于 50 mL 纳氏比色管中，加稀盐酸 2 mL，摇匀，即得供试品溶液；另取标准硫酸钾溶液，置于 50 mL 纳氏比色管中，加水使之成约 40 mL，加稀盐酸 2 mL，摇匀，即得对照溶液；于供试品溶液与对照溶液中，分别加入 25% 氯化钡溶液 5 mL，用水稀释至 50 mL，摇匀，放置 10 min，同置于黑色背景上，从比色管上方向下观察、比浊。

3. 注意事项

（1）加入盐酸可防止碳酸钡或磷酸钡等沉淀生成而影响比浊。溶液的酸度也能影响硫酸钡的溶解度，以 50 mL 中加稀盐酸 2 mL 为宜。酸度增加，灵敏度下降，应注意控制。

（2）《中国药典》规定检查中 1 mL 标准硫酸钾溶液相当于 0.1 mg 硫酸根离子。本法适宜比浊的浓度范围为每 50 mL 溶液中含 0.1～0.5 mg 的硫酸根离子，相当于标准硫酸钾溶液 1.0～5.0 mL。

（3）供试品溶液如带颜色，可采用内消色法。如果药物在水中不易溶解，可加入适量的有机溶剂将药物溶解后再依法检查，例如硫酸普拉睪酮钠中硫酸盐的检查，先用丙酮-水（1∶1）溶解样品后再进行检查。

5.3.3　铁盐检查法

微量铁盐的存在可能加速药物的氧化和降解，因而要控制铁盐的限量。《中国药典》和《美国药典》均采用硫氰酸盐法，《英国药典》采用巯基醋酸（mercaptoacetic acid）法检查，两个方法相比较，后者的灵敏度较高，但试剂较贵。硫氰酸盐法的介绍如下。

1. 原理

铁盐在盐酸酸性溶液中与硫氰酸铵反应，生成红色可溶性硫氰酸铁配位离子，与一定量标准铁溶液用同法处理后所呈的颜色进行比色，以判断供试品中的铁盐是否超过限量。

$$Fe^{3+} + 6SCN^- \xrightarrow{HCl} [Fe(SCN)_6]^{3-}$$

2. 方法

除另有规定外，取各药品项下规定量的供试品，置于 50 mL 纳氏比色管中，加水溶解使之成 25 mL，配成供试品溶液。另取规定量的标准铁溶液，置于另一 50 mL 纳氏比色管中，加水 25 mL，作为对照溶液。向上述两管内各加稀盐酸 4 mL 与过硫酸铵 50 mg，用水稀释至 35 mL 后，加 30% 硫氰酸铵溶液 3 mL，再加水适量稀释至 50 mL，摇匀。在白色背景下观察、比较所产生的颜色。供试品管所显的颜色浅于对照管的，杂质含量符合规定。

3. 注意事项

（1）本法用硫酸铁铵[$FeNH_4(SO_4)_2 \cdot 12H_2O$]配制标准铁溶液，并加入盐酸防止铁盐水解,使之易于保存。当 50 mL 溶液中含 Fe^{3+} 为 5～90 μg 时,溶液的吸光度与浓度呈良好的线性关系。目视比色时以 50 mL 溶液中含 Fe^{3+} 10～50 μg 为宜,在此范围内,溶液的色泽梯度明显,易于区别。

(2) 加入盐酸可防止 Fe^{3+} 的水解,并可避免弱酸盐的干扰。经试验,以 50 mL 溶液中加稀盐酸 4 mL 为宜。

(3) 加入氧化剂过硫酸铵既可将供试品中 Fe^{2+} 氧化成 Fe^{3+},又可防止光线使硫氰酸铁还原或分解褪色。

(4) 某些药物(如葡萄糖、糊精和硫酸镁等)在检查过程中需加硝酸处理,硝酸也可将 Fe^{2+} 氧化成 Fe^{3+},因硝酸中可能含有亚硝酸,它能与硫氰酸根离子作用,生成红色亚硝酰硫氰化物,影响比色,所以剩余的硝酸必须加热煮沸除去。

(5) 铁盐与硫氰酸根离子的反应为可逆反应,加入过量的硫氰酸铵,不仅可以增加生成的配位离子的稳定性,提高反应灵敏度,还能消除因 Cl^-、PO_4^{3-}、SO_4^{2-}、枸橼酸根离子等与铁盐形成配位化合物而引起的干扰。

(6) 若供试液管色调与对照液管色调不一致,或所呈硫氰酸铁的颜色较浅不便比较时,可分别转移至分液漏斗中,各加正丁醇或异戊醇提取,取醇层比色。因硫氰酸铁配位离子在正丁醇等有机溶剂中的溶解度大,上述处理能增加颜色深度,同时也可排除上述酸根阴离子的影响。

(7) 某些有机药物特别是具有环状结构的有机药物,在实验条件下不溶解或对检查有干扰,需经灼烧破坏,使铁盐转变成 Fe_2O_3,留于残渣中,处理后再依法检查。

5.3.4　重金属检查法

重金属是指在实验条件下能与硫代乙酰胺或硫化钠作用显色的金属杂质,如银、铅、汞、铜、铋、砷、锌、镍等。因为在药品生产过程中遇到铅的机会比较多且易蓄积中毒,故将铅作为重金属的代表。若要对某些特定金属检测或者上述方法对其不适宜的,可采用专属性较强的原子吸收分光光度法或具有一定专属性的经典比色法。重金属影响药物的稳定性及安全性。《中国药典》(2010 年版)中规定了以下三种重金属检查方法。

1. 硫代乙酰胺法

本法适用于溶于水、稀酸和乙醇的药物,为最常用的方法。

1) 原理

硫代乙酰胺在弱酸性(pH=3.5 的醋酸盐缓冲溶液)条件下水解,产生硫化氢,与微量重金属离子(以 Pb^{2+} 为代表)生成黄色到棕黑色的硫化物均匀混悬液,将其颜色与一定量标准铅溶液经同法处理后所呈现的颜色进行比较,判断供试品溶液中的重金属是否符合限量规定。

$$CH_3CSNH_2 + H_2O \xrightarrow{pH=3.5} CH_3CONH_2 + H_2S$$

$$Pb^{2+} + H_2S \xrightarrow{pH=3.5} PbS\downarrow + 2H^+$$

2) 方法

除另有规定外,取 25 mL 纳氏比色管三支,在甲管中加入标准铅溶液一定量与醋酸盐缓冲溶液(pH=3.5) 2 mL 后,加水或各药品项下规定的溶剂稀释使之成 25 mL,在乙管中加入按各药品项下规定方法制成的供试品溶液 25 mL,在丙管中加入与甲管相同量的标准铅溶液后,再加入与乙管相同量的按各品种项下规定的方法制成的供试品溶液,加水或各品种项下规定的溶剂使之成 25 mL;若供试品溶液带颜色,可在甲管与丙管中滴加少量的稀焦糖溶液或其他无干扰的有色溶液,使之均与乙管一致;再在甲、乙、丙三管中分别加入硫代乙酰胺试液各 2 mL,摇匀,放置 2 min,同置于白纸上,自上向下透视,当丙管中显出的颜色不浅于甲管中显出的颜色时,乙管中显出的颜色与甲管的比较,不得更深。

3) 注意事项

(1) 用硝酸铅配制标准铅储备液,并加入硝酸防止铅盐水解,使之易于保存。标准铅溶液是于临用前取储备液稀释处理而成的。1 mL 标准铅溶液相当于 10 μg 的 Pb^{2+},适用目视比色的浓度范围为每 25 mL 溶液中含 10～20 μg 的 Pb^{2+},相当于标准铅溶液 1～2 mL。

(2) 溶液的 pH 值对金属离子与硫化氢呈色影响较大,pH 值为 3.0～3.5 时,硫化铅沉淀较完全,酸度增大,重金属离子与硫化氢呈色变浅,酸度太大时甚至不显色,故供试品若用强酸溶解,或在处理中用了强酸,则应在加入醋酸盐缓冲溶液前加氨水至对酚酞指示液显中性。

(3) 若供试品有色,应在加硫代乙酰胺试液前,在对照溶液管中滴加少量稀焦糖溶液或其他无干扰的有色溶液,使之与供试品溶液管的颜色一致,然后再加硫代乙酰胺试液比色。如此法仍不能使两管颜色一致,可改用内消色法处理,即取两倍量的供试品,加水溶解后,分成两等份,在其中一份中加入硫代乙酰胺试液,用滤膜(孔径 3 mm)过滤,然后加入规定量的标准铅溶液作为对照溶液,再与另一份供试品溶液依此法处理后的比较。

(4) 若供试品中有微量高铁盐存在,在酸性环境中将氧化硫化氢而析出硫,影响结果。可分别在供试品管和对照管中加入抗坏血酸或盐酸羟胺 0.5～1.0 g,使 Fe^{3+} 还原为 Fe^{2+},依该法进行。

(5) 若药物本身能成为不溶性的硫化物,干扰重金属检查,应作相应处理。如葡萄糖酸锑钠中的铅盐检查,取该品加水和酒石酸溶解后,先加 10% 氢氧化钠试液和氰化钾试液,使其与锑形成稳定的配位化合物,再加入硫化钠试液,这时锑不能生成有色硫化锑,因而不干扰铅的检出。

2. 炽灼破坏后检查重金属

此法适用于含有芳环、杂环以及难溶于水、稀酸及乙醇的有机药物的重金属含量测定。

1) 原理

重金属可能与芳环、杂环形成较牢固的价键,须先将供试品炽灼破坏,使与有机分子结合的重金属游离。操作时将样品置于瓷坩埚中,采用硫酸作为有机破坏试剂,所得炽灼残渣加硝酸,使有机物进一步分解破坏,蒸干,加盐酸转化为易溶于水的氯化物,再按第一法进行。

2) 方法

除另有规定外,取炽灼残渣项下规定的残渣,加硝酸 0.5 mL,蒸干,至氧化氮蒸气除尽后(或取供试品一定量,缓缓炽灼至完全炭化,放冷,加硫酸 0.5～1.0 mL,使恰好湿润,用低温加热至硫酸除尽后,加硝酸 0.5 mL,蒸干,至氧化氮蒸气除尽后,放冷,在 500～600 ℃ 炽灼使完全灰化),放冷,加盐酸 2 mL,置于水浴中蒸干后加水 15 mL,滴加氨试液至对酚酞指示液显示微粉红色,再加醋酸盐缓冲溶液(pH=3.5)2 mL,微热溶解后,移至纳氏比色管中,加水稀释成 25 mL;另取配制供试品试液的试剂,置于瓷皿中蒸干后,加醋酸盐缓冲溶液(pH=3.5)2 mL 与水 15 mL,微热溶解后,移置纳氏比色管中,加一定量标准铅溶液,再用水稀释成 25 mL,同置于白纸上,自上向下透视,供试品管中显出的颜色与标准液管的比较,不得更深。

3) 注意事项

(1) 炽灼温度应控制在 500～600 ℃。因为炽灼温度对重金属检查影响较大,即温度越高,重金属在此过程中损失越多,如铅在 700 ℃ 经 6 h 炽灼,回收率仅为 32%。

(2) 炽灼残渣加硝酸加热处理后,必须蒸干,除尽氧化氮,否则亚硝酸可使硫化氢氧化析出硫,对结果造成影响。蒸干后的残渣加盐酸,使重金属转化为易溶于水的氯化物,再置于水浴中蒸干,去除残留盐酸后,加水溶解,以氨试液调至对酚酞指示液显中性,加醋酸盐缓冲溶液(pH=3.5)微热溶解后,依上述法检查。

（3）为了消除盐酸或其他试剂中可能夹杂的重金属的影响,在配制供试品溶液时,如使用盐酸超过 1 mL(或与盐酸 1 mL 相当的稀盐酸),使用氨试液超过 2 mL,以及用硫酸与硝酸进行有机破坏或其他试剂处理的,除另有规定外,对照溶液应取同样量试剂在瓷坩埚中蒸干后,依上述法检查。

（4）含钠盐或氟的有机药物在炽灼时能腐蚀瓷坩埚而引入重金属,应改用铂坩埚或硬质玻璃蒸发皿。例如头孢他啶、头孢曲松钠、甲硫咪唑、布美他尼、安乃近和盐酸氟奋乃静等药物中重金属的检查。

3. 硫化钠法

此方法适用于溶于碱性水溶液而难溶于稀酸或与稀酸反应生成沉淀的药物,如巴比妥类、磺胺类药物等。

1）原理

在碱性介质中,以硫化钠为显色剂,使 Pb^{2+} 生成硫化铅微粒的混悬液,其颜色与一定量标准铅溶液经同法处理后所呈的颜色相比较,判断供试品中的重金属是否合格。

$$Pb^{2+} + S^{2-} \longrightarrow PbS\downarrow$$

2）方法

除另有规定外,取供试品适量,加氢氧化钠试液 5 mL 与水 20 mL 溶解后,置于纳氏比色管中,加硫化钠试液 5 滴,摇匀,其颜色与一定量的标准铅溶液同法处理后的颜色相比较。

3）注意事项

硫化钠试液对玻璃有一定的腐蚀性,且久置后会产生絮状物,应临用前新制。

5.3.5 砷盐检查法

砷盐多由药物生产过程中所使用的无机试剂引入,多种药物的检查中要求检查砷盐,砷为毒性杂质,须严格控制其限量。《中国药典》和《日本药局方》均采用古蔡氏法和二乙基二硫代氨基甲酸银法检查药物中微量的砷盐;《英国药典》采用古蔡氏法和次磷酸法;《美国药典》采用二乙基二硫代氨基甲酸银法。以下主要介绍《中国药典》采用的两种方法。

1. 古蔡(Gutzeit)氏法

1）原理

金属锌与酸作用产生新生态的氢,与药物中微量砷盐反应生成具有挥发性的砷化氢,遇溴化汞试纸,产生黄色至棕色的砷斑,与一定量标准砷溶液所生成的砷斑比较,判断供试品中重金属是否符合限量规定。

$$As^{3+} + 3Zn + 3H^+ \longrightarrow 3Zn^{2+} + AsH_3\uparrow$$
$$AsO_3^{3-} + 3Zn + 9H^+ \longrightarrow 3Zn^{2+} + 3H_2O + AsH_3\uparrow$$
$$AsH_3 + 3HgBr_2 \longrightarrow 3HBr + As(HgBr)_3$$
$$\text{黄色}$$
$$2As(HgBr)_3 + AsH_3 \longrightarrow 3AsH(HgBr)_2$$
$$\text{棕色}$$
$$As(HgBr)_3 + AsH_3 \longrightarrow 3HBr + As_2Hg_3$$
$$\text{黑色}$$

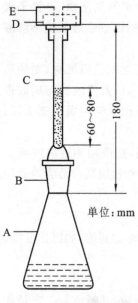

图 5-1　古蔡氏法检砷装置

2）方法

古蔡氏法检砷装置如图 5-1 所示。A 为 100 mL 标准磨口锥形瓶；B 为中空的标准磨口塞；上连导气管 C（外径 8.0 mm，内径 6.0 mm），全长约180 mm；D 为具有孔的有机玻璃旋塞，其上部为圆形平面，中央有一圆孔，孔径与导管 C 的内径一致，其下部孔径与导管 C 的外径相适应，将导管 C 的顶端套入旋塞下部孔内，并使管壁与旋塞的圆孔相吻合，黏合固定；E 为中央具有圆孔（孔径 6 mm）的有机玻璃旋塞盖，与 D 紧密吻合。测定时，于导气管 C 中装入醋酸铅棉花 60 mg（装管高度 60～80 mm），再于旋塞 D 的顶端平面上放一片溴化汞试纸，盖上旋塞 E 并旋紧。

（1）标准砷斑的制备。精密量取标准砷溶液 2 mL，置于 A 瓶中，加盐酸 5 mL 与水 21 mL，再加碘化钾试液 5 mL 与酸性氯化亚锡试液 5 滴，在室温放置 10 min 后，加锌粒 2 g，立即将装妥的导气管 C 密塞于 A 瓶上，并将 A 瓶置于 25～40 ℃水浴中，反应 45 min，取出溴化汞试纸，即得。

（2）样品砷斑的制备。取按药典各品种项下规定方法制成的供试品溶液，置于 A 瓶中，加盐酸 5 mL 与水 21 mL，按照标准砷斑的制备，自"再加碘化钾试液 5 mL"起，依法操作。将生成的砷斑与标准砷斑比较，颜色不能更深。

（3）标准砷溶液的配制。应先配成储备液，临用前再配制成标准砷溶液。临用前取用三氧化二砷配制的储备液，配制成标准砷溶液，1 mL 标准砷溶液相当于 1 μg 砷。《中国药典》制备标准砷斑采用 2 mL 标准砷溶液（相当于 2 μgAs^{3+}），所得砷斑清晰，否则，砷斑颜色过深或过浅，均影响比色的正确性。

3）注意事项

（1）氯化亚锡和碘化钾的作用。在反应液中加入碘化钾及氯化亚锡，将五价的砷还原为三价的砷，碘化钾被氧化生成的碘又可被氯化亚锡还原为碘离子，碘离子与反应中产生的锌离子能形成稳定的配位离子，有利于生成砷化氢，使该反应不断进行。

由于锑化氢能与溴化汞试纸作用生成锑斑，碘化钾及氯化亚锡还可抑制锑化氢的生成，在实验条件下，若有 100 μg 锑存在，也不会干扰测定。氯化亚锡也可与锌作用，在锌粒表面形成锌锡齐，起去极化作用，从而使氢气均匀而连续地发生。

$$AsO_4^{3-} + 2I^- + 2H^+ \longrightarrow AsO_3^{3-} + I_2 + H_2O$$
$$AsO_4^{3-} + Sn^{2+} + 2H^+ \longrightarrow AsO_3^{3-} + Sn^{4+} + H_2O$$
$$I_2 + Sn^{2+} \longrightarrow 2I^- + Sn^{4+}$$
$$4I^- + Zn^{2+} \longrightarrow [ZnI_4]^{2-}$$

（2）导气管的处理。醋酸铅棉花用于吸收锌粒及供试品中可能含有的少量硫化物，以及在酸性条件下产生的硫化氢气体，避免硫化氢气体与溴化汞试纸作用产生硫化汞色斑，干扰测定结果。《中国药典》规定，取脱脂棉 1.0 g，浸入醋酸铅试液与水等容混合液 12 mL 中，湿透后，挤压除去过多的溶液，并使之疏松，在 100 ℃以下干燥后储于玻璃塞瓶中备用。如有润湿，应重新更换。

（3）溴化汞试纸的制备与比色。溴化汞试纸与砷化氢作用较氯化汞试纸与砷化氢作用灵敏，其灵敏度为 1 μg（以 As$_2$O$_3$ 计），但所呈砷斑不够稳定，在反应中应干燥且避光，反应完毕后立即比色。制备溴化汞试纸所用滤纸的质量对溴化汞试纸也有影响,不可用定性滤纸,宜采用质地疏松的定量滤纸制作,所得砷斑色调鲜明,梯度有规律。应用镊子取用溴化汞试纸,不可用手触摸成斑部分。

(4) 供试品的处理。供试品若为硫化物、亚硫酸盐、硫代硫酸盐等,在酸性溶液中生成硫化氢或二氧化硫气体,与溴化汞作用生成黑色的硫化汞或金属汞,干扰比色,应先加硝酸处理,使其氧化成无干扰的硫酸盐,除去干扰。例如亚硫酸氢钠中砷盐的检查,取亚硫酸氢钠 0.5 g,加水 10 mL 溶解后,加硫酸 1 mL,置于砂浴中蒸至白烟冒出,放冷,加盐酸 5 mL 和水 21 mL 使之溶解,按古蔡式法检查。

供试品若为铁盐,能消耗碘化钾、氯化亚锡等还原剂,影响测定条件,并能氧化砷化氢,干扰测定。例如亚铁氰化钾中的砷盐,须先加酸性氯化亚锡试液,将高铁离子还原为低铁离子后再检查。

供试品若为环状结构的有机药物,因砷在分子中能以共价键结合,要先进行有机破坏再检查,否则检出结果偏低。常用的有机破坏方法有碱破坏法和酸破坏法。碱破坏法又分为石灰法和无水碳酸钠碱融法。如对酚磺酞、呋塞米等检查砷盐时,于供试品中加入氢氧化钙,先小火灼烧至炭化,再于 $500 \sim 600$ ℃炽灼至完全灰化;而苯甲酸钠、对氨基水杨酸钠,用石灰法不能破坏完全,须用无水碳酸钠进行碱融破坏。也可用硝酸镁乙醇溶液进行灼烧,破坏分解有机物,砷生成非挥发性砷酸镁,残渣质轻,加盐酸后易溶解。

当药物中含锑时,用古蔡式法检查砷盐,锑盐也会被还原为锑化氢,与溴化汞试纸作用,产生灰色锑斑,干扰砷斑的检出。

$$SbH_3 + HgBr_2 \longrightarrow SbH_2(HgBr) + HBr$$

此时改用白田道夫法测砷盐,《中国药典》中少数药物的检查采用此法,如葡萄糖酸锑钠。方法原理是氯化亚锡在盐酸中将砷盐还原为棕色的胶态砷,其颜色与一定量标准砷溶液用同法处理后的颜色相比较,不得比标准砷斑颜色深。

$$2As^{3+} + 3SnCl_2 + 6HCl \longrightarrow 2As\downarrow + 3SnCl_4 + 6H^+$$

此法的反应灵敏度以 As_2O_3 计,为 20 μg。加入少量的二氯化汞,能提高反应灵敏度,可达 0.2 μg/mL。

砷斑遇光、热及湿气褪色,如需保存,可将砷斑在石蜡饱和的石油醚液中浸过,晾干,避光置于干燥容器内,也可将砷斑用滤纸包好夹在记录本中保存。

2. 二乙基二硫代氨基甲酸银法

二乙基二硫代氨基甲酸银法简称 Ag(DDC)法,此法不仅可用于砷盐的限量检查,也可用于微量砷盐的含量测定。

1)原理

金属锌与酸作用产生新生态氢,与微量砷盐反应生成具有挥发性的砷化氢,还原二乙基二硫代氨基甲酸银,产生红色胶态银,同时在相同条件下使一定量标准砷溶液呈色,用目视比色法或在 510 nm 波长处测定吸光度,进行比较。

$$AsH_3 + 6Ag(DDC) + 3 \underset{N}{\bigcirc} \longrightarrow As(DDC)_3 + 6Ag + 3 \underset{N}{\bigcirc} \cdot HDDC$$

其中,Ag(DDC)的结构为

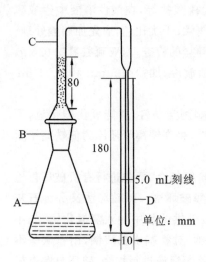

图 5-2　Ag(DDC)法检砷装置

2）方法

Ag(DDC)法检砷装置如图 5-2 所示。取一定量的供试品溶液（或标准砷溶液 5.0 mL）置于 A 瓶中，加盐酸 5 mL 与水 21 mL，再加碘化钾试液 5mL 与酸性氯化亚锡试液 5 滴，在室温下放置 10 min 后，加锌粒 2 g，立即将导气管 C 与 A 瓶密塞，使生成的砷化氢气体导入盛有 Ag(DDC)溶液 5.0 mL 的 D 管中，并将供试品溶液 D 管和对照品溶液 D 管同置于白色背景上，自管上方向下观察、比色。必要时，可将吸收液分别移至 1 cm 吸收池中，以 Ag(DDC)试液为空白，于 510 nm 波长处测定吸光度，供试品溶液的吸光度不得大于标准砷对照品溶液的吸光度。

3）注意事项

当 Ag 浓度为 1～10 μg/40 mL 时，线性关系良好，显色在 2 h 内稳定，重现性好，并可测得砷盐的含量。

锑化氢与 Ag(DDC)的反应灵敏度低，约为砷化氢的1/35，测定时反应液中加入 40％氯化亚锡溶液 3 mL、15％碘化钾溶液 5 mL 时，500 μg 的锑不至于干扰检测。

5.3.6　澄清度

澄清度（cleanliness）反映药品溶液的混浊程度。某些药品溶液中存在微量的不溶性杂质，影响其澄清度。进行澄清度检查可在一定程度上反映药品的质量和生产工艺水平，是控制注射剂原料纯度的重要指标。《中国药典》规定的澄清度检测法主要采用比浊法。

1. 原理

若药品溶液中存在分散的细微颗粒，当光通过溶液时，细微颗粒可引起光的散射，测量光的散射就可以测量溶液的浊度。实际操作是通过比较供试品溶液的浊度和浊度标准液的浊度，来判断供试品溶液的澄清度是否符合规定。

2. 方法

在室温条件下，将用水稀释至一定浓度的供试品溶液与等量的浊度标准液分别置于配对的比浊用玻璃管（内径 15～16 mm，平底，具塞，用无色、透明、中性硬质玻璃制成）中，在浊度标准液制备 5 min 后，在暗室内垂直同置于伞棚灯下，照度为 1000 lx，从水平方向观察、比较。除另有规定外，供试品溶解后应立即检视。

3. 浊度标准液的制备

利用乌洛托品在偏酸性条件下水解产生甲醛，甲醛与肼缩合，生产不溶于水的甲醛腙白色混浊而制成。

1）浊度标准储备液的制备

称取于 105 ℃干燥至恒重的硫酸肼 1.00 g，置于 100 mL 容量瓶中，加水适量使之溶解，必要时可在 40 ℃的水浴中温热溶解，并用水稀释至刻度，摇匀，放置 4～6 h；取此溶液与等容量的 10％乌洛托品溶液混合,摇匀,于 25 ℃避光静置 24 h,即得。浊度标准储备液应置于冷处,避光保存,在 2 个月内使用,用前摇匀。

　　2）浊度标准原液的制备

　　取浊度标准储备液 15.0 mL,置于 1 000 mL 容量瓶中,加水稀释至刻度,摇匀,取适量,置于 1 cm 吸收池中,在 550 nm 波长处测定,其吸光度应在 0.12～0.15 范围内。本液应在 48 h 内使用,用前摇匀。

　　3）浊度标准液的制备

　　取浊度标准原液与水,按表 5-1 配制,即得。本液应临用时配制,使用前充分摇匀。

表 5-1　浊度标准液的分级

级　　号	0.5	1	2	3	4
浊度标准原液的体积/mL	2.50	5.0	10.0	30.0	50.0
水的体积/mL	97.50	95.0	90.0	70.0	50.0

　　《中国药典》规定:供试品溶液的澄清度等同于所用溶剂或未超过 0.5 号浊度标准液,为澄清;供试品溶液的乳白色比 0.5 号浊度标准液明显,而不及 1 级时,称浊度 0.5 号;其余以此类推。

　　4. 注意事项

　　光线和温度对混悬液的形成有影响。在阳光直射下形成的混悬液的浊度较低,在自然光或荧光灯下形成的混悬液的浊度相近,在暗处形成的混悬液的浊度最高。在低温(1 ℃)下上述反应不能产生沉淀,温度较高时形成的混悬液的浊度稍低。

　　[例 5-3]　头孢他啶原料项下溶液的澄清度检查。

　　取本品 5 份,各 0.6 g,分别加碳酸钠溶液(1％)5 mL 使之溶解,溶液应澄清;如显混浊,与 1 号浊度标准液比较,均不得更浓。

5.3.7　颜色

　　药物溶液的颜色及其与规定颜色的差异能在一定的程度上反映药物的纯度,特别是对有色杂质的含量检查有着重要的意义。

　　1. 原理

　　将药物溶液的颜色与规定的标准比色液的相比较,或在规定的波长处测定吸光度,以检查其颜色。

　　2. 方法

　　常用的方法有目测比色法、分光光度法和色差计法。

　　1）目测比色法

　　除另有规定外,取各药品项下规定量的供试品,加水溶解,置于 25 mL 纳氏比色管中,加水稀释至 10 mL。另取规定色调和色号的标准比色液 10 mL,置于另一 25 mL 纳氏比色管中,两管同置于白色背景上,自上向下透视,或同置于白色背景前,平视观察;供试品管呈现的颜色与对照管的比较,不得更深。当供试品管呈现的颜色与对照管的颜色深浅非常接近或色调不尽一致,使目视观察无法辨别两者的深浅时,应改用色差计法测定,并将其测定结果作为判定依据。

《中国药典》规定各品种项下的"无色或几乎无色"，其"无色"是指供试品溶液的颜色相同于所用溶剂的，"几乎无色"是指浅于用水稀释 1 倍后的相应色调 1 号标准比色液的。

用比色用重铬酸钾液、比色用硫酸铜液和比色用氯化钴液按规定比例制备各种色调标准储备液，然后用色调标准储备液与水按规定的比例制备各种色调、色号标准比色液。

2）分光光度法

除另有规定外，取各品种项下规定量的供试品，加水溶解使之成 10 mL，必要时过滤，滤液按照分光光度法于规定波长处测定，吸光度不得超过规定值。

3）色差计法

本法是通过色差计直接测定溶液的透射三刺激值（在给定的三色系统中与待测色达到色匹配所需要的三个原刺激量），对其颜色进行定量表述和分析的方法。当目视比色法较难判定供试品与标准比色液之间的差异时，应考虑采用本法进行测定与判断。

［例 5-4］　盐酸左氧氟沙星注射液的颜色检测。

取盐酸左氧氟沙星注射液三个批次，按《中国药典》(2010 年版)附录Ⅳ分光光度法检查，检测波长选择在 430 nm，吸光度不得超过 0.07。

5.3.8　干燥失重

药物中若含有较多的水分，不仅使药物的含量降低，还会引起药物的水解和霉变，使药物变质。药品干燥失重测定是评价某些药品质量的指标之一。

1. 原理

干燥失重(loss on drying)是指药物在规定的条件下经干燥后所减小的质量，通常以百分率表示。干燥失重的内容物主要是水分及其他挥发性物质（如乙醇等）。

2. 方法

干燥失重测定法主要有下列几种方法。

1）常压恒温干燥法

常压恒温干燥法适用于受热较稳定的药物。取约 1 g 或各品种项下规定的质量，将供试品置于相同条件下已干燥恒重的扁形称量瓶中，于烘箱内在规定温度下干燥至恒重（连续两次干燥或炽灼后的质量差异在 0.3 mg 以下），根据减小的质量和取样量计算供试品的干燥失重。干燥温度一般为 105 ℃。

$$干燥失重 = \frac{称量瓶与加入样品的质量 - 恒重后称量瓶与样品的质量}{称量瓶与加入样品的质量 - 空称量瓶的质量} \times 100\% \tag{5-4}$$

或
$$X = \frac{m_1 - m_2}{m_1 - m_0} \times 100\% \tag{5-5}$$

2）干燥剂干燥法

干燥剂干燥法适用于受热分解且易挥发的供试品。取约 1 g 或各品种项下规定的质量，将供试品置于干燥器中，利用干燥器内的干燥剂吸收水分至恒重。常用的干燥剂有硅胶、硫酸和五氧化二磷等。

3）减压干燥法与恒温减压干燥法

减压干燥法与恒温减压干燥法适用于熔点低、受热不稳定及难除去水分的药物。取约 1 g

或各品种项下规定的质量,将供试品置于减压干燥器或恒温减压干燥器中,在减压条件下,可降低干燥温度和缩短干燥时间;除另有规定,减压后的压力应在 2.67 kPa(20 mmHg)以下,温度在 60 ℃以下。常用的干燥剂有无水氯化钙、硅胶和五氧化二磷。恒温减压干燥剂常用五氧化二磷。

4)热分析法

热分析法(thermal analysis)是指在程序控制温度条件下,测量物质的物理性质随温度变化的函数关系的技术。热分析法的技术基础在于物质在加热或冷却的过程中,随着其物理状态或化学状态的变化,通常伴有相应的热力学性质(如热焓、比热容、导热系数等)或其他性质(如质量、力学性质、电阻等)的变化,因而通过对某些性质(参数)的测定可以分析研究物质的物理变化或化学变化过程。热分析法的特点是能够准确地测量物质的质量变化及变化速率,样品用量少(1~20 mg),比常用干燥失重法测定速度快。常用的热分析方法有差热分析法(DTA)、差示扫描量热法(DSC)和热重法(TG)。

(1) 差热分析法是在程序控制温度条件下,测量样品与参比物(在测量温度范围内不发生任何热效应的物质,如 MgO 等)之间的温度差与温度关系的一种热分析方法。在实验过程中,将样品与参比物的温差作为温度或时间的函数连续记录下来,即差热曲线。根据差热曲线特征,可定性分析物质的物理变化或化学变化过程。

(2) 差示扫描量热法是在程序控制温度条件下,测量输入给样品与参比物的功率差与温度关系的一种热分析方法。

(3) 热重法是在程序控制温度条件下,测量物质的质量与温度关系的热分析方法。

3. 注意事项

(1) 干燥失重测定时,供试品如为较大的结晶,应先迅速捣碎成 2 mm 以下的小粒;供试品干燥时,应平铺在扁形称量瓶中,厚度不可超过 5 mm,如为疏松物质,厚度不可超过 10 mm。放入烘箱或干燥器进行干燥时,应将瓶盖取下,置于称量瓶旁,或将瓶盖半开进行干燥;取出时,须将称量瓶盖好;置于烘箱内干燥的供试品,应在干燥后取出,置于干燥器中放冷,然后称定质量。

(2) 供试品如在未达到规定的干燥温度下即融化,应先将供试品在低于熔点 5~10 ℃ 的温度下干燥至大部分水分除去后,再按规定条件干燥。

(3) 使用干燥器法时,干燥剂应及时更换。

[例 5-5]　葡萄糖的干燥失重测定。

将称量瓶和盖放入烘箱内,温度控制在 100 ℃,烘 1 h,然后放入干燥器内冷却至室温,将称量瓶和盖精确称重,为 32.001 2 g(m_0)。取约 5 g 无水葡萄糖放入称量瓶内,盖上盖子称重,为 37.003 1 g(m_1)。将装有样品并已盖上盖子的称量瓶放入烘箱内,拿去盖放在瓶旁,将烘箱温度保持在(100±1) ℃,烘 4 h,并使烘箱内的压力不超过 135 MPa。4 h 后,关掉真空泵,并让空气通过干燥系统慢慢进入烘箱直至达到与外面大气压平衡。将称量瓶拿出烘箱前,用盖子盖好,然后取出放入干燥器内,使之冷却到室温,再称重,为 37.000 2 g(m_2)。葡萄糖的干燥失重是多少?

解　　　　$$X = \frac{m_1 - m_2}{m_1 - m_0} \times 100\% = \frac{37.003\ 1 - 37.000\ 2}{37.003\ 1 - 32.001\ 2} \times 100\% = 0.058\%$$

5.3.9　易炭化物

1. 原理

药物中存在的遇硫酸易炭化或易氧化而呈色的微量有机杂质称为易炭化物（readily carbonizable substance）。这类杂质多为未知结构的化合物，用硫酸呈色的方法可以简便地控制它们的含量。

2. 方法

采用目视比色法。取内径一致的比色管两支，在甲管中加入各品种项下规定的对照液 5 mL，乙管中加入硫酸[含 H_2SO_4 94.5%～95.5%（质量比）]5 mL 后，分次缓缓加入规定量的供试品，振摇使溶解。除另有规定外，静置 15 min 后，将甲、乙两管同置于白色背景前，平视观察，乙管中所显颜色不得较甲管中的更深。

3. 注意事项

（1）对照液主要有三类："溶液颜色检查"项下的不同色调、色号标准比色液；由比色用氯化钴液、比色用重铬酸钾液、比色用硫酸铜液按规定方法配成的对照液；高锰酸钾液。

（2）若供试品为固体，应先研成细粉。如需加热才能溶解时，可取供试品与硫酸混合均匀，加热溶解后，放冷至室温，再移至比色管中。

5.3.10　炽灼残渣

1. 原理

炽灼残渣（residue on ignition）是指有机药物经炭化或挥发性无机药物加热分解后，高温（700～800 ℃）炽灼所产生的非挥发性无机杂质的硫酸盐。炽灼残渣检查法用于控制有机药物或挥发性无机药物中非挥发性无机杂质。

2. 方法

具体操作是：取供试品 1.0～2.0 g 或各药品项下规定的质量，置于已炽灼至恒重的坩埚中，精密称定缓缓炽灼至完全炭化，放冷；除另有规定外，加硫酸 0.5～1 mL 使之湿润，低温加热至硫酸蒸气除尽后，在 700～800 ℃ 炽灼使之完全灰化，移至干燥器内，放冷，精密称定后，再在 700～800 ℃ 炽灼至恒重，即得。

$$炽灼残渣 = \frac{残渣与坩埚的质量 - 空坩埚的质量}{坩埚与供试品的质量 - 空坩埚的质量} \times 100\% \tag{5-6}$$

或

$$R = \frac{m_2 - m_0}{m_1 - m_0} \times 100\% \tag{5-7}$$

3. 注意事项

（1）供试品的取用量应根据炽灼残渣限度来决定，一般规定炽灼残渣限度为 0.1%～0.2%，应使炽灼残渣的量在 1～2 mg，故供试品取用量多为 1.0～2.0 g，炽灼残渣限度较高或较低的药品，可酌情减少或增加供试品的取用量。

（2）炽灼残渣检查时如同时做几个供试品，坩埚宜预先编码标记，盖子与坩埚应编码一致。坩埚从高温炉取出的先后顺序、在干燥器内放冷时间及称量顺序，均应前后一致；同一干燥器内同时放置坩埚最好不超过 4 个，否则不易恒重。

（3）含氟的药品对瓷坩埚有腐蚀，应使用铂坩埚；在高温条件下夹坩埚时，宜用钳头包有铂箔的坩埚钳。如需将残渣留做重金属检查，则炽灼温度必须控制在 500～600 ℃。

（4）在进行高温炉内炽灼操作前，务必蒸发除尽硫酸，以免硫酸蒸气腐蚀炉膛，造成漏电事故。

［例 5-6］ 阿司匹林炽灼残渣的检查。

取阿司匹林原料粉末 1.0g，置于已炽灼至恒重的坩埚（$m_0 = 54.1478$ g）中，精密称定（$m_1 = 55.1492$ g），缓缓炽灼至完全炭化，放冷；加硫酸 0.5～1 mL 使之湿润，低温加热至硫酸蒸气除尽后，在 700～800 ℃炽灼使之完全灰化，移置干燥器内，放冷，精密称定后，再在 700～800 ℃炽灼至恒重（$m_2 = 54.1481$ g），即得。阿司匹林炽灼残渣是多少？

解　$R = \dfrac{m_2 - m_0}{m_1 - m_0} \times 100\% = \dfrac{54.1481 - 54.1478}{55.1492 - 54.1478} \times 100\% = 0.029\%$

5.4　特殊杂质的检查方法

特殊杂质是指在药物制备和储存过程中，根据其来源、生产工艺及药品的性质有可能引入的杂质，如有关物质。有关物质主要是指药物中可能存在的原料、中间体、降解物、异构体、聚合物、副反应产物和降解产物等，这类杂质的化学结构常常是未知的，但一般与药物类似或具有渊源关系。药物中含有特殊杂质可降低疗效和影响药物的稳定性，有的甚至对人体健康有害，因此，特殊杂质检查是确保用药安全、有效，保证药物质量的一个重要方面。选择药品中特殊杂质的检查方法的首要问题是要选择一个专属性强的方法。药物不能干扰杂质的检测，所以药品中特殊杂质的检查主要依据药物与杂质在物理性质或化学性质上的差异来进行。如利用药物和杂质在臭味、挥发性、颜色、溶解行为、旋光性质、对光吸收性质（光谱法）及吸附或分配性质（色谱法）等物理性质上的差异来进行检查；利用药物和杂质在酸碱性，氧化还原，与一定试剂反应产生沉淀、气体、颜色变化等化学性质上的差异来进行检查。根据杂质控制要求，可以进行限量检查，也可以对杂质进行定量测定。常用的方法有色谱分析法、光谱分析法、化学分析法和物理分析法。

5.4.1　色谱分析法

药物和杂质与某些试剂的反应相同或相似，或者它们的光谱特征相似，这就难以采用化学分析法和光谱分析法对杂质进行检查，这时可以采用色谱分析法。由于色谱分析法具有高分离效能，可以利用药物与杂质的色谱性质的差异，有效地将杂质与药物进行分离和检测，因而广泛应用于药物的特殊杂质检查。

1. 薄层色谱法

薄层色谱法是在 20 世纪 50 年代从经典柱色谱法和纸色谱法基础上发展起来的一种色谱技术，具有灵敏度及分辨率高、分离快速、操作方便、可同时分离多个样品、样品预处理简单、不需要使用昂贵的仪器设备等优点，因此，薄层色谱法在药品检验工作中的应用十分广泛，被许多国家药典用于药物中杂质的检查。

药物特殊杂质检测中应用的薄层色谱法主要有杂质对照法。

杂质对照法适用于已知杂质并能得到杂质的对照品的情况。根据杂质限量，取供试品溶液和一定浓度的杂质对照品溶液，分别点样于同一薄层板上，经展开、斑点定位，在所得的色谱图中将供试品溶液除主斑点外的其他斑点与相应的杂质对照品溶液的主斑点进行比较，判断药物中杂质限量是否合格。

为保证所用薄层色谱法系统符合要求,2005 年版以后的《中国药典》增加了薄层色谱法系统适用性试验,并作了以下一些规定。使斑点的检测灵敏度、比移值(R_f)和分离效能符合规定。

1)检测灵敏度

检测灵敏度是指杂质检查时,供试品溶液中被测物质能被检出的最低量。一般采用对照溶液稀释若干倍的溶液与供试品溶液和对照溶液在规定的色谱条件下,在同一块薄层板上点样、展开、检视,前者应显示清晰的斑点。

2)比移值(R_f)

比移值是指从基线至展开斑点中心的距离与从基线至展开剂前沿的距离的比值。可用供试品溶液主斑点与对照品溶液主斑点的比移值进行比较,或用比移值来说明主斑点或杂质斑点的位置。

$$R_f = \frac{从基线至展开斑点中心的距离}{从基线至展开剂前沿的距离} \qquad (5\text{-}8)$$

除另有规定外,比移值(R_f)应在 0.2～0.8 之间。

3)分离效能

鉴别时,在对照品或与结构相似药物的对照品制成混合对照溶液的色谱图中,应显示两个清晰分离的斑点。选择杂质检查的方法时,可将杂质对照品用供试品自身稀释对照溶液溶解制成混合对照溶液,也可将杂质对照品用待测组分的对照品溶液溶解制成混合对照溶液,还可采用供试品以适当的降解方法获得的溶液,上述溶液点样展开后的色谱图中应显示清晰分离的斑点。

[例 5-7]　采用杂质对照的薄层色谱法检查异烟肼中的游离肼杂质。

异烟肼是一种不稳定的药物,其中的游离肼是从制备时的原料中引入,或在储存过程中降解而产生的,而肼又是一种诱变剂和致癌物质,因此国内外药典多数规定了异烟肼原料药及其制剂中游离肼的限量检查。

具体检查方法:取异烟肼,加水制成 1 mL 中含 50 mg 的溶液,作为供试品溶液。另取硫酸肼加水制成 1 mL 中含 0.20 mg(相当于游离肼 50 μg)的溶液,作为对照溶液。吸取供试液 10 μL 与对照溶液 2 μL,分别点于同一硅胶薄层板(用羧甲基纤维素钠溶液制备)上,以异丙醇-丙酮(3∶2)为展开剂,展开后晾干,喷以乙醇制对二甲氨基苯甲醛试液,15 min 后检视,在供试品主斑点前方与硫酸肼斑点相应的位置上,不得出现黄色斑点。异烟肼斑点为棕橙色的清晰斑点,R_f 值约为 0.21。游离肼斑点呈鲜黄色,R_f 值约为 0.3。本法检出肼的灵敏度为 0.1 μg,检出限量约为 0.02%。

2. 高效液相色谱法

高效液相色谱法是采用高压输液泵将规定的流动相泵入装有填充剂的色谱柱,对供试品进行分离测定的色谱方法。注入的供试品,由流动相带入柱内,各组分在柱内被分离,并依次进入检测器,由积分仪或数据处理系统记录和处理色谱信号。高效液相色谱法分离效能高、专属性强、检测灵敏度高,可以准确地测定各组分的峰面积,在杂质检查中的应用日益增多。对于使用高效液相色谱法测定含量的药物,可在同一色谱条件下进行杂质检查,具体方法有以下几种。

1)内标法加校正因子测定法

内标法加校正因子测定法适用于有对照品的杂质,能够测定杂质校正因子的情况。

按各品种项下的规定,精密称取对照品和内标物质,分别配成溶液,各精密量取适量,混合配成测定校正因子用的对照溶液。取一定量注入仪器,记录色谱图。测量对照品和内标物质的峰面积或峰高,按下式计算校正因子:

$$f=\frac{A_S/c_S}{A_R/c_R} \tag{5-9}$$

式中:A_S 为内标物质的峰面积或峰高;A_R 为对照品的峰面积或峰高;c_S 为内标物质的浓度;c_R 为对照品的浓度;f 为校正因子。

然后取各品种项下含有内标物质的供试品溶液,注入仪器,记录色谱图,测量供试品中待测成分(或其杂质)和内标物质的峰面积或峰高,按下式计算含量:

$$c_X=\frac{A_X}{A'_S/c'_S}\times100\% \tag{5-10}$$

式中:A_X 为供试品(或其杂质)的峰面积或峰高;c_X 为供试品(或其杂质)的浓度;A'_S 为内标物质的峰面积或峰高;c'_S 为内标物质的浓度。

2) 外标法测定法

外标法测定法适用于有对照品的杂质,而且进样量能够精确控制(以定量环或自动进样器进样)的情况。

按各品种项下的规定,精密称(量)取对照品和供试品,配制成溶液,分别精密量取一定量,注入仪器,记录色谱图,测量对照品溶液和供试品溶液中待测成分的峰面积(或峰高),按下式计算含量:

$$c_X=c_R\frac{A_X}{A_R} \tag{5-11}$$

式中:A_X 为供试品(或其杂质)的峰面积或峰高;A_R 为对照品的峰面积或峰高;c_X 为供试品(或其杂质)的浓度;c_R 为对照品的浓度。

3) 加校正因子的主成分自身对照法

用加校正因子的主成分自身对照法测定杂质含量时,可以不用杂质对照品。但是在建立方法时,需要利用杂质对照品。

按各品种项下的规定,精密称取杂质对照品和待测成分对照品各适量,配制测定杂质校正因子的溶液,进样,记录色谱图,按上述内标法加校正因子测定法计算杂质的校正因子。此校正因子可直接载入各品种项下,用于校正杂质的实测峰面积。这些需作校正计算的杂质通常以主成分为参照,采用相对保留时间定位,其数值一并载入各品种项下。

测定杂质含量时,按各品种项下规定的杂质限度,将供试品溶液稀释成与杂质限度相当的溶液作为对照溶液,进样,调节检测灵敏度(以噪音水平可接受为限)或进样量(以柱子不过载为限),使对照溶液的主成分色谱峰的峰高达满量程的 $10\%\sim25\%$ 或其峰面积能准确积分。通常含量低于 0.5% 的杂质,峰面积的相对标准偏差(RSD)应小于 10%;含量在 $0.5\%\sim2\%$ 的杂质,峰面积的 RSD 应小于 5%;含量大于 2% 的杂质,峰面积的 RSD 应小于 2%。然后,取供试品溶液和对照溶液适量,分别进样,供试品溶液的记录时间,除另有规定外,应为主成分色谱峰保留时间的 2 倍,测量供试品溶液色谱图上各杂质的峰面积,分别乘以相应的校正因子后,与对照溶液主成分的峰面积比较,依法计算各杂质含量。

加校正因子的主成分自身对照法的优点是省去了杂质对照品,又考虑到了杂质与主成分的响应因子可能不同所引起的测定误差,所以本法的准确度较好。缺点是在日常检验时没有杂质对照品,杂质的定位必须采用相对保留时间,所以杂质相对于药物的相对保留时间也要载入各品种项下。

4）不加校正因子的主成分自身对照法

不加校正因子的主成分自身对照法适用于没有杂质对照品的情况。

同上述方法配制对照溶液并调节检测灵敏度后，取供试品溶液和对照溶液适量，分别进样。前者的记录时间，除另有规定外，应为主成分色谱峰保留时间的 2 倍。测量供试品溶液色谱图上各杂质的峰面积，与对照溶液主成分的峰面积比较，计算杂质含量。

若供试品所含的部分杂质未与溶剂峰完全分离，则按规定先记录供试品溶液的色谱图，再记录等体积纯溶剂的色谱图。供试品溶液的色谱图上杂质峰的总面积（包括溶剂峰）减去纯溶剂色谱图上的溶剂峰面积，即为总杂质峰的校正面积，然后依法计算。

本法适用于单一杂质含量较少、无法得到杂质对照品因而无法获得校正因子、杂质结构（吸收情况）与相应主成分结构相似的情况。因为一般情况下，如杂质与主成分的分子结构相似，其响应因子差别不会太大，否则有可能导致定量差异。

5）面积归一化法

面积归一化法适用于粗略测量供试品中杂质的含量。

按各品种项下的规定，配制供试品溶液，取一定量注入仪器，记录色谱图，测量各峰的面积和色谱图上除溶剂峰以外的总色谱峰面积，计算各峰面积占总峰面积的百分率。

本法简便、快捷，但在杂质结构与主成分结构相差较大时可能有较大的测量误差，因此，《中国药典》特别强调"本法通常只能用于粗略考察供试品中的杂质含量。除另有规定，一般不宜用于微量杂质的检查"，这对本法的使用作出了明确的限制。

[例 5-8] 采用内标法加校正因子的高效液相色谱法检测乙酰水杨酸中游离水杨酸杂质。

取咖啡因，加中性乙醇（对酚酞指示液显中性）制成 1 mL 中含 4 mg 的溶液，作为内标溶液。取水杨酸对照品，用乙醇制成 1 mL 中含 15 μg 的溶液，作为杂质对照品溶液。取样品约 0.4 g，精密称定，置于 50 mL 容量瓶中，加乙醇 20 mL 溶解后，精密加内标溶液 5 mL 与乙醇适量，在 40～50 ℃ 水浴中充分振摇使供试品溶解，用乙醇稀释至刻度，置于冰浴中冷却 1 h，取出迅速过滤，精密量取续滤液 2 mL，置于 50 mL 容量瓶中，用乙醇稀释至刻度，摇匀，取 10 μL 注入液相色谱仪，记录色谱图；另取乙酰水杨酸对照品约 0.15 g，精密称定，置于 50 mL 容量瓶中，精密加内标溶液 5 mL，用乙醇溶解并稀释至刻度，摇匀，精密量取 2 mL，置于 50 mL 容量瓶中，用乙醇稀释至刻度，摇匀，同法测定。按内标法以峰面积计算，即得。

色谱条件与系统适用性试验要求：用十八烷基硅烷键合硅胶为填充剂；甲醇-0.1％二乙胺水溶液-冰醋酸（40:60:4）为流动相；检测波长为 300 nm。理论塔板数按阿司匹林峰计算不低于 2 000，阿司匹林峰、水杨酸峰和内标物质峰的分离度应符合要求。

3. 气相色谱法

气相色谱法是采用气体为流动相（载气），流经装有填充剂的色谱柱进行分离测定的色谱方法。物质或其衍生物气化后，被载气带入色谱柱进行分离，各组分先后进入检测器，用记录仪、积分仪或数据处理系统记录色谱信号。与高效液相色谱法相同的有内标法加校正因子测定法、外标法和面积归一法。

按各品种项下的规定，精密称取某杂质或待测成分对照品适量，配制成适当浓度的对照品溶液，取一定量，精密加入供试品溶液中，注入气相色谱仪。根据外标法或内标法测定杂质或主成分含量，减去所加的对照品溶液含量，即得供试液溶液中某杂质和主成分的含量。

也可按下述公式进行计算,加入对照品溶液前后校正因子应相同:

$$\frac{A_{is}}{A_X} = \frac{c_X + \Delta c_X}{c_X} \tag{5-12}$$

则待测组分的浓度 c_X 可通过如下公式进行计算:

$$c_X = \frac{\Delta c_X}{A_{is}/A_X - 1} \tag{5-13}$$

式中: c_X 为供试品中组分 X 的浓度; A_X 为供试品中组分 X 的色谱峰面积; Δc_X 为所加入的已知浓度的待测组分对照品的浓度; A_{is} 为加入对照品后组分 X 的色谱峰面积。

气相色谱法定量分析,当采用手工进样时,由于留针时间和室温等对进样量的影响,使进样量不易精确控制,故最好采用内标法定量;采用自动进样器时,由于进样重复性的提高,在保证进样误差的前提下,也可采用外标法定量。当采用顶空进样技术时,由于供试品和对照品处于不完全相同的基质中,故可采用标准溶液加入法以消除基质效应的影响;当标准溶液加入法结果与其他定量方法结果不一致时,应以标准加入法结果为准。

[例 5-9]　用气相色谱法检测氨苄西林中的主要杂质 N,N-二甲基苯胺。

取本品约 1.0 g,精密称定,置于具塞试管中,加 1 mol/L 氢氧化钠溶液 5 mL,精密加入内标溶液(精密称取萘适量,加环己烷溶解制成 1 mL 中约含 50 μg 的溶液)1 mL,强烈振摇,静置,取上层液作为供试品溶液;取 N,N-二甲基苯胺 50 mg,精密称定,置于 50 mL 容量瓶中,加盐酸 2 mL 和水 20 mL,振摇混匀后,加水稀释至刻度,摇匀,精密量取 5.0 mL,置于 250 mL 容量瓶中,加水稀释至刻度,摇匀。精密量取 1 mL,置于具塞试管中,精密加入内标溶液 1 mL,强烈振摇,静置,取上层液,作为对照品溶液。以硅酮(OV-17)为固定相,涂布浓度为 3%;柱温 120 ℃;N,N-二甲基苯胺峰与内标峰的分离度应符合要求。精密量取供试品溶液与对照品溶液各 2 μL,注入气相色谱仪,记录色谱图;按内标法以峰面积计算。含 N,N-二甲基苯胺不得超过百万分之二十。

5.4.2　光谱分析法

光谱分析法根据药物与杂质对光的选择性吸收的差异进行药物的杂质检查。

1. 紫外分光光度法

紫外分光光度法是通过被测物质在紫外光区的特定波长或一定波长范围内光的吸光度,对该物质进行定性和定量分析的方法。紫外分光光度法具有分析速度快、仪器设备不复杂、操作简便、分析成本低等优点,因此广泛应用于药品检验。紫外分光光度法应用于杂质检查是根据杂质在某波长处有吸收而药物没有,或药物在某波长处有吸收而杂质没有,或药物和杂质在某波长处都有吸收,利用吸光度比值控制杂质的量。

[例 5-10]　用紫外分光光度法检查氨甲环酸中氨甲苯酸杂质。

取本品 0.10 g,加水溶解并稀释至 100 mL,放入紫外分光光度计中,在 270 nm 波长处测定吸光度,吸光度不得超过 0.02(供口服或注射用)或不得超过 0.01(供静脉输液用)。

2. 红外吸收光谱法

红外吸收光谱法在杂质检查中主要用于药物中无效或低效晶型的检查。某些多晶型药物由于其晶型结构不同,一些化学键的键长、键角等发生不同程度的变化,从而导致红外吸收光谱中某些特征峰的频率、峰形和强度出现显著的差异。利用这些差异,可以检测药物中低效(或无效)晶型杂质,结果可靠,方法简便。

［例 5-11］　红外吸收光谱法应用于棕榈氯霉素混悬液 A 晶型的检查。

棕榈氯霉素有两种晶型,其中 B 晶型为有效晶型,A 晶型为无效晶型。具体操作是:先制备 20%棕榈氯霉素 A 晶型对照品(称取棕榈氯霉素 A 晶型对照品 1 份和棕榈氯霉素 B 晶型对照品 4 份,混合均匀)和 10%棕榈氯霉素 A 晶型对照品(称取棕榈氯霉素 A 晶型对照品1 份和棕榈氯霉素 B 晶型对照品 9 份,混合均匀),然后精密量取供试品溶液 20 mL,加水 20 mL,混匀,离心 15 min,弃去上清液,沉淀先加水 2 mL,研成糊状,再加水 18 mL,混匀,离心,弃去上清液,按同法再洗两次,在室温下减压干燥 14 h,磨成细粉,取上述制备的两种对照品及供试品,分别加约两倍量的液状石蜡,研磨均匀,制成石蜡糊片,分别进行红外分光光度法测定。供试品在 810 cm^{-1}波数处的透光率应为 20%～30%,记录每一石蜡糊片在 780～900 cm^{-1}波数处的红外光吸收图谱。测定 20%A 晶型对照品图谱中约 885 cm^{-1}和 790 cm^{-1}波数处的最小吸收峰、约 858 cm^{-1}和 843 cm^{-1}波数处的最大吸收峰的精确波数。按这些波数,在 10%A 晶型对照品图谱中,在约 885 cm^{-1}和 790 cm^{-1}波数最小吸收峰间画一基线,在约 858 cm^{-1}和 843 cm^{-1}波数最大吸收峰处,各画一垂直线与基线相交,从而得到这些最大吸收峰处的校正吸收值,计算在 858 cm^{-1}与 843 cm^{-1}波数处的校正吸收值之比,在供试品的图谱上,按同法测定。供试品的吸收值之比应大于 10%A 晶型棕榈氯霉素对照品吸收值之比。

第6章 药物定量分析与分析方法的验证

6.1 定量分析样品的前处理方法

在采集药物样品之后,往往不直接测定,一般需根据药物的性状、结构与性质或组方采用一定的方法对样品进行前处理,使待测药物或待测元素转化为易于测定的形式后再进行定量、定性分析、检测。多数化学原料药物具有特征结构或取代基,可不经特殊处理,使用适当的溶剂溶解后就可直接采用滴定法、分光光度法或色谱法测定。对于药物制剂,其前处理方法着重考虑的是干扰组分的排除。而对于一些含有金属或卤素的有机药物,由于其所含金属或卤素在药物分子结构中结合的牢固程度不同,需要采用不同的方法对这些有机药物进行适当的处理后才能准确地定量分析。

本节主要介绍含金属或含卤素、硫、磷、砷等特殊元素药物分析的前处理方法,这些药物的分析方法通常可分为两大类:一类是不经有机破坏的分析方法;另一类是经有机破坏的分析方法。

6.1.1 不经有机破坏的分析方法

本类分析方法不对药物分子中的有机结构部分进行完全破坏,仅选用适当的溶剂溶解样品,使待测元素离子解离或经简单的回流处理使有机结合的待测元素原子解离而转化为无机盐类后测定。本法主要是用于含金属有机药物或结合不牢固的含卤素药物等的分析。根据操作方法的不同,主要有以下三种方法。

1. 直接测定法

凡金属原子不直接与碳原子相连的含金属药物或某些 C—M(金属原子直接与碳原子相连)键结合不牢固的有机金属药物,在水溶液中可以解离,因而不需有机破坏,可直接选用适当的方法进行测定。金属原子不直接与碳原子相连的含金属药物,通常为有机酸、酚类等的金属盐或配合物,如葡萄糖酸钙、乳酸钙等;而另一种为金属原子直接与碳原子以共价键相连的药物,如葡萄糖酸锑钠、富马酸亚铁等。

[例 6-1] 《中国药典》(2010 年版)收载的原料药富马酸亚铁的含量测定方法。

取本品约 0.3 g,精密称定,加稀硫酸 15 mL,加热溶解后,放冷,加新煮沸过的冷水 50 mL 与邻二氮菲指示液 2 滴,立即用硫酸铈滴定液(0.1 mol/L)滴定,并将滴定的结果用空白试验校正。1 mL 硫酸铈滴定液(0.1 mol/L)相当于 16.99 mg 富马酸亚铁。

原理如下:抗贫血药物富马酸亚铁,由于其在水中几乎不溶,而能溶于热矿酸(如稀硫酸),同时分解释放出亚铁离子,可选用硫酸铈滴定液进行滴定,指示剂邻二氮菲与亚铁离子形成红色配位化合物,遇微过量氧化剂(硫酸铈)被氧化生成浅蓝色高铁离子配位化合物而指示终点,此时所生成的富马酸没有干扰。

2. 经水解后测定法

1) 碱水解后测定法

在含卤素的有机药物中,卤素原子一般以共价键与有机碳或芳环相连,因此在分析之前,须将有机卤素原子转变为无机卤素离子,然后采用银量法、碘量法等适宜方法进行含量测定。常用的办法是将含卤素有机药物溶于适当溶剂(如乙醇)中,在碱性条件下,加热回流使其水解,将有机结合的卤素转变为无机的卤素离子,然后采用银量法(Volhard 法)测定。本法适用于含卤素有机药物结构中卤素原子结合不牢固的药物(如卤原子和脂肪碳原子相连者)。

[例 6-2] 《中国药典》(2010 年版)收载的三氯叔丁醇的测定。

取本品约 0.1 g,精密称定,加乙醇 5 mL,溶解后,加 20% 氢氧化钠溶液 5 mL,加热回流 15 min,放冷至室温,加水 20 mL 与硝酸 5 mL,精密加硝酸银滴定液(0.1 mol/L)30 mL,再加邻苯二甲酸二丁酯 5 mL,密塞,强力振摇后,加硫酸铁铵指示液 2 mL,用硫氰酸铵滴定液(0.1 mol/L)滴定,并将滴定的结果用空白试验校正。1 mL 硝酸银滴定液(0.1 mol/L)相当于 6.216 mg $C_4H_7Cl_3O \cdot 1/2H_2O$。

原理如下:三氯叔丁醇在氢氧化钠溶液中加热回流水解,氯元素全部转变成氯化钠,然后用剩余滴定法,即于水解液中加硝酸酸化,再加入定量过量的硝酸银滴定液,使 Cl^- 生成 AgCl 沉淀,过的硝酸银以 Fe^{3+} 为指示剂,用硫氰酸铵滴定液回滴。

$$CCl_3—C(CH_3)_2—OH+4NaOH \xrightarrow{\text{加热回流}} (CH_3)_2CO+3NaCl+HCOONa+2H_2O$$
$$NaCl+AgNO_3 \longrightarrow AgCl\downarrow +NaNO_3$$
$$AgNO_3+NH_4SCN \longrightarrow AgSCN\downarrow +NH_4NO_3$$
$$Fe^{3+}+SCN^- \longrightarrow [Fe(SCN)]^{2+}$$
$$\text{淡棕红色}$$

2) 酸水解后测定法

本法是将含卤素有机药物溶于适当的矿酸(如盐酸)中,加热回流使其水解,将不溶性金属盐类水解置换为可溶性盐,然后选用配位滴定或剩余酸碱滴定法测定。

[例 6-3] 《中国药典》(2010 年版)收载的硬脂酸镁的测定。

取本品约 0.1 g,精密称定,精密加硫酸滴定液(0.05 mol/L)50 mL,煮沸至油滴澄清,继续加热 10 min,放冷至室温,加甲基橙指示液 1~2 滴,用氢氧化钠滴定液(0.1 mol/L)滴定。1 mL 硫酸滴定液(0.05 mol/L)相当于 2.016 mg MgO。

原理如下:

$$Mg(C_{17}H_{35}COO)_2+H_2SO_4 \xrightarrow{\text{加热回流}} MgSO_4+2C_{17}H_{35}COOH$$
$$2NaOH+H_2SO_4 \longrightarrow Na_2SO_4+2H_2O$$

3. 经氧化还原后测定法

1) 碱性还原后测定法

卤素结合于芳环上时,由于分子中卤素的结合较牢固,须在碱性条件下加还原剂(如锌粉)加热回流,使结合的卤素转变为无机的卤素离子,然后采用银量法(Fajans 法)测定。本法适用于测定结构中碘与苯环直接相连,且一个苯环上含多个碘原子的含卤素有机药物。

[例 6-4] 《中国药典》(2010 年版)收载的泛影酸的测定。

取本品约 0.4 g,精密称定,加氢氧化钠溶液 30 mL 与锌粉 1.0 g,加热回流 30 min,放冷,冷凝管用少量水洗涤,过滤,烧瓶与滤器用水洗涤 3 次,每次 15 mL,洗液与滤液合并,加冰醋酸 5 mL 与曙红钠指示液 5 滴,用硝酸银滴定液(0.1 mol/L)滴定。1 mL 硝酸银滴定液(0.1 mol/L)相当于 20.46 mg $C_{11}H_9I_3N_2O_4$。

《中国药典》(2010 年版)收载的胆影酸、碘番酸、胆影葡胺、泛影葡胺、碘他拉酸等均采用同法测定。

原理如下：

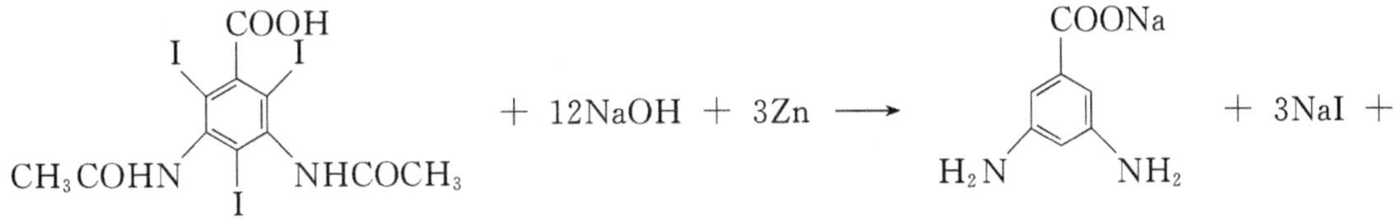

$$2CH_3COONa + 3Na_2ZnO_2 + 3H_2O$$

$$NaI + AgNO_3 \longrightarrow AgI\downarrow + NaNO_3$$

2）酸性还原后测定法

[例 6-5]　《日本药局方》(13 版)收载的碘番酸的测定。

取本品的干燥品约 0.4 g，精密称定，加锌粉 1 g 及冰醋酸 10 mL，加热回流 30 min，放冷，冷凝管用水 30 mL 洗涤，用脱脂棉过滤，烧瓶与脱脂棉用水洗涤 2 次，每次 20 mL，洗液与滤液合并，加四溴酚酞乙酯指示液 1 mL，用硝酸银滴定液(0.1 mol/L)滴定，终点时黄色沉淀变为绿色。1 mL 硝酸银滴定液(0.1 mol/L)相当于 19.031 mg $C_{11}H_{12}I_3NO_2$。

6.1.2　经有机破坏的分析方法

某些含金属原子、卤素的有机药物结构中的待测原子与碳原子结合牢固，用上述的水解或氧化还原的方法难以将有机药物中待测原子转变为无机形式，因此必须采用有机破坏的方式将药物分子中的有机结构部分完全破坏，使得结合的待测原子转变成可测定的无机形式。一般有机破坏可分为湿法破坏、干法破坏和氧瓶燃烧法。

1．湿法破坏（湿法消解）

本法主要用于含氮化合物的前处理，在生物制品分析中用于氮(包括蛋白质)、磷及氯化钠测定法的前处理。本法也用于生物样品中金属元素测定时生物基质的除去。消解剂(分解剂或消化剂)主要使用硫酸，也可加入一些氧化剂(如硝酸、硫酸盐、高氯酸等)作为辅助消解剂。根据消解剂的组合不同，可有如表 6-1 中的几种常见类型。

表 6-1　湿法消解常用类型

类　　型	特　　点
HNO_3-$HClO_4$	反应激烈，破坏力强，适用于血、尿、组织等生物样品的破坏，所得金属离子一般为高价态，不适宜含氮杂环类药物的处理
HNO_3-H_2SO_4	适用于大多数有机药物的破坏，所得金属离子一般为高价态，不适于碱土金属药物的处理
H_2SO_4-SO_4^{2-}	常用于含砷、锑元素的有机药物的前处理，所得金属离子为低价态

凯氏定氮法就是以硫酸-硫酸盐为基础的含氮有机化合物定量分析的常用方法，即将含氮药物与硫酸在凯氏烧瓶中共热，将其中含碳的有机结构氧化分解成二氧化碳和水，有机结合的氮则转化成为无机氨，并进一步与过量的硫酸反应生成硫酸氢铵或硫酸铵，直到混合物变得无色透明后分解完成，然后向溶液中加入氢氧化钠，进行碱化后释放氨气，并随水蒸气馏出，用硼酸溶液或定量的酸滴定液吸收，最后用标定过的酸或碱滴定液滴定，从而计算出总氮量。凯氏定氮法又可分为常量法、半微量法、微量法三种，而实际运用中主要使用前两种，实际流程即为

消解、蒸馏、滴定、计算。

消解过程一般较缓慢,因此,常在硫酸中加入硫酸钾或硫酸铵以提高反应液的沸点,并加入硫酸铜作为催化剂,提高反应速度,促进反应。催化剂有汞或汞盐、硒粉、铜盐、二氧化锰等。其中汞或汞盐虽然催化作用最强,但是由于汞盐易与氨生成硫酸铵汞配位化合物,所以通常不使用;另外,因样品中有卤素存在时,卤素可与汞结合成难解离的卤化汞而失去催化作用,所以使用时要特别注意。

值得注意的是,辅助氧化剂的使用应慎重,不能在高温时加入,应待消解液放冷后加入,并再次加热继续消解。

(1) 仪器装置。凯氏烧瓶为 30～50 mL(半微量法)或 500 mL(常量法)硅玻璃或硼玻璃制成的硬质茄形烧瓶;蒸馏装置(半微量法)由 1 000 mL 的圆底烧瓶(A)、安全瓶(B)、连有氮气球的蒸馏器(C)、漏斗(D)、直形冷凝管(E)、100 mL 锥形瓶(F)和橡皮管夹(G、H)组成,如图 6-1 所示。

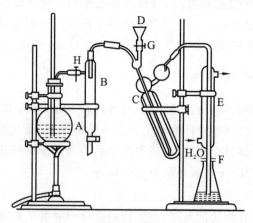

图 6-1　半微量氮测定法装置图

(2) 常量法。取供试品适量(相当于含氮量 25～30 mg),精密称定,若供试品为固体或半固体,滤纸称取,并连同滤纸置于干燥的 500 mL 凯氏烧瓶中,然后依次加入硫酸钾(或无水硫酸钠)10 g 和硫酸铜粉末 0.5 g,再沿瓶壁缓缓加入硫酸 20 mL;在凯氏烧瓶口放一小漏斗,并使凯氏烧瓶成 45°斜置,用直火缓缓加热,使溶液的温度保持在沸点以下,等泡沸停止,强热至沸腾,使溶液成澄清的绿色后,除另有规定外,继续加热 30 min,放冷,沿瓶壁缓缓加水 250 mL,振摇使溶液混合,放冷后,加入 40%氢氧化钠溶液 75 mL,注意使其沿瓶壁流至瓶底,自成一液层,加锌粒防止暴沸,使用氮气球将凯氏烧瓶与冷凝管连接;末端 500 mL 锥形瓶中装入 2%硼酸溶液 50 mL,另滴入甲基红-溴甲酚绿混合指示液 10 滴;将冷凝管的下端插入硼酸液的液面下,轻轻振摇凯氏烧瓶,使溶液混合均匀,直接加热蒸馏,至接收液的总体积约为 250 mL 时将冷凝管尖端提出液面,用蒸气冲洗约 1 min,用水淋洗尖端后停止蒸馏;馏出液用硫酸滴定液(0.05 mol/L)滴定至溶液由蓝绿色变为灰紫色,并将滴定的结果用空白试验校正。

(3) 半微量法。消解操作基本同于常量法的,不同的是所取的供试样相当于含氮量 1.0～2.0 mg,使用 30～50 mL 干燥的凯氏烧瓶,加入硫酸钾(无水硫酸钠)0.3 g 与硫酸铜 0.03 g,沿壁流下的硫酸 2.0 mL。蒸馏与滴定操作如下:取 2%硼酸溶液 10 mL,置于 100 mL 锥形瓶中,加甲基红-溴甲酚绿混合指示液 5 滴,将冷凝管的下端插入液面下,将凯氏烧瓶的内容物经由漏斗进入蒸馏瓶,使用少量的水淋洗凯氏烧瓶及漏斗,再加入 40% 氢氧化钠溶液 10 mL,用少量水再次淋洗漏斗数次,即开始进行水蒸气蒸馏,至硼酸溶液开始由酒红色变为蓝绿色起,继续蒸馏 10 min 后,将冷凝管提出液面,用蒸气继续冲洗约 1 min,用水淋洗尖端后停止蒸馏。馏出液用硫酸滴定液(0.005 mol/L)滴定至溶液由蓝绿色变为灰紫色,并将滴定结果用空白试验校正。

(4) 应用范围。《中国药典》中应用本法测定含氨基或酰胺结构的药物含量。对于以偶氮或肼架结构存在的含氮药物,在消解过程中易于生成氮气而有所损失,须在消解前加锌粉还原后再处理;含氮杂环难断裂,可用氢碘酸或红磷还原为氢化杂环后再进行消解。某些含氮量较高的样品(超过 10%),可在消解液中加入少量多碳化合物(如淀粉、蔗糖等)作为还原剂,以利于氮转变为氨。

2. 干法破坏

1) 高温炽灼法

本法是将有机药物灼烧灰化以达到分解的目的。本法主要适用于湿法不易破坏完全的有机物(如含氮杂环类有机物)以及某些不能用硫酸进行破坏的有机药物,不适用于含易挥发性金属(如汞、砷等)有机药物的破坏。

高温炽灼法主要用于含卤素药物的鉴别,也用于含磷药物的定量测定和药物中砷盐的检查。根据分析对象的不同,常使用无水碳酸钠、硝酸镁、氢氧化钙、氢化锌等辅助灰化,方法如下。

(1) 含碘药物的鉴别:将样品置于坩埚中直火灼烧,或与无水碳酸钠混匀后,炽灼产生紫色的碘蒸气。

(2) 含氟、氯、溴等元素药物的鉴别:将适量样品置于坩埚中,加入无水碳酸钠(或碳酸钠-碳酸钾混合物),混合,灼烧直至完全灰化,加水溶解后鉴别。

(3) 含磷药物的定量测定:以甘油磷酸钠注射液的含量测定为例,精密量取本品稀释液 1 mL,置于坩埚中,加氧化锌 1 g,加热炭化后在 600 ℃灼烧 1 h,放冷,加水与盐酸各 5 mL,加热煮沸溶解后,用钼蓝比色法测定。

(4) 砷盐的检查:有机结合的砷经与无水碳酸钠共热转化成为无机砷盐,依法检验。主要用于高分子化合物(如右旋糖酐铁)或植物提取物(如大豆油)中砷盐的检验,也用于少数有机药物(如布美他尼等)。操作中应注意炽灼温度不宜超过 700 ℃,温度过高会导致砷酸盐挥发。

2) 氧瓶燃烧法

本法适用于含卤素或硫、磷等元素的有机药物的鉴定、限度检查或含量测定,也用于药物中杂质硒的检测,是将有机药物放入充满氧气的密闭的燃烧瓶中进行燃烧,并将燃烧所产生的待测物质吸收于适当的吸收液中,然后根据待测物质的性质,采用适宜的分析方法进行分析、测定。

本法是快速分解有机物的简单方法,由于不需要复杂设备就能使有机化合物中的待测元素定量分解为离子型,所以被各国药典所收载。

(1) 仪器装置。燃烧瓶为 500 mL、1 000 mL 或 2 000 mL 磨口、硬质玻璃锥形瓶,瓶塞严密、空心、底部熔封铂丝一根(直径为 1 mm),铂丝下端做成网状或螺旋状,长度约为瓶身长度的 2/3,如图 6-2 所示。

燃烧瓶容积大小的选择主要取决于被燃烧分解样品量的多少。通常取样量为 10～20 mg,使用 500 mL 燃烧瓶;加大样品取样量(200 mg)时,可选用 1 000 mL 或 2 000 mL 的燃烧瓶。

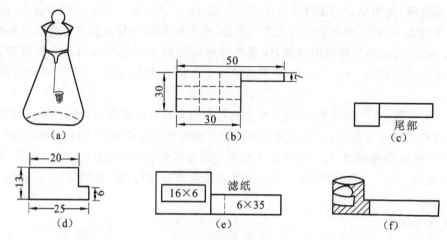

图 6-2　氧瓶燃烧装置及样品包装操作图

在使用燃烧瓶之前要检查瓶塞是否严密。

（2）吸收液的选择。适当的吸收液可使样品经燃烧分解产生所需的各种价态的形式定量地被吸收并转变为一定的便于测定的单一价态，以便选择适应的分析方法。几类药物选择的常用吸收液如下。

① 含氟药物一般选用茜素氟蓝比色法检测氟含量，一般燃烧产物为单一的氟化氢，可直接选水作为吸收液。

② 含氯药物采用银量法测定氯含量，燃烧产物也为单一的氯化氢，但氯化氢在水中的溶解度较低，所以选用水-氢氧化钠溶液作为吸收液。

③ 含溴药物采用银量法测定溴含量，分解产生的溴化氢可用氧气氧化成单质溴，故其燃烧产物为单质溴与溴化氢的混合物，运用水-氢氧化钠溶液构成的吸收液，在其中加入还原剂二氧化硫饱和溶液，可将单质溴还原为溴负原子。

④ 在含碘药物的测定过程中，分解产生的碘化氢继续与氧作用，生成少量的五价碘（HIO_3）、一价碘（HIO）和微量的负一价碘（HI），以单质碘为主要产物。当使用硝酸银滴定法测定含量时，可用水-氢氧化钠-二氧化硫饱和溶液作为吸收液，均转化成碘化钠（NaI）；若使用间接碘量法测定，用水-氢氧化钠溶液作吸收液，此时待测元素转化成碘酸钾（$NaIO_3$）与碘化钠，可用溴-醋酸溶液将其氧化成为碘酸（HIO_3）后，加碘化钾使之定量生成单质碘，再用硫代硫酸钠滴定液滴定生成的碘。

⑤ 含硫药物的燃烧产物主要为三氧化硫，可使用浓过氧化氢溶液与水的混合液作为吸收液，燃烧产物经吸收后转变成硫酸，加入盐酸并煮沸除去剩余的过氧化氢后，加入氯化钡试液，使硫酸生成硫酸钡，以重量法测定含量。

⑥ 含磷药物（有机磷酸类）的燃烧产物为五氧化二磷，以水为吸收液，加少量的硝酸溶液并经加热煮沸使焦磷酸（$H_4P_2O_7$）和偏磷酸（$(HPO_3)_n$）转化为磷酸后，采用钼蓝（磷钼蓝）比色法测定含量。

⑦ 含硒化合物在有机物燃烧分解的同时转化为 SeO_2（含有少量的 SeO_3），经硝酸溶液吸收后转化为硒酸（H_2SeO_4），再用二氨基萘比色法测定。

（3）称样。固体样品：研细后，精密称取各药品项下的规定量，置于无灰滤纸（也称定量滤纸）（见图 6-2（b））的中心，按虚线折叠（见图 6-2（c））后，固定于铂丝下端的网内或螺旋处，使尾部露出。液体样品:将供试品滴在透明胶纸和无灰滤纸做成的纸袋中。

纸袋的制法:将透明胶纸剪成规定的大小和形状(见图 6-2(d)),中部贴一条约为16 mm×6 mm 的无灰滤纸条,并于其突出部分贴一 6 mm×35 mm 的无灰滤纸条(见图 6-2(e)),将透明胶纸对折,紧粘住底部及另一边,并使上口敞开(见图 6-2(f));精密称定质量,用滴管将供试液从上口滴在无灰滤纸条上,立即捏紧,粘住上口,精密称定质量,两次质量之差即为供试样品量。

软膏类样品:将适量样品置于不含被测成分的蜡油纸中包裹严密,外层再用无灰滤纸包裹。

(4) 操作方法。在燃烧瓶中加入规定的吸收液,并将瓶口用水润湿;小心急速通氧气约1 min(通气管口应接近液面,使瓶内空气排尽),立即用表面皿覆盖瓶口,备用。点燃包有样品的滤纸包或纸袋尾部,迅速放入燃烧瓶中,按紧瓶塞,用少量水封闭瓶口,待燃烧完毕(无黑色碎片),充分振摇,使生成的烟雾完全被吸收液吸收,放置 15 min,用少量水冲洗瓶塞及铂丝,合并洗液及吸收液。同法另做空白试验。

[**例 6-6**] 《中国药典》(2010 年版)收载的盐酸胺碘酮的含量测定。

取供试品约 20 mg,精密称定,按照氧瓶燃烧法进行有机破坏,用氢氧化钠试液 2 mL 与水10 mL 为吸收液,待吸收完全后,加溴-醋酸溶液(取醋酸钾 10 g,加冰醋酸适量使其溶解,加溴0.4 mL,再加冰醋酸使之成 100 mL)10 mL,密塞,振摇,放置数分钟,加甲酸约 1 mL,用水洗涤瓶口并通入空气流 3~5 min 以除去剩余的溴蒸气,加碘化钾 2 g,密塞,摇匀,用硫代硫酸钠滴定液(0.02 mol/L)滴定,至近终点时,加淀粉指示剂 1 mL,继续滴定至蓝色消失,并将滴定结果用空白试验校正。1 mL 硫代硫酸钠滴定液(0.02 mol/L)相当于 0.423 mg 碘。

原理如下:盐酸胺碘酮用氧瓶燃烧分解,转化为碘化物,继而氧化为游离的碘,并被定量地吸收于吸收液中,与氢氧化钠反应,生成碘化物和碘酸盐,加入溴-醋酸溶液,使全部转化为碘酸盐,过量的溴以加酸及通空气除去。加入碘化钾,使其与碘酸盐反应析出游离碘,用硫代硫酸钠滴定液滴定,碘与淀粉结合所显的蓝色消失即为终点。

反应式如下:

$$C_{25}H_{29}I_2NO_3 \cdot HCl \xrightarrow{O_2} I_2$$

$$3I_2 + 6NaOH \longrightarrow NaIO_3 + 5NaI + 3H_2O$$

$$NaI + 3Br_2 + 3H_2O \longrightarrow HIO_3 + NaBr + 5HBr$$

$$IO_3^- + 5KI + 3H_2SO_4 \longrightarrow 3I_2 + 3SO_4^{2-} + 5K^+ + 3H_2O$$

$$I_2 + 2Na_2S_2O_3 \longrightarrow 2NaI + Na_2S_4O_6$$

6.2　药物的含量测定方法

药物的含量测定需在有效成分鉴别无误和杂质检查合格的基础上进行,是评价药品质量的重要内容之一。用化学方法或物理化学方法测定药物中有效成分的含量,称为含量测定,对于测定的结果,原料药用含量百分比表示,制剂用含量占标示量的百分比表示。用生物学方法或酶法测定药物的效价,称为效价测定,测定的结果一般用效价单位(U)表示。本节仅对前种依据药物的理化方法进行的含量测定法做简要介绍。含量测定方法多种多样,其中容量分析法、光谱分析法和色谱分析法是《中国药典》(2010 年版)二部收载最多的方法,下面分别加以概述,这些方法将应用于后续各章各类药物的分析中。

6.2.1　容量分析法

1. 容量分析法的特点

容量分析法(也称滴定分析法)是将已知浓度的滴定液(标准物质溶液)由滴定管滴加到待测药物的溶液中,直到所加滴定液与被测药物按化学计量反应为止(通过适量方法指示),然后根据滴定液的浓度和消耗的体积,按化学计量关系计算出被测药物含量的分析方法。药典中常用的容量分析法有酸碱滴定法、非水滴定法、沉淀滴定法、配位滴定法、氧化还原滴定法等。

滴定分析的终点与化学计量点是两个既相互关联又各自独立的概念。当滴定液与被测药物完全作用时,反应达到化学计量点。但在滴定过程中反应体系常常无外观现象的变化,必须借助适当的方法指示化学计量点的到达。最常用的方法是借助指示剂的颜色变化来判断化学计量点,即在滴定过程中,当反应体系中的指示剂的颜色发生变化时终止滴定。指示剂的颜色变化点通常称为滴定终点。但滴定终点与反应的化学计量点不一定恰好符合,它们之间总会存在微小差别,即滴定误差,当滴定误差小于 0.2%时,分析结果的准确度符合定量分析的要求。

容量分析法所用的仪器价廉、易得,操作简便、快速,测定结果准确,通常情况下其相对误差在 0.2%以下,但本法的专属性较差,一般适用于分析含量较高的试样,因此,容量分析法被广泛应用于化学原料药的含量测定。

常用的滴定分析方式一般有以下三种。

(1)直接滴定法。当化学反应能够满足滴定分析的要求时,可用滴定剂直接对被测样品溶液进行滴定。例如,《中国药典》中以碘滴定液滴定维生素 C。

(2)剩余量滴定法。剩余量滴定法又称返滴定法。当滴定剂与被测组分的反应速度较慢或被测物质难溶于水时,不能直接滴定,这时可以先加入定量过量的第一种滴定剂,让被测物与该滴定剂反应,待反应结束后,再用第二种滴定剂返滴剩余的第一种滴定剂,被测组分的量由定量过量的第一种滴定剂量与剩余的第一种滴定剂量之差来计算。例如,白矾中 Al^{3+} 的测定,由于 Al^{3+} 与二乙胺四乙酸盐(EDTA)配位反应速度较慢,不能采用直接滴定法测定 Al^{3+},可在 Al^{3+} 溶液中先加入定量过量的 EDTA 标准溶液,并加热促使反应加速完成,剩余的 EDTA 标准溶液再用 $ZnSO_4$ 滴定剂滴定。

(3)间接滴定法。当滴定剂与被测物之间存在副反应,不能按照某一个确定的方程式进行反应时,可以先使被测物与某一试剂作用,定量地置换出另一种物质,该物质再进一步用滴定液滴定。例如,$Na_2S_2O_3$ 不能直接滴定过氧苯甲酰等强氧化剂,因为在酸性条件下,这些强氧化剂将 $S_2O_3^-$ 氧化为 $S_4O_6^{2-}$ 和 SO_4^{2-} 等混合物,使反应没有确定的化学计量关系而无法进行计算。但是如在过氧苯甲酰的丙酮溶液中加入过量 KI,使其产生一定量的 I_2,然后由 $Na_2S_2O_3$ 滴定液滴定生成的 I_2,即可计算出过氧苯甲酰的量。

2. 容量分析法的有关计算

1)滴定度

滴定度是指 1 mL 规定浓度的滴定液所相当的被测药物的质量,以 T 来表示。《中国药典》中的单位用毫克(mg)表示。例如,用碘量法测定维生素 C 的含量时,《中国药典》规定:1 mL滴定液(0.05 mol/L)相当于 8.806 mg 维生素 C($C_6H_8O_6$)。

2) 滴定度(T)的计算

在容量分析中,被测药物分子(A)与滴定剂(B)之间按一定的物质的量比进行反应,反应可表示为

$$aA+bB \longrightarrow cC+dD$$

当反应完全时,被测药物与滴定剂之间存在的化学计量关系(物质的量比)是 $n_A:n_B=a:b$,故被测物的量 n_A 与滴定剂所消耗的量 n_B 之间存在的关系为 $n_A=\dfrac{a}{b}n_B$,若滴定液浓度为 c_B(mol/L),则当其消耗体积为 1 mL 时,所相当的被测物的量为

$$T=n_A M_A=\frac{a}{b}n_B M_A \tag{6-1}$$

式中:M_A 为被测组分的摩尔质量。可见使用 T 可使滴定结果的计算简化,$m_A=TV_B$,因此被各国药典所采用。

3) 含量的计算

容量分析法常用的含量测定方法主要有直接滴定法和剩余量滴定法,其测定结果的计算方法分述如下。

(1) 直接滴定法。本法是用滴定液直接滴定被测药物,则被测药物含量的计算式为

$$含量=\frac{VT}{m}\times100\% \tag{6-2}$$

在《中国药典》收载的容量分析法中,均给出了滴定度值。根据供试品的称取量(m)、滴定体积(滴定液被消耗的体积,V)和滴定度(T),即可计算出被测药物的含量。

在实际工作中,所配制的滴定液的物质的量浓度与《中国药典》中规定的物质的量浓度不一定恰好一致,而《中国药典》中所给出的滴定度是指在规定浓度下的滴定度,所以此时不能直接应用上式计算。应将滴定度乘以滴定液的浓度校正因数,换算成实际的滴定度,或将滴定体积校正为规定浓度下实际消耗的体积。其中:

$$F=\frac{实际物质的量浓度}{规定物质的量浓度} \tag{6-3}$$

于是,被测药物的含量可由下式求得:

$$含量=\frac{VT'}{m}\times100\%=\frac{VTF}{m}\times100\% \tag{6-4}$$

因为 F 值是由滴定液的标定获得,V 值由滴定过程读取,所以在学习过程中应注意掌握滴定反应的原理,明确被测药物与滴定剂在反应中的物质的量比,即反应中的 a 与 b 的数值,从而才能正确计算滴定度和含量。

(2) 剩余量滴定法。本法常需进行空白试验校正,其含量则可按下式计算:

$$含量=\frac{(V_{B0}-V_{BS})\times F_B\times T_A}{m}\times100\% \tag{6-5}$$

式中:V_{B0} 为空白试验时消耗滴定液 B 的体积;V_{BS} 为样品测定时消耗滴定液 B 的体积;F_B 为滴定液 B 的浓度校正因数;T_A 为滴定液 A 的滴定度;m 为供试品的称取量。

6.2.2　光谱分析法

当物质吸收辐射能(或热能)后,其内部发生能级跃迁,记录由能级跃迁所产生的辐射能随波长的变化所得的图谱称为光谱。利用物质的光谱进行定性、定量和结构分析的方法称为光

谱分析法。通过测定被测物质在特定波长处或一定波长范围内光的吸光度,对该物质进行定性和定量分析的方法称为分光光度法。常用的光谱分析法有紫外-可见光分光光度法、红外分光光度法、原子吸收分光光度法、荧光分析法和火焰光度法等。

1. 紫外-可见分光光度法

紫外-可见分光光度法是以紫外-可见区域电磁波(波长为 200～760 nm)作为光源照射样品,研究物质分子对光吸收的相对强度的光谱分析方法。其中,用紫外光光源(波长为 200～400 nm)测定无色物质的方法,称为紫外分光光度法;用可见光光源(波长为 400～760 nm)测定有色物质的方法,称为可见光光度法。它们都以朗伯-比耳定律为基础。

1) 朗伯-比耳定律

单色光辐射穿过物质溶液时,在一定浓度范围内被该物质吸收光的量与该物质的浓度和液层的厚度成正比,关系式如下:

$$A = \lg \frac{l}{T} = Ecl$$

式中:A 为吸光度;T 为透光率;E 为吸光系数,以 $E_{1\,cm}^{1\%}$ 表示,其物理意义为当溶液浓度为 1%,溶液厚度为 1 cm 时的吸光度数值;c 为 100 mL 溶液中所含被测物质的质量;l 为液层厚度。

采用上式测定物质的吸光度时,样品溶液的浓度须配制适当,应使得吸光度 A 值在 0.2～0.7 之间,因为在此范围内,浓度相对误差最小。

2) 用于含量测定的方法

(1) 对照品比较法。按各品种项下的方法,分别配制供试品和对照品溶液,对照品溶液中所含被测成分的量应为供试品溶液中被测成分规定量的 100%±10%,所用溶剂也应完全一致,在规定的波长处测定供试品溶液和对照品溶液的吸光度后,按下式计算供试品中被测溶液的浓度:

$$c_X = \frac{A_X}{A_R} c_R \tag{6-6}$$

式中:c_X 为供试品溶液的浓度;A_X 为供试品溶液的吸光度;c_R 为对照品溶液的浓度;A_R 为对照品溶液的吸光度。

原料药的含量的计算公式如下:

$$含量 = \frac{c_X D}{m} \times 100\% \tag{6-7}$$

式中:D 为供试品溶液的稀释体积;m 为供试品的称取量;其他符号的意义同上。

固体制剂含量相当于标示量的百分比可按下式计算:

$$相当于标示量的百分比 = \frac{c_X D \overline{m}}{mB} \times 100\% \tag{6-8}$$

式中:$\overline{m}$ 为单位制剂的平均质量;B 为制剂的标示量;稀释体积 D 须根据供试品溶液的浓度要求或制备过程计算。

[例 6-7] 呋喃唑酮的含量测定。

避光操作。取本品约 20 mg,精密称定,置于 250 mL 容量瓶中,加二甲基甲酰胺 40 mL,振摇使其溶解,用水稀释至刻度,摇匀,精密量取 10 mL,置于 100 mL 容量瓶中,用水稀释至刻度,摇匀,作为供试品溶液,按照紫外-可见分光光度法,在 367 nm 波长处测定吸光度;另取呋喃唑酮对照品适量,精密称定,同法测定,计算,即得。

(2) 吸光系数法。按各品种项下的方法配制供试品溶液,在规定的波长处测定其吸光度,再以该品种在规定条件下的吸光系数计算供试品溶液的浓度。含量计算式同对照品比较法的。

$$c_X = \frac{A_X}{E_{1\,cm}^{1\%} \times 100} \quad\quad (6\text{-}9)$$

式中:c_X 为供试品溶液的浓度,g/mL;A_X 为供试品溶液的吸光度;$E_{1\,cm}^{1\%}$ 为供试品中被测成分的百分吸光系数;100 为浓度换算因数,是将 g/100 mL 换算成 g/mL。

用本法测定时,百分吸光系数通常应大于 100,并应注意仪器的校正和检定。

（3）计算分光光度法。计算分光光度法的方法有多种,使用时均应按各品种项下规定的方法进行。当吸光度处在吸收曲线的陡然上升或下降的部位测定时,波长的微小变化可能对测定结果造成显著影响,故对照品和供试品的测定条件应尽可能一致。计算分光光度法一般不宜用做含量测定。

（4）比色法。比色法是指供试品本身在紫外-可见光区没有强吸收,或在紫外光区虽有吸收,但为了避免干扰或提高灵敏度,加入适当的显色剂显色后再进行测定的方法。

用比色法测定时,由于显色时影响显色强度的因素较多,应取供试品与对照品或标准品同时操作。除另有规定外,比色法所用的空白是指用同体积的溶剂代替对照品或供试品溶液,依次加入等量的相应试剂,并用同样方法处理。在规定的波长处测定对照品和供试品溶液的吸光度后,按对照品比较法计算供试品的浓度及含量。

当吸光度和浓度不呈良好线性时,应取数份梯度量的对照品溶液,用溶剂补充至同一体积,显色后测定各份溶液的吸光度,然后以吸光度与相应的浓度绘制出标准曲线,再根据供试品的吸光度在标准曲线上查得其相应的浓度,并求其含量。

2. 荧光分析法

某些物质受紫外光或可见光照射激发后能发射出比激发光波长更长的荧光。当激发光停止照射后,荧光会随之消失。根据物质分子发射的荧光波长及其强度进行鉴定和含量测定的方法称为荧光分析法。

1) 测定方法

由于不易测定绝对荧光强度,荧光分析法都是在一定条件下,用对照品溶液测定荧光强度与浓度的线性关系后,再在每次测定前,用一定浓度的对照品溶液校正仪器的灵敏度,然后在相同条件下,分别读取对照品溶液及其试剂空白的荧光强度与供试品及其试剂空白的荧光强度,用下式计算供试品浓度:

$$c_X = \frac{R_X - R_{Xb}}{R_r - R_{rb}} \times c_r \quad\quad (6\text{-}10)$$

式中:c_X 为供试品溶液的浓度;c_r 为对照品溶液的浓度;R_X 为供试品溶液的荧光强度;R_{Xb} 为供试品溶液溶剂空白的荧光强度;R_r 为对照品溶液的荧光强度;R_{rb} 为对照品溶液试剂空白的荧光强度。

因荧光分析法中的浓度与荧光强度的线性范围较窄,故 $(R_X - R_{Xb})/(R_r - R_{rb})$ 应在 0.50～2.0 之间;如果超过该范围,应在调节溶液浓度后再测。偏离线性关系时应改用工作曲线法。

2) 在药物分析中的应用

荧光光谱法在有机药物的分析中主要应用于芳香族化合物的含量测定,该类化合物多具有共轭的不饱和体系,易吸收光能,在紫外光或可见光照射下大多能产生荧光。而有机脂肪族化合物的分子结构较为简单,很少产生荧光。有时为了提高测定方法的灵敏度和选择性,常使弱荧光性物质与某些荧光试剂作用,以得到强荧光性产物。常用本法测定的有机药物包括多环胺类、萘酚类、嘌啉类、吲哚类、多环芳烃类、具有芳环或芳杂环结构的氨基酸类及蛋白质等；生物碱类，如麦角碱、麻黄碱、吗啡、喹啉类及异喹啉类生物碱等；甾体类，如皮质激素等；抗生素类，如青霉素等；维生素类，如维生素 A、维生素 B_1、维生素 B_2、维生素 E、叶酸及烟酰胺等；还有中草药中的许多有效成分，它们大多属于芳香性结构的大分子杂环类，均能产生荧光，可用荧光法做初步鉴别及含量测定。

由于荧光法比较灵敏，荧光光度计及荧光分光光度计已广泛用做高效液相色谱法的检测器，它对药物在体液中的浓度测定及药物在体内的代谢过程检测特别有用。

6.3　色谱分析法

色谱分析法是一种物理或物理化学分离分析方法。它是分析混合物的最有力手段，具有灵敏度（可达 $10^{-15} \sim 10^{-12}$ g/mL）高、选择性高、效能高、分析速度快及应用范围广等优点，在各国药典中广泛用做药品定性鉴别、纯度检查和含量测定的法定方法。

色谱分析法根据其分离原理，可分为吸附色谱、分配色谱、离子交换色谱与排阻色谱等；又可根据分离方法，分为纸色谱法、薄层色谱法、柱色谱法、气相色谱法、高效液相色谱法等。其中高效液相色谱法和气相色谱法在药物含量测定中应用最为广泛，这里仅概述它们的应用。

6.3.1　高效液相色谱法

高效液相色谱法是采用高压输液泵将流动相泵入装有填充剂的色谱柱，经进样阀注入供试品，由流动相带入柱内，在柱内各成分被分离后，依次进入检测器，由积分仪或数据处理系统记录和处理色谱信号。

应用高效液相色谱法进行药物含量测定时，如果是按已有法定标准进行含量测定，通常正文中各品种项下规定的条件除固定相种类、流动相组分、检测器类型不得任意改变外，其余如色谱柱内径、长度、固定相牌号、载体粒度、流动相流速、混合流动相各组分的比例、柱温、进样量、检测器的灵敏度等，均可适当改变，以适应具体品种并达到系统适用性试验的要求。色谱系统适用性试验主要包括理论塔板数、分离度、重复性和拖尾因子等四个指标。其中，分离度和重复性是系统适用性试验中更为重要的参数。

定量测定时，可根据供试品的具体情况采用峰面积法或峰高法。测定供试品中主成分含量时，常用下面两种方法。

1. 内标法

按各品种项下的规定，精密称（量）取药物对照品和内标物质，分别配成溶液，精密量取各溶液适量，混合配成测定校正因子用的药物对照溶液。取一定量注入仪器，记录色谱图。测量对照品和内标物质的峰面积或峰高，按下式计算校正因子：

$$f = (A_S/c_S)/(A_R/c_R) \tag{6-11}$$

式中：A_S 为内标物质的峰面积（或峰高）；A_R 为药物对照品的峰面积（或峰高）；c_S 为内标物质的浓度；c_R 为药物对照品的浓度。

再取各品种项下含有内标物质的供试品溶液，注入仪器，记录色谱图，测量供试品中待测成分和内标物质的峰面积或峰高，按下式计算含量：

$$c_X = f \cdot A_X/(A'_S/c'_S) \tag{6-12}$$

式中：A_X 为供试品的峰面积（或峰高）；c_X 为供试品的浓度；f 为校正因子；A'_S 和 c'_S 分别为内标

物质的峰面积(或峰高)和浓度。

2. 外标法

外标法以供试品的对照品或标准品作对照物质,相对比较以求得供试品的含量。

外标法可分为标准曲线法和外标一点法。

(1)标准曲线法。配制一系列已知浓度的标准液,在同一操作条件下,按相同进样量注入色谱仪,测量其峰面积(或峰高),作出峰面积或峰高与浓度的标准曲线,然后在相同的条件下,注入相同进样量的供试品,测得待测组分的峰面积(或峰高),根据标准曲线或它的回归方程,计算供试品中待测组分的浓度。

[例 6-8] 反相高效液相色谱法测定黄连降糖片中葛根素的含量。

①色谱条件。色谱柱为 Diamonsil C_{18} 柱(250 mm×4.6 mm,5 μm);流动相为乙腈与0.5%冰醋酸溶液,进行梯度洗脱;检测波长为 250 nm;流速为 1 mL/min;柱温为 30 ℃;保留时间约20 min;理论塔板数按照葛根素峰计算不低于 3 000;进样量为 20 μL。

②标准曲线的制备。精密称取葛根素对照品 16.9 mg,加 30%乙醇适量,溶解并定容至10 mL,精密吸取上述溶液 2.0 μL、4.0 μL、6.0 μL、8.0 μL、10.0 μL、12.0 μL、14.0 μL 进样,以峰面积积分值为纵坐标,葛根素对照品量为横坐标,绘制标准曲线,得回归方程为 $Y=2\,417.7-8.26X$,$r=0.999\,9$。线性范围为 0.338~2.366 μg 进样量。

③对照品溶液的制备。精密称取葛根素对照品适量,加 30%乙醇溶解,制成 1 mL 含0.10 mg 的溶液,作为对照品溶液。

④供试品溶液的制备。取黄连降糖片 20 片(平均 0.5 g/片),研细,混匀,精密称取 0.3 g,置于具塞锥形瓶中,精密加入 30%乙醇 30 mL,称定质量,超声处理 20 min,取出,放冷,用30%乙醇补足减失的质量,摇匀,静置,用 0.45 μm 微孔滤膜过滤,取续滤液,即得。

⑤测量法。精密取对照品溶液和供试品溶液,注入高效液相色谱仪中,进行色谱分析。按外标法计算葛根素的浓度并计算相当于标示量的百分含量。

计算公式为

$$相当于标示量的百分含量=\frac{c_X \times V \times \overline{m}}{m \times 标示量} \times 100\% \tag{6-13}$$

式中:c_X 为从标准曲线求得的葛根素的浓度,mg/mL;V 为供试品溶液的体积;mL,$\overline{m}$ 为片剂的平均片重,g;m 为片粉取样量,g。

(2)外标一点法。按照各品种项下的规定,精密称(量)取对照品和供试品,分别配制成对照品溶液和供试品溶液,分别精密取一定量,注入仪器,记录色谱图,测定对照品溶液和供试品溶液中待测成分的峰面积(或峰高),按下式计算含量:

$$c_X = c_R(A_X/A_R) \tag{6-14}$$

式中:c_X 为供试品溶液的浓度;A_X 为供试品溶液的吸光度;c_R 为对照品溶液的浓度;A_R 为对照品溶液的吸光度。

由于微量注射器不易精确控制进样量,当采用外标法测定供试品中成分或杂质含量时,以定量环或自动进样器进样为好。外标法简便,但要求进样量准确及操作条件稳定。

6.3.2 气相色谱法

气相色谱法的流动相为气体,称为载气;色谱柱分为填充柱和毛细管柱两种,填充柱内装有吸附剂、高分子多孔小球或涂渍固定液的载体。毛细管柱内壁或载体经涂渍或交联固定液。

注入进样口的供试品被加热气化,并被载气带入色谱柱,在柱内各成分被分离后,先后进入检测器,色谱信号用记录仪或数据处理器记录。

气相色谱法的系统适用性试验内容和定量分析方法均与高效液相色谱法的相同。按各品种项下的要求对仪器进行适用性试验,即用规定的对照品对仪器进行试验和调整,应达到规定的要求。

气相色谱法以手工方式进样时,精确度较差,主要原因还不在于进样用微量注射器的取样精度,更重要的是因进样口温度高,注射器插入胶垫后,针尖部分受热,以致针尖内溶液受热膨胀,有部分溶液自针尖进入进样口,故进样时注射器插入、拔出胶垫应迅速,并尽可能采用内标法。

用内标法定量测定主成分含量时,用未使用过的仪器初次测定前,建议按照规定配制相当于 80%、100%、120%浓度的对照品溶液,加入规定量的内标溶液,配成三种不同浓度的溶液,注入仪器,计算 3 种不同浓度的校正因子的差异,这样可较全面地考察系统适用性,又可考察进样技术。实际上这相当于实验方法中的线性范围试验,之所以仅取相当于标示量的±20%,是因为一般制剂规定标示量理化分析的最大偏差范围为 85%～115%,超过即不合规定。选此范围是既不要求太严又可满足分析精度要求。试验者在实际工作中,不妨从严要求,在±20%范围以外再选浓度点,考察所用系统的线性范围。

[**例 6-9**]《中国药典》(2010 年版)收载的月桂氮卓酮的含量测定。

(1) 色谱条件与系统适用性试验。以甲基硅橡胶(SE-30)为固定相,涂布浓度为 10%,柱温为 240±10 ℃,理论塔板数按月桂氮卓酮峰计算,应不低于 1 000,月桂氮卓酮峰与内标物质峰的分离度应大于 1.5。

(2) 校正因子的测定。取二十四烷适量,精密称定,加正己烷溶解并稀释成 1 mL 中含 2 mg 的溶液,作为内标溶液。另取月桂氮卓酮对照品约 20 mg,精密称定,置于 10 mL 容量瓶中,用内标溶液溶解并稀释至刻度,摇匀,取 1 μL 注入气相色谱仪,计算校正因子。

(3) 供试品测定法。取本品约 20 mg,精密称定,置于 10 mL 容量瓶中,用内标溶液溶解并稀释至刻度,摇匀,分别连续注样 3～5 次,每次约 1 μL,测定,计算,即得。

计算公式为

$$f = \frac{A_S/c_S}{A_R/c_R} \tag{6-15}$$

$$c_X = \frac{f \times \dfrac{A_X}{A_S/c_S} \times D}{m} \times 100\% \tag{6-16}$$

式中:A_S、c_S、A_R、c_R 的意义同高效液相色谱法中的;A_X 为供试品的峰面积;D 为稀释倍数;m 为供试品取样量。

6.4　药品质量分析方法的验证

药品质量分析方法必须满足一定的要求,才能保证分析结果的可靠性,才能确保药品的质量,因此,对于新建立的药物分析方法,必须进行验证。验证药物分析方法的目的是证明所采用的分析方法适合于相应的检测要求。《中国药典》从 2000 年版开始收载了"药品质量标准分析方法验证的指导原则"。指导原则要求:①在起草药品质量标准时,药物分析方法须经验证;②在药物生产工艺变更、制剂的组分改变或对原分析方法进行修订时,要对质量标准分析方法进行验证。

　　质量标准分析方法须验证的项目涉及鉴别试验、杂质定量或限度检查、原料或制剂中有效成分含量测定、制剂中其他成分(降解物、防腐剂等)的测定,溶出度、释放度等功能检查中的溶出量等的测试方法。

　　验证的内容有准确度、精密度(包括重复性、中间精密度和重现性)、专属性、检测限、定量限、线性、范围和耐用性共八项。方法验证内容如下。

6.4.1　准确度

　　准确度(accuracy)是指用该分析方法测定的结果和真实值或参考值接近的程度,表示分析方法测量的正确性,一般用回收率(%)表示。准确度应在规定的范围内测试。此处及以下所指的“范围”,均是指 6.4.7“范围”中确定的测试方法适用的高低限浓度或量的区间。

　　1. 含量测定方法

　　1)原料药的含量测定

　　可用已知纯度的对照品或供试品进行测定,并按式(6-17)计算回收率;或用本法测定供试品所得的结果与已知准确度的另一方法测定的结果进行比较,求得回收率。

$$回收率 = \frac{测得量}{加入量} \times 100\% \tag{6-17}$$

　　如该分析方法已经测试并求得其精密度、线性和专属性,在准确度也可推算出来的情况下,该项目可不再进行验证。

　　2)制剂的含量测定

　　主要测试制剂中其他组分及辅料对含量测定方法的影响,可通过模拟配方回收率来反映,即用含已知量被测物的制剂的各组分混合物(包括制剂辅料)进行测定,回收率计算方法同原料药的含量测定项下的计算方法。如不能获得制剂的全部组分,则可向制剂中加入已知量的被测物进行测定,这种方法称为加样回收率测定法,可按式(6-19)计算;或用本法测定所得的结果与已知准确度的另一方法测定的结果进行比较。

$$回收率 = \frac{测得总量 - 样品量}{加入量} \times 100\% \tag{6-18}$$

　　2. 杂质定量测定方法

　　杂质定量测定方法多采用色谱法,其准确度可通过向原料药或制剂中加入已知量杂质进行测试。如不能获得杂质或降解产物,可用本法测试的结果与另一成熟的方法测定的结果进行比较,如药典标准方法或经过验证的方法。在不能测得杂质或降解产物的响应因子或不能测得其对原料药主成分的相对因子的情况下,可用原料药主成分的响应因子,同时,应明确表示单个杂质或总杂质总量相当于主成分的质量比(%)或面积比(%)。

　　3. 数据要求

　　在规定范围内,至少用 9 个测定结果进行评价。例如,制备 3 个不同浓度(一般采用测定含量所用浓度的 80%~120%)的样品,各测定 3 次,应报告已知加入量的回收率(%),或测定结果的平均值与真实值之差及其相对标准偏差或置信限。

6.4.2　精密度

　　精密度(precision)是指在规定的测试条件下,同一个均匀供试品,经多次取样测定所得结果之间的接近程度。精密度一般可用偏差(d)、标准偏差(SD)和相对标准偏差(RSD)表示。要使得到的结果具有统计学意义,至少用 6 次结果进行评价。精密度是考查分析方法在不同的时间、操作人员、实验室所获得结果的重现性和重复性。涉及定量测定的项目,如含量测定和杂质定量测定均须验证精密度。

偏差 $\hspace{4em}$ $d = x_i - \overline{x}$ $\hspace{8em}$ (6-19)

标准偏差 $\hspace{3em}$ $SD = \sqrt{\dfrac{\sum (x_i - \overline{x})^2}{n-1}}$ $\hspace{6em}$ (6-20)

相对标准偏差 $\hspace{2em}$ $RSD = \dfrac{SD}{\overline{x}} \times 100\%$ $\hspace{6em}$ (6-21)

《中国药典》规定:精密度验证内容包括重复性、中间精密度和重现性。

(1) 重复性。在较短时间间隔内,在相同的操作条件下由同一分析人员测定所得结果的精密度称为重复性,也称批内精密度。

在规定范围内,至少用 9 个测定结果进行评价。例如,制备 3 个不同浓度样品,各测定 3 次;或把被测物浓度当做 100%,用至少 6 次测定的结果进行评价。

(2) 中间精密度。在同一实验室,由于实验室内部条件的改变,如不同时间由不同分析人员用不同设备测定所得结果的精密度,称为中间精密度。中间精密度试验用于考察随机变动因素(不同日期、不同分析人员、不同设备)对精密度的影响。

(3) 重现性。在不同实验室由不同分析人员测定所得结果的精密度称为重现性。当分析方法被法定标准采用时,应进行重现性试验。如建立药典分析方法时,通过协同检验得出重现性结果,协同检验的过程、重现性结果均应记载在起草说明中。

偏差、标准偏差或相对标准偏差越小,说明测定结果越集中,精密度越好。方法的精密度好是保证准确度高的先决条件,但方法的精密度好,准确度并不一定高。只有在消除了系统误差的条件下,精密度好,准确度才高。也就是说,准确度表示测定结果的正确性,精确度表示测定结果的重现性或再现性。

对于数据结果的要求均应报告标准偏差、相对标准偏差和置信限。

6.4.3 专属性

专属性(specificity)是指在其他成分(如杂质、降解产物、辅料等)可能存在的情况下,采用的方法能准确测定出被测物的特性,是考察分析方法用于复杂样品分析时抗干扰程度的度量。对于鉴别反应、杂质检查和含量测定方法,均应考察其专属性。如方法不够专属,应采用多种方法予以补充。

1. 鉴别反应

鉴别反应的专属性好,表明方法能区分可能共存的物质或结构相似的化合物。换言之,样品不含被测成分,结构相似的或组分中的有关化合物时,鉴别反应均应呈阴性。

2. 含量测定和杂质检查

当采用非专属性含量测定方法时,应采用其他的分析方法证明测定方法的主体专属性。如采用滴定法进行原料药的含量测定,可以在标准中将含量测定和一个适当的杂质检查方法一起使用,保证方法的总体专属性。

含量测定和杂质检查方法的要求基本相同。

1) 当有杂质对照品时

对于含量测定方法,应证明在杂质或辅料存在的情况下,分析方法能够将待测物与干扰组分区分开来。可以在纯物质(原料或制剂)中加入一定量的杂质或辅料,作为供试品进行测定,通过与不含杂质或辅料的供试品的含量进行比较,证明含量测定结果不受这些物质的干扰。

对于杂质检查方法,可以在纯物质(原料或制剂)中加入一定量的杂质,证明主成分能与这些杂质或样品中的其他组分获得分离。对于区分能力较差的分析方法,一个可以替代的证明方法,就是证明该方法仍能以一定的准确度和精密度测定这些杂质的含量。

2) 当没有杂质对照品时

在杂质或降解产物不能获得的情况下,可将含有杂质或降解产物的试样进行测定,并与另一个已经验证了的或药典里的方法比较;用强光照射、高温、高湿、酸(碱)水解或氧化的方法进行加速破坏,以研究可能的降解产物及其降解途径。含量测定方法应比对两法的测定结果,杂质测定应比对检出的杂质数目,必要时采用二极管阵列检测或质谱检测,进行峰纯度检查。

对于色谱测定方法,应以典型色谱图证实方法的专属性,并将各组分进行适当的标识。采用其他分离技术也应进行类似的考虑。

6.4.4　检测限

检测限(limit of detection)是指试样中被测物能被检测出的最低浓度或量。检测限是一种限度检验效能指标,它反映方法是否具备足够的灵敏度,当被测组分的量高于检测限时,可以被此分析方法检测出来,但不一定能被准确测定。药品的鉴别试验和杂质检查方法均应验证检测限。常用方法包括目视法和信噪比法。

(1) 目视法。目视法可用于非仪器分析法检测限的确定,即用已知浓度被测物的试样进行分析,确定能被可靠地检测出的被测物的最低浓度或量。如薄层色谱中,通过在薄层板上点加不同浓度的供试品溶液,在相同条件下展开后,目视,以可观察的最低浓度作为检测限。

(2) 信噪比法。本法适用于能显示基线噪音的分析方法,可将已知的低浓度样品测出的信号与空白样品测出的信号进行比较,确定信噪比,并计算出能被可靠地检测出的最低浓度或量。一般信噪比为 3:1 或 2:1。

无论用何种方法,均应使用一定数量(如 5～6 份)的试样,其浓度近于或等于检测限目标值,进行分析,以可靠地测定检测限。报告应附测试图谱,并说明测试过程和检测限结果。

6.4.5　定量限

定量限(limit of quantitation)是指样品中被测物能被定量测定的最低量,其测定结果应具有一定的准确度和精密度。杂质和降解产物用定量测定方法研究时,应确定定量限。

定量限与检测限的区别在于,定量限所规定的最低浓度应满足一定的精密度和准确度的要求。

对于非仪器分析方法,定量限可以用类似检测限的方法测定。对于仪器分析方法,定量限常用信噪比法来确定。一般用信噪比为 10:1 时相应的浓度或注入仪器的量进行确定,也可用空白信号的标准差(或噪音)乘以 10,作为定量限的估计值。

定量限确定后,也需要配制接近定量限浓度的样品溶液,按待验证方法分析,测定其精密度和准确度,对确定的限度进行验证。

6.4.6　线性

线性(linearity)是指在设计的"范围"内,测试结果(响应值)与试样中被测物的浓度或量直接成正比例关系的程度。

应在规定的"范围"内测定线性关系。可用一储备液经精密稀释,或分别精密称样,制备一系列(至少 5 份)供试样品,按待验证的方法进行测定,以测得的响应值作为被测物浓度的函数作图,观察是否呈线性,再用最小二乘法进行线性回归。必要时,响应值可经数学转换,再进行线性回归计算,回归方程的相关系数越接近 1,说明两个变量的线性关系越好。相关系数值的大小受测定中偶然误差的影响,不同的方法对相关系数值的要求不同,如紫外分光光度法,相关系数一般可达 0.999 以上。

6.4.7　范围

范围(range)是指能达到一定精密度、准确度和线性要求,测试方法适用的高低限浓度或量的区间。

范围应根据分析方法的具体应用和线性、准确度、精密度结果和要求确定。涉及定量测定的检测项目均需要对范围进行验证,如含量测定,含量均匀度、溶出度或释放度、杂质定量测定等。原料药和制剂含量测定,范围应为测试浓度的 $80\% \sim 100\%$;制剂含量均匀度检查,范围应为测试浓度的 $70\% \sim 130\%$。根据剂型,如气雾剂、喷雾剂,必要时,范围可适当放宽,溶出度或释放度中的溶出量测定,范围应为限度的 $\pm 20\%$;如规定了限度范围,则应为下限的 -20% 至上限的 $+20\%$。杂质测定时,范围应根据初步实测结果,拟定出规定限度的 $\pm 20\%$。如果含量测定与杂质检查同时测定,用面积归一化法,则线性范围应为杂质规定限度的 -20% 至含量测定(或上限)的 $+20\%$。

6.4.8　耐用性

耐用性(ruggedness)是指在测定条件有小的变动时,测定结果不受影响的承受程度。方法的耐用性好,意味着该方法对测定条件的要求不苛刻,一定条件在适度范围内的变化对测定结果的影响不显著。开始研究分析方法时,就应考虑其耐用性,如果测试条件要求苛刻,则应在方法中写明。典型的变动因素有被测溶液的稳定性,样品提取次数、时间等。液相色谱法的变动因素有流动相的组成和 pH 值、不同厂家或不同批号的同类型色谱柱、柱温、流速等。气相色谱法的变动因素有不同厂家或批号的色谱柱、固定相,不同类型的担体,柱温,进样口和检测器温度等。

经试验,应说明小的变动能否通过设计的系统适用性试验,以确保方法有效。

验证一种分析方法,并不一定对上述八项指标都有要求,而应视方法使用对象拟定验证的内容。大体上有以下三种情况:

(1) 非定量分析方法,如鉴别试验和杂质的限量检查法,一般需要验证专属性、检测限和耐用性等三项。

(2) 定量分析方法,如原料药中主成分或制剂中有效组分的含量测定及含量均匀度、溶出度或稀释度的测定方法,除验证方法灵敏度的检测限和定量限外,其余六项均须验证。

(3) 微量定量分析方法,如杂质的定量测定方法,除检测限视情况而定外,其余七项内容均须验证,即在定量分析方法验证的基础上增加定量限,以确保方法可准确测定微量组分的含量。

第7章 药品质量标准的制订

药品质量的优劣直接影响到药品的安全性和有效性,关系到用药者的健康与生命安危。各个药品生产厂家的生产工艺、技术水平、设备条件以及储存情况都将影响到药品的质量。为了加强对药品质量的控制及行政管理,必须有一个统一的药品质量标准。

7.1 概　　述

7.1.1 药品质量标准

药品质量标准是国家对药品质量、规格及检验方法所作的技术性规定,是药品生产、供应、使用、检验和药政管理部门共同遵循的法定依据。

国家药品质量标准包括《中华人民共和国药典》(简称《中国药典》)和国家食品药品监督管理局颁发的药品标准(简称局颁标准),两者均属于国家药品标准,均由国家食品药品监督管理局负责实施。

此外,临床研究用药品质量标准、暂行或试行药品标准以及企业药品标准等均不作为法定的药品标准。

根据《中华人民共和国药品管理法》的规定,对已在研制的新药,在进行临床试验或使用之前,须由新药研制单位制订并由国家食品药品监督管理部门批准一个临时的质量标准,即临床研究用药品质量标准。该标准仅在临床试验期间有效,只供研制单位与临床试验单位使用。当临床试验或使用后报试生产时,制订的药品标准称为暂行药品标准。由药品生产企业自行制订并用于控制其药品质量的标准,称为企业标准。一般企业标准高于法定标准。

7.1.2 药品质量标准制订的原则

药品质量标准和药品同时并存,有药品就必须有质量控制标准,因此,在进行新药的研究时,除对新药进行工艺、药效、药理等研究外,还须进行质量研究,即对新药的质量控制方法进行系统的研究,比如测定其理化常数,考察可能引入的杂质,建立纯度控制和含量测定的方法等,并在此基础上制订药品的质量标准。制订药品的质量标准必须遵循以下原则。

1. 安全、有效原则

药品质量的优劣表现在用药的安全(即毒副反应小)和有效(即疗效肯定)上。药物的安全性是指药物的毒副作用,一方面是由药物本身造成的,另一方面可能是由引入的杂质造成的。药物中的杂质也是引起毒副作用的原因之一,因此要对可能产生的杂质进行深入的研究,对那些毒副作用较大的杂质要加以严格的控制。药物的疗效与有效成分的含量、晶型、立体结构等也有关系,因此,在制订质量标准时,应建立准确、可靠的方法来测定药物的含量,并对无效或低效的晶型、异构体等加以控制,以确保药品的质量。

2. 先进性原则

药品标准是不断发展、完善和提高的。一方面,在药品使用过程中,某些影响质量的因素可能逐渐暴露出来,应根据反映出的问题及时对质量标准加以修订,使其不断完善;另一方面,随着科学技术的不断发展,新的分析测试方法不断出现,应注意应用新方法、新技术来解决药品质量控制中提出的新问题。对于检验方法的选择,应根据"准确、灵敏、简便、快速"的原则,既要注意方法的适用性,又要注意吸收国外药典的先进经验,不断提高检验的水平,确保药品的质量。

3. 针对性原则

要根据药物的理化性质、生产工艺,以及储存、使用过程中存在的可能影响药品质量的因素,有针对性地规定检验的项目。在确定各个检验项目的限度和标准时,在保证质量的前提下,既要根据药典的惯例,又要考虑生产可能达到的实际水平。一般来说,对内服药的质量要求严些,对注射用药和麻醉用药要求更严,而对外用药要求可以稍宽。

4. 规范性原则

制订药品质量标准,尤其是新药的质量标准时,要按照国家食品药品监督管理局制订的基本原则、基本要求和一般的研究规则进行。

总之,制订药品质量标准必须坚持质量第一,充分体现"安全有效,技术先进,经济合理,不断完善"的原则,使标准能起到提高药品质量,保证择优发展和促进对外贸易的作用。

7.1.3 药品质量标准起草说明的内容

(1) 原料药质量标准的起草说明应包括以下基本内容。

① 概况:说明本品的临床用途;我国投产历史、有关工艺改革及重大科研成就;国外药典收载情况;目前国内生产情况和质量水平。

② 生产工艺:用化学反应式表明合成路线,或用简明的工艺流程表示;要说明成品的精制方法及可能引入成品中的杂质。如国内生产采用不同的工艺路线或精制方法,应分别列出,并尽可能注明生产厂家。

③ 标准制订的意见或理由:按标准内容依次说明(包括产品质量的具体数据或生产厂家检验结果的统计)。对鉴别、检查和含量测定方法,除已载入药典附录的以外,要根据现有资料(引用文献)说明其原理,特别是操作中的注意事项应加以说明。对个别进行过方法学研究的项目,应另附专题研究报告。

④ 与国外药典及原始标准进行对比,并对本标准的水平进行评价。

⑤ 列出起草单位和复核单位对本标准的意见(包括本标准中尚存在的问题,以及今后的改进意见)。

⑥ 列出主要的参考文献。

(2) 新增制剂标准的起草说明还应包括以下内容。

① 处方:列出附加剂的品名和用量,当国内生产多种处方时,应尽可能分别列出(注明生产厂家),并进行比较。

② 制法:列出简要的制备方法。

③ 标准制订的意见和理由:除了与新增原料药要求相同外,还应提供对制剂稳定性的考察材料并提出有效期的建议。

(3) 上版药典已收载品种的修订说明,对修订部分,根据下列情况分别说明。

① 对附录中方法有实质性修改的项目(如崩解时限检查法、栓剂、气雾剂等),应说明按照新附录对产品进行考核的结果,并列出具体数据。

② 对原标准的检验方法进行过修改的项目,或新增的检验项目,要说明新增、修订的理由、方法的来源,并写出产品的检验数据,含量测定方法的修改要附有专题研究材料;对原标准限度的修改,要说明理由并列表说明当时产品的检验数据,以及与国外药典相应项目的比较;对于不修订部分,要写出综合材料说明不修订的理由。

(4) 其他值得强调的内容。

起草说明中应阐明曾经做过的有关实验,包括不成熟的、尚待完善的或失败的,暂未或不能收载于正文的检定方法的理由,并提供相关的实验资料,以便有关部门审查其实验设计是否合理,确定为主观或客观原因,从而判定是否需要进一步的实验。

起草说明的书写格式应按质量标准项目依次予以说明,与研究报告不同,不能用综述性讨论代替。

7.1.4　药品质量标准制订工作的长期性

一个新药在临床前的研究中,其质量标准和其他的研究资料(如药效学、毒理学研究资料等)均应按照新药审批的要求完成,然后一起依次上报省(或直辖市)的药品检验所、国家食品药品监督管理局所设主管部门审批。一旦被批准进行临床研究,则要求制订临床研究用质量标准,临床研究通过后要制订生产用的暂行质量标准。在新药取得批准生产文号后,其他研究资料(如药效、毒理、临床研究资料等)均要存档备用,而质量标准将一直用于对药品的生产、销售、使用进行监测。

一个药品的质量标准,随着科学技术和生产水平的不断发展与提高,也将相应地提高。当原有的质量标准不足以控制药品质量时,可以修订某项指标、补充新的内容、增删某些项目,甚至可以改进一些检验技术。视具体情况,国家食品药品监督管理局制订的有些标准可上升为药典标准;同时药典标准中某些由于医疗水平、生产技术或检验技术的发展而显得陈旧落后的品种,也可列入国家食品药品监督管理局的药品标准,甚至淘汰,因此,一个药品的质量标准仅在某一历史阶段有效,而不是固定不变的。总之,药品质量标准的制订是一项长期的不断完善的研究工作,它在新药的研制和对老药的再评价中均具有相当重要的意义。

7.2　药品质量标准的主要内容

药品质量标准的内容一般包括名称、成分或处方的组成,含量及其检查、检验的方法,制剂的辅料,允许的杂质及其限量、限度等技术要求。我国药品质量标准的主要内容有名称、性状、鉴别、杂质检查和含量测定,另外还有类别、规格、储藏、制剂等,下面分别介绍。

7.2.1　名称

新药名称的制订,原则上应按世界卫生组织(WHO)编订的国际非专利药品名称命名,命名确定后,再译成中文正式品名。

药品的名称包括中文名称和英文名称,中文名称又分为法定名称和商品名称。法定名称即中国药品通用名称,简称 CADN,由国家药典委员会负责组织制订;商品名称则是药物作为商品在注册时使用的名称。国家药典委员会和《新药审批办法》对药品命名的原则规定如下。

(1) 药品的名称包括中文名、汉语拼音名和英文名三种,中文名尽量与英文名相对应。

(2) 药品的名称应明确、简短(一般以 2～4 个字为宜)、科学,不准使用代号、政治性名词、容易混同或夸大疗效的名称。

(3) 药品的命名应避免采用可能给患者以暗示的有关药理学、解剖学、生理学、病理学或治疗学的药品名称,并不得用代号命名。

(4) 凡国内其他已采用的名称,能统一的尽可能统一,与世界卫生组织拟定的国际非专利药品名称能统一的,尽量采用统一的拉丁名,以便交流。

(5) 国外的专利名,无论是外文拉丁化或中文音译,都不能采用。

(6) 原料药命名,英文名称应尽量采用世界卫生组织编订的国际非专利药品名称(international nonproprietary name for pharmaceutical substances,简称 INN)。INN 是世界卫生组织从 1953 年起制订发布的,供国际间统一使用,以避免出现药品名称的混乱。INN 名称用拉丁语、英语、俄语、法语和西班牙语等五种文字发布,它的一个显著特点是结构相似、药理作用相同的同一类药物使用统一的词干。如头孢菌素类抗生素的名称使用统一的词干"cef-",cefradine(头孢拉定)、cefalexin(头孢氨苄)等都是头孢菌素类抗生素。这样命名便于反映药物的系统性。

(7) 对无机和有机化学药品的命名,如果一般化学名是常用的并且是简短的,可使用化学名,如碳酸氢钠、苯甲酸等;化学名较长的,可采用音译命名,如可待因(codeine)、阿司匹林(aspirin)等,还有的采用意译命名,如螺内酯(spironolactone)、羟基脲(hydroxycarbamide)等,以及音意合译命名,如多巴胺(dopamine)、苯巴比妥(phenobarbital)等。

(8) 部分天然药物的提取物可根据其种属命名,如青蒿素、大黄酚等。

(9) 制剂药品的命名,应将药品名称列前,剂型列后。单方制剂的命名应与原料药名一致,如阿司匹林片、盐酸普鲁卡因注射剂等。

(10) 复方制剂的命名可采用以主药命名,前面加"复方"二字,如复方氯化钠注射液等。也可用几种药物的名称命名或用简缩命名的方法,如氨酚待因片(含对乙酰氨基酚和可待因)等。

(11) 盐类药品的命名,酸名列前,盐基列后。

(12) 酯类药品可直接命名为某某酯,拉丁文词尾用-atum,英文词尾用-ate。

(13) 季铵盐药品的命名,一般将氯、溴置于铵前,如苯扎溴铵(benzalkonii bromidum);除沿用已久者之外,尽量不用氯化某某、溴化某某命名。

(14) 放射性药品的命名,在药品名称中的核素后,加直角方括号注明核素符号及其质量数,如碘[^{125}I]化钠。

7.2.2　性状

药品的性状是药品质量的重要表征之一。在《中国药典》中,药物的性状项下,主要记述药品的外观、臭味、一般的稳定性以及溶解度、物理常数等。现分别讨论如下。

1. 外观与臭味

在药品质量标准的性状项下,要求对药物的外观、臭味做一般性的描述。药物的外观可以在一定程度上反映其内在质量,因此根据外观可以对药品质量作出初步的评价。外观包括颜色、聚集状态等。如《中国药典》(2010 年版)中关于阿司匹林的性状的描述为"本品为白色结晶或结晶性粉末;无臭或微带醋酸臭,味微酸;遇湿气即缓缓水解"。又如对盐酸小檗碱的性状的描述为"本品为黄色结晶性粉末;无臭,味极苦"。

2. 溶解度

溶解度是药品的一种物理性质,是指药品在溶剂中的溶解能力。溶解度在一定程度上可以反映药品的纯度。药物的溶解度与药物及其制剂的生产、药物的分析检验有着密切的关系,同时药物的溶解行为也可以反映出药物的质量。《中国药典》凡例中对药物的溶解度用"极易溶解"、"易溶"、"溶解"、"略溶"、"微溶"、"极微溶解"、"几乎不溶或不溶"等术语来表示,并有明确的规定。如《中国药典》中对阿司匹林的溶解度的描述为"本品在乙醇中易溶,在氯仿或乙醚中溶解,在水中微溶;在氢氧化钠溶液或碳酸钠溶液中溶解,但同时分解"。阿司匹林为有机酸性药物,在氢氧化钠、碳酸钠等碱性溶液中成盐而溶解,但在碱性条件下迅速水解为水杨酸和醋酸。

3. 物理常数

物理常数是检定药品的重要指标,可根据不同药品的特性或检定目的的要求,选择有关物理常数的测定。药品质量标准中收载的物理常数有相对密度、馏程、熔点、凝点、比旋光度、折光率、黏度、酸值、皂化值、羟值、碘值、吸光系数等。物理常数是药品的物质常数,同样可反映药品的纯度。如不同的药物,其熔点不同,因此可根据熔点,判断是否为该药物(当然还要结合其他理化鉴别法)。如果药物的纯度低,则熔点下降,熔距增长,从而可反映出药物的纯度。物理常数的测定方法收载在《中国药典》的附录中,测定时应按照药典的要求进行。

1) 相对密度

相对密度是指在相同的温度、压力条件下,某物质的密度与水的密度之比,除另有规定外,温度为 20 ℃。某些液体药物具有一定的相对密度,纯度改变,相对密度也随之改变。测定相对密度,可以区别或检查药物的纯杂程度。对于一般液体药品,《中国药典》中采用比重瓶法测定;对于挥发性液体药品,采用韦氏比重秤法测定。测定时应严格按照《中国药典》中的规定进行。

2) 馏程

馏程是指液体药品按照药典规定的方法蒸馏,校正到标准压力[101.3 kPa(760 mmHg)]下,自开始馏出第 5 滴算起至供试品仅剩 3～4 mL 或一定比例的容积馏出时的温度范围。

馏程与药物的沸点有关,但不等同于沸点。不同的药物馏程不同,因此,测定馏程可以区别不同的药物,也可以检查药物的纯杂程度。纯度高的药品,馏程较短;纯度低的药品,馏程较长。《中国药典》规定进行馏程测定的液体药品只有甲酚、麻醉乙醚和氯仿等少数几种药品。

3) 熔点

熔点是指一种物质由固体熔化成液体时的温度,熔融同时分解的温度,或在熔化时自初熔至全熔的一段温度。从理论上讲,纯物质的熔化应是在某一温度下完成的。但由于药物纯度及测定时温度传导的影响,大多数药物的熔化表现为一个过程,即从初熔到全熔的过程。加热过程中,供试品在毛细管内局部液化,出现明显液滴时的温度为初熔温度,固相消失,全部液化时的温度为全熔温度。有的药物初熔和全熔难以辨别,则以熔化时发生突变的温度作为熔点,还有的药物熔融同时分解,则以熔融同时分解的温度作为熔点。根据药物的性状不同,《中国药典》中收载有三种熔点测定的方法。目前各国药典使用的仍为传温液测定法,传温液的选择视熔点的高低而定。熔点在 80 ℃以下者,用水作为传温液;熔点在 80 ℃以上者,用硅油或液体石蜡作为传温液。易粉碎的固体药物样品均须干燥后才能测定熔点,否则熔点会降低。测定熔点用的温度计为分浸型温度计(温度计有全浸型温度计和分浸型温度计两种),它应用熔点标准品进行校正。由于测定熔点的方法不同,受传温液、升温的速度等因素的影响,所以应严格按照《中国药典》的规定进行测定。

熔点测定用的对照品无有效期,一般只要外观无变异均可使用。当用毛细管法测定难以判断熔点时,须用差示热分析法作为辅助。对于一类新药,其熔点须用毛细管法和差示热分析法两种方法进行测定。

4)凝点

凝点是指一种物质按照药典规定的方法测定,由液体凝结为固体时,在短时间内停留不变的最高温度。某些药品具有一定的凝点,若纯度变化,凝点也随之变化。测定凝点可以区别或检查药品的纯杂程度。需要注意的是,有些药品在一般冷却条件下不易凝固,须另用少量供试品在较低温度下使其凝固后,取少量作为母晶加到供试品中,才能测定其凝点。

5)比旋光度

平面偏振光通过含有某些光学活性的化合物液体或溶液时,能引起旋光现象,使偏振光的平面向左或向右旋转,旋转的度数称为旋光度。偏振光透过 1 dm 并且 1 mL 中含有旋光性物质 1 g 的溶液,在一定波长与温度下测得的旋光度称为比旋光度。测定比旋光度(或旋光度)可以区别或检查某些药品的纯杂程度,也可用以测定含量。

具有手性碳、手性轴等手性因素的药物具有旋光性,不同的立体构型具有不同的药理作用或不同的作用强度,因此,对光学异构体药理作用不同的药物,控制其光学异构体的量非常重要,药典规定具有旋光性的药品要做比旋光度测定。

旋光性物质的旋光度不仅与化学结构有关,而且与被测溶液的浓度、液层厚度以及测定时的温度有关。浓度越大,液层越厚,则偏振面旋转的角度也就越大。不同的光学异构体,其旋光度的方向和强度不同,即比旋光度不同。旋光度(α)与浓度(c)、液层厚度(l)以及该物质的比旋光度$[\alpha]_D^t$三者成正比例关系,即

$$\alpha = [\alpha]_D^t c l \tag{7-1}$$

6)折光率

光线自一种透明介质进入另一种透明介质时,由于两种介质的密度不同,光的前进速度发生变化,即发生光的折射现象,遵从折射定律。

折光率是药物的物理常数,折光率测定可以用于药物真伪的鉴别和纯度检查。一些植物油、挥发油和液态药物须测定折光率。《中国药典》所规定的折光率是指光线在空气中前进的速度与在供试品中前进的速度的比值。例如,尼可刹米的折光率应为 1.522～1.524(25 ℃时),维生素的折光率应为 1.494～1.499。

折光率的测定采用阿培氏折光计。温度和光的波长对折光率测定有影响,《中国药典》规定 20 ℃时用钠光谱的 D 线(589.3 nm)作为光源测定折光率,表示为 n_D^{20}。一般在 20 ℃时水的折光率为 1.333 0,在 25 ℃时为 1.332 5。

7)黏度

黏度是指流体对流动的阻抗能力。测定液体药品或药品溶液的黏度,可以区别或检查其药物的纯杂程度。

8)百分吸光系数($E_{1\,cm}^{1\%}$)

物质对光的选择性吸收波长及其在最大吸收波长处的吸光系数也是该物质的物理常数。《中国药典》使用百分吸光系数($E_{1\,cm}^{1\%}$),其定义为:一定波长的单色光透过浓度为 1 g/100 mL、光路长度为 1 cm 的吸光物质溶液时的吸光度。测定吸光系数可以鉴别药物的真伪,也可以反映出药物纯杂的程度。

在新药研究时,若药物有紫外吸收,则应测定其最大吸收波长处的吸光系数。测定时应按

有关规定,配制高、低两种不同浓度的溶液,在五台不同型号的仪器上测定吸光度(A),计算吸收系数,取其平均值作为最后结果。

9）晶型

晶型为药物的重要特性。1965 年以后一些国家药典对无味氯霉素混悬液中的原料晶型规定为无效晶型 A 不得超过 10％,《中国药典》(1990 年版)也用红外光谱进行检查。NF Ⅷ 版最先增加了 X 射线衍射法。USP(19)通则中列入 X 射线衍射法。同一种药物,由于其晶胞的大小和形状不同,结晶结构不同,而出现多晶现象。20 世纪 50 年代末,人们就已经注意到它对药品质量与临床药效的影响。不同晶型的药物,其生物利用度有时有很大差异。值得注意的是,若对药物晶型研究不清,盲目生产,往往会出现意想不到的质量问题。为此,研制的新药如是固体化合物,除水溶性高者外,均应作 X 射线衍射图。国家规定创新药必须每批作 X 射线衍射图,其余类新药尽量每批作 X 射线衍射图,以确定所报新药的晶型归属。对已知不同晶型的药品生物利用度不同者,应规定晶型并列入质量标准中,以保证其临床意义。

7.2.3 鉴别

药物的鉴别是指用化学、物理化学或生物学的方法来辨别药物的真伪,而不是对未知物进行定性分析,它是药品质量控制的一个重要环节,因此,对鉴别方法的要求应是专属性强、重现性好、灵敏度高以及操作简便、快速等。

1. 常用鉴别方法的特点

化学法操作简便、快速、成本低,应用广,但专属性比仪器分析法的差些。紫外光谱主要是有机药物的共轭系统产生的光谱,可提供 λ_{max}、λ_{min}、$K(A_{\lambda_{max}}/A_{\lambda_{min}})$ 及 $E_{1\ cm}^{1\%}$ 等参数。红外光谱是分子的振动-转动光谱,分子中的基团一般都有相应的吸收峰,且特征性强,所以红外光谱法的专属性比紫外光谱法的专属性强,应用更广。薄层色谱法由于专属性强、操作简便,是色谱法中应用最为广泛的一种方法。气相色谱法和高效液相色谱法同样在药物分析中被广泛使用,而纸层析色谱法目前应用较少。

2. 常用的鉴别方法

常用的鉴别方法有化学方法、分光光度法、色谱法和生物学方法。化学方法包括显色反应、沉淀反应、制备衍生物测定熔点以及其他化学方法。分光光度法主要有紫外-可见分光光度法和红外分光光度法。色谱法是在一定的色谱条件下,根据被测组分的比移值(R_f值)或保留时间(t_R)的不同进行分析的方法,可用于药物的鉴别,它包括薄层色谱法、高效液相色谱法和气相色谱法。

3. 鉴别方法的选择原则

(1) 方法要有一定的专属性、灵敏性,且便于推广。

(2) 化学方法与仪器分析法相结合。每种药品一般选用 2～4 种方法进行鉴别,相互取长补短。

(3) 尽可能采用药典中收载的方法。

另外,对于药物制剂的鉴别,通常需要把主药提取分离后,再选用适当的方法进行鉴别。

7.2.4 杂质检查

1. 检查项目的确定

在制订药品质量标准的检查项目时,首先遇到的问题是应制订哪些检查项目。制订杂质检查的项目可以从以下几个方面来考虑。

　　(1) 检查生产和储藏过程中引入的杂质。

　　(2) 检查有害于健康的杂质。

　　(3) 检查无效或低效的异构体。

　　(4) 检查制剂中的杂质。

　　制剂的杂质检查一般不再重复原料药的检查项目,这是因为制剂是用合格的原料药和辅料制成的,有关杂质在原料药和辅料中已得以控制,在制剂中就没有重复检查的必要。制剂的杂质检查主要是检查在制剂生产过程中或储藏过程中有可能引入的杂质。

　　在确定了杂质检查的项目后,应建立相应的检查方法,并对试验样品进行检查。杂质限量的确定应在保证药物安全性和有效性的前提下,根据杂质的性质、生产所能达到的实际水平,并参考药典的惯例进行制订。

　　2. 杂质检查的内容

　　(1) 一般杂质的检查。《中国药典》对其检查方法作了统一的规定,收载在药典的附录中,检查时应按《中国药典》的方法进行。

　　(2) 特殊杂质的检查。药物中特殊杂质的检查方法应根据药物和待检杂质的结构、性质上的差异来选择,本书前面相关章节中已有介绍。若药物和杂质在挥发性、臭味、溶解性等方面有所不同,可利用化学方法进行检查。

　　紫外分光光度法主要用于药物和杂质的紫外吸收光谱有明显差异时,通过控制杂质最大吸收波长处的吸光度来控制杂质的量。红外分光光度法主要用于药物中无效或低效晶型的检查。色谱法可用于与药物的结构相似、与药物的性质相似的杂质检查,如合成药物的原料、中间体、副产物(一般称为有关物质)等的检查,气相色谱法还用于药物中残留有机溶剂的检查。

　　3. 杂质检查方法的基本要求

　　对杂质检查方法的基本要求,是要研究方法的基本原理、专属性、灵敏性、试验条件的最佳化。对于色谱法,还要研究其分离能力。例如,用该药的粗制品,或用成品加中间体的混合物,或将成品用强酸、强碱、光照、加热进行处理,然后,在既定的色谱条件下进行样品的分离,以考察色谱法的有效性。

　　4. 确定杂质检查及其限量的基本原则

　　1) 针对性

　　如果研究的药物属于新药,应按照新药报批的要求逐项进行研究,并将试验结果整理成报批资料。对一般杂质的检查,针对剂型及生产工艺,应尽可能考察有关项目。对特殊杂质或有关物质的研究,也应针对工艺及储藏过程,确定待检查杂质的数量及限度。对毒性较大的杂质(如砷、氰化物等)应严格控制。

　　2) 合理性

　　在新药质量标准的研究阶段,应尽可能全面考察检查的项目,但在制订该药质量标准时应合理确定其检查的项目。例如,对于砷,在研究阶段,肯定要进行检查。但实际上许多药物的检查项下并没有砷的检查。根本原因是该药不含砷,或含量极低(如小于百万分之一)。对于此种药物,砷的检查项不列入质量标准更为合理。

　　因此,对杂质限度的确定是很重要的,应从安全、有效的角度出发,标准太低不行,标准太高,生产上难以达到,也不行。总之,应根据新药报批的要求,根据生产工艺水平、参考文献及各国药典,综合考虑确定一个比较合理的标准。

7.2.5　含量测定

药物中有效成分的含量或效价是评价药品质量的主要指标之一。用化学方法或物理化学方法测定药物中有效成分的含量,称为含量测定,原料药测定的结果用含量百分率表示,制剂的用含量占标示量的百分比表示。用生物学方法(包括生物检定法和微生物检定法)或酶化学方法测定药物的效价,称为效价测定,测定结果一般用效价单位表示。

一般来说,在鉴别无误、杂质限量检查合格的基础上才可进行含量测定,测定方法的选择应保证测定结果的准确性和重现性。各种分析方法和各类药物的含量测定方法在前面各章中均已详述。下面着重从以下几个方面进行归纳总结。

1. 常用含量测定的方法

1) 滴定分析法

滴定分析法是用已知准确浓度的滴定液对供试品进行滴定,根据滴定终点时消耗滴定液的体积和浓度以及标准物质和测定组分之间滴定反应的物质的量的比值,来计算被测组分的含量。滴定分析法具有精密度好、准确度高、操作方便快速、不需要对照品等优点,是原料药含量测定首选的方法,也是药物含量测定中应用最多的分析方法。常用的有中和滴定法、非水溶液滴定法、碘量法、溴量法、银量法、亚硝酸钠滴定法、高锰酸钾法、溴酸钾法、配位滴定法等。

2) 重量分析法

重量分析法是采用适当的方法,使测定组分与试样中其他组分分离,然后转化为一定的称量形式,称重,从而求得该组分含量的方法。重量分析法精密度好、准确度高,但操作烦琐、费时,仅在无合适的滴定分析法测定含量时使用。建立重量分析法时应确定称量形式的组成,以及分离、纯化、干燥的条件,并给出换算因数,作为计算结果的依据。

3) 比色法

比色法是指药物本身没有颜色,在一定条件下与试剂反应或经处理产生颜色,与相同条件下显色的对照品溶液比较颜色的深浅(吸光度的大小),从而计算含量的方法。比色法的专属性较强,但操作较为烦琐,在不能采用紫外分光光度法测定时可以考虑选用。

4) 分光光度法

(1) 紫外分光光度法。本法具有准确度较高,精密度较好,操作简便、快速等优点。主要用于原料药、单方制剂的含量测定,以及含量均匀度与溶出度的检查。

(2) 荧光分析法。本法的应用不如紫外分光光度法的应用广泛,但由于本法的专属性比紫外分光光度法的高,故有些药物如地高辛片、利血平片及洋地黄毒苷片的含量测定仍采用荧光分析法。

(3) 原子吸收分光光度法。当含金属元素的药物没有更简便、可靠的定量方法时,可选用本法测定。本法的专属性、灵敏度均较高。

5) 色谱法

在含量测定中使用的色谱法主要有高效液相色谱法、气相色谱法和薄层色谱法等。

薄层色谱法在合成药物的含量测定中应用很少,主要用于一些组成复杂,又不能采用其他方法进行含量测定的中药制剂,经薄层分离后,采用薄层扫描法进行含量测定。气相色谱法主要用于一些挥发性较大的药物的含量测定。在药物的含量测定中,高效液相色谱法是应用最广泛的方法,具有分离效能高、分析速度快、仪器化程度高等优点。

色谱法和前面所述的分析方法相比,其显著的特点是具有分离和定量检测两种功能,因此色谱法主要用于一些非单一组分样品的测定,特别是抗生素、生化药品、甾体激素、复方制剂以及中药复方制剂的含量测定,在原料药的有关物质检查等方面也被广泛应用。

6) 其他测定方法

除上述化学和物理化学方法外,在药物含量测定中还应用到微生物检定法(用于抗生素的含量测定)、生物检定法(用于活性成分复杂且来源于生物体的药物的含量测定)和酶分析法(用于酶类药物的含量测定),这些方法在其他课程中介绍,在此不再赘述。

2. 常用含量测定方法的选择

药物含量测定方法的选择应从以下几个方面来考虑。

1) 根据被测药物的结构和性质来选择

首先应根据药物的化学结构和理化性质选择可能采用的含量测定方法。若药物有较强的酸、碱性,可采用中和滴定法测定含量;若药物有紫外吸收,则可考虑采用紫外分光光度法测定含量。

2) 根据被测药物的有效部分来选择

若药物有多个部分可以测定,应选择测定有效部分,只有这样才能保证药物的疗效。如盐酸吗啡中的氯离子可以用银量法测定,而吗啡是药物的有生理活性的部分,所以应选择非水滴定法测定含量。

3) 根据被测药物的实际情况来选择

原料药一般为单一组分,原料药质量的好坏直接关系到制剂的质量。原料药的含量测定方法应着重考虑其准确性,因此,滴定分析法是原料药含量测定的首选方法。药物制剂一般含有附加剂或其他药物,有的制剂含量较低,因此制剂的含量测定方法除考虑其准确性以外,还应考虑方法的专属性和灵敏度。滴定分析法、紫外分光光度法、比色法、色谱法等均可用于制剂的含量测定。

3. 含量测定方法的验证

新药的含量测定方法需要研究、建立并评价。对于其他类别的新药,虽有资料可查,但建立起来的分析方法不可能完全和文献报道相同,仍然需要对分析方法进行评价,所以为了获得可靠的含量测定结果,进行分析方法的验证是必要的,这也是新药报批所要求的。分析方法的评价通常包括对实验室、仪器等内容的要求和对分析方法的验证两大部分。现分别概述如下。

1) 对实验室、仪器等内容的要求

从事质量标准研究用的实验室应符合 GMP 要求,所用仪器均应按法定标准校正过,所用试剂应具符合有关规定,试验操作者应具有良好的专业素质,如果选用色谱法,应进行色谱系统适用性试验。

2) 分析方法的验证

对药品进行含量测定时,因为是采用不同的分析方法分析不同的样品,所以分析方法的验证也不同。下面分别对容量分析法、紫外分光光度法及高效液相色谱法的验证进行简要讨论。

(1) 容量分析法的验证。

① 精密度:用原料药精制品考察方法的精密度,平行试验 5 个样本,试验数据的相对标准偏差(RSD)一般应不大于 0.2%。

② 准确度:以回收率(测定值除以理论值)表示。常用原料精制品(含量大于 99.5%)或对照品进行回收率试验。回收率一般在 99.7%～100.3%($n=5$)。

(2) 紫外分光光度法的验证。

① 精密度:用适当浓度的精制品进行测定,其相对标准偏差(RSD)一般不大于 1%($n=$

3～5)。

②如果用紫外分光光度法测定制剂的含量,则要考察辅料对测定的干扰,即将一定量的精制品,按分析方法测定其回收率,回收率一般应在 98%～102%。

③线性关系:用精制品配制一定浓度范围的对照品系列溶液,测定其吸光度(A),吸光度(A)一般在 0.2～0.7(n 为 5)。用浓度 c 对 A 作线性回归处理,得一直线方程,相关系数(r)应达到 0.999 9(n=5),方程的截距应接近于零。

④灵敏度:以本法实际的最低检测浓度表示。

(3) 高效液相色谱法的验证。

①精密度:要求相对标准偏差(RSD)小于 2%。

②准确度:要求回收率在 98%～102%。精密度及准确度的做法同紫外分光光度法的做法。要考察辅料是否对回收率有影响,一般要求做高、中、低三个浓度,每一浓度平行做三份,结果做统计处理。

③线性范围:用精制品配制一系列对照品溶液,浓度点 n 应为 5～7,用浓度 c 对峰高 h 或峰面积 A 或被测物的响应值之比进行回归处理,建立回归方程,相关系数(r)应大于 0.999,截距应接近于零。

④专属性:要考察辅料、有关物质或降解产物对主药的色谱峰是否有干扰,如有干扰应设法排除。

⑤灵敏度:即检测限,以 S/N=3 时的最低检测浓度或最小检出量表示。

4. 含量限度的制订

含量限度是指药品质量标准规定的含量合格范围。采用理化方法测定时,原料药的含量限度一般用含量百分率来表示,如《中国药典》规定,维生素 C 的含量应为 99.0% 以上。采用生物学方法测定时,原料药的含量限度用 1 mg 的单位数来表示,如硫酸庆大霉素的质量标准规定,1 mg 的效价不得少于 590 庆大霉素单位。制剂的含量限度则使用含量占标示量的百分比来表示。药品质量标准中含量限度的制订应从以下几方面来考虑。

1) 根据药物的剂型来制订

用做注射剂原料药的含量限度一般高于用做口服制剂原料药的含量限度。注射剂的含量限度一般也比口服制剂的要严。如《中国药典》规定维生素 B₁ 片的含量应为标示量的 90.0%～100.0%,而维生素注射剂的含量则应为标示量的 93.0%～107.0%。

2) 根据生产所能达到的实际水平来制订

有的药物容易纯化,含量较高,则含量限度可以规定得严一些,有的药物难以纯化,在保证用药安全、有效的前提下,可适当规定得宽一些。如硫酸长春新碱开始生产时不易提纯,《中国药典》规定其原料药的含量不低于 92.0%,生产水平提高后,改为 95.0%～105.0%,注射用硫酸长春新碱含量则应为标示量的 90.0%～110.0%,放得较宽。盐酸麻黄碱也是从植物原料中提取的,但方法已较成熟,所以原料药的含量限度规定为不得少于 99.0%,盐酸麻黄碱注射液的含量则应为标示量的 95.0%～105.0%,相对较严。

3) 根据分析方法的准确度和精密度来制订

药物的含量测定可采用各种不同的分析方法,不同的分析方法的准确度和精密度不同。如滴定分析法的准确度和精密度均较高,测定的相对标准偏差可达到 0.1%;紫外分光光度法测定的相对标准偏差一般为 0.5%～1.0%;色谱法测定的精密度一般为 1.0%～5.0%。在制订药物的含量限度时须考虑方法本身引入的误差。原料药的含量限度一般用不得少于多少来表示,如《中国药典》对维生素 C 原料药的含量规定为含 $C_6H_8O_6$ 不得少于 99.0%。未规定上限时,是指不超过 101.0%;当规定上限为 100% 以上时,是指用本药典规定的分析方法测定时可能达到的数值,它为药典规定的限度或允许偏差,并非真实含有量。例如,某个药品的含量限度为 95.0%～105.0%,药物的实际含量不可能超过 100%,此处规定为 95.0%～105.0%,就是考虑了测定方法可能引入的误差。因此,使用准确度和精密度较高的方法测定含量时,限度要规定得严一些;使用准确度和精密度稍差的方法时,含量限度应规定得宽一些。

4) 根据制剂的含量限度来制订

制订时,还应该考虑主药含量的多少。主药含量较多的,如阿司匹林片,每片含主药 0.5 g,主药相对较多,辅料相对较少,主药分布的均匀度高,因此含量限度规定较严,《中国药典》规定其含量应为标示量的 95.0%～105.0%。又如炔雌醇片,每片含炔雌醇仅为 5 μg,片剂中主药少,辅料多,主药分布的均匀度相对较差,因而含量限度应适当放宽,一般规定,炔雌醇片的含量应为标示量的 80.0%～120.0%。

一般来说,采用滴定分析法测定化学合成药物的原料药时,其含量的下限约为 98.5%;采用紫外分光光度法或高效液相色谱法测定时,其原料药的含量限度一般在 95.0%～105.0%。对于药物制剂来说,根据其含量的多少,含量限度还要适当放宽。原料药物的含量测定,如药典未制订上限的,均指其上限不得超过 101.0%。

7.2.6 储藏

药品的储藏条件,如是否需要避光、是否需要低温储藏等,以及药品在一定条件下储藏多长时间,即有效期的确定,都是通过药品稳定性试验来确定的。现将药品稳定性试验介绍如下。

1. 药品稳定性试验的分类及目的

1) 影响因素试验

新药在申请临床试验前应暴露在空气中,经强光照射及在高温、高湿度环境下,考察各项指标的变化。原料药应摊成不大于 5 mm 厚的薄层,疏松原料药摊成不大于 10 mm 厚的薄层,制剂应除去包装,平摊在平皿中,目的是研究该药品的固有性质、储藏条件,考察影响原料药或制剂质量的储藏条件,为储藏、处方、加工工艺等提供资料。

2) 加速试验

新药申请临床研究前,原料药及其制剂应在上市药品包装条件下,在高温、高湿度环境中储藏,考察各项指标的变化。第 1、2、3、6 个月的月末分别在规定温度下考察各项指标的变化。此项研究的目的是在尚未取得室温或一般条件下长期储藏稳定性考察资料前,在临床研究或试生产期间能保证药品质量。

3) 长期试验

各类药品从取得原料药和制得制剂开始,即应将至少三个批号的样品按上市时的包装(大桶原料可装模拟小桶,但封装条件应与大桶相同),置于一般药品库中(需冷藏的药品则置于规定温度下),按一定日期取样测定。此项研究的目的是考察药品的使用期限(或有效期),所用方法应以色谱法为主,并同时考察性状、含量等。对于经过三年考察结果无明显变化的药品,考察三年后仍应继续考察,可一年测定一次,以提供稳定性的详细资料。

2. 药品稳定性试验的条件与要求

1) 影响因素试验

原料药摊成规定厚度,制剂除去外包装,可按以下三个方面进行。

(1)高温试验。将供试品样品置于适宜的密封洁净容器中,在 60 ℃下放置 10 天,于第 5 天和第 10 天取样,按稳定性重点考察项目检测。若供试品有明显变化(含量下降 5%),则在 40 ℃下同法进行试验。若 60 ℃下无明显变化,则不再进行 40 ℃条件下的试验。

(2)高湿度试验。将供试品样品置于恒湿密闭容器中,在 25 ℃分别于相对湿度 90%±5%条件下放置 10 天,于第 5 天和第 10 天取样,按稳定性重点考察项目检测,同时准确称量试验前后供试品的质量,以考察供试品的吸湿潮解性能。若吸湿增重在 5%以上,则在相对湿度 75%±5%条件下,同法进行试验;若吸湿增重在 5%以下,且其他考察项目符合要求,则不再进行此项试验。恒湿条件可通过在密闭容器(如干燥器下部)放置按恒湿溶液成分表(见表 7-1)配制的带有过剩固体的试剂饱和水溶液。

表 7-1 恒湿溶液成分表

相对湿度/(%)	试 剂	适用温度/℃
92.5	KNO_3	25
75±1	NaCl	15.5~70 均适用

(3)强光照射试验。将供试品开口放在装有日光灯的光照箱或其他适宜的光照装置内,在照度为(4 500±500)lx 的条件下放置 10 天,于第 5 天和第 10 天取样,按稳定性重点考察项目检测,要特别注意供试品的外观变化。

2)加速试验

在上市药品包装条件下,在温度(40±2)℃、相对湿度 75%±5%的条件下放置 6 个月。在试验期间,于第 1、2、3、6 个月的月末各取样一次,按稳定性重点考察项目检测。在上述条件下,如 6 个月内供试品经检测,不符合制订的质量标准,则应在中间条件下,即在温度(30±2)℃、相对湿度 60%±5%的情况下(可用 $NaNO_2$ 饱和溶液,25~40 ℃,相对湿度 60%~61.5%)进行加速试验,时间仍为 6 个月。

3)长期试验

在接近药物的实际储存条件(25±2)℃下进行,同时在湿度为 60%±10%的条件下放置 12 个月,分别于 0、3、6、9、12 个月月末,按其考察项目进行检测,与 0 月时的结果对比,以确定药物的有效期。试验时应记录批号、储藏条件(每月的实际温度范围及相对湿度范围)、起始日期、考察项目。新药(西药)原料及常用制剂的稳定性重点考察项目见表 7-2。

表 7-2 新药(西药)原料及常用制剂的稳定性重点考察项目

剂 型	稳定性重点考察项目
原料药	性状、熔点、有关物质、吸湿性、含量以及根据药品性质选定的考察项目
片剂	性状、有关物质、崩解时限或溶出度、含量
胶囊剂	性状、有关物质、崩解时限或溶出度、水分、含量,软胶囊要检查内容物有无沉淀
注射液	性状、pH 值、可见异物、有关物质、无菌检查、含量

7.2.7 药品质量标准起草说明

药品质量标准除上述内容之外,在新药申报时,除提交研究(申报)资料外,还应将药品质量标准起草说明和原始资料(记录)一并提交给药政管理部门接受审查。药品质量标准起草说明是对申报资料的解释与说明,原始资料是对整个研究和申报资料的一个翔实的记录,作为一项重要的技术档案,对以后标准的执行以及质量标准的修订具有非常重要的参考价值。

7.3　药品质量标准草案及其起草说明

7.3.1　质量标准草案

1. 马来酸替加色罗原料质量标准(草案)

马来酸替加色罗

Malaisuan Tijiaseluo

Tegaserod Maleate

本品为 N-正戊基-N′-[(5-甲氧基吲哚-3)-亚甲基氨基]胍,按无水物计算,含 $C_{20}H_{27}N_5O_5$ 不得少于 98.5%。

【性状】本品为淡黄色结晶性粉末,无臭味。

本品在二甲亚砜中易溶,在甲醇、无水乙醇和丙酮等有机溶剂中微溶,在水、稀盐酸和氢氧化钠中不溶。

熔点:本品的熔点依照《中国药典》附录检查为 189～191 ℃。

【鉴别】(1) 取本品约 2 mg,置于试管中,加甲醇 2 mL 使其溶解,加水 2 mL,混匀,加入高锰酸钾试液 1 滴,稍振摇,即可见溶液呈黄棕色。将此样品溶液置于 40 ℃ 水浴中加热 5 min,可见到有棕色沉淀产生。

(2) 取本品约 2 mg,置于试管中,加甲醇 2 mL 使其溶解,加水 2 mL,混匀,加入硫酸铜铵试液 2 滴,振摇,即可见到样品溶液由蓝色变为黄绿色,且溶液混浊,静置后,可见大量土黄色絮状沉淀。

(3) 本品红外光吸收图谱应与对照品的图谱一致。

【检查】氯化物:取本品 1.0 g,加水 100 mL,加热煮沸,放冷,加水至 100 mL,摇匀,过滤,取滤液,依照《中国药典》附录检查,与标准氯化钠溶液 5.0 mL 制成的对照溶液比较,不得更浓(0.004%)。

有关物质:依照《中国药典》附录的高效液相色谱法检测。

(1) 色谱条件与系统适用性试验。用十八烷基硅烷键合硅胶为填充剂,乙腈-1%十二烷基硫酸钠(含 0.95%冰醋酸)缓冲溶液(56:44)为流动相,检测波长为 314 nm。理论塔板数按马来酸替加色罗峰计算应不低于 5 000,主成分峰与杂质峰的分离度应大于 1.5。

(2) 测定方法。取本品适量,加甲醇溶解,并稀释至 1 mL 中含 2 mg 的溶液,精密量取适量,加甲醇稀释成 1 mL 中含 10 μg 的溶液,进样前均以流动相稀释至 1 mL 中分别含 0.2 mg 和 1 μg 的溶液,分别作为供试品溶液及对照溶液。取上述溶液各 20 μL,注入液相色谱仪,记录色谱图至主成分峰保留时间的 2 倍。供试品溶液色谱图上各杂质峰面积之和不得大于对照溶液色谱图的主峰面积(0.5%)。

干燥失重:取本品 0.5 g,在 105 ℃干燥至恒重,依照《中国药典》附录检查,减失质量不得超过 1.0%。

炽灼残渣:取本品 0.5 g,依照《中国药典》附录检查,遗留残渣不得超过 0.1%。

重金属:取炽灼残渣项下遗留的残渣,依照《中国药典》附录检查,含重金属不得超过百万分之二十。

砷盐:取本品 0.5 g,加氢氧化钙 1 g,混合,加水少量,搅拌均匀,加热干燥后,先用小火灼烧使其炭化,再在 500~600 ℃炽灼使其完全灰化,放冷,加水 23 mL 与盐酸 5 mL,依照《中国药典》附录检查,与标准砷溶液 1.0 mL 所得的砷斑比较,不得更深(百万分之二)。

【含量测定】取本品约 0.225 g,精密称定,加二甲亚砜 7 mL,振摇使其溶解,加冰醋酸 21 mL,按照电位滴定法(依照《中国药典》附录检查),用高氯酸滴定液(0.1 mol/L)滴定,并将滴定的结果用空白试验校正,即得。1 mL 高氯酸滴定液(0.1 mol/L)相当于 41.746 mg $C_{20}H_{27}N_5O_5$。

【类别】胃肠道用药。

【储藏】密封保存。

【制剂】马来酸替加色罗片。

2. 马来酸替加色罗片质量标准(草案)

本品含马来酸替加色罗($C_{20}H_{27}N_5O_5$)应为标示量的 90.0%~110.0%。

【性状】本品为白色或类白色片。

【鉴别】(1)取本品研磨的细粉适量(约相当于马来酸替加色罗 10 mg),置于试管中,加甲醇 10 mL,混匀,超声提取 30 min,过滤,取续滤液 2 mL,加水 2 mL,混匀,加入硫酸铜铵溶液 2 滴,振摇,即可见到样品溶液由蓝色变为黄绿色,且溶液混浊,静置后,可见大量土黄色絮状沉淀。

(2)将马来酸替加色罗片研成细粉,加甲醇,制成 1 mL 中约含 0.01 mg 药物的溶液,超声提取 30 min,过滤,滤液依照《中国药典》附录的分光光度法测定,在 200~400 nm 波长范围内进行扫描,在(314±1)nm 波长处有最大吸收。

(3)在溶出度测定项下记录的高效液相色谱图中,供试品峰的保留时间与马来酸替加色罗对照品峰的保留时间一致。

【检查】(1)含量均匀度。依照《中国药典》附录分光光度法测定。

测定方法:取本品 1 片,置于 50 mL 容量瓶中,加入甲醇后,振摇 5 min,超声 30 min,使药物完全溶解,冷却后用甲醇定容,摇匀,用干燥滤纸过滤,弃去初滤液,精密量取续滤液 0.6 mL,置于 10 mL 容量瓶中,用甲醇稀释定容,摇匀,作为供试品溶液。精密称取马来酸替加色罗对照品 10 mg,置于 100 mL 容量瓶中,用甲醇溶解定容,摇匀,精密量取 1.0 mL,置于 10 mL 容量瓶中,用甲醇稀释定容,摇匀,作为对照品溶液。取上述供试品和对照品溶液依法在 314 nm 波长处测定吸光度,并计算每片的含量,应符合《中国药典》附录的规定。

(2)溶出度。依照《中国药典》附录高效液相色谱法测定。

色谱条件与系统适用性试验:用十八烷基硅烷键合硅胶为填充剂,乙腈-1%十二烷基硫酸钠(含 0.95%冰醋酸)缓冲溶液(56:44)为流动相,检测波长为 314 nm。理论塔板数按马来酸替加色罗计算应不低于 5 000。

测定方法:取本品,以每 100 mL 含 0.3 g 十二烷基硫酸钠的水溶液为溶剂,转速为每分钟 75 转,依法操作,经 45 min,取溶液用干燥滤纸过滤,精密量取续滤液 0.2 mL,加入 0.2 mL 流动相稀释混匀,取稀释液 20 μL,注入液相色谱仪,记录色谱图;另取马来酸替加色罗对照品适量,精密称定,用甲醇溶解,并用溶出溶剂定量稀释成 1 mL 中约含 9 μg 的溶液,精密量取此溶液 0.2 mL,加入 0.2 mL 流动相稀释混匀,同法测定。按外标法以峰面积计算每片的溶出量。限度为标示量的 70%,应符合规定。

(3) 其他。应符合片剂项下有关的各项规定(依照《中国药典》附录检查)。

【含量测定】依照《中国药典》附录的分光光度法测定。

测定方法:取本品 10 片,精密称定,研细,精密称取适量(约相当于马来酸替加色罗 25 mg),置于 100 mL 容量瓶中,加甲醇适量,超声 30 min,使马来酸替加色罗溶解,冷却,加甲醇至刻度,摇匀,过滤,取续滤液 1 mL,置于 25 mL 容量瓶中,加甲醇至刻度,摇匀,取此溶液在 314 nm 波长处测定吸光度;另取马来酸替加色罗对照品适量,精密称定,用甲醇溶解并定量稀释成 1 mL 中约含 0.01 mg 的溶液,同法测定,计算,即得。

【类别】同马来酸替加色罗。

【规格】6 mg(以替加色罗碱计)。

【储藏】密封保存。

7.3.2 质量标准草案起草说明

1. 马来酸替加色罗原料药质量标准草案起草说明

1) 命名

根据替加色罗结构,将母体定为胍,根据新药命名的指导原则,将本品中文名译为 N-正戊基-[N′-(5-甲氧基吲哚-3)-亚甲基氨基]胍。

2) 性状

取实际样品观察,本品外观成淡黄色结晶性粉末,故将本品规定为淡黄色结晶性粉末。

3) 熔点

因为本品在熔融后即分解成深褐色油状液体,用毛细管法测定时,不易准确观察判断是否完全熔解,故采用热分析方法测定其熔点。

4) 溶解度

根据《中国药典》凡例的要求,对本品在几种不同极性的溶剂中的溶解度进行了考察,根据试验结果,确定本品溶解度。

5) 鉴别

(1) 根据马来酸可使高锰酸钾还原变色,并产生二氧化锰沉淀,进行鉴别。

(2) 利用替加色罗分子中的胍基与硫酸铜铵发生显色反应,进行鉴别。

(3) 本品分子结构中含苯环、胍基、羧基等基团,有典型的红外吸收光谱图。通过供试品的红外光谱图与对照品的红外光谱图比较进行定性。

6) 检查

(1) 一般杂质检查项。根据本品生产工艺过程,一般杂质检查项目共考察了干燥失重、炽灼残渣、重金属、砷盐、氯化物和硫酸盐,经检查,其中硫酸盐基本不存在,因此未作规定。

(2) 有关物质。本品采用反相高效液相色谱法成功地分离了马来酸替加色罗及其有关物质,专属性强,如图 7-1 所示。

有关物质检查中所用流动相含离子对试剂。这是由于本品是一个生物碱的马来酸盐,用普通的流动相时,主峰拖尾严重,而以上述流动相进行分离,主峰的对称因子达到 0.95。当用流动相稀释样品后再进样,并以乙腈-1%十二烷基硫酸钠(含 0.95%冰醋酸)缓冲溶液(56:44)为流动相时,可得到良好稳定的色谱峰及分离效果,且有适宜的保留时间,如图 7-2 和图 7-3 所示。

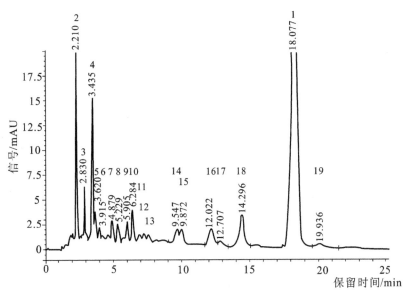

图 7-1　马来酸替加色罗（100 μg/mL）**高温熔融破坏测定图谱**（流速为 1 mL/min）

1—马来酸替加色罗；2～19—高温破坏后杂质

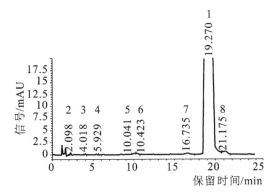

图 7-2　马来酸替加色罗（100 μg/mL）**有关物质测定图谱**（流速为 1 mL/min）

1—马来酸替加色罗；2～8—有关物质

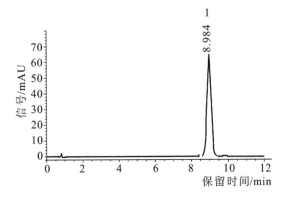

图 7-3　马来酸替加色罗（40 μg/mL）**含量测定图谱**（流速为 2 mL/min）

1—马来酸替加色罗

(3) 有机溶剂残留量。依照《中国药典》附录的气相色谱法,自行建立方法进行测定。甲醇不得超过 0.3%,乙醇不得超过 0.5%,二甲基甲酰胺不得超过 0.088%。经三批样品检查,其有机溶剂残留量远低于规定限度,故未列入正文。

(4) 干燥失重和炽灼残渣。各取本品 0.5 g,依照《中国药典》附录的方法进行检查,均符合规定。

7) 含量测定

在对本原料药进行含量测定时,采用了测定碱性类常用的容量分析的方法,即采用非水滴定法测定含量。

2. 马来酸替加色罗片剂质量标准草案起草说明

(1) 本品为小剂量片,根据多次压片含量测定,含量限度定为 90%~110% 比较合适。

(2) 性状。本品原料外观为淡黄色,加入大量辅料压制成片后为白色片或类白色片。

(3) 鉴别。方法 1:与马来酸替加色罗原料药的鉴别方法相同,片剂辅料在甲醇中不溶解,可滤去。取空白辅料做对照试验,结果溶液呈浅蓝色,微混浊,静置后,可见少量蓝色沉淀。未见阳性反应出现,表明辅料不干扰药物的鉴别反应。

方法 2:马来酸替加色罗原料药在 314 nm 波长处有最大吸收峰。在片剂中加入甲醇使药物溶解后,紫外吸收图谱与原料药的一致,也在 314 nm 波长处有最大吸收峰,辅料在 300~400 nm 波长处无紫外吸收。

方法 3:马来酸替加色罗的高效液相色谱法也可用于鉴别。

(4) 含量均匀度检查。马来酸替加色罗片剂量为 6 mg,按《中国药典》要求必须进行含量均匀度检查,检查方法依照药典有关规定,含量测定方法依照质量标准(草案)含量测定项下进行。辅料对紫外测定无干扰。

(5) 溶出度。根据溶解度试验资料,马来酸替加色罗片为难溶性药物制剂,药物溶出度对片剂质量影响很大,采用药典第二法进行溶出度检查。由于该片剂在水、稀盐酸中溶出度低于 10%,经试验选用 0.3% 十二烷基硫酸钠作为溶出介质,溶出度高于 70%。

(6) 含量测定。方法采用紫外分光光度法,经过对方法的评价,证明此法稳定、准确、可靠,可用于含量测定。

(7) 规格。每片 6 mg(以替加色罗碱计)。

(8) 储藏。马来酸替加色罗的稳定性研究按照药典规定进行,该药原料药及片剂易吸湿,制剂宜储存在干燥的环境中。包装材料也应能防湿。

应 用 部 分

第8章 巴比妥类药物的分析

8.1 基本结构与特征

8.1.1 巴比妥类药物的结构与性质

巴比妥类药物为环状酰脲类镇静催眠药,是巴比妥酸的衍生物,其基本结构通式为

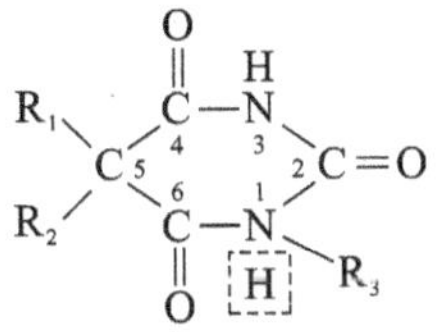

由于 5 位取代基 R_1 和 R_2 不同,形成不同的巴比妥药物,具有不同的理化性质。临床上常用的本类药物多为巴比妥酸的 5,5-二取代衍生物,少数为 1,5,5-三取代物或 C_2 位为硫取代的硫代巴比妥酸的 5,5-二取代衍生物。《中国药典》(2010 年版)收载的本类药物有苯巴比妥及其钠盐、异戊巴比妥及其钠盐、司可巴比妥钠以及注射用硫喷妥钠等(见表 8-1)。

表 8-1 常见巴比妥类药物的化学结构

药 物	R_1	R_2	备 注
巴比妥(barbital)	— C_2H_5	— C_2H_5	
苯巴比妥(phenobarbital)	— C_2H_5	— C_6H_5	
异戊巴比妥(amobarbital)	— C_2H_5	— $CH_2CH_2CH(CH_3)_2$	
司可巴比妥钠(secobarbital sodium)	— $CH_2CH=C(CH_3)_2$	— $CH(CH_3)(CH_2)_2CH_3$	
硫喷妥钠(thiopental sodium)	— C_2H_5	— C_2H_5	C_2 位 S 取代物的钠盐

巴比妥类药物的母核为巴比妥酸环状丙二酰脲结构,此结构是巴比妥类药物的共同部分,决定巴比妥类药物的特性,可用于与其他类药物相区别。另一部分是取代基的部分,即 R_1 和 R_2。根据取代基的不同,可以形成巴比妥类的各种具体药物,并具有不同的理化性质。这些理化性质可用于各种巴比妥类药物之间的相互区别。

8.1.2 巴比妥类药物的特征

巴比妥类药物一般为白色结晶或结晶性粉末,具有一定的熔点,在空气中较稳定,加热多能升华。此类药物一般微溶或极微溶于水,易溶于乙醇等有机溶剂;其钠盐则易溶于水,而难溶于有机溶剂。相对稳定的六元环结构,遇酸、氧化剂、还原剂时,一般不会破裂,但与碱液共沸时则水解开环,并产生氨气。巴比妥类药物具体的理化性质如下。

1. 弱酸性

巴比妥类药物的母核环状结构中含有1,3-二酰亚胺基团,能使其分子发生酮式-烯醇式互变异构,在水溶液中发生二级解离。

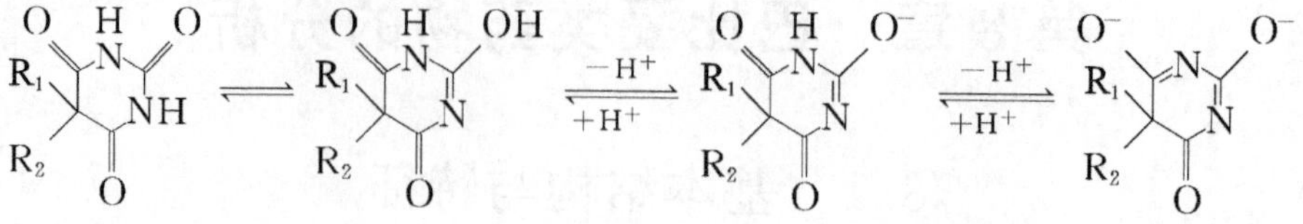

$$pK_1 = 8 \qquad\qquad pK_2 = 12$$

由于本类药物为弱酸性物质(pK_a 值为 7.3~8.4),故可与强碱反应生成水溶性的盐类,一般为钠盐。

由弱酸与强碱形成的巴比妥钠盐,其水溶液显碱性,加酸酸化后,则析出结晶型的游离巴比妥类药物,可用有机溶剂将其提取出来。上述这些性质可用于巴比妥类药物的分离、鉴别、检查和含量测定。

2. 水解反应

1) 巴比妥类药物的水解

本类药物的分子结构中具有酰亚胺结构,与碱溶液共沸即水解产生氨气,可使湿润的红色石蕊试纸变蓝。

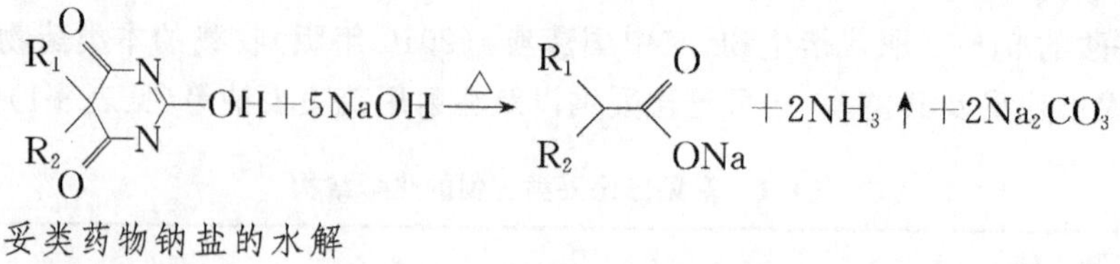

2) 巴比妥类药物钠盐的水解

本类药物的钠盐,在吸湿的情况下也能水解。一般情况下,在室温和 pH 值为 10 以下水解较慢;在 pH 值为 11 以上随着碱性的增强,水解速度加快。

3. 与重金属离子的反应

巴比妥类药物的母核为丙二酰脲(—CONHCONHCO—)或酰亚胺基团,在适宜的 pH 值溶液中,可与某些重金属离子(如 Ag^+、Cu^{2+}、Co^{2+}、Hg^{2+} 等)反应呈色或产生有色沉淀。虽然这类化学反应的专属性不强,但仍常用于本类药物的鉴别和含量测定。

1) 与铜盐的反应

巴比妥类药物在吡啶溶液中生成的烯醇式异构体与铜离子吡啶溶液反应,形成稳定的配位化合物,产生类似双缩脲的呈色反应。

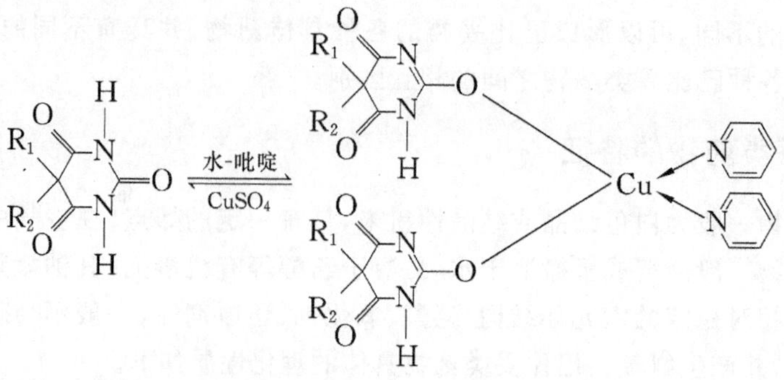

巴比妥类药物的反应呈紫堇色或生成紫色沉淀,硫代巴比妥类药物的反应呈绿色。在不同 pH 值的溶液中,5,5-二取代基不同的巴比妥类药物与铜盐生成的紫色化合物,在氯仿中的溶解度不同。在 pH 值较高的溶液中,5,5-二取代基的亲脂性越强,与铜盐生成的紫色物质越易溶于氯仿中。此反应可用于本类药物的鉴别,也可以用来区别巴比妥类和硫代巴比妥类药物。

2) 与银盐的反应

巴比妥类药物分子结构中含有酰亚胺基团,在碳酸钠溶液中,生成钠盐而溶解,再与硝酸银溶液反应,首先生成可溶性的一银盐,加入过量的硝酸银溶液,则生成难溶性的二银盐白色沉淀。此反应可用于本类药物的鉴别和含量测定。

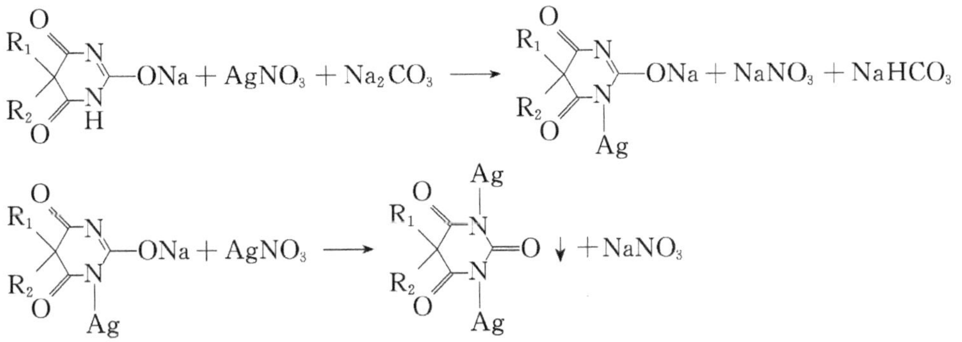

3) 与钴盐的反应

巴比妥类药物在碱性溶液中可与钴盐反应,生成紫堇色配位化合物,可用于本类药物的鉴别和含量测定。

此反应在无水条件下进行,不仅能使反应较灵敏,而且生成的有色产物也较稳定,因此所用试剂均应不含水分。常用试剂为无水甲醇或乙醇,所用钴盐为醋酸钴、硝酸钴或氧化钴,碱以有机碱为好,一般采用异丙胺。

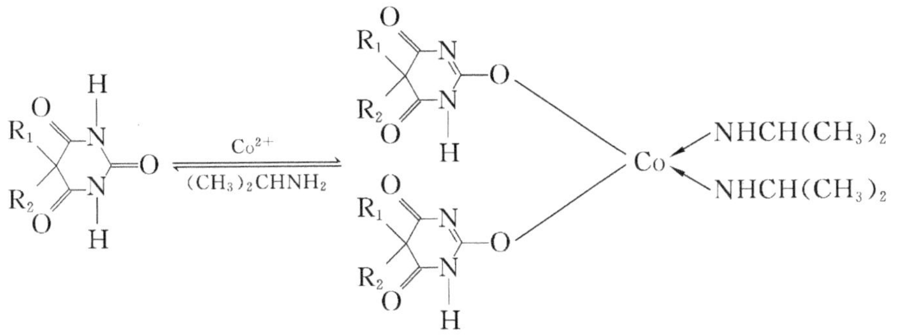

4. 香草醛(vanillin)的反应

巴比妥类药物分子结构中丙二酰脲基团中的氢比较活泼,可与香草醛在浓硫酸存在下发生缩合反应,产生棕红色产物。《英国药典》(2005)中异戊巴比妥采用此反应进行鉴别。

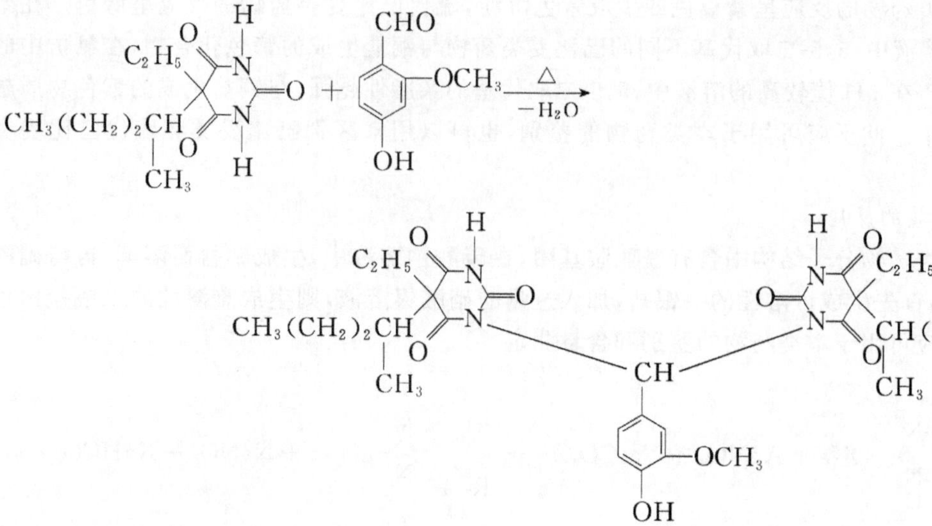

5. 紫外吸收光谱特征

巴比妥类药物的紫外吸收光谱随着解离级数不同而发生显著的变化。在酸性溶液中，5,5-二取代巴比妥类药物和 1,5,5-三取代巴比妥类药物不解离，无明显的紫外吸收峰；在 pH 值为 10 的碱性溶液中，发生一级解离，形成共轭体系结构，在 240 nm 处出现最大吸收峰；在 pH 值为 13 的强碱性溶液中，5,5-二取代巴比妥类药物发生二级解离，引起共轭体系延长，导致吸收峰红移至 255 nm 处；1,5,5-三取代巴比妥类药物，因 1 位取代基的存在，故不发生二级解离，最大吸收峰仍位于 240 nm 处。

硫代巴比妥类药物的紫外吸收光谱则不同，在酸性或碱性溶液中均有较明显的紫外吸收。硫喷妥的紫外吸收光谱，在盐酸溶液（0.1 mol/L）中，两个吸收峰分别在 287 nm 和 238 nm 处；在氢氧化钠溶液（0.1 mol/L）中，两个吸收峰分别移至 304 nm 和 255 nm 处。另外，在 pH 值为 13 的强碱性溶液中，硫代巴比妥类药物在 255 nm 处的吸收峰消失，只存在 304 nm 处的吸收峰。

巴比妥类药物在不同 pH 值溶液中的紫外吸收光谱发生的特征性变化，可用于本类药物的鉴别、检查和含量测定。

6. 色谱行为特征

巴比妥类药物具有不同的分子结构，其色谱行为也不同，可用于鉴别，常用的方法有薄层色谱法和高效液相色谱法。

（1）薄层色谱法。取巴比妥类药物约 50 μg，点于硅胶 GF$_{254}$ 薄层板上，以氯仿-丙酮（4∶1）混合液作为流动相，展开后，将薄层板用温热空气流进行干燥，然后喷洒 2% 的氯化汞乙醇溶液，再喷洒 2% 的 1,5-二苯卡巴腙乙醇溶液，此时则可在紫色的背景上观察到巴比妥类药物的白色斑点。常见的巴比妥类药物的 R_f 值如下：巴比妥，$R_f=0.59$；苯巴比妥，$R_f=0.59$；硫喷妥，$R_f=0.92$。

（2）高效液相色谱法。取巴比妥类药物的乙醇溶液（1 mg/mL）2 μL，注入 ODS 柱（250 mm×4.6 mm，填充 5 μm 的 Spherisorb ODS）中，用磷酸二氢钠[0.1 mol/L，用氢氧化钠溶液（5 mol/L）调节 pH 值至 8.5]-甲醇（4∶1）混合溶液作为流动相，流速为 0.8 mL/min，以紫外检测器于 210 nm 波长处进行检测，其保留行为应与对照品的一致。

7. 显微结晶

巴比妥类药物可根据其本身或与某种试剂的反应产物的特殊晶型,进行同类或不同类药物的鉴别。此法也适用于生物样品中微量巴比妥药物的检验。

8.2　鉴 别 试 验

巴比妥类药物的结构特征和具有的理化特性,如分子结构中含有酰亚氨基、硫元素与不同取代基等,均可用于本类药物的鉴别试验。常用的鉴别试验有丙二酰脲类鉴别试验、制备衍生物测定熔点、芳环反应、不饱和键反应、硫和钠元素反应等。另外,巴比妥类药物光谱和色谱行为特征也可用于本类药物的鉴别。

8.2.1　丙二酰脲类鉴别试验

丙二酰脲类反应是巴比妥类药物母核的反应,因而是本类药物共有的反应,收载在药典附录中一般鉴别试验项下。丙二酰脲类的鉴别反应有银盐反应和铜盐反应,其试验原理前已阐述,鉴别试验已用于苯巴比妥、异戊巴比妥及其盐和司可巴比妥钠的鉴别。

8.2.2　熔点测定

熔点是一种物质在规定的测定方法下,由固态转变为液态的温度。纯物质的熔点是一定的,可作为一项鉴别药物的物理常数,常用于药物的鉴别;熔点也能反映药物的纯杂程度。巴比妥类药物本身可直接用药典方法测定熔点,其钠盐可利用它易溶于水,酸化后可析出相应的游离巴比妥母体,将沉淀过滤、干燥后测定熔点;也可以将本类药物制备成衍生物后,再测定衍生物的熔点。

利用熔点测定法可鉴别苯巴比妥及其钠盐、异戊巴比妥及其钠盐、司可巴比妥钠及注射用硫喷妥钠等。

8.2.3　利用特殊取代基或元素的鉴别试验

1. 利用不饱和取代基的鉴别试验

具有不饱和取代基的巴比妥类药物,《中国药典》收载有司可巴比妥钠。因其结构中含有丙烯基,分子中的不饱和键可与碘、溴或高锰酸钾作用,发生加成或氧化反应,因而可使碘、溴或高锰酸钾试液褪色。

1) 与碘试液的反应

取供试品,加水溶解后加碘试液,所显的棕黄色应在 5 min 内消失。司可巴比妥与溴试液也可发生加成反应,使溴试液褪色。

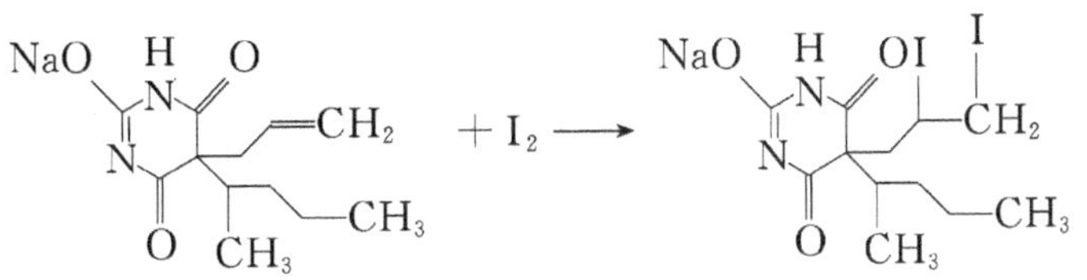

2）与高锰酸钾反应

含不饱和烃取代基的巴比妥类药物具有还原性,在碱性溶液中与高锰酸钾反应,使紫色的高锰酸钾转变为棕色的二氧化锰。

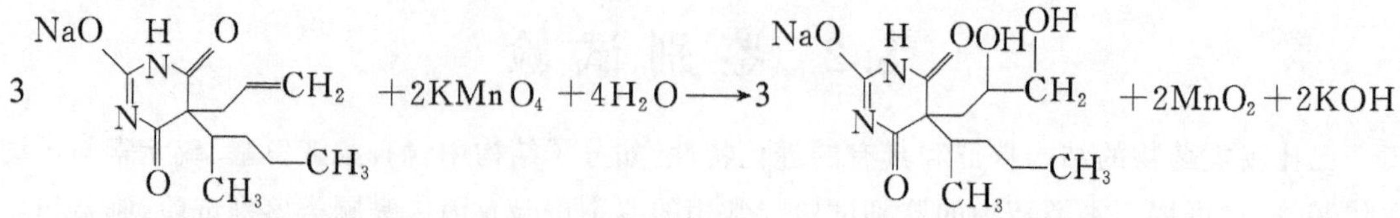

$$3 \quad \text{(结构式)} + 2KMnO_4 + 4H_2O \longrightarrow 3 \quad \text{(结构式)} + 2MnO_2 + 2KOH$$

2. 利用芳环取代基的鉴别试验

1）硝化反应

含芳香取代基的巴比妥类药物,与硝酸钾及硫酸共热,可发生硝化反应,生成黄色硝基化合物。

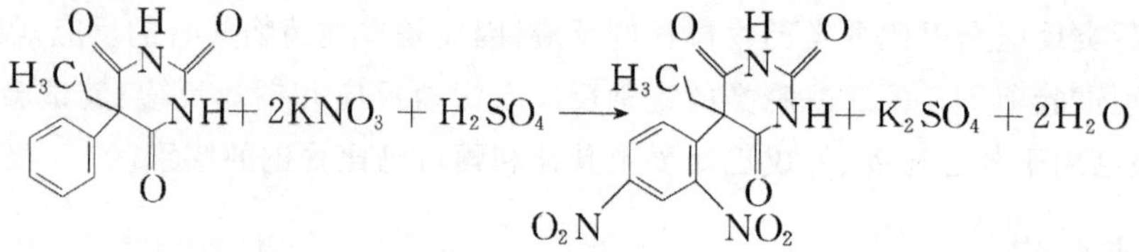

$$\text{(结构式)} + 2KNO_3 + H_2SO_4 \longrightarrow \text{(结构式)} + K_2SO_4 + 2H_2O$$

2）与硫酸-亚硝酸钠的反应

苯巴比妥与硫酸-亚硝酸钠反应生成橙黄色产物,并随即转变为橙红色。本反应确切的原理不清,可能为苯环上的亚硝基化反应。此鉴别试验为《中国药典》收载的方法,可用于区别苯巴比妥和其他不含芳环取代基的巴比妥类药物。

3）与甲醛-硫酸的反应

苯巴比妥与甲醛-硫酸反应,生成玫瑰红色产物。此鉴别方法也为《中国药典》收载,可用于区别苯巴比妥和其他巴比妥类药物。

3. 利用硫元素的鉴别试验

硫代巴比妥类分子结构中含有硫元素,如硫喷妥钠,可将其硫元素转变为无机硫离子而显硫化物的反应。例如,硫喷妥钠在氢氧化钠试液中与铅离子反应,生成白色沉淀,加热后,沉淀转变为黑色的硫化铅。此鉴别试验可用于硫代巴比妥类与巴比妥类药物的区别。

8.3　特殊杂质检查

苯巴比妥的合成工艺如下:

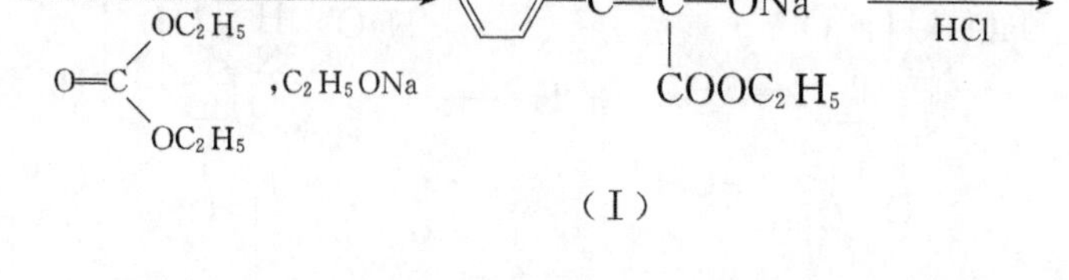

$$\text{(结构式)} \xrightarrow[\text{C}_2\text{H}_5\text{OH, H}_2\text{SO}_4]{\text{水解,酯化}} \text{(结构式)}$$

$$\xrightarrow[\text{OC}_2\text{H}_5, \text{C}_2\text{H}_5\text{ONa}]{\text{缩合}} \text{(结构式)} \xrightarrow[\text{HCl}]{\text{酸化,消除}}$$

（Ⅰ）

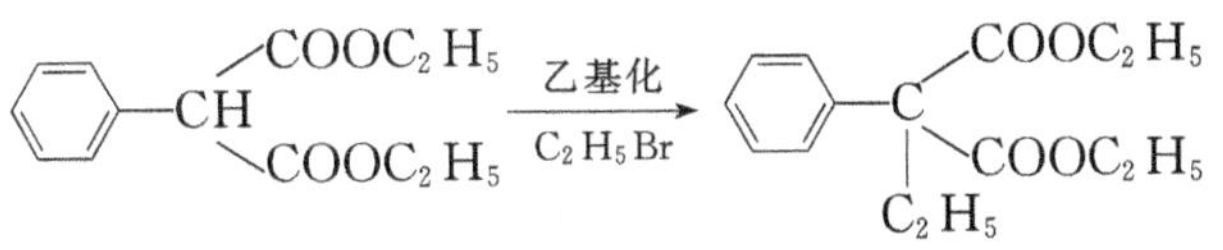

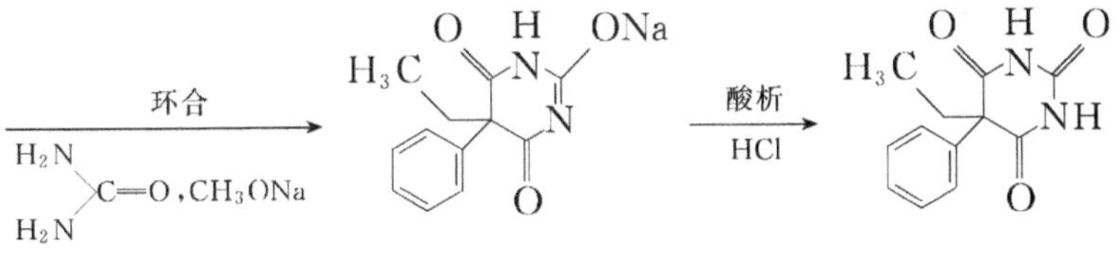

由以上合成工艺过程可以看出,苯巴比妥中的特殊杂质主要是合成中产生的中间体(Ⅰ)和(Ⅱ)以及副反应产物,常通过检查酸度、乙醇溶液的澄清度、有关物质及中性或碱性物质来加以控制[《中国药典》(2010 年版)二部]。

8.3.1　酸度

酸度的检查主要是控制副产物苯基丙二酰脲。苯基丙二酰脲是由于中间体(Ⅱ)的乙基化反应不完全,而与尿素缩合生成的。因其分子中 5 位碳原子上的氢受相邻两羧基的影响,致使其酸性比苯巴比妥的强,能使甲基橙指示剂显红色。

检查方法如下:取本品 0.2 g,加水 10 mL,煮沸搅拌 1 min,放冷,过滤,取滤液 5 mL,加甲基橙指示剂 1 滴,不得显红色。

8.3.2　乙醇溶液的澄清度

本项检查主要是控制苯巴比妥中乙醇不溶性杂质,利用苯巴比妥酸这些杂质在乙醇溶液中的溶解度比苯巴比妥小的特性进行检查。

检查方法如下:取本品 1.0 g,加乙醇 5 mL,加热回流 3 min,溶液应澄清。

8.3.3　有关物质

取本品,加流动相溶解并稀释成每毫升中含 1 mg 的溶液,作为供试品溶液;精密量取 1 mL,置于 200 mL 容量瓶中,用流动相稀释至刻度,摇匀,作为对照溶液。按照高效液相色谱法(《中国药典》附录Ⅴ D)试验,用辛烷基硅烷键合硅胶为填充剂,以乙腈-水(25∶75)为流动相,检测波长为 220 nm;理论塔板数按苯巴比妥峰计算不低于 2 500,苯巴比妥峰与相邻杂质峰的分离度应符合要求。取对照溶液 5 μL 注入液相色谱仪,调节检测灵敏度,使主成分色谱峰的峰高约为满量程的 15%;精密量取供试品溶液与对照品溶液各 5 μL,分别注入液相色谱仪,记录色谱图至主成分峰保留时间的 3 倍,供试品溶液色谱图中如有杂质峰,单个杂质峰面积不得大于对照溶液主峰面积(0.5%),各杂质峰面积之和不得大于对照溶液主峰面积的 2 倍(1.0%)。

8.3.4　中性或碱性物质

中性或碱性物质是由中间体(Ⅰ)形成的副产物 2-苯基丁二酰胺、2-苯基丁二酰脲或分解产物等杂质,它们不溶于氢氧化钠试液但溶于乙醚;而苯巴比妥具有酸性,溶于氢氧化钠试液。利用这些杂质与苯巴比妥在氢氧化钠试液和乙醚中的溶解度的不同,采用萃取重量法测定杂质含量。

检查方法如下：取本品 1.0 g，置于分液漏斗中，加氢氧化钠试液 10 mL，溶解后，加水 5 mL 与乙醚 25 mL，振摇 1 min，分取醚层，用水振摇洗涤 3 次，每次 5 mL，取醚液经干燥滤纸过滤，滤液置于 105 ℃ 恒重的蒸发皿中，蒸干，在 105 ℃ 干燥 1 h，遗留残渣不得超过 3 mg。

8.4　含量测定方法

8.4.1　银量法

采用银量法测定本类药物及其制剂的含量，主要基于巴比妥类药物在适当的碱性溶液中可与银离子定量成盐。如苯巴比妥及其钠盐、异戊巴比妥及其钠盐以及它们的制剂，《中国药典》均采用银量法测定其含量。在滴定过程中，巴比妥类药物首先形成可溶性一银盐，当被测定的巴比妥类药物完全形成一银盐后，稍过量的银离子就与巴比妥类药物形成难溶性的二银盐沉淀，使溶液变混浊，以此指示滴定终点。

本法虽然操作简便，专属性强，巴比妥类药物的分解产物或其他一些可能存在的杂质不与硝酸银反应，但本法受温度影响较大，而且是以溶液出现混浊指示滴定终点的到达，难以观察。为了克服滴定过程中温度变化的影响和改善终点的观察，历版药典对测定方法进行了不断修订。本法首先用一定浓度丙酮作为溶剂，克服了温度变化的影响，但未解决终点观察问题，结果不够理想。《中国药典》（1985 年版）进行了修订，改用甲醇作溶剂，并用银-玻璃电极系统电位法指示终点，使本法获得明显改进，因此本法继续为 2010 年版药典沿用。具体测定方法如下。

苯巴比妥及其钠盐的测定：取本品约 0.2 g，精密称定，加甲醇 40 mL 使其溶解，再加新制的 3% 无水碳酸钠溶液 15 mL，按照电位滴定法，用硝酸银滴定液（0.1 mol/L）滴定。1 mL 硝酸银滴定液（0.1 mol/L）相当于 23.22 mg $C_{12}H_{12}N_2O_3$。

8.4.2　溴量法

基于巴比妥类药物在 5 位取代基上含有双键，其不饱和键可与溴定量地发生加成反应，可采用溴量法测定其含量。《中国药典》（2010 版）收载的司可巴比妥钠采用本法测定，其测定原理可用下列反应式表示：

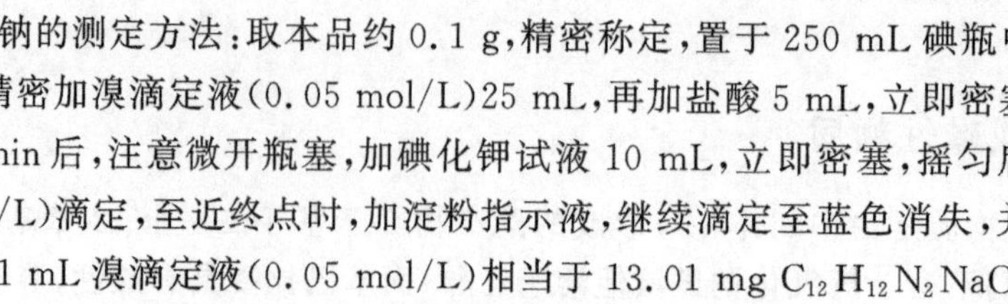

司可巴比妥钠的测定方法：取本品约 0.1 g，精密称定，置于 250 mL 碘瓶中，加水 10 mL，振摇使其溶解，精密加溴滴定液（0.05 mol/L）25 mL，再加盐酸 5 mL，立即密塞并振摇 1 min，在暗处静置 15 min 后，注意微开瓶塞，加碘化钾试液 10 mL，立即密塞，摇匀后用硫代硫酸钠滴定液（0.1 mol/L）滴定，至近终点时，加淀粉指示液，继续滴定至蓝色消失，并将滴定结果用空白试验校正。1 mL 溴滴定液（0.05 mol/L）相当于 13.01 mg $C_{12}H_{12}N_2NaO_3$。

8.4.3　酸碱滴定法

巴比妥类药物的母核结构决定了该类药物呈弱酸性,可作为一元酸直接被标准碱溶液滴定,或在非水溶液中用强碱溶液直接滴定。此法虽然未被《中国药典》收载,但也可用于本类药物的含量测定,常用的方法如下。

1. 非水滴定法

巴比妥类药物在非水溶液中的酸性增强,用碱性滴定液滴定时,终点较为明显,可得到比较满意的结果。测定时常用的有机溶剂有二甲基甲酰胺、甲醇、氯仿、丙酮、无水乙醇、苯、吡啶、甲醇-苯(15:85)、乙醇-氯仿(1:10)等;常用的滴定液有甲醇钾(钠)的甲醇(或乙醇)溶液、氢氧化四丁基铵的氯苯溶液等;常用的指示剂为麝香草酚蓝等,也可用玻璃-甘汞电极电位法指示终点。

2. 在水-乙醇混合溶剂中的滴定法

本类药物在水中的溶解度较小,故滴定时多在醇溶液或含水的醇溶液中进行,这样可避免反应中产生的弱酸盐易于水解而影响滴定终点。常以麝香草酚酞为指示剂,滴定至淡蓝色为终点。

测定方法:取本品约 0.5 g,精密称定,加乙醇 20 mL,溶解后,加麝香草酚酞指示剂 6 滴,用氢氧化钠滴定液(0.1 mol/L)滴定,并将滴定结果用空白试验校正。1 mL 氢氧化钠滴定液 (0.1 mol/L)相当于 22.63 mg $C_{11}H_{18}N_2O_3$。

本法操作简便,但终点较难判断,为了便于确定终点,可采用空白对照。操作过程中吸收二氧化碳,会使终点的淡蓝色较易褪去,采用空白对照也难以克服,因此可采用电位法指示终点。

3. 在胶束水溶液中进行的滴定法

本法是在有机表面活性剂的胶束水溶液中进行滴定,用指示剂或电位法指示终点。因表面活性剂能改变巴比妥类药物的解离平衡,使药物的 K_a 增大,即使巴比妥类药物酸性增强,也可使滴定终点变化明显。常用的有机表面活性剂有溴化十六烷基三甲基苄铵(CTMA)和氯化四癸基二甲基苄铵(TDBA)。

采用本法测定巴比妥和苯巴比妥的结果的相对标准偏差(RSD)均小于 0.3%,本法优于在水-乙醇混合溶剂中的滴定法。

8.4.4　紫外分光光度法

巴比妥类药物因其在酸性介质中几乎不解离,紫外吸收不明显,但在碱性介质中解离为具有紫外吸收特征的结构,故可采用紫外分光光度法测定其含量。本法灵敏度高,专属性强,广泛应用于巴比妥类药物的原料及其制剂的含量测定,以及固体制剂的溶出度和含量均匀度检查,也常用于巴比妥类药物的体内分析检测。

1. 直接紫外分光光度法

本法是将样品溶解后,根据溶液的 pH 值,在最大吸收波长(λ_{max})处,直接测定对照品溶液和供试品溶液的吸光度,再计算药物的含量。《中国药典》(2010 年版)对注射用硫喷妥钠的含量测定采用此方法。

2. 经提取分离后的紫外分光光度法

根据巴比妥类药物具有酸性,在氯仿等有机溶剂中易溶,而其钠盐在水中易溶的特点,测定时取供试液适量,加酸酸化后,用氯仿提取巴比妥类药物。氯仿提取液加 pH 值为 7.2~7.5的缓冲溶液(水 10~25 mL,加碳酸氢钠 1 g,10％盐酸 3~4 滴),振摇,分离弃去水相缓冲溶液层,再用 0.45 mol/L 氢氧化钠溶液提取氯仿层中的巴比妥类药物,将碱提取液调节至适宜 pH 值,然后选用相应的吸收波长进行测定。本法可消除干扰物质对巴比妥类药物测定的影响。

3. 差示紫外分光光度法

本法是利用巴比妥类药物在不同 pH 值溶液中的解离级数不同,从而产生紫外吸收光谱的情况不同,以此为依据设计的测定方法。一般有以下两种测定形式。

(1) 在波长 240 nm 处,测定 pH 值为 10 和 pH 值为 2 的两种溶液的吸光度之差(ΔA 值)。

巴比妥类药物在 pH 值为 2 的溶液中不解离,故在 240 nm 处几乎无吸收,如这时有吸收则为杂质吸收,因此,可利用巴比妥类药物在两种 pH 值溶液中的吸光度之差消除杂质吸收的干扰。

(2) 在波长 260 nm 处,测定 pH 值为 10 的溶液的吸光度和强碱溶液的吸光度之差(由于两种溶液在 260 nm 处的吸光度的差值最大,灵敏度高,故不采用 255 nm 波长处的吸光度之差)。

pH 值为 10 的溶液可用硼酸盐缓冲溶液或碳酸盐缓冲溶液或 0.1％~1％的氨试液配制;pH 值为 2 的溶液可用盐酸或硫酸配制。被测巴比妥类药物溶液的浓度,在两种不同 pH 值的溶液中必须相同,应为 1~2.5 mg/100 mL。

第9章 芳香类药物的分析

9.1 芳酸及其酯类药物的分析

9.1.1 水杨酸类药物的典型药物与主要理化性质

1. 典型药物

本类药物的基本结构为邻羟基苯甲酸。典型药物主要有水杨酸、阿司匹林、对氨基水杨酸钠、双水杨酯和贝诺酯等。

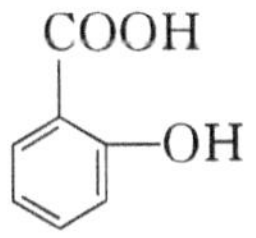

水杨酸
(salicylic acid)

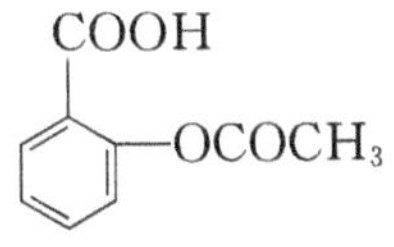

阿司匹林
(aspirin)

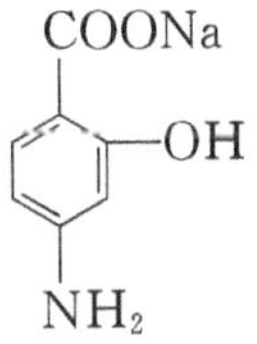

对氨基水杨酸钠
(sodium aminosalicylate)

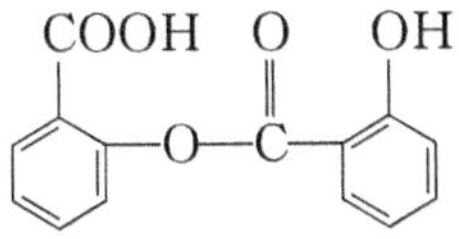

双水杨酯
(salsalate)

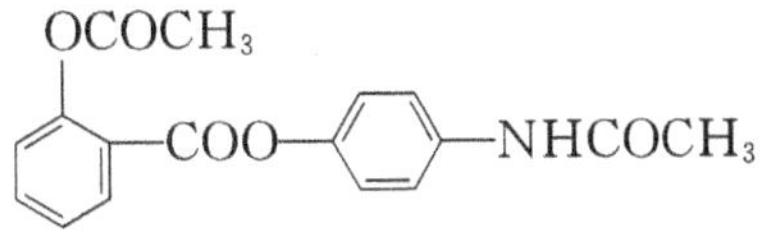

贝诺酯
(benorilate)

2. 主要理化性质

水杨酸类药物(如水杨酸、阿司匹林、对氨基水杨酸钠、双水杨酯和贝诺酯等)均为固体,具有一定的熔点;分子结构中具有苯环和特征官能团,均具有紫外和红外特征吸收光谱,已被一些国家药典收载用于鉴别。除水杨酸二乙胺和对氨基水杨酸钠易溶于水以外,其他药物在水中均微溶或几乎不溶,但能溶于乙醇、乙醚、氯仿等有机溶剂中。

水杨酸类药物的酸性受苯环、羧基和取代基的影响。取代基为卤素、硝基、羟基时,能降低苯环的电子云密度,使羧基中羟基氧原子的电子云密度降低,从而增加氧氢键的极性,较易解离出质子,故其酸性较苯甲酸的强;反之,取代基为甲基、氨基时,能增加苯环的电子云密度,从而降低氧氢键的极性,使其酸性较苯甲酸的弱。水杨酸结构中的羟基位于羧基的邻位,不仅对羧基有邻位效应,还由于羟基中的氢能与羧基中碳氧双键的氧形成分子内氢键而增强羧基中氧氢键的极性,使酸性增强,因此水杨酸的酸性(pK_a=2.95)比苯甲酸的酸性(pK_a=4.26)强得多。阿司匹林为水杨酸乙酰化物,酸性(pK_a=3.49)较水杨酸的要弱些,但比苯甲酸的酸性强。

对氨基水杨酸钠中具有芳伯氨基,可采用亚硝酸钠法测定其含量。

贝诺酯为4-羟基乙酰苯胺的乙酰水杨酸酯,无游离羧基,但分子结构中有共轭体系,在一定波长处具有紫外特征吸收,分析中可利用此性质。

　　由于芳酸及其酯类药物易水解和分解,在生产和储藏过程中容易引入水解产物,故对芳酸酯类原料药和制剂,应检查由水解而引入的杂质,如阿司匹林、双水杨酯及其片剂应检查水杨酸;对氨基水杨酸钠和贝诺酯应分别检查间氨基酚和对氨基酚。检查制剂中存在的特殊杂质时,因加有辅料和稳定剂等,常采用色谱法,如阿司匹林胶囊和栓剂中游离水杨酸的测定即采用柱分配色谱法,适当改变柱色谱条件,也可测定药物的含量。

9.1.2　苯甲酸类药物的典型药物与主要理化性质

　　1. 典型药物

本类药物含有苯甲酸的基本结构。典型药物有苯甲酸及其钠盐、丙磺舒和甲芬那酸。

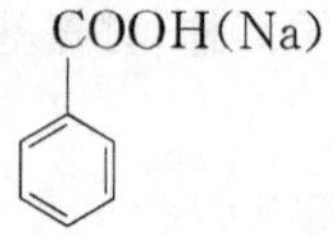

苯甲酸及其钠盐
(benzoic acid and
sodium benzoate)

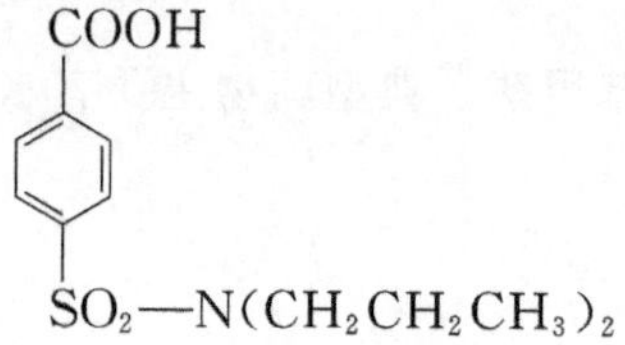

丙磺舒
(probenecid)

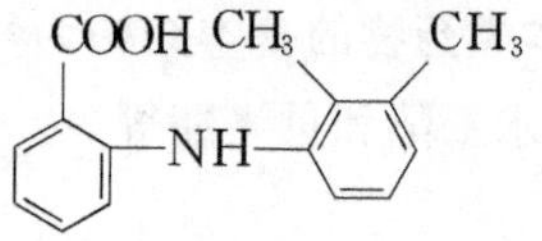

甲芬那酸
(mefenamic acid)

　　2. 主要理化性质

　　本类药物均为固体,具有一定熔点;分子结构中具有苯环和特征官能团,均具有紫外和红外特征吸收光谱,已被《中国药典》(2010 年版)、《日本药局方》(15)、《英国药典》(2005)收载用于鉴别丙磺舒和甲芬那酸。除苯甲酸钠溶于水以外,其他药物在水中微溶或几乎不溶,苯甲酸易溶于乙醇、乙醚等有机溶剂;丙磺舒、甲芬那酸在乙醇、乙醚等有机溶剂中略溶、微溶或难溶,但均溶于氢氧化钠溶液。

　　苯甲酸钠能分解成苯甲酸,含硫的丙磺舒能分解成亚硫酸钠或二氧化硫,苯甲酸盐的中性溶液与三氯化铁试剂反应,能生成赭色沉淀,均可用于鉴别。苯甲酸、丙磺舒、甲芬那酸均具有游离羧基,可用氢氧化钠直接滴定来测定含量。利用苯甲酸溶于有机溶剂、不溶于水,而苯甲酸钠不溶于有机溶剂、溶于水的性质,可用双相滴定法,以盐酸为滴定剂测定苯甲酸钠的含量。

9.1.3　其他芳酸类典型药物与主要理化性质

　　1. 典型药物

其他芳酸类典型药物有氯贝丁酯和布洛芬。

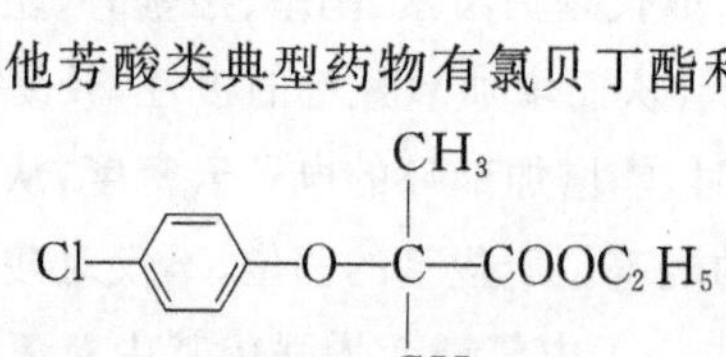

氯贝丁酯
(clofibrate)

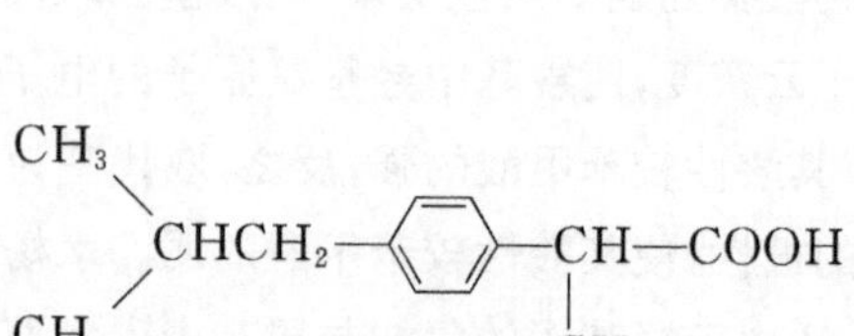

布洛芬
(ibuprofen)

　　2. 主要理化性质

　　氯贝丁酯为无色或黄色的澄清油状液体,有特臭,味初辛辣后变甜;在乙醇、丙酮、氯仿、乙醚等有机溶剂中易溶,在水中几乎不溶;相对密度为 1.138～1.144;折光率为 1.500～1.505。其分子结构中具有酯键,易水解,利用此性质可用定量过量的氢氧化钠加热水解,剩余的氢氧化钠用盐酸滴定测定含量。布洛芬为固体,具有一定熔点;在乙醇、丙酮、氯仿、乙醚中易溶,在水中几乎不溶,在氢氧化钠或碳酸钠中易溶;溶于中性乙醇后,可用氢氧化钠滴定液直接滴定测定含量。氯贝丁酯和布洛芬具有苯环和特征官能团,均具有紫外和红外特征吸收光谱,可用于鉴别。也可用紫外分光光度法测定含量,如离子交换后用紫外分光光度法测定氯贝丁酯的含量。

9.1.4　鉴别试验

1. 与铁盐的反应

(1) 水杨酸及其盐在中性或弱酸性条件下,与三氯化铁试液反应,生成紫堇色配位化合物。

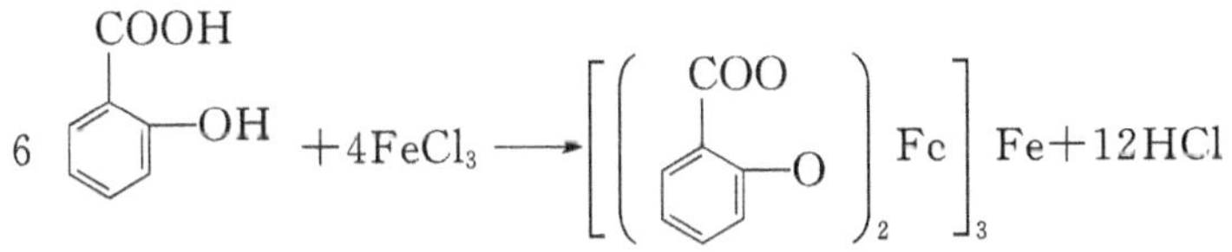

$$6 \begin{array}{c}COOH\\ \bigcirc -OH \end{array} +4FeCl_3 \longrightarrow \left[\left[\begin{array}{c}COO\\ \bigcirc -O\end{array}\right]_2 Fc\right]_3 Fe+12HCl$$

反应适宜的 pH 值为 4～6,在强酸性溶液中配位化合物分解。本反应极为灵敏,只需取稀溶液进行试验即可;如取样量大,产生颜色过深,可加水稀释后观察。

阿司匹林加热水解后与三氯化铁试液反应,呈紫堇色;对氨基水杨酸钠加稀盐酸呈酸性后,与三氯化铁试液反应,呈紫堇色;贝诺酯加氢氧化钠试液煮沸水解后,加盐酸呈酸性,与三氯化铁试液反应,呈紫堇色。

(2) 苯甲酸的碱性水溶液或苯甲酸的中性溶液,与三氯化铁试液反应,生成苯甲酸铁盐的褐色沉淀。

$$7 \begin{array}{c}COONa\\ \bigcirc\end{array} +3FeCl_3+2OH^- \longrightarrow$$

$$\left[\left[\begin{array}{c}COO\\ \bigcirc\end{array}\right]_6 Fe_3(OH)_2\right]OOC-\bigcirc \downarrow +7NaCl+2Cl^-$$

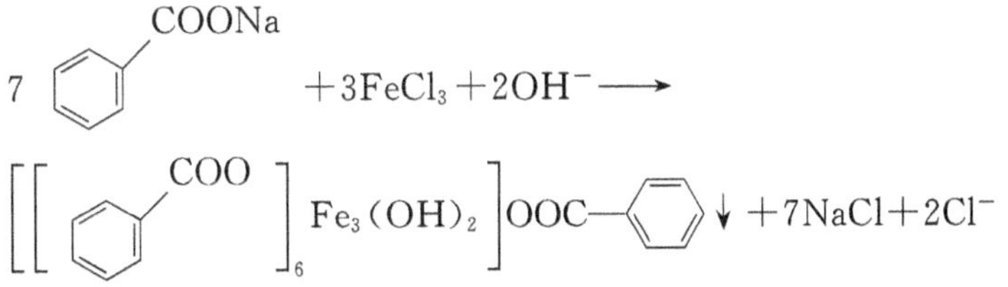

(3) 丙磺舒加少量氢氧化钠试液,生成钠盐后,在 pH 值为 5.0～6.0 的水溶液中与三氯化铁试液反应,即产生米黄色沉淀,产物结构式为

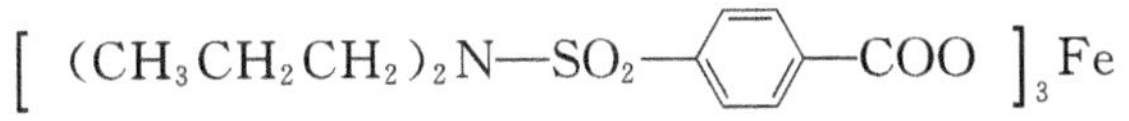

$$\left[(CH_3CH_2CH_2)_2N-SO_2-\bigcirc -COO\right]_3 Fe$$

(4) 布洛芬的无水乙醇溶液,加入高氯酸羟胺-无水乙醇及 N,N′-双环己基羰二亚胺(DCC)无水乙醇试液,混合后,在温水中加热 20 min,冷却后,加入高氯酸铁-无水乙醇试液,即呈紫色(《日本药局方》(15)的方法)。

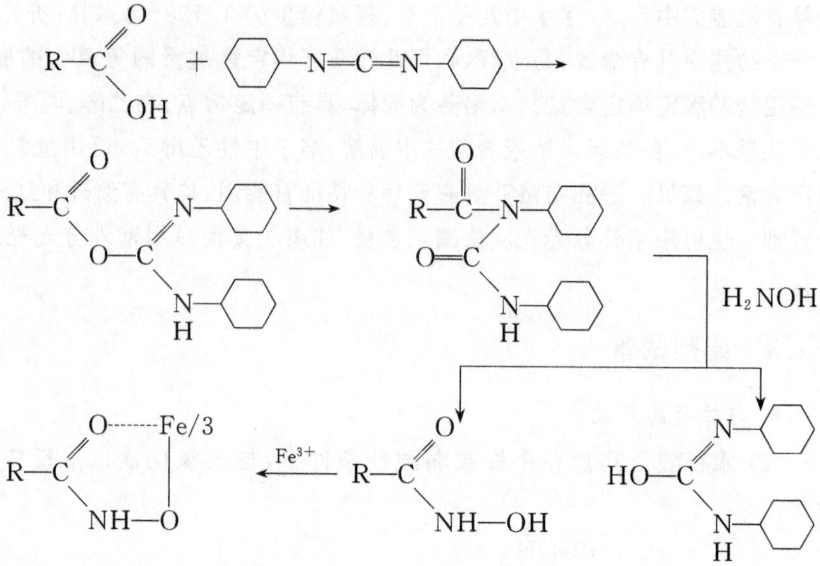

$$R-\overset{\overset{\displaystyle O}{\|}}{C}-OH \;+\; \text{环己基}-N=C=N-\text{环己基} \longrightarrow$$

图（反应式示意图）

2. 重氮化-偶合反应

(1) 贝诺酯具有潜在的芳伯氨基,加酸水解后产生芳伯氨基结构,在酸性溶液中,与亚硝酸钠试液进行重氮化反应,生成的重氮盐与碱性 β-萘酚偶合,产生橙红色沉淀。

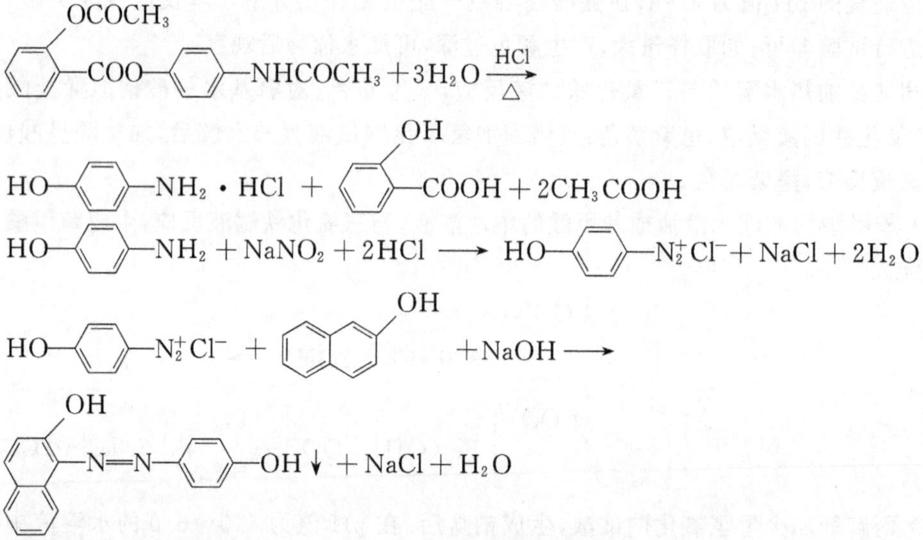

$$\text{（结构式）} + 3H_2O \xrightarrow[\triangle]{HCl}$$

$$HO-\langle\!\!\!\!\rangle-NH_2 \cdot HCl \;+\; \text{（水杨酸结构）}-COOH + 2CH_3COOH$$

$$HO-\langle\!\!\!\!\rangle-NH_2 + NaNO_2 + 2HCl \longrightarrow HO-\langle\!\!\!\!\rangle-N_2^+Cl^- + NaCl + 2H_2O$$

$$HO-\langle\!\!\!\!\rangle-N_2^+Cl^- + \text{（萘酚结构）} + NaOH \longrightarrow$$

$$\text{（偶氮化合物结构）}-OH\downarrow + NaCl + H_2O$$

(2) 甲芬那酸的甲醇溶液,与对硝基苯重氮盐在氢氧化钠碱性条件下偶合,即呈橙红色[《日本药局方》(15)的方法]。

$$\text{（甲芬那酸结构）} + N\!\!\equiv\!\!N^+\!\!-\langle\!\!\!\!\rangle-NO_2 \xrightarrow{NaOH} \text{（偶合产物结构）}-N\!\!=\!\!N-\langle\!\!\!\!\rangle-NO_2$$

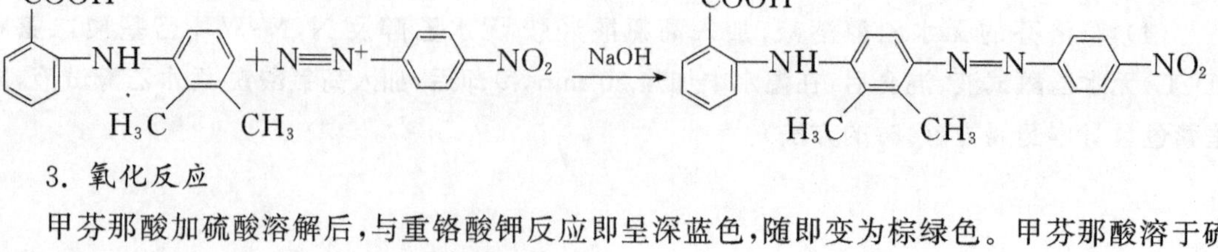

3. 氧化反应

甲芬那酸加硫酸溶解后,与重铬酸钾反应即呈深蓝色,随即变为棕绿色。甲芬那酸溶于硫酸后,加热,则溶液呈黄色,并产生绿色荧光(《日本药局方》(15)的方法)。

4. 水解反应

（1）阿司匹林与碳酸钠试液加热水解，得水杨酸钠及醋酸钠，加过量稀硫酸酸化后，则析出白色水杨酸沉淀，并发出醋酸的气味。沉淀物于 $100\sim105\ ℃$ 干燥后，熔点为 $156\sim161\ ℃$。

$$\text{（结构式）}-OCOCH_3 + Na_2CO_3 \xrightarrow{\triangle} \text{（结构式）}-OH + CH_3COONa + CO_2\uparrow$$

$$2\ \text{（结构式）}-OH + H_2SO_4 \longrightarrow 2\ \text{（结构式）}-OH\downarrow + Na_2SO_4$$

$$2CH_3COONa + H_2SO_4 \longrightarrow 2CH_3COOH + Na_2SO_4$$

（2）双水杨酯与氢氧化钠试液煮沸后，加稀盐酸，即析出白色水杨酸沉淀；分离后，沉淀用水洗涤，并于 $100\sim105\ ℃$ 干燥，其熔点约为 $158\ ℃$。该沉淀在醋酸铵试液中又可溶解。

（3）氯贝丁酯分子中具有酯结构，碱水解后与盐酸羟胺反应，生成异羟肟酸盐，在弱酸性条件下加三氯化铁，即生成紫色异羟肟酸铁。

$$Cl-\text{（苯环）}-O-\overset{CH_3}{\underset{CH_3}{C}}-COOC_2H_5 + NH_2OH\cdot HCl + 2KOH \longrightarrow$$

$$Cl-\text{（苯环）}-O-\overset{CH_3}{\underset{CH_3}{C}}-\overset{O}{C}-NHOK + C_2H_5OH + KCl + H_2O$$

$$Cl-\text{（苯环）}-O-\overset{CH_3}{\underset{CH_3}{C}}-\overset{O}{C}-NHOK + Fe^{3+} \longrightarrow Cl-\text{（苯环）}-O-\overset{CH_3}{\underset{CH_3}{C}}-\overset{O\cdots Fe/3}{\underset{NH-O}{C}}$$

5. 分解产物的反应

（1）苯甲酸盐可分解成苯甲酸升华物，分解产物可用于鉴别。如将苯甲酸钠置于干燥试管中，加硫酸后，加热，不炭化，但析出苯甲酸，在试管内壁凝成白色升华物。

（2）含硫的药物可分解后鉴别。丙磺舒与氢氧化钠熔融，分解生成亚硫酸钠，经硝酸氧化成硫酸盐而显硫酸盐反应。

$$\text{（结构式）} + 3NaOH \longrightarrow \text{（苯环）}-ONa + CO_2\uparrow + H_2O + Na_2SO_3 + HN(CH_2CH_2CH_3)_2$$
$$\downarrow [O]$$
$$Na_2SO_4$$

（3）丙磺舒高温加热时，能产生二氧化硫气体，具有 SO_2 的臭味。

6. 紫外吸收光谱法

紫外吸收光谱为电子光谱，一般只有 $2\sim3$ 个较宽的吸收带，若分子中某些部分的结构略有不同，对紫外吸收光谱影响不大，因此，紫外吸收光谱用于药物的鉴别不如红外吸收光谱特征性强。但紫外吸收光谱法所用的仪器较为普及，方法比较简便，灵敏度也高，与其他方法配合使用,不失为一种较好的鉴别方法。

1)利用紫外特征吸收法鉴别

(1)贝诺酯。贝诺酯无水乙醇溶液的紫外吸收光谱的最大吸收波长为 240 nm,在 240 nm 波长处测定吸光度,按干燥品计算,百分吸光系数($E_{1\ cm}^{1\%}$)为 730~760。

(2)氯贝丁酯。氯贝丁酯甲醇溶液(0.001%)在波长 200~350 nm 范围内,于 226 nm 波长处有最大吸收,百分吸光系数约为 460;当浓度为 0.01% 时,于 280 nm 和 288 nm 波长处有两个最大吸收,百分吸光系数分别为 44 和 31[《英国药典》(2005)的方法]。

(3)丙磺舒。取丙磺舒,用含盐酸的乙醇[取盐酸(9→1 000)2 mL,加乙醇制成100 mL]制成 1 mL 中含 20 μg 的溶液,按照分光光度法测定,在 225 nm 与 249 nm 波长处有最大吸收,在 249 nm 波长处的吸光度约为 0.67。

(4)布洛芬。取布洛芬,加 0.4%氢氧化钠溶液制成 1 mL 中含 0.25 mg 的溶液,按照分光光度法测定,在 265 nm 与 273 nm 波长处有最大吸收,在 245 nm 与 271 nm 波长处有最小吸收,在 259 nm 波长处有一肩峰。

(5)甲芬那酸。取甲芬那酸,加 1 mol/L 盐酸-甲醇(1:99)混合液,制成 1 mL 中含 20 μg 的溶液,按照分光光度法测定,在 279 nm 与 350 nm 波长处有最大吸收,其吸光度分别为 0.69~0.74 和 0.59~0.60。

2)利用双波长吸光度比色法鉴别

(1)对氨基水杨酸钠。取对氨基水杨酸钠 250 mg,加 1 mol/L 氢氧化钠溶液 3 mL,溶解后转移至 500 mL 容量瓶中,用水稀释至刻度,混匀。精密吸取 5 mL 溶液,置于内含 pH 值为 7 的磷酸盐缓冲溶液 12.5 mL 的 250 mL 容量瓶中,用水稀释至刻度,混匀,即为供试品溶液。另配制相同浓度缓冲溶液的空白对照液,于 263~267 nm 和 297~301 nm 波长处测定吸光度 A_{265} 和 A_{299},规定 A_{265}/A_{299} 的值应在 1.50~1.56。

(2)甲芬那酸。取甲芬那酸 7 mg,加盐酸-甲醇溶液(1→1 000)溶解并稀释至 500 mL,在最大吸收波长 278~280 nm 和 348~352 nm 波长处分别测定吸光度 A_1 和 A_2,规定 A_1/A_2 的值应在 1.15~1.30[《日本药局方》(15)]的方法。

7. 红外吸收光谱法

红外吸收光谱是由分子振动、转动能级的跃迁所产生的,它比紫外吸收光谱的专属性好。水杨酸类药物中采用红外吸收光谱法鉴别的药物有水杨酸、对氨基水杨酸钠和贝诺酯等。苯甲酸类药物中的丙磺舒、甲芬那酸及其他芳酸中的氯贝丁酯、布洛芬等均采用了红外吸收光谱法作为鉴别方法。

水杨酸的红外吸收图谱(图 9-1)和显示的主要特征吸收与归属如下:

水杨酸的红外吸收图谱

波数/cm⁻¹	归属	
3 300~2 300	羧基及羟基	ν_{O-H}
1 660	羧酸	ν_{C-H}
1 610、1 570、1 480、1 440	苯环	ν_{C-C}
775	邻位取代苯	ν_{C-H}
890	苯环	$\delta_{环}$

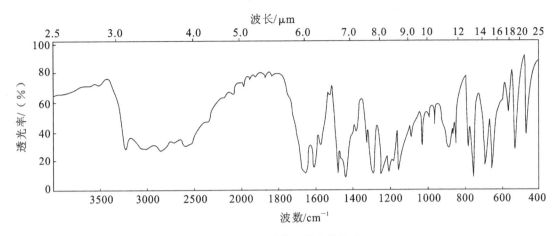

图 9-1 水杨酸的红外吸收图谱

9.1.5 特殊杂质检查

1. 阿司匹林中特殊杂质的检查

1）合成工艺

阿司匹林的合成工艺如下：

COOH + (CH₃CO)₂O ——乙酰化→ OCOCH₃ + CH₃COOH

2）检查

除了炽灼残渣和重金属的检查外，《中国药典》（2010 年版）尚有以下特殊杂质的检查项目。

（1）溶液的澄清度。碳酸钠试液中的不溶物杂质有未反应完全的酚类，或水杨酸精制时因温度过高，产生脱羧副反应的苯酚，以及合成工艺过程中由副反应生成的醋酸苯酯、水杨酸苯酯和乙酰水杨酸苯酯等。这些杂质均不溶于碳酸钠试液，而阿司匹林可溶解。利用溶解行为的差异，由一定量阿司匹林在碳酸钠试液中溶解后应澄清来加以控制。

醋酸苯酯

（2）游离水杨酸。生产过程中乙酰化不完全或在储藏过程中水解产生的水杨酸对人体有毒，而且分子中的酚羟基在空气中被逐渐氧化成一系列醌型有色物质，如淡黄色、红棕色甚至深棕色物质，使阿司匹林成品变色。

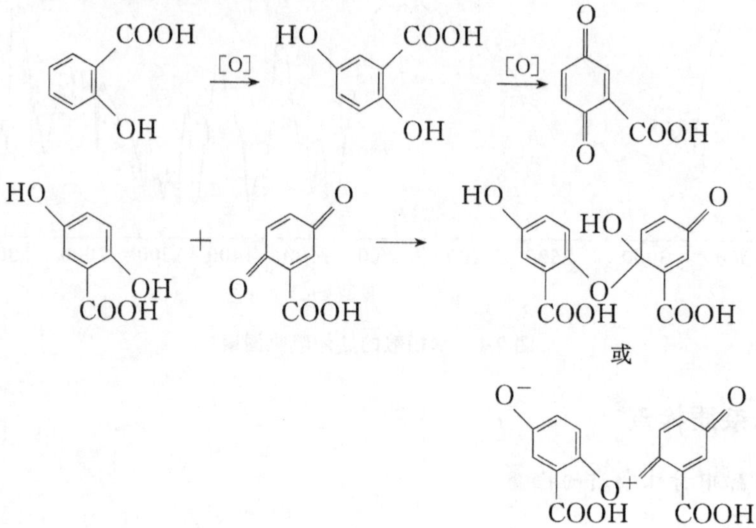

检查的原理是利用阿司匹林结构中无酚羟基，不能与高铁盐作用，而水杨酸则可与高铁盐反应产生紫堇色，与一定量水杨酸对照液生成的色泽比较，从而控制游离水杨酸的限量。此方法灵敏，可检出 1 μg 的水杨酸。

检查方法：取本品 0.1 g，加乙醇 1 mL 溶解后，加冷水适量使其成 50 mL，立即加新制的稀硫酸铁铵溶液［取盐酸（9→100）1 mL，加硫酸铁铵指示液 2 mL 后，再加水适量使其成 100 mL］1 mL，摇匀；30 s 内如显色，与对照液（精密称取水杨酸 0.1 g，加水溶解后加冰醋酸 1 mL，摇匀，再加水使其成 1 000 mL，摇匀；精密量取 1 mL，加乙醇 1 mL、水 48 mL 与上述新制的稀硫酸铁铵溶液 1 mL，摇匀）比较，不得更深。其限量为 0.1%。

通常，对于制剂，不再检查原料药物项下的有关杂质，但阿司匹林在制剂过程中易水解为水杨酸，因此药典规定阿司匹林片和阿司匹林肠溶片均须按上述比色法原理和类似的方法控制杂质水杨酸的限量，限量分别为 0.3% 和 1.5%。阿司匹林栓中游离水杨酸的检查采用高效液相色谱法，其限量为 1.0%。

（3）易炭化物。检查被硫酸炭化呈色的低分子有机杂质。炭化后如显色，与对照液（比色用氯化钴液 0.25 mL，比色用重铬酸钾液 0.25 mL，比色用硫酸铜液 0.40 mL，加水使其成 5 mL）比较，不得更深。

（4）有关物质。取本品约 0.1 g，置于 10 mL 容量瓶中，加 1% 冰醋酸的甲醇溶液适量，振摇使其溶解并稀释至刻度，摇匀，作为供试品溶液；精密量取 1 mL，置于 200 mL 容量瓶中，用 1% 冰醋酸的甲醇溶液稀释至刻度，摇匀，作为对照溶液；精密量取对照溶液 1 mL，置于 10 mL 容量瓶中，用 1% 冰醋酸的甲醇溶液稀释至刻度，摇匀，作为灵敏度试验溶液。按照高效液相色谱法［《中国药典》附录ⅤD］试验。用十八烷基硅烷键合硅胶为填充剂，以乙腈-四氢呋喃-冰醋酸-水（20:5:5:70）为流动相 A，乙腈为流动相 B，0→60 min，B 相从 0→80%，检测波长为 276 nm。阿司匹林峰的保留时间约为 8 min，理论塔板数按阿司匹林峰计算不低于 5 000，阿司匹林峰与水杨酸峰的分离度应符合要求。分别精密量取供试品溶液、对照溶液、灵敏度试验溶液及水杨酸检查项下的水杨酸对照品溶液各 10 μL，注入液相色谱仪，记录色谱图。供试品溶液色谱图中如有杂质峰,除水杨酸外,其他各杂质峰面积之和不得大于对照溶液主峰面积(0.5%)。供试品溶液色谱图中任何小于灵敏度试验溶液主峰面积的峰可忽略不计。

2. 对氨基水杨酸钠中特殊杂质的检查

1) 合成工艺与间氨基酚杂质的产生

对氨基水杨酸钠的合成方法有多种,以间氨基酚为原料的生产路线较为普遍,因此在成品中可能有未反应完全的间氨基酚。对氨基水杨酸钠又很不稳定,在潮湿的空气中,露置于日光下或遇热受潮时,失去二氧化碳,生成间氨基酚,色渐变深,再被氧化成二苯醌型化合物。此化合物的氨基容易被羟基取代而生成 3,5,3′,5′-四羟基联苯醌,呈明显的红棕色。

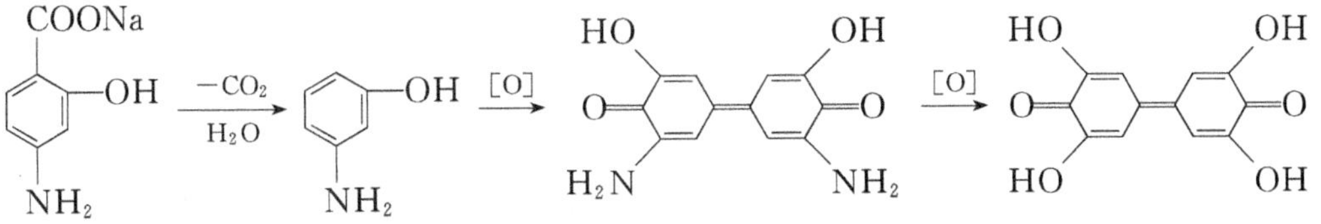

间氨基酚的存在不仅导致变色,且有毒性,因此须在检查项下进行限量控制。

2) 高效液相色谱法

《中国药典》(2010 年版)采用离子对高效液相色谱法检查间氨基酚的限量。

(1) 色谱条件与系统适用性试验:用十八烷基硅烷键合硅胶为填充剂,用甲醇-10% 四丁基氢氧化铵-0.05 mol/L 磷酸氢二钠液-0.05mol/L 磷酸二氢钠液(200∶19∶400∶400)为流动相,检测波长为 280 nm。理论塔板数按对氨基水杨酸钠峰计算不低于 3 000,对氨基水杨酸钠峰与相邻杂质峰的分离度应符合要求。

(2) 供试品溶液的制备:取本品,精密称定,加流动相溶解并稀释成 1 mL 中约含 0.7 mg 的溶液,备用。

(3) 对照溶液的制备:精密量取供试品溶液 1 mL,置于 100 mL 容量瓶中,用流动相稀释至刻度,摇匀,备用。

(4) 对照品溶液的制备:取间氨基酚对照品,精密称定,加流动相溶解并定量稀释成 1 mL 含 1.2 μg 的溶液,备用。

(5) 测定方法:取对照溶液 20 μL,注入液相色谱仪,调节检测灵敏度,使主成分色谱峰峰高约为满量程的 25%;再精密量取供试品溶液、对照溶液和对照品溶液各 20 μL,分别注入液相色谱仪,记录色谱图至主成分峰保留时间的 3.5 倍。供试品溶液的色谱图中如有与对照品溶液色谱图中间氨基酚峰保留时间一致的峰,按外标法以峰面积计算,不得超过 0.25%。

3. 氯贝丁酯中特殊杂质的检查

1) 合成工艺

氯贝丁酯的合成是以对氯酚为起始原料,生产过程中的主要中间体为对氯苯氧异丁酸。合成工艺如下:

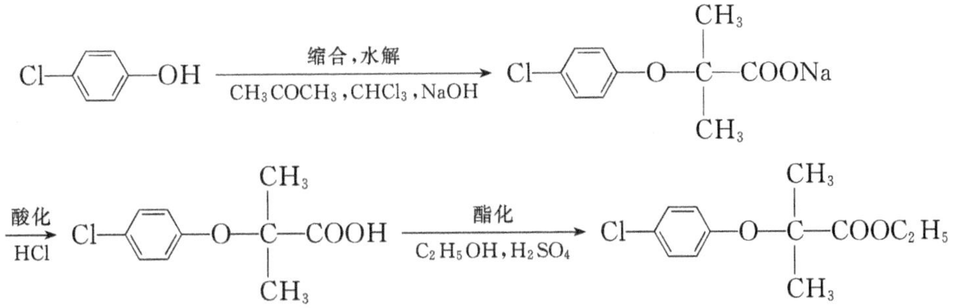

对氯酚为氯贝丁酯合成的原料,同时,氯贝丁酯由于分解也能产生对氯酚,故在成品中常有微量存在。因其毒性大,各国药典均检查对氯酚。

2)对氯酚的检查方法

《中国药典》(2010 年版)二部采用气相色谱法检查对氯酚。

(1)色谱条件:用 2 m 长玻璃色谱柱,以甲基硅橡胶(SE-30)为固定液,涂布浓度为 5%;柱温 160 ℃;载气为氮气;检测器为氢火焰离子化检测器。

(2)对照品溶液:0.002 5%对氯酚的氯仿溶液。

(3)供试品溶液:取本品 10 g,加氢氧化钠试液 20 mL,振摇提取,分取下层液,用水 5 mL振摇洗涤后,留做挥发性物质检查用。上述水洗液并入碱性提取液中,用氯仿振摇洗涤 2 次,每次 5 mL,弃去氯仿液,加稀盐酸使之成酸性,用氯仿提取 2 次,每次 5 mL,合并氯仿提取液,并加氯仿稀释成 10 mL,备用。

(4)测定方法:取对照品溶液和供试品溶液各一定量,分别注入液相色谱仪,供试品溶液中对氯酚的峰面积应小于对照品溶液中对氯酚的峰面积,限度为 0.002 5%。

(5)讨论:对氯酚分子结构中含有供电子原子 O 和活性原子 H,为极性化合物,而氯贝丁酯分子中仅有供电子原子,无活性氢原子,其极性较对氯酚的为小。采用非极性固定液 SE-30,能使药物在色谱柱内滞留较长时间,致使极性较大的杂质对氯酚先出峰,满足了分离和检测的要求。

3)挥发性杂质的检查方法

合成过程中试剂等挥发性杂质的检查也采用气相色谱法。

(1)色谱条件:与上述检查对氯酚的色谱条件相同。

(2)预试溶液:氯贝丁酯氯仿溶液(10 mg/mL)。

(3)供试品溶液:取对氯酚项下经碱液洗涤后的本品适量,经无水硫酸钠干燥后备用。

(4)测定方法:取预试溶液适量,注入气相色谱仪,调节检测灵敏度或进样量,使仪器适合测定;取供试品溶液注入气相色谱仪,记录色谱图至主成分峰保留时间的 2 倍。供试品如有杂质峰,各杂质峰面积之和不得大于总峰面积的 0.5%。

9.1.6 含量测定

1. 酸碱滴定法

1)直接滴定法

基于本类药物中游离羧基的酸性,可采用碱滴定液直接滴定。阿司匹林(摩尔质量为180.16 g/mol)含量测定的反应原理为

$$\text{COOH} \atop \bigcirc -\text{OCOCH}_3 + \text{NaOH} \longrightarrow \text{COONa} \atop \bigcirc -\text{OCOCH}_3 + \text{H}_2\text{O}$$

方法:取本品约 0.4 g,精密称定,加中性乙醇(对酚酞指示液显中性)20 mL,溶解后,加酚酞指示液 3 滴,用氢氧化钠滴定液(0.1 mol/L)滴定。1 mL 氢氧化钠滴定液(0.1 mol/L)相当于 18.02 mg $C_9H_8O_4$。

为了防止阿司匹林的酯结构在滴定时水解,致使测定结果偏高,故不用水为溶剂,而用中性乙醇溶液溶解样品进行滴定。本品是弱酸,用强碱滴定时,化学计量点偏碱性,故指示剂选用在碱性区变色的酚酞。

　　滴定应在不断振摇下稍快地进行,以防止局部碱性过大而促使其水解。试验表明,当温度在 0~40 ℃范围内,测定结果几乎没有影响。但供试品中所含水杨酸超过规定限度时,不宜用直接滴定法测定。

　　测定甲芬那酸含量时,《英国药典》(2005)采用温热的无水中性乙醇为溶剂,以酚磺酞(即酚红)为指示剂;《美国药典》(24)中,加中性乙醇,加热使之溶解,以酚酞为指示剂,直接用氢氧化钠滴定液(0.1 mol)滴定,同时做空白试验。

　　2) 水解后剩余量滴定法

　　(1) 阿司匹林的含量测定。利用阿司匹林(摩尔质量为 180.16 g/mol)的酯结构在碱性溶液中易于水解的性质,加入定量过量的氢氧化钠滴定液,加热使酯水解,剩余的碱用酸溶液回滴。

$$
\text{（邻位COOH，邻位—OCOCH}_3\text{的苯环）} + 2NaOH \xrightarrow{\triangle} \text{（邻位COONa，邻位—OH的苯环）} + CH_3COONa
$$

$$
2NaOH + H_2SO_4 \longrightarrow Na_2SO_4 + 2H_2O
$$

　　(2) 氯贝丁酯的含量测定[《中国药典》(2010 年版)二部]。氯贝丁酯(摩尔质量为 242.7 g/mol)具有酯结构,可采用加碱水解后剩余量滴定法测定其含量。但在其合成过程中易引入酸性杂质而使测定结果偏高。为了消除供试品中共存的酸性杂质,在加热水解前,滴加氢氧化钠滴定液(0.1 mol/L)中和溶液至中性(对酚酞指示液显中性),然后加入定量过量的氢氧化钠滴定液(0.5 mol/L),加热回流水解,生成对氯苯氧异丁酸钠和乙醇,剩余的氢氧化钠用盐酸滴定液(0.5 mol/L)滴定,并将滴定的结果用空白试验校正。

$$
Cl-\!\!\!\langle\!\!\!\bigcirc\!\!\!\rangle\!-O-\overset{\underset{\displaystyle CH_3}{|}}{\underset{\underset{\displaystyle CH_3}{|}}{C}}-COOC_2H_5 + NaOH \xrightarrow{\triangle} Cl-\!\!\!\langle\!\!\!\bigcirc\!\!\!\rangle\!-O-\overset{\underset{\displaystyle CH_3}{|}}{\underset{\underset{\displaystyle CH_3}{|}}{C}}-COONa + C_2H_5OH
$$

$$
NaOH + HCl \longrightarrow NaCl + H_2O
$$

　　方法:取氯丁贝酯 2 g,精密称定,置于锥形瓶中,加中性乙醇(对酚酞指示液显中性)10 mL 与酚酞指示液数滴,滴加氢氧化钠滴定液(0.1 mol/L)至显粉红色,再精密加氢氧化钠滴定液(0.5 mol/L)20 mL,加热回流 1 h 至油珠完全消失,放冷,用新煮沸过的冷水洗涤冷凝管,洗液并入锥形瓶中,加酚酞指示液数滴,用盐酸滴定液(0.5 mol/L)滴定,并将滴定的结果用空白试验校正。1 mL 氢氧化钠滴定液(0.5 mol/L)相当于 121.4 mg $C_{12}H_{15}ClO_3$。

　　2. 亚硝酸钠滴定法

　　对氨基水杨酸钠具有芳伯氨基,能在盐酸存在下与亚硝酸钠定量地发生重氮化反应,生成重氮盐,因此,可以采用亚硝酸钠滴定法(重氮化法),用永停法指示终点,测定对氨基水杨酸钠及其制剂的含量。

　　3. 高效液相色谱法

　　为了分离原料药和制剂中的杂质、辅料以及稳定剂等,《中国药典》(2010 年版)采用高效液相色谱法测定阿司匹林片、阿司匹林肠溶片、阿司匹林肠溶胶囊、阿司匹林泡腾片和阿司匹林栓剂,对氨基水杨酸钠及其片剂,甲芬那酸胶囊,布洛芬片剂及其胶囊、口服液,丙磺舒等。以下列举两例。

　　(1) 阿司匹林片的含量测定:按照高效液相色谱法(《中国药典》附录ⅤD)。

① 色谱条件与系统适用性试验:用十八烷基硅烷键合硅胶为填充剂,以乙腈-四氢呋喃-冰醋酸-水(20:5:5:70)为流动相,检测波长为 276 nm。理论塔板数按阿司匹林峰计算不低于 3 000,阿司匹林峰与水杨酸峰的分离度应符合要求。

② 测定方法:取本品 20 片,精密称定,充分研细,精密称取细粉适量(约相当于阿司匹林 10 mg),置于 100 mL 容量瓶中,用 1‰冰醋酸的甲醇溶液强烈振摇,使阿司匹林溶解,并用 1‰冰醋酸的甲醇溶液稀释至刻度,摇匀,滤膜过滤,精密量取续滤液 10 μL,注入液相色谱仪,记录色谱图;另取阿司匹林对照品,精密称定,加用 1‰冰醋酸的甲醇溶液振摇使之溶解,并定量稀释成 1 mL 中约含 0.1 mg 的溶液,同法测定。按外标法以峰面积计算,即得。

(2) 丙磺舒原料的含量测定:按照高效液相色谱法(《中国药典》附录ⅤD)。

① 色谱条件与系统适用性试验:用十八烷基硅烷键合硅胶为填充剂,以 0.05 mol/L 磷酸二氢钠(加 1‰冰醋酸溶液,用磷酸调节 pH 值至 3.0)-乙腈(50:50)为流动相,检测波长为 245 nm;理论塔板数按丙磺舒计算不低于 3 000。

② 测定方法:取本品适量,精密称定,加流动相溶解并定量稀释成 1 mL 含 60 μg 的溶液,精密量取 20 μL,注入液相色谱仪,记录色谱图;另取丙磺舒对照品,同法测定。按外标法以峰面积计算,即得。

9.2　芳香胺类药物的分析

芳香胺类药物的品种较多,本节重点介绍芳胺类和芳烃胺类中的苯乙胺类药物的分析方法及有关药物质量控制的方法。

9.2.1　芳胺类药物的分析

芳胺类药物可分为对氨基苯甲酸酯类和酰胺类药物。对氨基苯甲酸酯类药物的结构特点是芳伯氨基未被取代,氨基与芳环相连,而在芳环对位有取代;代表性药物有苯佐卡因、盐酸普鲁卡因和盐酸丁卡因等局部麻醉药。酰胺类药物则为芳伯氨基被酰化,酰胺基与芳环相连,并在芳环对位有取代;代表性药物有对乙酰氨基酚(解热镇痛药)、盐酸利多卡因、盐酸布比卡因(局部麻醉药)和醋氨苯砜(抗麻风药)等。

1. 对氨基苯甲酸酯类药物的基本结构与主要理化性质

1) 基本结构与典型药物

本类药物的分子结构中都具有对氨基苯甲酸酯的母体,其基本结构为

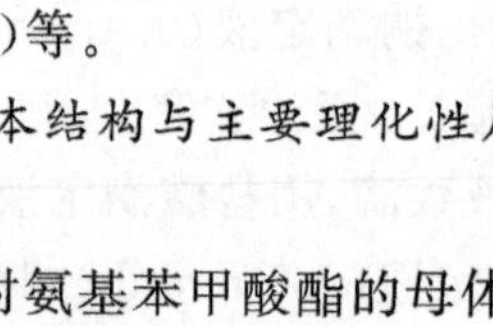

典型的药物为

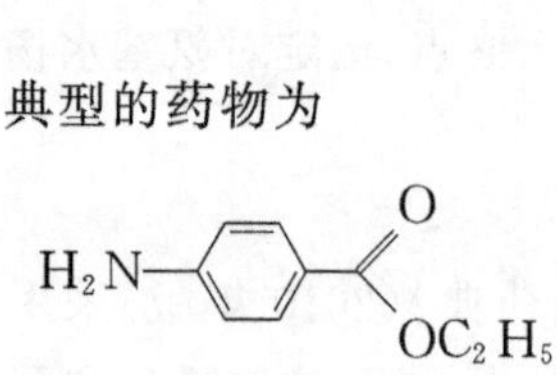

苯佐卡因　　　　　　　　　　　　　　　　盐酸普鲁卡因

(benzocaine)　　　　　　　　　　　　　(procaine hydrochloride)

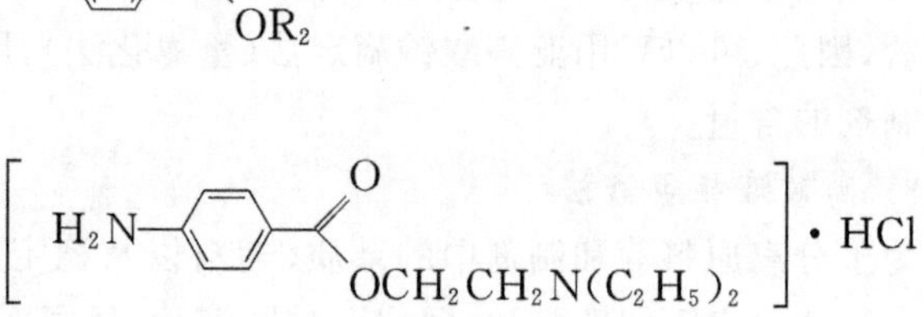

$$\left[CH_3(CH_2)_3NH-\!\!\!\bigcirc\!\!\!-\overset{\overset{\displaystyle O}{\|}}{C}-OCH_2CH_2N(CH_3)_2 \right] \cdot HCl$$

盐酸丁卡因

(tetracaine hydrochloride)

若将盐酸普鲁卡因分子结构中的酯键改为酰胺键,则成为抗心律失常药盐酸普鲁卡因胺,其结构为

$$\left[H_2N-\!\!\!\bigcirc\!\!\!-\overset{\overset{\displaystyle O}{\|}}{C}-NHCH_2CH_2N(C_2H_5)_2 \right] \cdot HCl$$

盐酸普鲁卡因胺

(procainamide hydrochloride)

它虽然不属于本类药物,因其化学性质与本类药物的很相似,也在此一并列入讨论。

2）主要理化性质

（1）芳伯氨基特性。本类药物因其分子结构中含有芳伯氨基,故显重氮化-偶合反应;与芳醛缩合成 Schiff 碱的反应;易氧化变色等。盐酸丁卡因则无此特性。

（2）水解特性。因分子结构中有酯键（或酰胺键）,故容易水解。其水解的快慢受光线、热或碱性条件的影响。除盐酸丁卡因水解产物为对丁氨基苯甲酸（BABA）外,上述其余药物的水解产物主要为对氨基苯甲酸（PABA）。

（3）弱碱性。因其脂烃胺基侧链为叔胺氮原子,故具有弱碱性（苯佐卡因除外）,因此能与生物碱沉淀剂发生沉淀反应;但在水溶液中不能用标准酸直接滴定,必须在非水溶剂中滴定。

（4）其他特性。本类药物因苯环上具有芳伯氨基或同时具有脂烃胺基侧链,其游离碱多为碱性油状液体或低熔点固体,难溶于水,易溶于有机溶剂;其盐酸盐均为白色结晶性粉末,具有一定的熔点,易溶于水和乙醇,难溶于有机溶剂。

2. 酰胺类药物的基本结构与主要理化性质

1）基本结构与典型药物

本类药物均为苯胺的酰基衍生物,其共性是具有芳酰氨基,基本结构为

$$R_1-\!\!\!\overset{R_3}{\underset{R_4}{\bigcirc}}\!\!\!-\overset{H}{\underset{}{N}}-\overset{\overset{\displaystyle O}{\|}}{C}-R_2$$

典型的药物为

$$HO-\!\!\!\bigcirc\!\!\!-\overset{H}{\underset{H}{N}}-\overset{\overset{\displaystyle O}{\|}}{C}-CH_3$$

对乙酰氨基酚

(paracetamol)

$$CH_3-\overset{\overset{\displaystyle O}{\|}}{C}-\overset{H}{N}\!\!\!-\bigcirc\!\!\!-\overset{\overset{\displaystyle O}{\underset{\displaystyle O}{\|}}}{S}\!\!\!-\bigcirc\!\!\!-\overset{H}{N}\!\!\!-\overset{\overset{\displaystyle O}{\|}}{C}-CH_3$$

醋氨苯砜

(acedapsone)

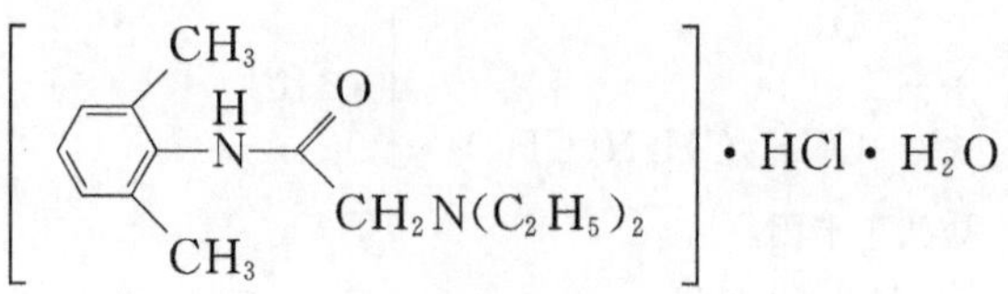

盐酸利多卡因
(lidocaine hydrochloride)

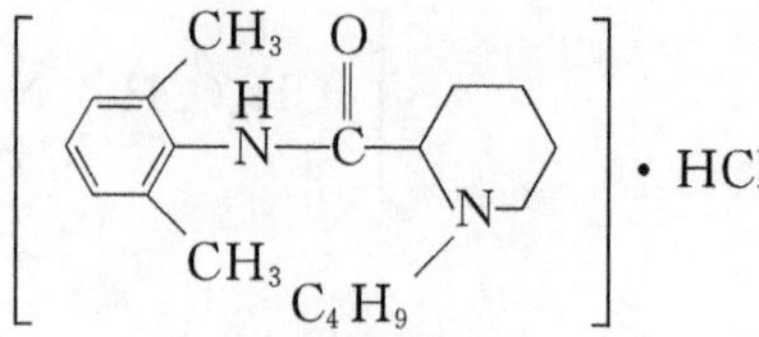

盐酸布比卡因
(bupivacaine hydrochloride)

2) 主要理化性质

(1) 水解后显芳伯氨基特性。本类药物的分子结构中均具有芳酰氨基,在酸性溶液中易水解为具有芳伯氨基的化合物,并显芳伯氨基特性反应。其中,对乙酰氨基酚的水解反应速度相对比较快;盐酸利多卡因和盐酸布比卡因在酰氨基邻位有两个甲基,由于空间位阻的影响,较难水解。

(2) 水解产物易酯化。对乙酰氨基酚和醋氨苯砜水解后生成醋酸,可在硫酸介质中与乙醇反应,发出醋酸乙酯的香味。

(3) 酚羟基的特性。对乙酰氨基酚具有酚羟基,与三氯化铁发生呈色反应,可与盐酸利多卡因、盐酸布比卡因及醋氨苯砜相区别。

(4) 弱碱性。盐酸利多卡因和盐酸布比卡因的脂烃胺侧链有叔胺氮原子,显碱性,可以成盐,与生物碱沉淀剂发生沉淀反应。其中,与三硝基苯酚试液反应生成的沉淀具有一定的熔点。对乙酰氨基酚和醋氨苯砜不具有此侧链,也无此类反应,可以区别。

(5) 与重金属离子发生沉淀反应。盐酸利多卡因和盐酸布比卡因酰氨基上的氮可在水溶液中与铜离子或钴离子发生配位反应,生成有色的配位化合物沉淀。此沉淀可溶于氯仿等有机溶剂后呈色。

3. 鉴别试验

1) 重氮化-偶合反应

分子结构中具有芳伯氨基或潜在芳伯氨基的药物均可发生重氮化-偶合反应。苯佐卡因、盐酸普鲁卡因和盐酸普鲁卡因胺,在盐酸中可直接与亚硝酸钠发生重氮化反应;对乙酰氨基酚和醋氨苯砜在盐酸或硫酸中加热水解后,也可与亚硝酸钠发生重氮化反应,生成的重氮盐均可与碱性 β-萘酚偶合,生成有色的偶氮染料。

(1) 苯佐卡因和盐酸普鲁卡因的鉴别方法。取供试品约 50 mg,加稀盐酸 1 mL,必要时缓缓煮沸使之溶解,放冷,加 0.1 mol/L 亚硝酸钠溶液数滴,滴加碱性 β-萘酚试液数滴,视供试品不同,生成由橙黄色到猩红色的沉淀。

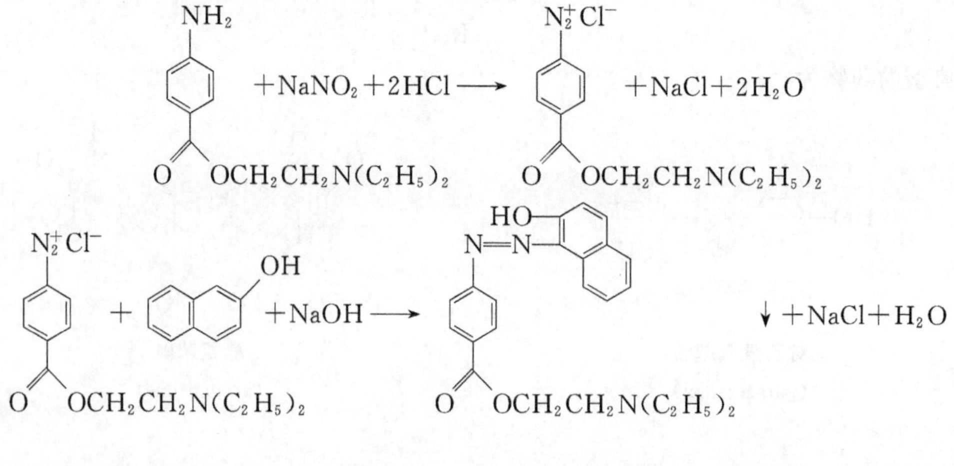

　　盐酸丁卡因分子结构中不具有芳伯氨基,无此反应,但其分子结构中的芳香仲胺在酸性溶液中与亚硝酸钠反应,生成 N-亚硝基化合物的乳白色沉淀,可与具有芳伯氨基的同类药物相区别。

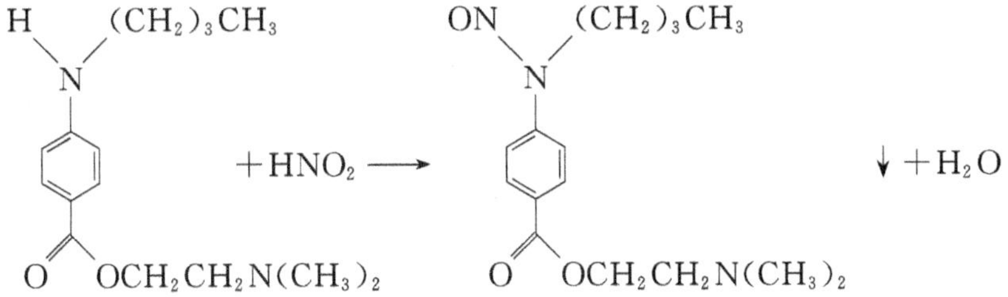

　　(2) 对乙酰氨基酚的鉴别方法。取本品约 0.1 g,加稀盐酸 5 mL,置于水浴中加热40 min,放冷;取该溶液 0.5 mL,滴加亚硝酸钠试液 5 滴,摇匀,用水 3 mL 稀释后,加碱性 β-萘酚试液 2 mL,振摇,即显红色。

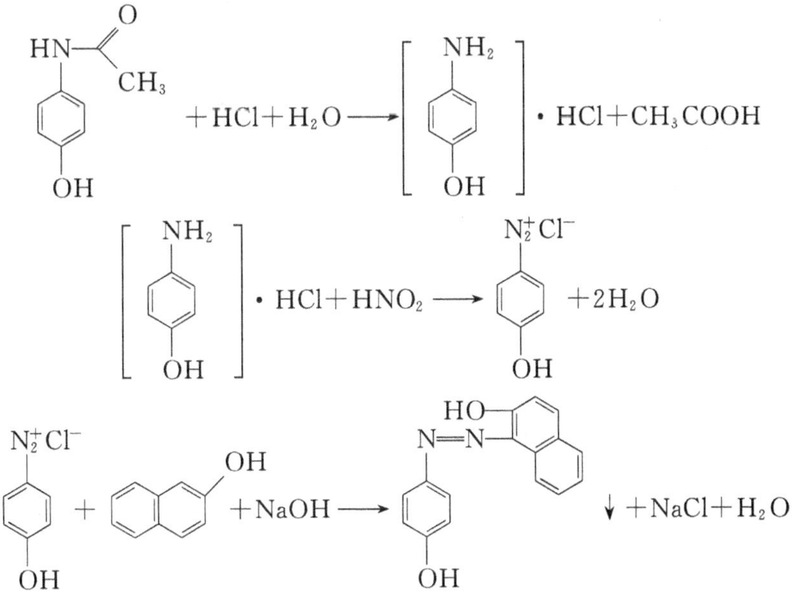

　　醋氨苯砜在硫酸溶液中,加热水解生成氨苯砜,显重氮化-偶合反应,可作为醋氨苯砜的鉴别方法之一。

　2) 与三氯化铁的反应

　　对乙酰氨基酚具有酚羟基,可直接与三氯化铁试液反应,显蓝紫色。

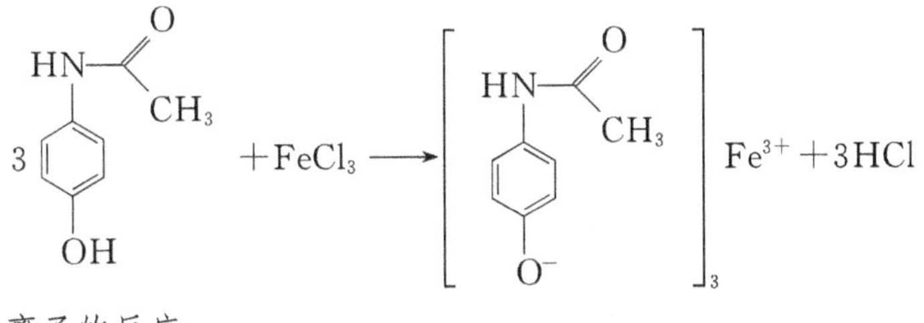

　3) 与重金属离子的反应

　　(1) 与铜离子或钴离子的反应。分子结构中具有芳酰胺的盐酸利多卡因,在碳酸钠试液中与硫酸铜反应,生成蓝紫色配位化合物,此有色物转溶入氯仿中显黄色。盐酸普鲁卡因、盐酸丁卡因和苯佐卡因等在同样条件下不发生此反应。

$$2 \text{（2,6-二甲苯基-NHCOCH}_2\text{N(C}_2\text{H}_5)_2\text{）} + \text{Cu}^{2+} \longrightarrow \text{（铜配位化合物）}$$

盐酸利多卡因在酸性溶液中与氯化钴试液反应，生成亮绿色细小钴盐沉淀。

$$2 \text{（2,6-二甲苯基-NHCOCH}_2\text{N(C}_2\text{H}_5)_2\text{）} + \text{Co}^{2+} \longrightarrow \text{（钴配位化合物）}$$

（2）羟肟酸铁盐反应。盐酸普鲁卡因胺分子中具有芳酰胺结构，加入浓过氧化氢溶液，缓缓加热至沸后，先被氧化成羟肟酸，再与三氯化铁作用形成配位化合物羟肟酸铁，其溶液显紫红色，随即变为暗棕色至棕黑色。

$$\text{H}_2\text{N}-\langle\ \rangle-\text{CO-N(H)-CH}_2\text{CH}_2\text{N(C}_2\text{H}_5)_2 + \text{H}_2\text{O}_2 \longrightarrow \text{H}_2\text{N}-\langle\ \rangle-\text{CO-N(OH)-CH}_2\text{CH}_2\text{N(C}_2\text{H}_5)_2 + \text{H}_2\text{O}$$

$$3\,\text{H}_2\text{N}-\langle\ \rangle-\text{CO-N(OH)-CH}_2\text{CH}_2\text{N(C}_2\text{H}_5)_2 + \text{FeCl}_3 \longrightarrow$$

$$\left[\text{H}_2\text{N}-\langle\ \rangle-\text{CO-N(O}^-\text{)-CH}_2\text{CH}_2\text{N(C}_2\text{H}_5)_2\right]_3 \text{Fe} + 3\text{HCl}$$

（3）与汞离子的反应。盐酸利多卡因的水溶液加硝酸酸化后，加硝酸汞试液，煮沸，显黄色；对氨基苯甲酸酯类药物则显红色或橙黄色，可与之区别。

4）水解产物反应

（1）盐酸普鲁卡因的鉴别方法。取本品约 0.1 g，加水 2 mL 溶解后，加 10% 氢氧化钠溶液 1 mL，即生成普鲁卡因白色沉淀。普鲁卡因加热后变为油状物，若继续加热，可产生二乙氨基乙醇蒸气，该蒸气能使湿润的红色石蕊试纸变为蓝色。加热至油状物消失后，生成可溶于水的对氨基苯甲酸钠，放冷，加盐酸酸化，即析出白色沉淀。此沉淀能溶于过量的盐酸。

$$\left[\text{H}_2\text{N}-\langle\ \rangle-\text{CO-OCH}_2\text{CH}_2\text{N(C}_2\text{H}_5)_2\right]\cdot\text{HCl}$$

$$\xrightarrow{\text{NaOH}} \text{H}_2\text{N}\!-\!\!\!\bigcirc\!\!\!-\!\!\overset{\displaystyle \overset{\text{O}}{\|}}{\text{C}}\!-\!\text{OCH}_2\text{CH}_2\text{N}(\text{C}_2\text{H}_5)_2 \downarrow$$

$$\xrightarrow[\triangle]{\text{NaOH}} \text{H}_2\text{N}\!-\!\!\!\bigcirc\!\!\!-\!\text{COONa} + (\text{C}_2\text{H}_5)_2\text{NCH}_2\text{CH}_2\text{OH} \uparrow$$

$$\text{H}_2\text{N}\!-\!\!\!\bigcirc\!\!\!-\!\text{COONa} \xrightarrow{\text{HCl}} \text{H}_2\text{N}\!-\!\!\!\bigcirc\!\!\!-\!\text{COOH} \downarrow \xrightarrow{\text{HCl}} \left[\, \text{H}_2\text{N}\!-\!\!\!\bigcirc\!\!\!-\!\text{COOH} \,\right]\cdot\text{HCl}$$

（2）苯佐卡因的鉴别方法。取本品约 0.1 g，加氢氧化钠试液 5 mL，煮沸，即有乙醇生成，加碘试液，加热，可生成黄色沉淀并产生碘仿的臭味。

5）制备衍生物测定熔点

制备衍生物测定熔点是国内外药典常采用的经典鉴别方法，缺点是操作烦琐、费时。

（1）硫氰酸盐衍生物。将盐酸丁卡因溶于 5％醋酸钠溶液中，加 25％硫氰酸铵溶液，即析出硫氰酸盐的白色结晶；过滤，结晶用水洗涤，在 80 ℃干燥后，测定其熔点，约为 131 ℃。

（2）三硝基酚衍生物。盐酸利多卡因与三硝基苯酚反应，生成难溶于水的三硝基苯酚利多卡因黄色沉淀；过滤，沉淀用水洗涤后，105 ℃干燥，熔点为 228～232 ℃。盐酸布比卡因与三硝基苯酚按此法制备的三硝基苯酚布比卡因衍生物，熔点约为 194 ℃。

6）紫外特征吸收光谱

本类药物分子结构中均具有苯环，因此具有紫外吸收光谱特征，可作为鉴别方法之一。

（1）盐酸布比卡因的鉴别。以 0.01 mol/L 盐酸作为溶剂，配制成 0.40 mg/mL 的盐酸布比卡因溶液，按照紫外-可见分光光度法测定，在 263 nm 和 271 nm 波长处有最大吸收，在 $\lambda_{\max}$＝263 nm 处吸光度为 0.53～0.58，在 $\lambda_{\max}$＝271 nm 处吸光度为 0.43～0.48。

（2）醋氨苯砜的鉴别。以无水乙醇为溶剂，配制成 5 μg/mL 的醋氨苯砜溶液，按照紫外-可见分光光度法测定，在 256 nm 和 284 nm 波长处有最大吸收。

7）红外吸收光谱

对于上述所列举的典型药物，国内外药典均采用红外吸收光谱法作为鉴别方法之一。需要注意的是，有机碱的盐酸盐用溴化钾压片时，可能发生复分解反应，生成有机碱的氢溴酸盐，因此，盐酸普鲁卡因和盐酸丁卡因等均采用氯化钾压片。

红外吸收光谱法特别适用于化学结构比较复杂、化学结构之间差别较小的药物的鉴别。盐酸普鲁卡因、盐酸普鲁卡因胺的红外吸收图谱如图 9-2 和图 9-3 所示，表 9-1 比较了两者的特征峰及其归属。

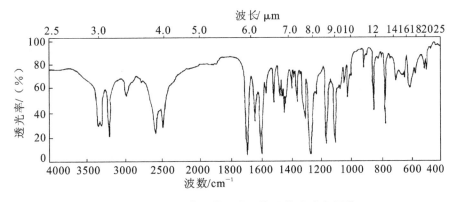

图 9-2　盐酸普鲁卡因的红外吸收图谱（氯化钾压片）

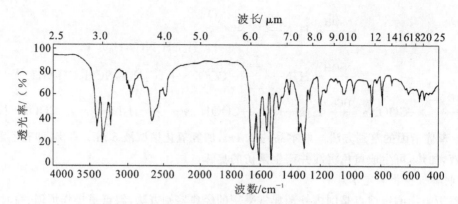

图 9-3　盐酸普鲁卡因胺的红外吸收图谱(氯化钾压片)

表 9-1　盐酸普鲁卡因和盐酸普鲁卡因胺的 IR 特征峰归属

盐酸普鲁卡因的 IR 特征峰			盐酸普鲁卡因胺的 IR 特征峰		
峰位/cm^{-1}	振动类型	归属	峰位/cm^{-1}	振动类型	归属
3 315、3 200	ν_{NH_2}	伯胺	3 100~3 500	ν_{NH_2}	酰胺
2 585	ν_{NH^+}	胺基	2 645	ν_{NH^+}	胺基
1 692	$\nu_{C=O}$	酯羰基	1 640	$\nu_{C=O}$	酰胺 I 带
1 645	δ_{N-H}	胺基	1 600、1 515	$\nu_{C=C}$	苯环
1 604、1 520	$\nu_{C=C}$	苯环	1 550	δ_{N-H}	酰胺 II 带
1 271、1 170、1 115	ν_{C-O}	酯基	1 280	ν_{C-N}	酰胺 III 带

4. 特殊杂质检查

1) 对乙酰氨基酚的杂质检查

对乙酰氨基酚的合成工艺路线较多,可以用对硝基氯苯为原料,水解后制得对硝基酚,经还原生成对氨基酚;也可以用酚为原料经亚硝化及还原反应制得对氨基酚。对氨基酚经乙酰化可制得对乙酰氨基酚。在生产过程中除可能引入一般杂质外,还可能引入特殊杂质。

(1) 乙醇溶液的澄清度与颜色。在对乙酰氨基酚的生产工艺中使用铁粉作为还原剂,可能将其带入成品中。铁粉在乙醇溶液中的溶解度很小,故可用乙醇溶液的澄清度控制其限量。此外,对乙酰氨基酚的合成中间体对氨基酚被氧化后可生成醌亚胺类化合物,在乙醇溶液中显橙红色或棕色。

检查方法:取本品 1.0 g,加乙醇 10 mL 溶解后,溶液应澄清,无色;如显混浊,与 1 号浊度标准液比较,不得更浓;如显色,与棕红色 2 号或橙红色 2 号标准比色液比较,不得更深。

(2) 对氨基酚及有关物质。由于本品的生产工艺路线较多,不同的生产工艺路线所带入的杂质也有所不同,主要包括中间体、副产物及分解产物。其中,对氨基酚是主要的杂质之一。本品因在合成过程中乙酰化不完全,或因储藏不当发生水解,均可引入对氨基酚。对氨基酚毒性较大,并能使本品产生色泽,因此要严格控制其限量。此外,常见的杂质还有对氯苯乙酰胺、O-乙酰基对乙酰氨基酚、偶氮苯、氧化偶氮苯、苯醌和醌亚胺等。《中国药典》(2010 年版)采用高效液相色谱法检查对氨基酚及有关物质。

检查方法:取本品适量,精密称定,加溶剂(甲醇-水(4:6))制成 1 mL 中约含 20 mg 的溶液,作为供试品溶液;另取对氨基酚对照品和对乙酰氨基酚对照品适量,精密称定,加上述溶剂溶解,并制成 1 mL 中约含对氨基酚 1 μg 和对乙酰氨基酚 20 μg 的混合溶液,作为对照品溶液。按照高效液相色谱法试验,用辛烷基硅烷键合硅胶为填充剂,以磷酸盐缓冲溶液(取磷酸氢二钠 8.95 g,磷酸二氢钠 3.9 g,加水溶解至 1 000 mL,加 10% 四丁基氢氧化铵溶液 12 mL)-甲醇(90:10)为流动相,检测波长为 245 nm,柱温为 40 ℃,理论塔板数按对乙酰氨基酚峰计算不低于 2 000,对氨基酚峰与对乙酰氨基酚峰的分离度应符合要求。取对照品溶液 20 μL,注入液相色谱仪,调节检测灵敏度,使对氨基酚色谱峰的峰高约为满量程的 10%,再精密量取供试品溶液与对照品溶液各 20 μL,分别注入液相色谱仪,记录色谱图至主成分峰保留时间的 4 倍;供试品溶液的色谱图中如有与对照品溶液中对氨基酚保留时间一致的色谱峰,按外标法以峰面积计算,含对氨基酚不得超过 0.005%,其他杂质峰面积均不得大于对照品溶液中对乙酰氨基酚的峰面积(0.1%),杂质总量不得超过 0.5%。

对氨基酚对照品溶液和供试品溶液不稳定,均应临用前新配。

(3) 对氯苯乙酰胺。检查方法:取本品适量,精密称定,加溶剂(甲醇-水(4:6))制成 1 mL 中约含 20 mg 的溶液,作为供试品溶液;另取对氯苯乙酰胺对照品适量,精密称定,加上述溶剂溶解,并制成 1 mL 中约含 1 μg 的溶液,作为对照品溶液。高效液相色谱方法与对氨基酚检查方法相同。按外标法以峰面积计算,含对氯苯乙酰胺不得超过 0.005%。

2) 盐酸普鲁卡因中对氨基苯甲酸的检查

普鲁卡因分子结构中有酯键,易水解,生成对氨基苯甲酸和二乙氨基乙醇。其中,对氨基苯甲酸随储藏时间的延长或高温加热,可进一步脱羧转化为苯胺,而苯胺又可被氧化为有色产物而使药物变色。已变色的药物不仅疗效下降,而且毒性增加。因此,盐酸普鲁卡因、盐酸普鲁卡因注射液及注射用盐酸普鲁卡因均应检查水解产物对氨基苯甲酸。

下面以盐酸普鲁卡因为例,其检查方法如下:取本品,精密称定,加水溶解并定量稀释制成 1 mL 中含盐酸普鲁卡因 0.2 mg 的溶液,作为供试品溶液;另取对氨基苯甲酸对照品,精密称定,加水溶解并定量制成 1 mL 中含 1 μg 的溶液,作为对照品溶液;取供试品溶液 1 mL 与对照品溶液 9 mL 混合均匀,作为系统适用性试验溶液。按照高效液相色谱法试验,用十八烷基硅烷键合硅胶为填充剂,以含 0.1% 庚烷磺酸钠的 0.05 mol/L 磷酸二氢钾溶液(用磷酸调至 pH 值为 3.0)-甲醇(68:32)为流动相,279 nm 波长下进行检测。取系统适用性试验溶液 10 μL,注入液相色谱仪,理论塔板数按对氨基苯甲酸峰计算不低于 2 000,盐酸普鲁卡因峰和对氨基苯甲酸峰的分离度应大于 2.0。取对照品溶液 10 μL,注入液相色谱仪,调节检测灵敏度,使主成分峰高约为满量程的 20%。精密量取供试品溶液与对照品溶液各 10 μL,分别注入液相色谱仪,记录色谱图。供试品溶液色谱图中如有与对氨基苯甲酸峰保留时间一致的色谱峰,按外标法以峰面积计算,不得超过 0.5%。

5. 含量测定

1) 亚硝酸钠滴定法

本类药物分子结构中具有芳伯氨基或水解后具有芳伯氨基,可采用亚硝酸钠滴定法测定含量。由于本法适用范围广,常被各国药典所采用。

(1) 原理。具有芳伯氨基的物质在酸性溶液中可与亚硝酸钠定量反应,生成重氮盐。

$$ArNHCOR + H_2O \xrightarrow[\triangle]{H^+} ArNH_2 + RCOOH$$

$$ArNH_2 + NaNO_2 + 2HCl \longrightarrow [Ar-N^+\equiv N]Cl^- + NaCl + 2H_2O$$

（2）测定的主要条件。重氮化反应的速度受多种因素的影响,且亚硝酸钠滴定液及反应生成的重氮盐也不够稳定,因此在测定中应注意以下主要条件。

① 加入适量溴化钾以加快反应速度。在盐酸存在下,重氮化反应的历程为

$$NaNO_2 + HCl \longrightarrow HNO_2 + NaCl$$

$$HNO_2 + HCl \longrightarrow NO^+Cl^- + H_2O$$

$$ArNH_2 \xrightarrow{NO^+Cl^-} Ar{-}NH{-}NO \longrightarrow Ar{-}N{=}N{-}OH \longrightarrow [Ar{-}N^+{\equiv}N]Cl^-$$

第一步反应的速度较慢,后两步反应的速度较快,整个反应的速度取决于第一步,所以在测定中一般向供试品溶液中加入适量溴化钾(《中国药典》规定加入 2 g),使重氮化反应速度加快。

溴化钾与盐酸作用产生溴化氢,后者与亚硝酸作用生成 NO^+Br^-。

$$HNO_2 + HBr \longrightarrow NO^+Br^- + H_2O$$

由于该反应的平衡常数比生成NO^+Cl^-的反应的大 300 倍左右,即生成的NO^+Br^-量大得多,故能够加速重氮化反应的进行。

②加过量盐酸以加快反应速度。因胺类药物的盐酸盐较其硫酸盐的溶解度大,反应速度也较快,所以滴定一般在盐酸介质中进行。盐酸的用量,按其反应,1 mol 芳伯胺需与 2 mol 盐酸作用,但实际测定时盐酸用量要大得多,尤其是某些在酸中较难溶解的药物,往往要多加一些。因为加过量的盐酸有利于重氮化反应速度加快,并使重氮盐在酸性溶液中稳定,同时,也能够防止生成偶氮氨基化合物而影响测定结果。

$$[Ar{-}N^+{\equiv}N]Cl^- + Ar{-}NH_2 \rightleftharpoons Ar{-}N{=}N{-}NH{-}Ar + HCl$$

酸性加大,反应向左进行,故可防止偶氮氨基化合物的生成。若酸性过大,又可阻碍芳伯氨基的游离,反而降低重氮化反应的速度。此外,在太浓的盐酸中,亚硝酸也会分解。所以加入盐酸的量,一般按芳伯胺类药物与酸的物质的量之比为 1∶2.5～1∶6。

③ 室温（10～30 ℃）条件下滴定。通常温度高,重氮化反应速度快;但温度太高,又可使亚硝酸逸失,并可使重氮盐分解,即

$$[Ar{-}N^+{\equiv}N]Cl^- + H_2O \longrightarrow Ar{-}OH + N_2 \uparrow + HCl$$

一般温度每升高 10 ℃,重氮化反应的速度加快 2.5 倍,但重氮盐分解的速度也相应地加速 2 倍,所以滴定宜在低温下进行。然而,由于低温时反应太慢,故实际滴定可在室温下进行。

④ 滴定管尖端插入液面下滴定。重氮化反应为分子反应,反应速度较慢,故滴定不宜过快。为了避免在滴定过程中亚硝酸挥发和分解,滴定时将滴定管尖端插入液面下约 2/3 处,一次将大部分亚硝酸钠滴定液在搅拌条件下迅速加入,使其尽快反应,然后将滴定管尖端提出液面,用少量水淋洗尖端,再缓缓滴定。尤其是在近终点时,因尚未反应的芳伯氨基药物的浓度极稀,须在最后一滴加入后,搅拌 1～5 min,再确定终点是否真正到达,这样可以缩短滴定时间,也不影响结果。

（3）指示终点的方法。指示终点的方法有电位法、永停滴定法、外指示剂法和内指示剂法等。药品标准中多采用永停滴定法或外指示剂法指示终点。

① 永停滴定法:《中国药典》规定用永停滴定法指示亚硝酸钠滴定法的终点。

用亚硝酸钠标准溶液滴定,在化学计量点前,溶液中无亚硝酸,线路中无电流通过,电流计指针指零。在化学计量点后,溶液中有微量亚硝酸存在,电极上有氧化还原反应发生,故线路中有电流通过,此时可观察到电流计指针突然偏转,并不再回复,即为滴定终点。

② 外指示剂法:常用碘化钾-淀粉糊剂或指示液,滴定到达终点时,稍过量的亚硝酸钠在酸性溶液中氧化碘化钾,析出的碘遇淀粉即显蓝色。

$$2NaNO_2 + 2KI + 4HCl \longrightarrow 2NO + I_2 \downarrow + 2KCl + 2NaCl + 2H_2O$$

使用时,将糊剂在白瓷板上铺为薄层,当以细玻璃棒蘸取少许测定液划过,立即显蓝色,即为终点。

以碘化钾-淀粉作为外指示剂的方法,适用于多种药物及其制剂的亚硝酸钠滴定法。亚硝酸钠液(0.1 mol/L)在过量1~2滴(0.05~0.1 mL)时,可灵敏地指示终点。由于被滴定溶液的酸性强,未达到终点时,碘化钾在酸性条件下遇光被空气氧化,可游离出碘,遇淀粉显蓝色,混淆终点。多次外试也会损失供试品而增加误差。所以,初次使用者较难掌握,有时须预先计算标准溶液的消耗量,在接近理论终点前,再缓缓滴定和取测定液试验终点,如此可减少供试品的损失。

2) 酸碱滴定法

《中国药典》(2010年版)规定,盐酸丁卡因用酸碱滴定法测定含量,以电位法指示终点。测定时,取本品约0.25 g,精密称定,加乙醇50 mL振摇使之溶解,加0.01 mol/L盐酸5 mL,摇匀,按照电位滴定法,用氢氧化钠滴定液(0.1 mol/L)滴定,以两个突跃点体积之差作为滴定体积。1 mL氢氧化钠滴定液(0.1 mol/L)相当于30.08 mg的$C_{15}H_{24}N_2O_2 \cdot HCl$。

3) 非水溶液滴定法

盐酸布比卡因侧链哌啶环上的叔胺氮具有弱碱性,盐酸丁卡因和盐酸利多卡因侧链烃胺的叔胺氮也具有弱碱性,在冰醋酸中,其碱性增强,可用强酸直接滴定。《中国药典》规定,盐酸布比卡因的含量测定用非水溶液滴定法,以电位滴定法确定滴定终点。测定时,因其在冰醋酸中显较弱的碱性,故加入适量醋酐。醋酐解离生成的醋酐合乙酰氧离子比醋酸合质子的酸性更强,有利于布比卡因碱性的增强,使滴定突跃更加敏锐。

4) 紫外分光光度法

对乙酰氨基酚在0.4%氢氧化钠溶液中,于257 nm波长处有最大吸收,其紫外吸收光谱特征可用于其原料及其制剂的含量测定。紫外分光光度法比亚硝酸钠滴定法灵敏度高,操作简便,因此被国内外药典所收载。例如,《中国药典》(2010年版)采用百分吸光系数($E_{1 cm}^{1\%}$)法测定对乙酰氨基酚原料、片剂(泡腾片除外)、栓剂、胶囊剂及颗粒剂的含量。

5) 高效液相色谱法

高效液相色谱法同时具有高效分离和灵敏检测的能力,越来越多地被用于本类药物及其制剂的含量测定。例如,《中国药典》(2010年版)中,盐酸利多卡因采用高效液相色谱法测定其含量。

色谱条件与系统适用性试验:用十八烷基硅烷键合硅胶为填充剂,以磷酸盐缓冲溶液(取1 mol/L磷酸二氢钠溶液1.3 mL与0.5 mol/L磷酸氢二钠溶液32.5 mL,加水稀释至1 000 mL,摇匀)-乙腈(50:50)(用磷酸调至pH值为8.0)为流动相,检测波长为254 nm,理论塔板数按利多卡因峰计算不低于2 000。

测定方法:取本品适量,精密称定,加流动相溶解,并定量稀释成1 mL中约含2 mg的溶液,精密量取20 μL,注入液相色谱仪,记录色谱图;另取利多卡因对照品,同法测定。按外标法以峰面积计算,并将结果乘以1.156,即得。

对乙酰氨基酚泡腾片、注射液、滴剂和凝胶等也采用高效液相色谱法进行含量测定。以对乙酰氨基酚注射液的含量测定为例,介绍如下。

色谱条件与系统适用性试验:用十八烷基硅烷键合硅胶为填充剂;以 0.05 mol/L 醋酸铵溶液-甲醇(85:15)为流动相,检测波长为 257 nm,理论塔板数按对乙酰氨基酚峰计算不低于 2 000,对乙酰氨基酚峰与相邻杂质峰的分离度应符合要求。

测定方法:精密量取本品适量,用流动相稀释成 1 mL 中含对乙酰氨基酚 0.125 mg 的溶液,精密量取 10 μL 注入液相色谱仪,记录色谱图;另取对乙酰氨基酚对照品,同法测定,按外标法以峰面积计算,即得。

9.2.2　苯乙胺类药物的分析

1. 苯乙胺类药物的基本结构与主要理化性质

1) 基本结构与典型药物

苯乙胺类药物为拟肾上腺素类药物,具有苯乙胺的基本结构。除盐酸克仑特罗外,其余各药物的苯环上都有酚羟基。其中肾上腺素、盐酸异丙肾上腺素和盐酸多巴胺在苯环的 3、4 位上都有 2 个邻位酚羟基,与儿茶酚胺类似,属于儿茶酚胺类药物。本类药物的基本结构为

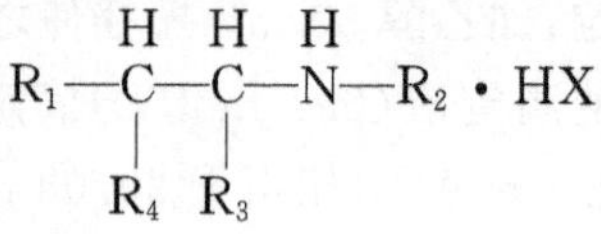

$$R_1 - \overset{\overset{H}{|}}{\underset{\underset{R_4}{|}}{C}} - \overset{\overset{H}{|}}{\underset{\underset{R_3}{|}}{C}} - \overset{H}{\underset{}{N}} - R_2 \cdot HX$$

典型的苯乙胺类药物如下:

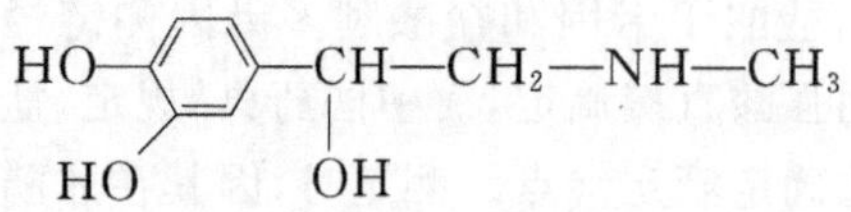

肾上腺素
（epinephrine）

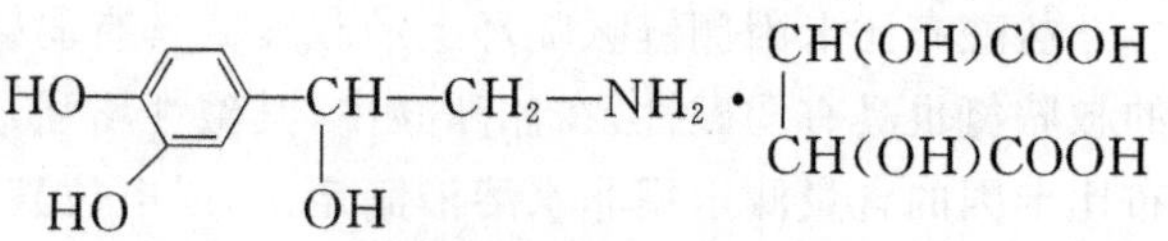

重酒石酸去甲肾上腺素
（norepinephrine bitartrate）

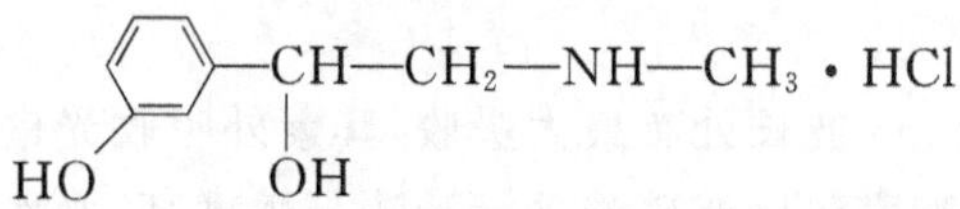

盐酸去氧肾上腺素
（phenylephrine hydrochloride）

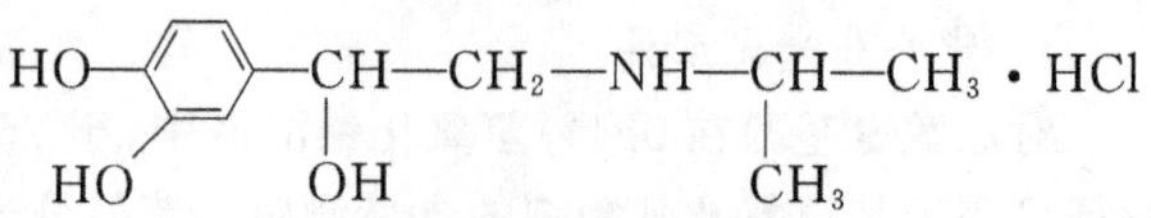

盐酸异丙肾上腺素
（isoprenaline hydrochloride）

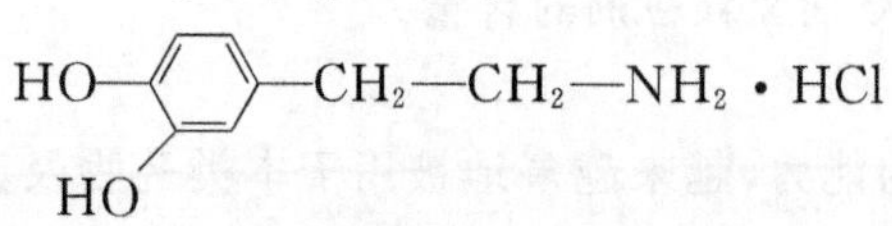

盐酸多巴胺
（dopamine hydrochloride）

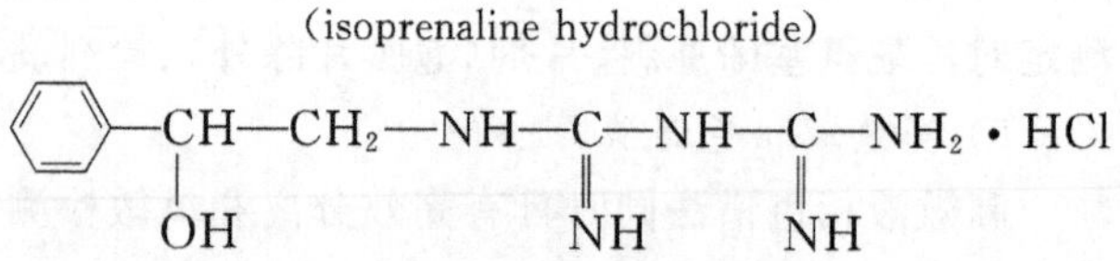

盐酸苯乙双胍
（phenformin hydrochloride）

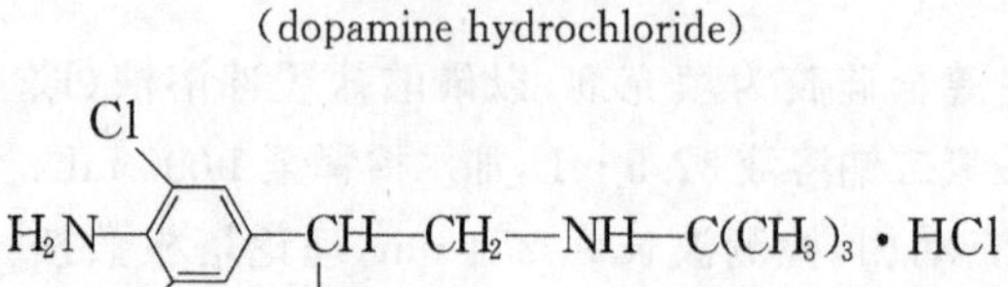

盐酸克仑特罗
（clenbuterol hydrochloride）

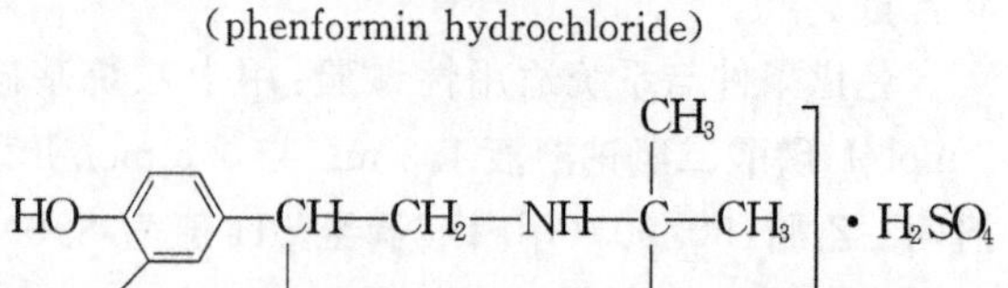

硫酸沙丁胺醇
（salbutamol sulfate）

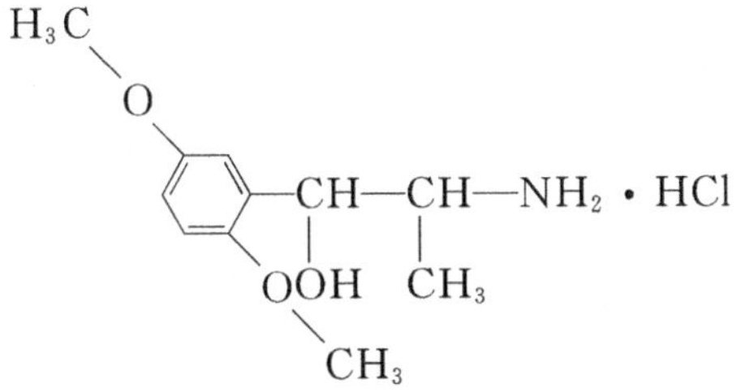

盐酸甲氧明

（methoxamine hydrochloride）

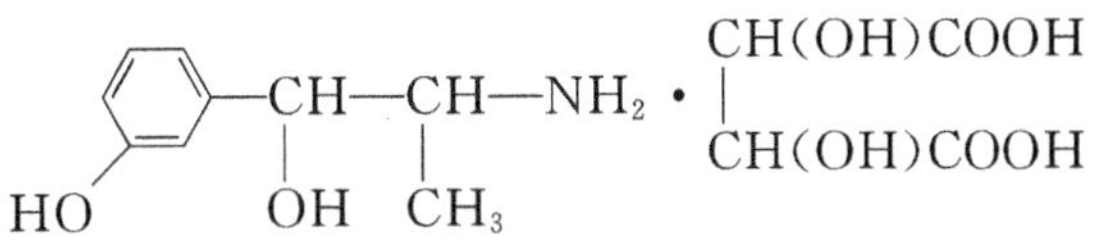

重酒石酸间羟胺

（metaraminol bitartrate）

2）主要理化性质

（1）弱碱性。本类药物分子结构中具有烃氨基侧链,其氮为仲胺氮,故显弱碱性。其游离碱难溶于水,易溶于有机溶剂,其盐可溶于水。

（2）酚羟基特性。本类药物分子结构中大多具有邻苯二酚或苯酚的结构,可与重金属离子配位呈色,在空气中或遇光、热易氧化,颜色逐渐变深,在碱性溶液中更易变色。

（3）光学活性。本类药物的分子结构中大多数具有手性碳原子,具有旋光性。

2. 鉴别试验

1）与三氯化铁的反应

肾上腺素和盐酸去氧肾上腺素等药物的分子结构中具有酚羟基,在弱酸性条件下,可与 Fe^{3+} 配位显色,加入碱性溶液,随即被高铁离子氧化而显紫色或紫红色（见表9-2）。

表 9-2　苯乙胺类药物与三氯化铁的反应

药 物 名 称	与三氯化铁的反应
肾上腺素	盐酸中,翠绿色;加氨试液,紫色→紫红色
重酒石酸去甲肾上腺素	翠绿色;加碳酸氢钠试液,蓝色→红色
盐酸去氧肾上腺素	紫色
盐酸异丙肾上腺素	深绿色;滴加新制的 5% 碳酸氢钠溶液,蓝色→红色
盐酸多巴胺	墨绿色;滴加 1% 氨溶液,紫红色
硫酸沙丁胺醇	紫色;加碳酸氢钠试液,橙黄色,混浊

2）氧化反应

本类药物分子结构中多数具有酚羟基,易被碘、过氧化氢、铁氰化钾等氧化剂氧化而呈现不同的颜色。例如,肾上腺素在酸性条件下,被碘或过氧化氢氧化后,生成肾上腺素红,呈血红色,放置可变为棕色多聚体;盐酸异丙肾上腺素在偏酸性条件下被碘迅速氧化,生成异丙肾上腺素红,加硫代硫酸钠使碘的棕色消退,溶液显淡红色。

肾上腺素、盐酸异丙肾上腺素和重酒石酸去甲肾上腺素在 pH 值为 6.5 的缓冲溶液中均可被碘氧化,产生红色。利用重酒石酸去甲肾上腺素在酸性条件下比较稳定,几乎不被碘氧化的特点,可与肾上腺素和盐酸异丙肾上腺素相区别。重酒石酸去甲肾上腺素加酒石酸氢钾饱和溶液（pH＝3.56）溶解,加碘试液放置 5 min 后,加硫代硫酸钠试液使碘的棕色消退,溶液为无色或仅显微红色或淡紫色。同样条件下,肾上腺素和盐酸异丙肾上腺素可被氧化产生明显的红棕色或紫色。

3）与亚硝基铁氰化钠的反应（Rimini 试验）

重酒石酸间羟胺分子中具有脂肪伯氨基，加水溶解后，滴加亚硝基铁氰化钠试液和丙酮，再加碳酸氢钠少量，60 ℃水浴加热后，即显红紫色。此为脂肪族伯胺的专属反应。试验中所用丙酮必须不含甲醛。

4）沉淀反应

重酒石酸与氯化钾反应，生成酒石酸氢钾结晶性沉淀，可作为重酒石酸去甲肾上腺素的鉴别方法。

$$HC_4H_4O_6^- + K^+ \longrightarrow KHC_4H_4O_6 \downarrow$$

5）与甲醛-硫酸的反应

本类药物中，有些可与甲醛在硫酸中反应，形成具有醌式结构的有色化合物。例如，盐酸甲氧明加甲醛-硫酸试液后，即显紫色，渐变为棕色，最后成绿色。

6）双缩脲反应

盐酸去氧肾上腺素、盐酸麻黄碱和盐酸伪麻黄碱等药物的分子结构中，芳香环侧链具有氨基醇结构，显双缩脲反应。

鉴别方法：在氢氧化钠溶液的强碱性条件下，滴加硫酸铜试液，显蓝紫色或紫色；加乙醚振摇后，盐酸去氧肾上腺素乙醚层不显色，而盐酸麻黄碱乙醚层显紫红色，水层变为蓝色，可相区别。

7）紫外特征吸收与红外吸收光谱

表 9-3 列出了《中国药典》规定的可利用紫外特征吸收进行鉴别的苯乙胺类药物。

表 9-3　苯乙胺类药物的紫外特征吸收

药 物 名 称	溶 剂	浓度/($\mu g/mL$)	λ_{max}/nm	吸光度 A
盐酸异丙肾上腺素	水	50	280	0.50
盐酸苯乙双胍	水	10	234	——
重酒石酸间羟胺	水	100	272	——
硫酸沙丁胺醇	水	80	276	——
盐酸多巴胺	0.5％硫酸	30	280	——
盐酸克仑特罗	0.1 mol/L 盐酸	30	243、296	——

表 2-3 中的药物也可采用红外吸收光谱法进行鉴别。此外，《中国药典》规定的可用红外吸收光谱法进行鉴别的苯乙胺类药物还有盐酸去氧肾上腺素和盐酸甲氧明等。

3．特殊杂质检查

1）酮体检查

肾上腺素、重酒石酸去甲肾上腺素、盐酸去氧肾上腺素、盐酸异丙肾上腺素和盐酸甲氧明等在生产过程中均由其酮体氢化还原制得，若氢化不完全，易引入酮体杂质。利用酮体在 310 nm 波长处有最大吸收，而药物本身在该波长处几乎没有吸收的原理进行检查。检查的条件和要求见表 9-4。

表 9-4　酮体检查的条件及要求

药 物 名 称	检查的杂质	溶　剂	供试液质量浓度/(mg/mL)	测定波长/nm	吸光度(限度)
肾上腺素	酮体	盐酸(9→2000)	2.0	310	0.05
盐酸去氧肾上腺素	酮体	水＋0.01 mol/L 盐酸	4.0	310	0.20
重酒石酸去甲肾上腺素	酮体	水	2.0	310	0.05
盐酸甲氧明	酮胺	水	1.5	347	0.06

2）有关物质检查

《中国药典》(2010 年版)中,本类药物大多列有此项检查,检查方法包括高效液相色谱法、薄层色谱法等。

(1) 肾上腺素中有关物质的检查方法:取本品约 10 mg,精密称定,置于 10 mL 容量瓶中,用 0.1 mL 盐酸溶解,用流动相稀释至刻度,摇匀,作为供试品溶液;精密量取供试品溶液 1 mL,置于 500 mL 容量瓶中,用流动相稀释至刻度,摇匀,作为对照溶液;另取本品 50 mg,置于 50 mL 容量瓶中,加浓过氧化氢溶液 1 mL,放置过夜,加盐酸 0.5 mL,加流动相稀释至刻度,摇匀,作为氧化破坏溶液;取重酒石酸去甲肾上腺素对照品适量,加氧化破坏溶液溶解并稀释成 1 mL 中含 20 μg 的溶液,作为系统适用性试验溶液。按照高效液相色谱法试验,用十八烷基硅烷键合硅胶为填充剂,以硫酸氢四甲基铵溶液(硫酸氢四甲基铵 4.0 g,庚烷磺酸钠 1.1 g,0.1 mol/L 乙二胺四乙酸二钠溶液 2 mL,用水溶解并稀释至 950 mL)-甲醇(95:5)(以 1 mol/L 氢氧化钠溶液调至 pH 值为 3.5)为流动相,流速为 2 mL/min,检测波长为 205 nm。取系统适用性试验溶液 20 μL,注入液相色谱仪,去甲肾上腺素峰与肾上腺素峰之间应出现两个未知杂质峰,理论塔板数按去甲肾上腺素峰计算不低于 3 000,去甲肾上腺素、肾上腺素峰与相邻杂质峰的分离度均应符合要求。取对照溶液 20 μL,注入液相色谱仪,调节检测灵敏度,使主成分色谱峰的峰高约为满量程的 20%,再精密量取供试品溶液和对照溶液各 20 μL,分别注入液相色谱仪,记录色谱图。供试品溶液色谱图中如有杂质峰,单个杂质峰面积不得大于对照溶液的主峰面积,各杂质峰面积之和不得大于对照溶液主峰面积的 2.5 倍。

(2) 盐酸去氧肾上腺素中有关物质的检查方法。避光操作。取本品,加甲醇制成 1 mL 中约含 20 mg 的溶液,作为供试品溶液;精密量取上述溶液适量,加甲醇稀释成 1 mL 中含约 0.10 mg 的溶液,作为对照溶液。吸取上述两种溶液各 10 μL,分别点于同一硅胶 G 薄层板上,以异丙醇-氯仿-浓氨试液(80:5:15)为展开剂,展开后,晾干,喷以重氮苯磺酸试液。供试品溶液如显杂质斑点,与对照溶液的主斑点比较不得更深。

4. 含量测定

本类药物的原料多采用非水溶液滴定法和溴量法测定含量,其制剂则多采用高效液相色谱法测定含量,也有些制剂的含量测定采用紫外-可见分光光度法、提取容量法、阴离子表面活性剂滴定法等。

1）非水溶液滴定法

常用的测定条件如下:冰醋酸为溶剂,加入醋酸汞试液以消除氢卤酸的干扰,用 0.1mol/L 高氯酸滴定液滴定,并用结晶紫指示液指示终点;盐酸甲氧明测定中则以萘酚苯甲醇指示终点;盐酸苯乙双胍的测定采用电位滴定法。

（1）重酒石酸去甲肾上腺素的测定。取本品 0.2 g，精密称定，加冰醋酸 10 mL，振摇溶解后（必要时微温）加结晶紫指示剂 1 滴，用 0.1 mol/L 高氯酸滴定液滴定，至溶液显蓝绿色，并将滴定结果用空白试验校正。

由于重酒石酸在冰醋酸溶液中酸性较弱，不干扰高氯酸的滴定和结晶紫指示剂终点颜色的变化，故可用高氯酸滴定液直接滴定。

（2）盐酸苯乙双胍的测定。取本品约 0.1 g，精密称定，用 20 mL 冰醋酸溶解，加醋酐 20 mL，按照电位滴定法，用 0.1 mol/L 高氯酸滴定液滴定，并将滴定结果用空白试验校正。

由于盐酸苯乙双胍的游离碱碱性较弱，终点突跃不明显，故加入醋酐以提高其碱性，并采用电位法指示终点。

（3）硫酸沙丁胺醇的测定。取本品约 0.4 g，精密称定，加冰醋酸 10 mL，微热使之溶解，放冷，加醋酐 15 mL 和结晶紫指示液 1 滴，用 0.1 mol/L 高氯酸滴定液滴定，至溶液显蓝绿色，并将滴定结果用空白试验校正。

$$\left[\begin{array}{c} HO-\!\!\!\!\!\!\!\!\\ HO-\!\!\!\!\!\!\!\! \end{array}\!\!\!-\!CH-CH_2\overset{+}{N}H_2C(CH_3)_3\right]_2 \cdot SO_4^{2-}+HClO_4 \longrightarrow$$

$$\left[\begin{array}{c} HO\\ HO \end{array}\!\!-\!CH-CH_2\overset{+}{N}H_2C(CH_3)_3\right]\cdot ClO_4^-+\left[\begin{array}{c} HO\\ HO \end{array}\!\!-\!CH-CH_2\overset{+}{N}H_2C(CH_3)_3\right]\cdot HSO_4^-$$

有机碱的硫酸盐，因硫酸在滴定液中酸性很强，而 HSO_4^- 的酸性较弱，故只能滴定至 HSO_4^-。

加入醋酐时，应注意防止氨基被乙酰化。乙酰化物碱性很弱，伯氨基的乙酰化物以结晶紫为指示剂不能被滴定，用电位滴定法尚可测定，但突跃很小，这样就会使滴定结果偏低；仲氨基的乙酰化物以指示剂法和电位滴定法都不能被滴定。低温可防止乙酰化，故加冰醋酸溶解样品后，应放冷后再加醋酐。

2）溴量法

盐酸去氧肾上腺素及其注射液和重酒石酸间羟胺均采用溴量法测定含量。测定原理如下：药物分子中的苯酚结构，在酸性溶液中其酚羟基的邻、对位活泼氢能与过量的溴定量地发生溴代反应，再以碘量法测定剩余的溴，根据消耗的硫代硫酸钠滴定液的量，即可计算供试品的含量。以盐酸去氧肾上腺素的溴量法为例，反应式为

$$BrO_3^-+5Br^-+6H^+ \longrightarrow 3Br_2+3H_2O$$

$$\begin{array}{c} \\ HO-\!\!\!\!\!\!\!\!\!\!\!\!\!-\!CH-CH_2NHCH_3+3Br_2 \longrightarrow \\ OH \end{array}$$

$$Br_2+2I^- \longrightarrow 2Br^-+I_2$$

$$I_2+2S_2O_3^{2-} \longrightarrow 2I^-+S_4O_6^{2-}$$

测定方法：取本品约 0.1 g，精密称定，置于碘量瓶中，加水 20 mL 使之溶解，精密加溴滴定液（0.05 mol/L）50 mL，再加盐酸 5 mL，立即密塞，放置 15 min 并时时振摇，注意微开瓶塞，加碘化钾试液 10 mL，立即密塞，振摇后，用硫代硫酸钠滴定液（0.1 mol/L）滴定，至近终点时，加淀粉指示液，继续滴定至蓝色消失，并将滴定结果用空白试验校正。

3) 亚硝酸钠滴定法

盐酸克仑特罗的游离碱碱性较弱,非水溶液滴定法中滴定突跃不明显,不易得到准确的结果。利用盐酸克仑特罗具有芳伯胺基的特点,可用亚硝酸钠滴定法测定其含量。

4) 高效液相色谱法

高效液相色谱法作为一种高效分离、高灵敏度和高选择性的测定方法,可用于本类药物及其制剂的定量分析。例如,高效液相色谱法可用于测定重酒石酸去甲肾上腺素注射液中重酒石酸去甲肾上腺素的含量。利用庚烷磺酸钠与去甲肾上腺素形成离子对,使其能够保留在十八烷基硅烷键合硅胶色谱柱上,而不受注射液中去甲肾上腺素磺酸的干扰,达到良好的分离效果,同时也获得良好的色谱峰形状。

色谱条件与系统适用性试验:用十八烷基硅烷键合硅胶为填充剂,以 0.14％庚烷磺酸钠溶液-甲醇(65∶35)(用磷酸调节 pH 值为 3.0 ± 0.1)作为流动相,检测波长为 280 nm,理论塔板数按去甲肾上腺素峰计算应不低于 3 000。

测定方法:精密量取本品适量(约相当于重酒石酸去甲肾上腺素 4 mg),置于 25 mL 容量瓶中,加 4％醋酸溶液稀释至刻度,摇匀,吸取 20 μL 注入液相色谱仪,记录色谱图;另取重酒石酸去甲肾上腺素对照品适量,精密称定,加 4％醋酸溶液,制成 1 mL 中含 0.16 mg 的溶液,同法测定。用外标法以峰面积计算,即得。

5) 紫外-可见分光光度法

利用药物分子结构中的酚羟基可与 Fe^{2+} 配位显色,可用于盐酸异丙肾上腺素气雾剂的含量测定。盐酸克仑特罗的分子结构中具有芳伯氨基,可通过重氮化-偶合反应显色测定盐酸克仑特罗栓剂中盐酸克仑特罗的含量。因此,紫外-可见分光光度法也是本类药物制剂常用的含量测定方法,具有灵敏和简便的优点。

以盐酸克仑特罗栓的含量测定为例,加温热的氯仿使栓剂基质溶解后,用盐酸(9→100)提取盐酸克仑特罗,加亚硝酸钠试液后,分子中的芳伯氨基重氮化,在酸性溶液中,与 N-(1-萘基)-乙二胺偶合显色,在 500 nm 波长处进行比色测定。需要注意,上述偶合剂遇亚硝酸也能显色,干扰比色测定,所以在重氮化后,应加氨基磺酸铵溶液将剩余的亚硝酸分解除去,再加偶合试剂 N-(1-萘基)-乙二胺。

第10章 杂环类药物的分析

碳环中夹杂有非碳元素原子的环状有机化合物,称为杂环化合物,其中非碳元素原子称为杂原子,一般为氧、氮、硫等。在化学合成药物中,杂环类化合物占有相当的数量,并已成为现代药物中应用最多、最广的一类药物。杂环类药物按其所具有的杂原子的种类、数目以及环状的差异,可以分成许多类,本章重点介绍吡啶类、吩噻嗪类和苯并二氮杂䓬类。

10.1 吡啶类药物的分析

10.1.1 基本结构与主要化学性质

1. 结构特点与典型药物

在吡啶类药物的分子结构中,均含有氮杂原子六元单环。最常用的典型药物有尼可刹米、异烟肼和异烟腙。

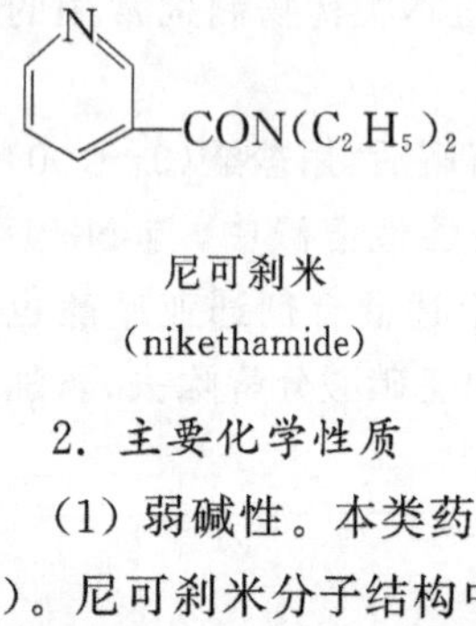

尼可刹米 (nikethamide)　　　异烟肼 (isoniazid)　　　异烟腙 (isoniazone)

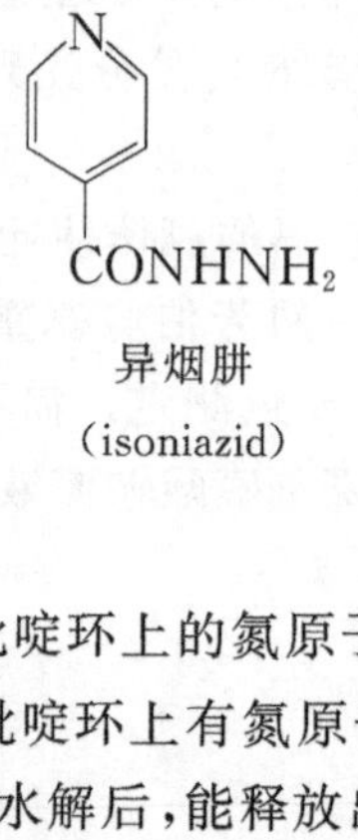

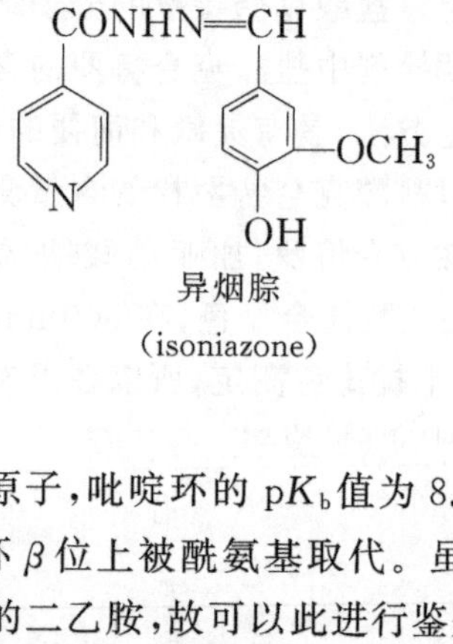

2. 主要化学性质

(1) 弱碱性。本类药物母核吡啶环上的氮原子为碱性氮原子,吡啶环的 pK_b 值为 8.8(水中)。尼可刹米分子结构中,除了吡啶环上有氮原子外,吡啶环 β 位上被酰氨基取代。虽然酰氨基的化学性质不甚活泼,但遇碱水解后,能释放出具有碱性的二乙胺,故可以此进行鉴别。

(2) 还原性。在异烟肼的分子结构中,吡啶 γ 位上被酰肼基取代,酰肼基具有较强的还原性,并可与某些含羰基的试剂发生缩合反应。

(3) 吡啶环的特性。本类药物分子结构中均具有吡啶环,尼可刹米、异烟肼和异烟腙的吡啶环 α、α' 位未取代,而 β 或 γ 位被羧基衍生物所取代,丙硫异烟胺的吡啶环 α 位被丙基取代,而 γ 位被硫代甲酰氨基所取代。吡啶环可发生开环反应,此为吡啶环的特性反应。

除此之外,各药物具有不同的取代基团,具有不同的化学性质。

10.1.2 鉴别试验

1. 吡啶环的开环反应

1) 戊烯二醛反应(König 反应)

当溴化氰与芳香第一胺作用于吡啶环时,可形成戊烯二醛的有色 Schiff 碱类(聚甲炔染料）。这一反应不能由吡啶环单独发生，而是在溴化氰加到吡啶环，使环上氮原子由 3 价转变成 5 价时，吡啶环水解，形成戊烯二醛后再与芳香第一胺缩合而成。

本反应适用于吡啶环 α、α' 位未取代，以及 β 或 γ 位为烷基或羧基的衍生物。异烟肼和尼可刹米均具有此反应，而在《中国药典》中只用于对尼可刹米的鉴别，所用芳香第一胺为苯胺。

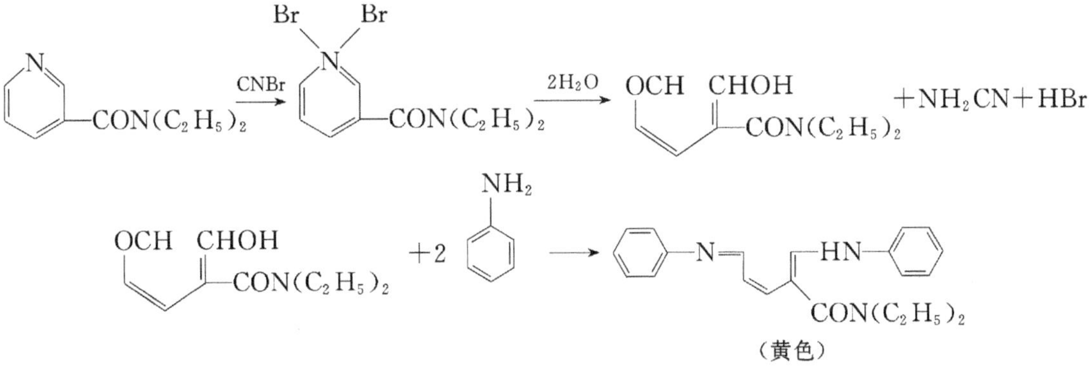

方法：取本品 1 滴，加水 50 mL，摇匀，分取 2 mL，加溴化氰试液 2 mL 与 2.5% 苯胺溶液 3 mL，摇匀，溶液渐显黄色。

用于异烟肼鉴别时，应先用高锰酸钾或溴水氧化为异烟酸，再与溴化氰作用，然后与芳香第一胺缩合形成有色的戊烯二醛衍生物。戊烯二醛衍生物的颜色随所用芳香第一胺的不同而有所不同，如与苯胺缩合，呈黄色至黄棕色，与联苯胺缩合则呈淡红色至红色。

2）二硝基氯苯反应（Vongerichten 反应）

在无水条件下，将吡啶及其某些衍生物与 2,4-二硝基氯苯混合，加热或使其热至熔融，冷却后，加醇制氢氧化钾溶液将残渣溶解，溶液呈紫红色。

尼可刹米、异烟肼和异烟腙等，需经适当处理，即将酰肼氧化成羧基或将酰胺水解为羧基后才有此反应。在《中国药典》中已用于对异烟腙的鉴别。

方法：取异烟腙约 50 mg，加 2,4-二硝基氯苯 50 mg 与乙醇 3 mL，置于水浴中煮沸 2～3 min，加 10% 氢氧化钠溶液 2 滴，静置后，即显鲜明的红色。

用于异烟肼鉴别时，可取其乙醇溶液，加入硼砂及 5% 2,4-二硝基氯苯乙醇溶液，蒸干，继续加热 10 min，残渣加甲醇搅拌后，即显紫红色。

另外，异烟肼也可不经处理，其酰肼基在乙醇溶液中与 2,4-二硝基氯苯反应，加碱后，溶液也呈紫红色。

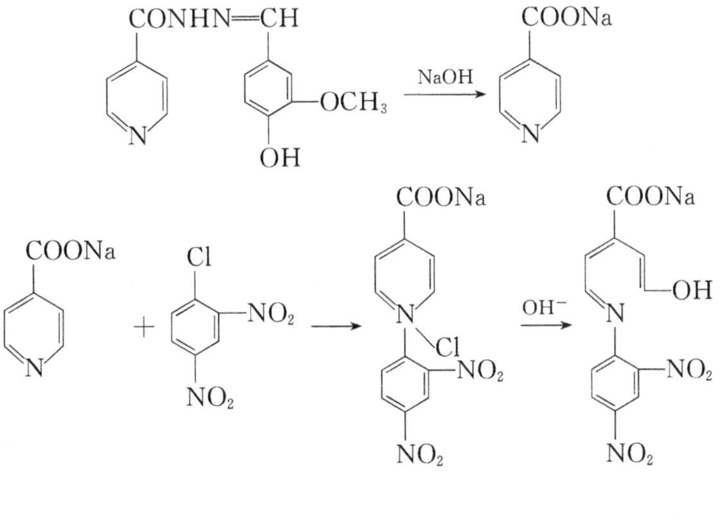

2. 酰肼基团的反应

1) 还原反应

异烟肼加水溶解后,加氨制硝酸银试液,即有黑色混浊出现,并生成氮和金属银,在管壁上产生银镜。

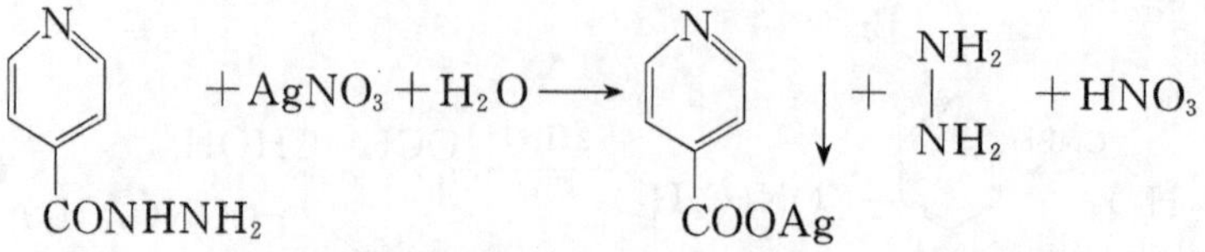

$$H_2N—NH_2 + 4AgNO_3 \longrightarrow 4Ag + N_2 \uparrow + 4HNO_3$$

方法:取异烟肼约 10 mg,置于试管中,加水 2 mL 溶解后,加氨制硝酸银试液 1 mL,即出现气泡与黑色混浊,并在试管壁上产生银镜。

2) 缩合反应

异烟肼具有未被取代的酰肼基,与芳醛缩合形成腙,析出结晶,可测定其熔点。最常用的芳醛为香草醛,其次是对二甲氨基苯甲醛、水杨醛等。

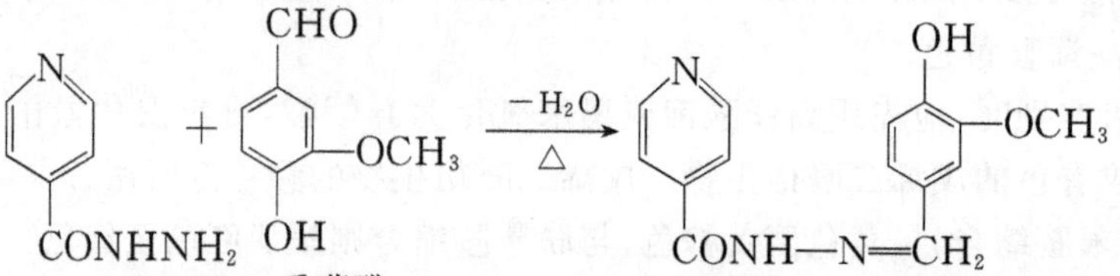

香草醛

异烟腙(黄色结晶)

方法:取本品约 0.1 g,加水 5 mL 溶解后,加 10% 香草醛的乙醇溶液 1 mL,摇匀,微热,放冷,即析出黄色结晶,过滤,用稀乙醇重结晶,在 105 ℃ 干燥后,测定熔点,其熔点为 228~231 ℃,熔融时分解。

异烟肼与 1,2-萘醌-4-磺酸在碱性介质中可缩合显红色,凡具有 —NH₂ 或活性 —CH₂— 者均有此反应。

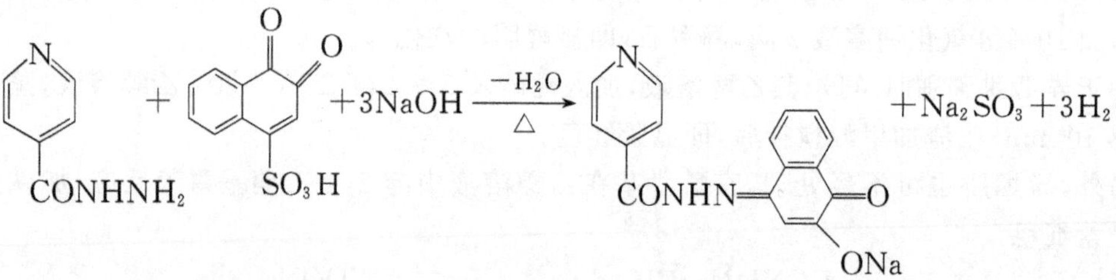

3. 形成沉淀的反应

本类药物具有吡啶环的结构,可与重金属盐类(如氯化汞、硫酸铜、碘化铋钾)及苦味酸等试剂形成沉淀。如尼可刹米可与硫酸铜及硫氰酸铵作用,生成草绿色配位化合物沉淀。

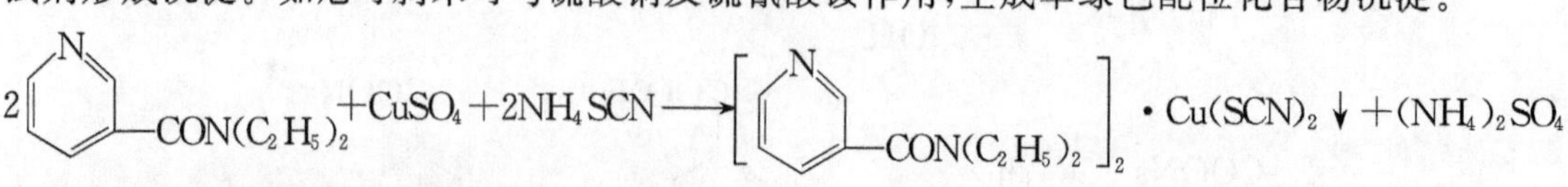

4. 分解产物的反应

尼可刹米与氢氧化钠试液加热,即有二乙胺臭味逸出,二乙胺能使湿润的红色石蕊试纸变蓝;丙硫异烟胺与盐酸加热,即有硫化氢气体逸出,能使湿润的醋酸铅试纸显黑色。

5. 紫外吸收光谱特征

本类药物的紫外特征吸收鉴别法见表 10-1。

表 10-1　本类药物的紫外特征吸收鉴别法

药　物	溶　剂	$\lambda_{\max}/nm$	$\lambda_{\min}/nm$	$E_{1\,cm}^{1\%}$	A
异烟肼	HCl(0.1 mol/L)	265	—	约 420	—
	水	266	234	378	—
尼可刹米	H_2SO_4(0.1 mol/L)	263	—	273	—
	NaOH(0.1 mol/L)	255	—	840	—
		260	—	860	—

10.1.3　有关物质的检查

1. 异烟肼中游离肼的检查

异烟肼是一种不稳定的药物,其中的游离肼是在制备时由原料引入,或在储存过程中降解而产生的。而肼又是一种诱变剂和致癌物质,因此国内外药典多数规定了异烟肼原料药及其制剂中游离肼的限量检查。常用的方法有薄层色谱法。

游离肼的限量检查:取本品,加丙酮-水(1:1)溶解并稀释成 1 mL 中约含 100 mg 的溶液,作为供试品溶液;另取硫酸肼对照品,加丙酮-水(1:1)溶解并稀释成 1 mL 中约含 0.08 mg(相当于游离肼 20 μg)的溶液,作为对照品溶液;取异烟肼与硫酸肼各适量,加丙酮-水(1:1)溶解并稀释成 1 mL 中分别含异烟肼 100 mg 及硫酸肼 0.08 mg 的混合溶液,作为系统适用性试验溶液。按照薄层色谱法[《中国药典》(2010 年版)二部附录 V B]试验,吸取上述三种溶液各 5 μL,分别点于同一硅胶 G 薄层板上,以异丙醇-丙酮(3:2)为展开剂,展开,晾干,喷以乙醇制对二甲氨基苯甲醛试液,15 min 后检视。系统适用性试验溶液所显游离肼的斑点与异烟肼的斑点应完全分离,游离肼的 R_f 值约为 0.75,异烟肼的 R_f 值约为 0.56。在供试品溶液主斑点前方与对照品溶液主斑点相应的位置上,不得出现黄色斑点。

2. 尼可刹米中有关物质的检查

在尼可刹米生产和储存过程中易引入有关物质,《中国药典》(2010 年版)二部采用高效液相色谱法进行检查。

有关物质的检查:取本品适量,用水稀释成 1 mL 中约含 4 mg 的溶液,作为供试品溶液;精密吸取 1 mL,置于 100 mL 容量瓶中,用水稀释至刻度,摇匀,作为对照品溶液。按照高效液相色谱法[《中国药典》附录 V D]试验,用十八烷基硅烷键合硅胶为填充剂,以甲醇-水(30:70)为流动相,检测波长为 263 nm。理论塔板数按尼可刹米峰计算不低于 2 000,尼可刹米峰与相邻杂质峰的分离度应符合要求。取对照品溶液 10 μL,注入液相色谱仪,调节检测灵敏度,使主成分色谱峰的峰高约为满量程的 20%。精密量取供试品溶液与对照品溶液各 10 μL,分别注入液相色谱仪,记录色谱图至主成分峰保留时间的 2 倍。供试品溶液色谱图中如有杂质峰,各杂质峰面积之和不得大于对照溶液主峰面积的 0.5 倍(约 0.5%)。

10.1.4　含量测定

1. 异烟肼的含量测定

异烟肼含量测定方法的依据是其具有还原性和能与一些试剂缩合的酰肼基,以及吡啶的碱性。常见的方法有溴酸钾法、溴量法、碘量法、非水碱量法或酸量法、非水分光光度法及比色法,其中以溴酸钾法、溴量法、碘量法最为常用。

1) 溴酸钾法

在强酸性溶液中用溴酸钾滴定液直接滴定,用甲基橙指示剂指示终点。本法操作简单、准确。

$$3 \underset{CONHNH_2}{\underset{|}{\overset{N}{\bigcirc}}} + 2KBrO_3 \xrightarrow{HCl} 3 \underset{COOH}{\underset{|}{\overset{N}{\bigcirc}}} + 3N_2\uparrow + 3H_2O + 2KBr$$

测定方法:取本品约 0.2 g,精密称定,置于 100 mL 容量瓶中,加水使其溶解并稀释至刻度,摇匀;精密量取 25 mL,加水 50 mL、盐酸 20 mL 与甲基橙指示剂 1 滴,用溴酸钾滴定液 (0.016 67 mol/L)缓缓滴定(温度保持在 18~25 ℃)至粉红色消失。1 mL 溴酸钾滴定液 (0.016 67 mol/L)相当于 3.429 mg $C_6H_7N_3O$。

2) 溴量法

《中国药典》曾采用本法测定异烟肼的含量,由于溴在稀盐酸介质中氧化力强,可使反应快速而定量地进行。剩余的溴液用碘量法进行测定。1 mL 溴液(0.1 mol/L)相当于 3.429 mg $C_6H_7N_3O$。

$$KBrO_3 + 5KBr + 6HCl \longrightarrow 3Br_2 + 6KCl + 3H_2O$$

$$\underset{CONHNH_2}{\underset{|}{\overset{N}{\bigcirc}}} + 2Br_2 + H_2O \xrightarrow{HCl} \underset{COOH}{\underset{|}{\overset{N}{\bigcirc}}} + N_2\uparrow + 4HBr$$

使用本法时,对一些实验条件应加以注意,如反应酸度、氧化时间、滴定速度、测定温度及溴的逸失等。因本法操作烦琐、准确度差等原因,后改为溴酸钾法。

3) 剩余碘量法

异烟肼在弱碱性溶液中被过量碘液氧化,反应完成后,酸化,剩余的碘液用硫代硫酸钠溶液回滴。1 mL 碘液(0.1 mol/L)相当于 3.429 mg $C_6H_7N_3O$。

$$\underset{CONHNH_2}{\underset{|}{\overset{N}{\bigcirc}}} + 2I_2 + 5NaHCO_3 \longrightarrow \underset{COONa}{\underset{|}{\overset{N}{\bigcirc}}} + N_2\uparrow + 4NaI + 5CO_2\uparrow + 4H_2O$$

由于碘的氧化力较弱,反应不易完全,故碘的消耗量常随碘的作用时间的长短及温度的不同而有所差异,有的放置时间长达 90 min 才可使反应完全。用于制剂分析时,如含有还原性赋形剂(如还原糖),会产生干扰,使测定结果偏高。

4) 非水溶液滴定法

(1) 非水碱量法:异烟肼分子中的吡啶环具有碱性,可用非水碱量法进行含量测定。通常在冰醋酸中用高氯酸滴定液滴定,以结晶紫为指示剂;也有用高氯酸的二氧六环液滴定,以甲红为指示剂。如采用氯仿-醋酐(1:1)混合溶剂,可使终点明显。

(2) 非水酸量法:异烟肼可用酸量法测定其含量。将异烟肼溶于二甲基甲酰胺(MFD),以 O^-硝基苯胺为指示剂,用甲醇钠的苯-甲醇溶液滴定至鲜红色即为终点。本方法不受对氨基水杨酸钠的影响,终点敏锐,且可稳定 5 min。

5）高效液相色谱法

2010 年版《中国药典》二部中,采用了高效液相色谱法测定异烟肼原料药中异烟肼的含量,按照高效液相色谱法[《中国药典》附录ⅤD]测定。

色谱条件与系统适用性试验:用十八烷基硅烷键合硅胶为填充剂,以 0.02 mol/L 磷酸氢二钠溶液(用磷酸调 pH 值至 6.0)-甲醇(85:15)为流动相,检测波长为 262 nm。理论塔板数按异烟肼峰计不低于 4 000。

测定方法:取本品,精密称定,加水溶解并定量稀释成 1 mL 中约含 0.1 mg 的溶液,精密量取 10 μL,注入液相色谱仪,记录色谱图;另取异烟肼对照品,同法测定。按外标法以峰面积计算,即得。

2. 异烟腙及尼可刹米的含量测定

1）非水溶液滴定法

我国与国外大多数药典对异烟腙及其片剂和尼可刹米原料的含量测定,均采用非水溶液滴定法。

（1）异烟腙的含量测定方法:取本品约 0.15 g,精密称定,加冰醋酸 10 mL,醋酐 10 mL,微热使其溶解,放冷后,用高氯酸滴定液(0.1 mol/L)滴定,以玻璃-甘汞电极指示终点,并将滴定的结果用空白试验校正。1 mL 高氯酸滴定液(0.1 mol/L)相当于 28.93 mg $C_{14}H_{13}N_3O_3 \cdot H_2O$。

此法也适用于异烟腙片的含量测定。

（2）尼可刹米的含量测定方法:取本品约 1.5 g,精密称定,加冰醋酸 10 mL 与结晶紫指示液 1 滴,用高氯酸滴定液(0.1 mol/L)滴定,至溶液显蓝绿色,并将滴定结果用空白试验校正。1 mL 高氯酸滴定液(0.1 mol/L)相当于 17.82 mg $C_{10}H_{14}N_2O$。

2）紫外分光光度法

对于尼可刹米注射液,国内外药典多采用紫外分光光度法测定其含量。

测定方法:用内容量移液管精密量取本品 1 mL,置于 100 mL 容量瓶中,用 0.5％硫酸溶液分次洗涤移液管内壁,洗液并入容量瓶中,加 0.5％硫酸溶液稀释至刻度,摇匀,精密量取适量,加 0.5％硫酸溶液稀释成 1 mL 中约含尼可刹米 20 μg 的溶液,在 263 nm 波长处测定吸光度,按 $C_{10}H_{14}N_2O$ 的百分吸光系数($E_{1cm}^{1\%}$)为 292 计算,即得。

10.2 吩噻嗪类药物的分析

10.2.1 基本结构与化学性质

1. 结构特点与典型药物

吩噻嗪类药物分子结构中具有共同的硫氮杂蒽母核,基本结构为

本类药物结构上的差异主要表现在母核上的 R′取代基和 R 取代基的不同,R′基团通常为—H、—Cl、—CF₃、—COCH₃、—SCH₂CH₃等,R 基团则为具有 2～3 个碳链的二甲胺基或二乙胺基,或为含氮杂环如哌嗪和哌啶的衍生物等。

临床上使用的本类药物多为其盐酸盐,常用的吩噻嗪类典型药物的结构列于表 10-2。

表 10-2　常用的吩噻嗪类典型药物

药物名称	R	R′	HX
奋乃静 （perphenazine）	—(CH₂)₃—N⌬N—CH₂CH₂OH	—Cl	
癸氟奋乃静 （fluphenazine decanoate）	—(CH₂)₃—N⌬N—(CH₂)₂OCO(CH₂)₈CH₃	—CF₃	
盐酸氟奋乃静 （fluphenazine hydrochloride）	—(CH₂)₃—N⌬N—CH₂CH₂OH	—CF₃	HCl
盐酸三氟拉嗪 （trifluoperazine hydrochloride）	—(CH₂)₃—N⌬N—CH₃	—CF₃	2HCl
盐酸异丙嗪 （promethazine hydrochloride）	—CH₂CH(CH₃)N(CH₃)₂	—H	HCl
盐酸氯丙嗪 （chlorpromazine hydrochloride）	—(CH₂)₃N(CH₃)₂	—Cl	HCl

2. 主要化学性质

1）具有紫外和红外吸收光谱特征

本类药物的紫外特征吸收主要由母核三环的 π 系统所产生。一般具有三个峰值，即在 204～299 nm（205 nm 附近）、250～265 nm（254 nm 附近）和 300～325 nm（300 nm 附近）波长处。最强峰多在 250～265 nm（ε 为 2.51×10^{-4}～3.0×10^{-4} L/(mol·cm)），两个最小吸收峰则在 220 nm 及 280 nm 波长附近。

2 位上的取代基（R′）不同，会引起吸收峰发生位移。例如，2 位上卤素的取代（—Cl 及—CF₃）可使吸收峰红移 2～4 nm，同时会使 250～265 nm 区段的峰强度增大。R′引起吸收峰位移，可能是通过对位效应影响三环 π 系统的 S，而间位效应又影响二环 π 系统的 N 所发生的。因此，利用其紫外特征吸收可进行本类药物的鉴别。

吩噻嗪类药物硫氮杂蒽母核的硫为二价，易氧化，其氧化产物为亚砜及砜，与未取代的吩噻嗪母核的吸收光谱（图 10-1 中曲线 1）有明显不同，它们具有四个峰值（图 10-1 中曲线 2、3），因此，可以利用紫外吸收光谱的这些特征测定药物中杂质氧化物存在的量，同时也可在药物含量测定时对氧化产物的干扰进行校正。

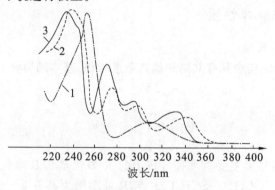

图 10-1　吩噻嗪及其氧化产物的紫外吸收光谱

1—吩噻嗪；2—吩噻嗪的亚砜化物；3—吩噻嗪的砜化物

由于吩噻嗪类药物取代基 R 和 R′不同,可产生不同的红外吸收光谱,因而,国内外药典已用于对本类药物较多品种的鉴别。

2）易氧化呈色

吩噻嗪类药物遇不同氧化剂（如硫酸、硝酸、三氯化铁试液及过氧化氢等),其母核易被氧化成自由基型产物和非离子型产物（砜、亚砜、3-羟基吩噻嗪）等不同产物,随着取代基的不同而呈不同的颜色,这可用于药物的鉴别。

3）与金属离子配合呈色

硫氮杂蒽母核结构中未被氧化的 S 原子可与金属离子（如 Pd^{2+}）共价,形成有色配合物,其氧化产物砜和亚砜则无此反应。利用此性质可进行药物的鉴别和含量测定,并具有专属性,可排除氧化产物的干扰。

10.2.2　鉴别试验

1. 紫外特征吸收和红外吸收光谱

国内外药典中常利用本类药物紫外吸收光谱中的最大吸收波长、最小吸收波长进行鉴别,同时利用最大吸收的吸光度或百分吸光系数进行鉴别。表 10-3 给出我国药典中吩噻嗪类药物的紫外特征吸收数据,以供鉴别之用。

表 10-3　吩噻嗪类药物的紫外特征吸收实例

药 物 名 称	溶　　剂	浓度 /(μg/mL)	λ_{max} /nm	A	$E_{1\,cm}^{1\%}$
奋乃静	无水乙醇	7	258	0.65	—
癸氟奋乃静	乙醇	10	260	—	—
盐酸氟奋乃静	盐酸(9→1000)	10	255	—	553～593
盐酸三氟拉嗪	盐酸(1→20)	10	256	—	630
盐酸异丙嗪	盐酸(0.01 mol/L)	6	249	—	883～937
盐酸氯丙嗪	盐酸(9→1000)	5	254	0.46	915

红外吸收光谱用于对本类药物的鉴别,《中国药典》中就已用于对奋乃静、癸氟奋乃静和盐酸三氟拉嗪等药物的鉴别。

2. 显色反应

1）氧化剂氧化显色

吩噻嗪类药物可被不同氧化剂（如硫酸、硝酸、过氧化氢等）氧化而呈色。由于取代基不同,各种药物所显颜色有差异。因其反应过程和反应产物极其复杂,很难用化学反应式表达,现将常用药物呈色反应情况列于表 10-4。

表 10-4　常用吩噻嗪类药物与氧化剂的显色反应

药 物 名 称	硫　　酸	硝　　酸	过 氧 化 氢
奋乃静	—	—	显深红色;放置后红色渐褪去
盐酸异丙嗪	显樱红色,放置后颜色渐变深	生成红色沉淀,加热即溶解,溶液由红色转变为橙红色	—

续表

药 物 名 称	硫　　酸	硝　　酸	过 氧 化 氢
盐酸氟奋乃静	显淡红色,温热后变成红褐色	—	—
盐酸氯丙嗪	—	显红色,渐变为淡黄色	—
盐酸三氟拉嗪	—	生成微带红色的白色沉淀;放置后,红色变深,加热后变为黄色	—

2) 与钯离子配合显色

吩噻嗪类药物分子结构中的未被氧化的 S^{2-} 能与金属钯离子配合形成有色配合物,如与癸氟奋乃静形成红色的配合物。

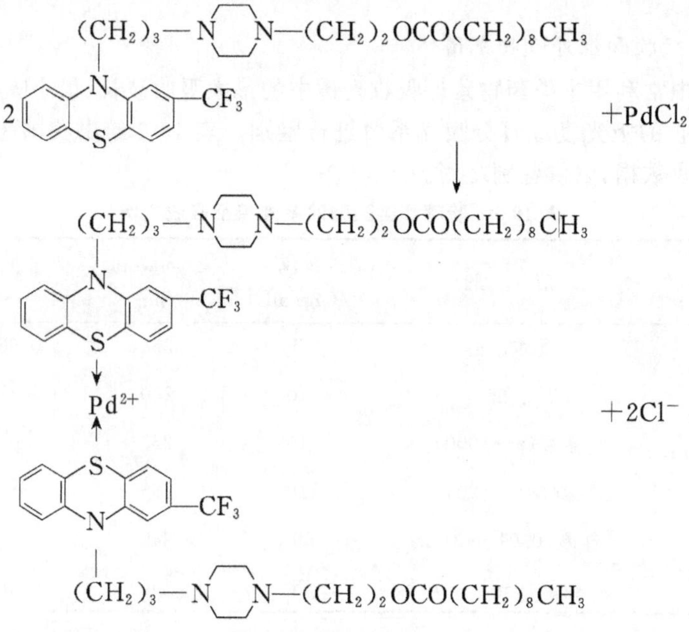

3. 分解产物的反应

癸氟奋乃静为含氟有机药物,经与碳酸钠及碳酸钾在 600 ℃炽灼,分解成氟化物,加酸性茜素锆试液,生成 $[ZrF_6]^{2-}$ 配位离子,茜素游离使溶液由红色变为黄色。

10.2.3　有关物质的检查

上述所列常用的吩噻嗪类药物原料药与其部分制剂中都规定了该项检查。下面以盐酸异丙嗪原料为例,简介其杂质的来源与检查方法。

1. 盐酸异丙嗪合成工艺与杂质的来源

1) 合成工艺

盐酸异丙嗪的合成工艺为:

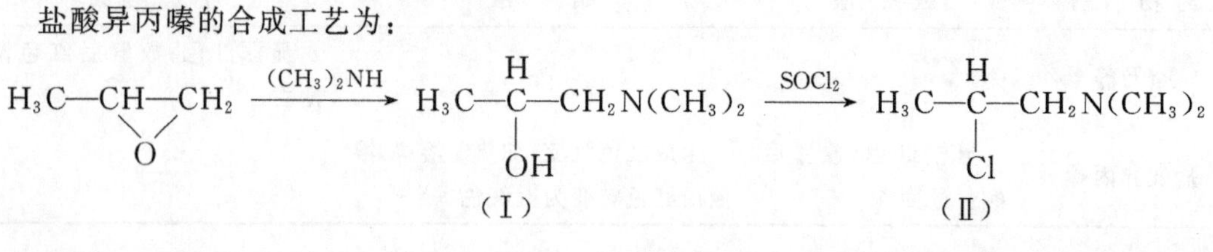

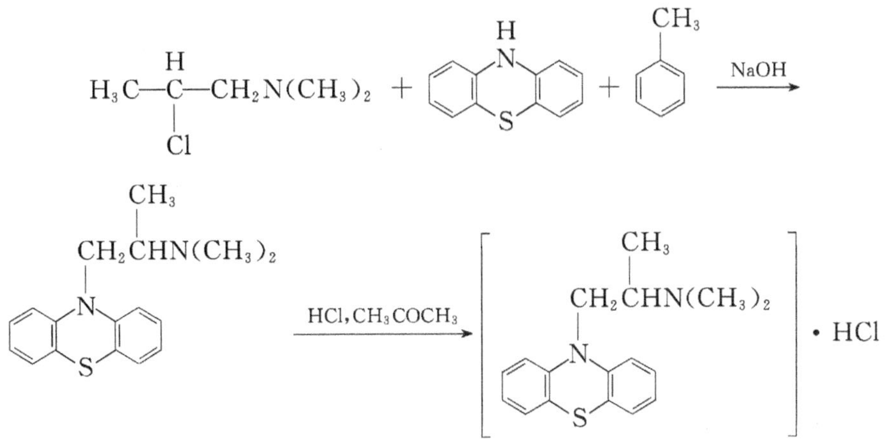

$$H_3C-\underset{\underset{Cl}{|}}{\overset{\overset{H}{|}}{C}}-CH_2N(CH_3)_2 + \text{(吩噻嗪母体)} + \text{(甲苯 CH}_3\text{)} \xrightarrow{\text{NaOH}}$$

$$\text{(10-二甲氨基丙基吩噻嗪)} \xrightarrow{\text{HCl, CH}_3\text{COCH}_3} \left[\text{吩噻嗪季铵盐结构} \right] \cdot HCl$$

2) 杂质的来源

异丙嗪合成过程中易产生以下副反应:中间体Ⅱ(1-二甲氨基-2-氯丙烷)在强碱性条件下,能形成中间体季铵离子,由于亲核性进攻,转位成 2-二甲氨基碳正离子,水解为 2-二甲基-1-丙醇。

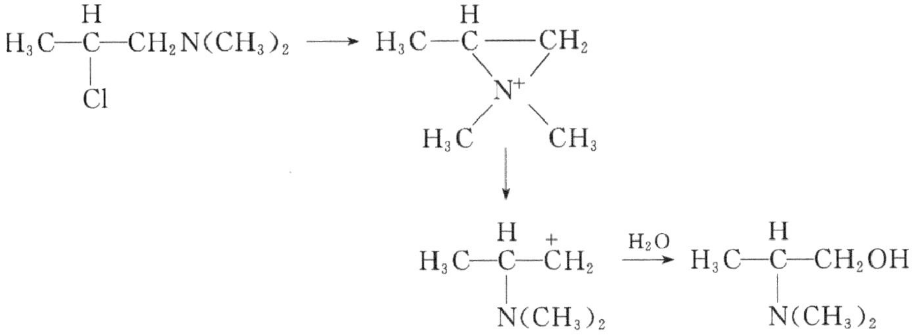

$$H_3C-\underset{\underset{Cl}{|}}{\overset{\overset{H}{|}}{C}}-CH_2N(CH_3)_2 \longrightarrow H_3C-\overset{\overset{H}{|}}{C}-CH_2 \quad (\overset{+}{N}(CH_3)_2)$$

$$\downarrow$$

$$H_3C-\underset{\underset{N(CH_3)_2}{|}}{\overset{\overset{H}{|}}{C}}-\overset{+}{CH_2} \xrightarrow{H_2O} H_3C-\underset{\underset{N(CH_3)_2}{|}}{\overset{\overset{H}{|}}{C}}-CH_2OH$$

再与吩噻嗪母体缩合时,主要生成异丙嗪,也有少量 N,N,β-三甲基-10H-吩噻嗪-10-乙胺异构体。

异构体盐酸盐在丙酮中溶解度大,多留存在母液中,虽经丙酮精制步骤的处理,但也难以除掉,加上吩噻嗪母体,均可带入成品药物中。此外,异丙嗪不太稳定、易氧化,因其储存不当或存放时间过长时,可能产生分解产物,因此,2010 年版《中国药典》采用高效液相色谱法对其进行检查。

2. 检查方法

避光操作。取本品,加 0.1 mol/L 盐酸溶解,并稀释成 1 mL 中约含 0.2 mg 的溶液,作为供试品溶液;精密量取 1 mL,置于 100 mL 容量瓶中,用 0.1 mol/L 盐酸稀释至刻度,摇匀,作为对照溶液。按照高效液相色谱法[《中国药典》附录Ⅴ D]试验,用十八烷基硅烷键合硅胶为填充剂,以水(用冰醋酸调节 pH 值至 2.3)-甲醇(55∶45)为流动相,检测波长为 254 nm。理论塔板数按盐酸异丙嗪计算不低于 3 000,盐酸异丙嗪峰与相对保留时间为 1.1～1.2 的杂质峰的分离度应大于 2.0。取对照溶液 20 μL,注入液相色谱仪,调节检测灵敏度,使主成分色谱峰的峰高约为满量程的 20%,再精密量取供试品溶液与对照溶液各 20 μL,分别注入液相色谱仪,记录色谱图至主成分色谱峰保留时间的 3 倍。供试品溶液的色谱图中如有杂质峰,各杂质峰面积之和不得大于对照溶液主峰面积(1.0%)。

10.2.4　含量测定

1. 非水溶液滴定法

吩噻嗪类药物母核上的氮原子碱性极弱,不能进行滴定,但由于 10 位取代基的烃胺、哌嗪基及哌啶的碱性,在非水介质中,可用高氯酸-冰醋酸液滴定。其片剂与注射液,因其赋形剂与稳定剂或助溶剂的干扰,一般不能直接采用非水碱量法测定,须经碱化提取后再用本法测定。

对于吩噻嗪类原料药物,国内外药典多采用非水碱量法测定,所用溶剂除酸性溶剂(如醋酸、醋酐)外,也有采用中性或近中性溶剂的,如丙酮、二氧六环、乙腈等。在表 10-2 中所列举的六种典型药物中,其原料药均采用非水碱量法测定含量,测定的主要条件详见表 10-5。

表 10-5　非水碱量法测定吩噻嗪类药物的主要条件

药物名称	取样量/g	加冰 HAc 量/mL	加 Hg(Ac)₂量/mL	指示剂	终点颜色
奋乃静	0.15	20	—	结晶紫	蓝绿色
癸氟奋乃静	0.25	20	—	结晶紫	蓝绿色
盐酸三氟拉嗪	0.2	20	5	结晶紫	蓝绿色
盐酸异丙嗪	0.3	10	4	结晶紫	蓝色
盐酸氟奋乃静	0.3	20	5	结晶紫	蓝绿色
盐酸氯丙嗪	0.2	醋酐 10	5	橙黄Ⅳ	玫瑰红色

注意事项:①当某些吩噻嗪类药物在冰醋酸和醋酸汞介质中用高氯酸标准液滴定时,往往会产生红色的氧化物,干扰结晶紫指示剂终点颜色变化的观察,可加入抗坏血酸以消除干扰,而且不影响终点颜色变化的敏锐度,因抗坏血酸及其氧化后的产物去氢抗坏血酸,对高氯酸是中性的,不干扰测定;②当用电位法指示终点时,加抗坏血酸可使滴定终点的电位突跃更为敏锐。

抗坏血酸阻止吩噻嗪变色的机理如下:

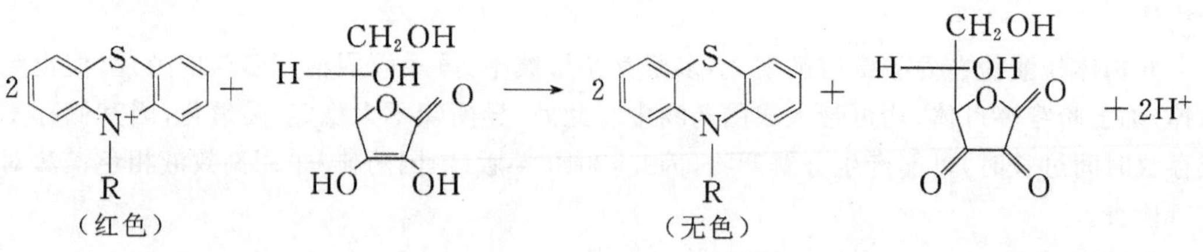

$$R = -CH_2CH(CH_3)N(CH_3)_2$$

2. 紫外分光光度法

吩噻嗪类药物基于母核三环 π 系统产生紫外特征吸收光谱,在其最大吸收波长处测定吸光度,利用百分吸光系数($E_{1\,cm}^{1\%}$)计算,或与对照品溶液同时测定,计算含量。

此法多用于本类药物制剂的含量测定。现介绍几种不同类型的应用实例。

1) 直接分光光度法

(1) 盐酸异丙嗪片的测定方法:取本品 10 片,除去糖衣后,精密称定,研细,精密称取适量(约相当于盐酸异丙嗪 12.5 mg),置于 200 mL 容量瓶中,加盐酸(9→1 000)适量,振摇 15 min 使盐酸异丙嗪溶解,再加盐酸(9→1 000)稀释至刻度,摇匀,用干燥滤纸过滤,精密量取续滤液

10 mL,置于 100 mL 容量瓶中,加水稀释至刻度,摇匀,在 249 nm 波长处测定吸光度,按 $C_{17}H_{20}N_2S \cdot HCl$ 百分的吸光系数($E_{1cm}^{1\%}$)为 910 计算,即得。

（2）盐酸异丙嗪注射液的含量测定。

① 测定波长的选择:盐酸异丙嗪注射液处方中加有维生素 C 作抗氧剂,可还原异丙嗪红色自由基氧化产物,从而防止异丙嗪氧化变色,其反应机理同上。采用紫外分光光度法测定时,因维生素 C 在盐酸异丙嗪最大吸收波长 249 nm 处有吸收,干扰注射液的测定,因此,不能选用 249 nm 作为测定波长,而选择在 299 nm 波长处测定盐酸异丙嗪注射液的含量,此波长处测定时,维生素 C 不干扰。

② 测定方法:精密量取本品 2 mL,置于 100 mL 容量瓶中,用盐酸(9→1 000)稀释至刻度,摇匀,于 1 cm 吸光池中,在 299 nm 波长处测定吸光度,按 $C_{17}H_{20}N_2S \cdot HCl$ 的百分吸光系数($E_{1cm}^{1\%}$)为 108 计算,即得。

2）萃取后分光光度法

盐酸氯丙嗪注射液的测定方法:精密量取本品适量(约相当于盐酸氯丙嗪 100 mg),以盐酸(0.1 mol/L)稀释至 500 mL,分取上述溶液 5 mL,置于分液漏斗中,加水 20 mL,加氨水呈碱性,用乙醚振摇提取 4 次,每次 25 mL,合并乙醚液,用水洗涤 2 次,每次 10 mL,合并洗液,用乙醚 20 mL 提取,弃去洗液,合并前后两次得到的乙醚液,分 4 次用盐酸(0.1 mol/L)萃取,每次 25 mL,合并酸液,并稀释成 0.000 5% 浓度的溶液。以盐酸液(0.1 mol/L)作空白,用分光光度计在(254±1)nm 波长处测定,以盐酸氯丙嗪的百分吸光系数($E_{1cm}^{1\%}$)为 915 计算供试品中盐酸氯丙嗪的量,即得。

3）萃取-双波长分光光度法

盐酸氯丙嗪注射液的测定采用此法,为《美国药典》(25)收载的方法,主要用来校正样品中氧化产物对测定的干扰。

氯丙嗪的最大吸收波长为 254 nm,其氧化产物在此波长处也有吸收,同时在 277 nm 波长处氧化产物也有吸收,且其吸光度与其在 254 nm 波长处的吸光度相等,而氯丙嗪在此波长处无吸收,因此,可由两波长处测得的吸光度之差计算氯丙嗪的含量。

测定方法:精密量取盐酸氯丙嗪注射液适量(约相当于盐酸氯丙嗪 100 mg),置于 500 mL 容量瓶中,加盐酸(0.1 mol/L)至刻度,摇匀;精密量取 10 mL,置于 250 mL 分液漏斗中,加水 20 mL,用浓氨溶液碱化,用乙醚提取 4 次,每次 25 mL,合并乙醚液,用盐酸(0.1 mol/L)提取 4 次,每次 25 mL,合并酸提取液于 250 mL 容量瓶中,通入空气驱尽残留乙醚,加盐酸(0.1 mol/L)至刻度,摇匀,作为供试品溶液;另取盐酸氯丙嗪对照品适量,精密称定,用盐酸(0.1 mol/L)溶解,并稀释成 8 μg/mL 的对照品溶液,以盐酸(0.1 mol/L)为空白,分别于 254 nm 及 277 nm 波长处同时测定上述供试品溶液与对照溶液的吸光度,按下式计算:

$$盐酸氯丙嗪含量(mg/mL)=12.5c(A_{254},U-A_{277},U)/V(A_{254},S-A_{277},S)$$

式中:12.5 为稀释体积及浓度单位换算因数;c 为对照品溶液浓度,μg/mL;V 为取样量,mL;U 表示供试品溶液;S 表示对照品溶液。

3. 铈量法

基于吩噻嗪类药物在酸性介质中可被硫酸铈定量氧化而进行容量测定。滴定开始时,吩噻嗪先失去一个电子形成一种红色的自由基,到达终点时,溶液中的被测吩噻嗪均失去两个电子,而红色消退,借以指示终点。此法也可采用电位法或永停法指示终点。

利用氧化还原法测定吩噻嗪类药物，除了用硫酸铈作滴定剂外，还可采用溴酸钾、N-溴琥珀酰胺、氯胺-T 作滴定剂。由于硫酸铈作滴定剂具有高的氧化电位，且为一价还原，同时不存在对环取代基的副反应等优点，因此该法比较专属。在适宜的酸性条件下，咖啡因、苯丙胺、可待因、巴比土酸的衍生物、片剂辅料等不产生干扰，既可用于原料，也可用于片剂的测定。

盐酸氯丙嗪的测定：取本品约 0.2 g，精密称定，加水 20 mL 与稀硫酸（约 1 mol/L）10 mL 溶解，立即用硫酸铈滴定液（0.1 mol/L）滴定至形成的红色消失，即得。1 mL 硫酸铈滴定液（0.1 mol/L）相当于 17.77 mg $C_{17}H_{19}ClN_2S \cdot HCl$。

盐酸氯丙嗪片的测定：取本品 20 片，精密称定，研细，精密称出适量（约相当于盐酸氯丙嗪 0.2 g），加水 20 mL 与稀硫酸 10 mL 溶解，按上法滴定，即得。

4. 比色法

1）钯离子比色法

在适当 pH 值的溶液中，利用吩噻嗪类药物可与金属钯离子形成有色配合物（反应式见鉴别反应），借以进行比色测定。如丙嗪、氯丙嗪和异丙嗪，在 pH 值为 2±0.1 的缓冲溶液中，可与 Pd^{2+} 形成红色配合物，10 min 后呈色完全，呈色可稳定 2 h 左右，并在 500 nm 波长附近具有最大吸收，最适宜的测定范围为 50～250 μg。

本法可选择性地用于未被氧化的吩噻嗪药物的测定。因为 Pd^{2+} 只与未被氧化的硫共价，当硫原子已被氧化为亚砜或砜时，则不与 Pd^{2+} 配合呈色，因此，可利用空白对照的方法，消除本类药物中氧化物的干扰。

盐酸氯丙嗪的含量测定：取氯化钯溶液（$PdCl_2$ 50 mg 溶于 50 mL 盐酸中）0.5 mL，加入 pH 值为 2 的缓冲溶液 5 mL，然后加入供试品水溶液 1 mL（含供试品 50～150 μg），再加水至 7 mL，旋摇 15 min 后置于 1 cm 吸收池中，以试剂为空白对照，在 500 nm 波长处进行测定，即得。同时以对照品按同法测定后，进行计算。

2）铁盐比色法

利用吩噻嗪类药物与三氯化铁试液呈色，可进行比色测定。方法是以供试品溶液与 0.2% 三氯化铁的盐酸（0.1 mol/L）等体积混合后，在一定时间内进行测定。例如，盐酸异丙嗪与铁盐呈色后的 λ_{max} 为 525 nm，线性浓度范围为 0.1～20 $\mu g/mL$；盐酸异丙嗪在 50 ℃加热 10 min 后，535 nm 是其呈色产物的最大吸收波长，线性范围为 1.25～1.5 $\mu g/mL$。

10.3　苯并二氮杂䓬类药物的分析

10.3.1　结构特征与典型药物

苯并二氮杂䓬类药物为含氮杂原子、六元环和七元环并合而成的有机化合物，其中 1,4-苯并二氮杂䓬类药物是目前临床应用最广泛的镇静剂。因此，本节主要介绍该类药物的分析。

《中国药典》（2010 年版）收载了地西泮、阿普唑仑、艾司唑仑、氯氮䓬、三唑仑、氯硝西泮和奥沙西泮等药物。从药品质量控制方法的代表性出发，以下重点阐述地西泮、阿普唑仑和氯氮䓬等药物的分析。

典型药物的结构如下：

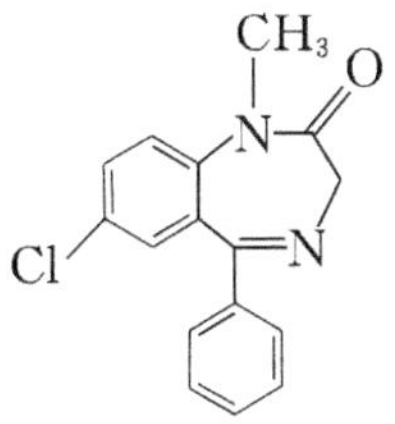

地西泮　　　　　　阿普唑仑　　　　　　氯氮䓬
（diazepam）　　　　（alprazolam）　　　（chlordiazepoxide）

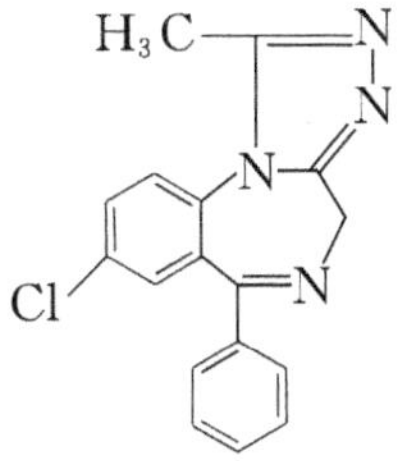

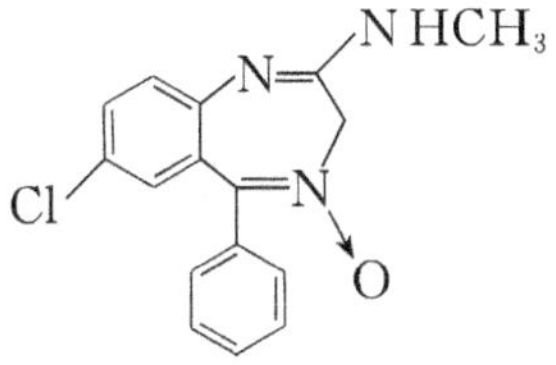

在本类药物结构中,二氮杂䓬七元环上氮原子具有强的碱性,苯基并合后使碱性降低,致使含量测定不能用酸碱滴定法直接测定,而需用非水溶液滴定法。本类药物的 pK_a 值与其在不同 pH 值的介质中形成不同的分子形式(质子化分子 H_2A^+,中性分子 HA,去质子化分子 A^-)有关,而分子形式影响其光谱特性,可利用此特性进行鉴别或含量测定。

一般来说,本类药物结构中的环比较稳定,但在强酸性溶液中可水解,形成相应的二苯甲酮衍生物,其水解产物所呈现的某些特性也可供鉴别或含量测定之用。

10.3.2　鉴别试验

1. 化学反应

1) 沉淀反应

氯氮䓬和阿普唑仑的盐酸(9→1 000)溶液,遇碘化铋钾试液生成橙红色沉淀。盐酸氟西泮的水溶液和氯硝西泮的稀盐酸溶液遇碘化铋钾试液,也生成橙红色沉淀,而后者放置后,沉淀颜色变深,以此可以相互区别。

此外,阿普唑仑的盐酸(9→1 000)溶液,遇硅钨酸试液生成白色沉淀,药典中也用于鉴别。

2) 水解后重氮化-偶合反应

氯氮䓬、艾司唑仑和奥沙西泮的盐酸(1→2)溶液,缓缓加热,煮沸,放冷,加亚硝酸钠和碱性 β-萘酚试液,生成橙红色沉淀,而后者放置后,颜色逐渐变暗。

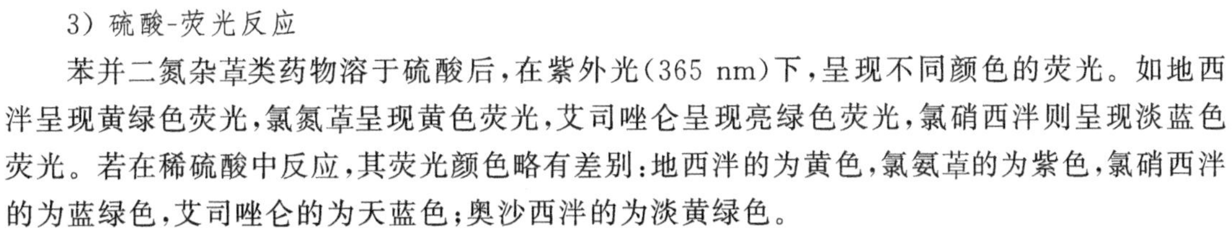

3) 硫酸-荧光反应

苯并二氮杂䓬类药物溶于硫酸后,在紫外光(365 nm)下,呈现不同颜色的荧光。如地西泮呈现黄绿色荧光,氯氮䓬呈现黄色荧光,艾司唑仑呈现亮绿色荧光,氯硝西泮则呈现淡蓝色荧光。若在稀硫酸中反应,其荧光颜色略有差别:地西泮的为黄色,氯氮䓬的为紫色,氯硝西泮的为蓝绿色,艾司唑仑的为天蓝色;奥沙西泮的为淡黄绿色。

4) 分解产物的反应

上述列举的本类药物均为有机氯化合物,用氧瓶燃烧法破坏,生成氯化氢,以 5%氢氧化钠溶液吸收,加硝酸酸化,显氯化物反应。《中国药典》中仅用于对地西泮和三唑仑药物的鉴别。

2. 紫外和红外吸收光谱

药典中利用紫外特征吸收鉴别的本类药物与溶剂等条件详见表10-6。

表10-6　七种苯并二氮杂䓬类药物的紫外特征吸收与鉴别法

药物名称	溶　　剂	浓度/(μg/mL)	λ_{max}/nm	A
地西泮	0.5%硫酸甲醇溶液	5	242 282 366	约0.51 约0.23
阿普唑仑	盐酸(9→1 000)	12	264	—
氯氮䓬	盐酸(9→1 000)	7	308	—
三唑仑	无水乙醇	5	221	—
盐酸氟西泮	硫酸甲醇(1→36)	10	239±2、284±2 363±2	比值1.95~2.50
氯硝西泮	0.5%硫酸乙醇	10	252±2、307±2	—
奥沙西泮	乙醇	10	229、315±2(较弱)	—

红外吸收光谱已用于对地西泮、阿普唑仑、艾司唑仑、盐酸氟西泮、氯硝西泮和奥沙西泮的鉴别。

3. 薄层色谱法

苯并二氮杂䓬类药物发展很快,目前临床应用的品种不断增多。由于本类药物结构相似,不易分离、鉴别,因此薄层色谱法常被用于本类药物的系统鉴别。这方面的研究报道较多,仅举两例以简介其应用。

1) 常用的五种苯并二氮杂䓬类药物的薄层色谱法

按常规法点样10 μL于硅胶G薄层板上,以苯-丙酮(3∶2)作为展开剂,饱和15 min,用上行法展开15 cm,挥散溶剂,用稀硫酸喷雾,于105 ℃干燥30 min,置于紫外灯下检视荧光斑点,结果见表10-7。

表10-7　五种常用的苯并二氮杂䓬类药物的薄层色谱鉴别法

药物名称	R_f 值*		斑点颜色		
	单一点样	混合点样	自然光	254 nm	365 nm
艾司唑仑	0.22	0.20	无色	灰紫色(m)	蓝紫色(m)
氯氮䓬	0.34	0.34	无色	蓝紫色(s)	蓝紫色(w)
奥沙西泮	0.49	0.52	黄色	亮灰蓝色(s)	亮灰蓝色(s)
氯硝西泮	0.72	0.72	黄色	紫色(w)	紫色(w)
地西泮	0.80	0.78	无色	黄色(m)	黄色(m)

注:*为三次结果的平均值;s、m、w分别表示荧光强度的强、中、弱。

2) 酸水解产物的薄层色谱法

利用苯并二氮杂䓬类药物经酸水解产生的二苯甲酮衍生物进行鉴别。由于不同的苯并二氮杂䓬类药物水解后可能获得相同的二苯甲酮衍生物,因此本法的专属性较差。但有的药物如三唑仑、阿普唑仑等,经酸水解后不产生二苯甲酮衍生物。利用这一特点,本法可用于体液中本类药物的鉴别。

色谱条件:采用硅胶 GF254(Merck)薄层预制板,以氯仿-二氯甲烷(1:1)为展开剂。

二苯甲酮衍生物对照品的制备:取本类药物 25 mg,溶于盐酸(4 mol/L),置于沸水浴中加热 1 h,然后用氢氧化钠液(10 mol/L)调节至 pH 值为 10,再用氯仿 15 mL×2 提取,氯仿液经水洗,在无水硫酸钠中干燥,蒸去溶剂即得。

色谱方法:将本类药物溶于甲醇(体积分数为 0.4%),点样 2.5 μL(相当于 10 μg),并将硫酸液(体积分数为 15%)5 μL 加在点样的每个斑点上,然后用玻璃覆盖在薄层板上,置于 120 ℃烘箱中 20 min,使之发生水解反应,将板冷却至室温,各斑点上加氮试液(质量体积比为 25%)10 μL,先用空气流,继在 120 ℃加热 5 min,使板干燥,将薄层板置于器壁用滤纸敷贴、保持溶剂饱和的色谱缸内,展开 15 cm。取出用热气流使溶剂挥发,以 254 nm 紫外光检测斑点,检测限小于 0.5 μg。实验宜在 20～25 ℃进行。

10.3.3　有关物质和降解产物的检查

苯并二氮䓬类药物在生产工艺过程或储藏期间出现分解,致使药物中存在中间体、副产物等杂质(有关物质)和降解产物。目前国内外药典多采用薄层色谱法进行有关物质和降解产物的检查,而用高效液相色谱法检查本类药物质量的报道,也在逐年增多。

1. 有关物质的检查

《中国药典》收载的八种本类药物,除氯氮䓬外,其余均做此项检查。其检查方法除了三唑仑采用气相色谱法外,其余均用薄层色谱法进行检查。《美国药典》(23)和《英国药典》(1993)中对氯氮䓬规定此项检查,而且均用薄层色谱法进行检查。

1) 地西泮中有关物质的检查

地西泮在合成过程中因产生副反应,可能引入 N-去甲基苯甲二氮䓬和化学结构不清楚的有关物质,可采用薄层色谱法的高低浓度对照法进行检查。

检查方法:取本品,加丙酮制成 1 mL 中含 100 mg 的溶液,作为供试品溶液;精密量取适量,加丙酮稀释成 1 mL 中含 0.3 mg 的溶液,作为对照溶液,吸上述两种溶液各 5 μL,分别点于同一硅胶 GF254 薄层板上,以醋酸乙酯-己烷(1:1)为展开剂,展开后,晾干,置于紫外灯(254 nm)下检视。供试品溶液如显杂质斑点,与对照溶液的主斑点相比较,不得更深。

2) 氯氮䓬中有关物质的检查

《中国药典》(2010 年版)以有关物质检查水不溶性杂质。

避光操作,临用新制。取本品适量,精密称定,加流动相溶解并稀释制成 1 mL 中含 0.2 mg 的溶液,作为供试品溶液;另取 2-氨基-5-氯二苯酮对照品(杂质Ⅰ)适量,精密称定,加流动相溶解并稀释制成 1 mL 中含 20 μg 的溶液,作为对照品溶液;精密量取供试品溶液 0.2 mL 与对照品溶液 1 mL,置于同一 100 mL 容量瓶中,用流动相稀释至刻度,摇匀,作为对照溶液,按照高效液相色谱法[《中国药典》附录Ⅴ D]测定,用十八烷基硅烷键合硅胶为填充剂,以乙腈-水(50:50)为流动相,检测波长为 254nm。称取氯氮䓬对照品约 20 mg,加流动相 5 mL,振摇使溶解后,加 1 mol/L 盐酸 5 mL,室温放置约 20 h,加 1 mol/L 氢氧化钠溶液 5 mL,再用流动相稀释至 100 mL,摇匀,作为系统适用性试验溶液,量取 10 μL,注入液相色谱仪,记录色谱图。主要色谱峰的出峰顺序为 7-氯-5-苯基-1,3-二氢-1,4-苯并二氮䓬-2-酮-4-氧化物(杂质Ⅱ)、氯氮䓬,杂质Ⅱ的相对保留时间约为 0.7,两者分离度应大于 5.0。取对照溶液

10 μL,注入液相色谱仪,调节检测灵敏度,使主成分色谱峰的峰高约为满量程的 20%;再精密量取对照溶液和供试品溶液各 10 μL,分别注入液相色谱仪,记录色谱图至主成分峰保留时间的 5 倍。供试品溶液的色谱图中如有与杂质 I 峰保留时间一致的色谱峰,其峰面积不得大于对照溶液中杂质 I 峰的峰面积(0.1%),如有与杂质 II 峰保留时间一致的色谱峰,其峰面积不得大于对照溶液中氯氮䓬的峰面积(0.2%),其他单个杂质峰面积不得大于对照溶液中氯氮䓬的峰面积的 0.5 倍(0.1%),各杂质峰面积之和不得大于对照溶液中氯氮䓬的峰面积的 2.5 倍(0.5%),小于对照溶液中氯氮䓬的峰面积 0.25 倍的色谱峰可忽略不计。

2. 降解产物的检查

地西泮注射液列入此项检查,采用高效液相色谱法[《中国药典》2010 年版]进行检查。

(1)色谱条件与系统适用性试验:用十八烷基硅烷键合硅胶为填充剂,甲醇-水(70:30)为流动相,检测波长为 254 nm。理论塔板数按地西泮峰计算应不低于 1 500,地西泮峰和内标物质峰的分离度应符合要求。

(2)测定方法:取本品,加甲醇分别制成 1 mL 中含 1 mg 的供试品溶液和 1 mL 中含 5 μg 的对照溶液。按上述色谱条件进行试验,取对照溶液 10 μL,注入液相色谱仪进行预试,调节检测灵敏度,使主成分色谱峰的峰高约为记录仪满标度的 25%;再准确量取上述两种溶液各 10 μL,分别进样,记录色谱图至主成分峰保留时间的 4 倍,供试品溶液的色谱图中主成分峰之后如显示杂质峰,各杂质峰面积之和不得大于对照溶液主成分峰面积的 0.6 倍(0.3%)。

10.3.4　含量测定

本类药物含量测定的法定方法为非水溶液滴定法、分光光度法、色谱法等。

1. 非水溶液滴定法

本法基于该类药物结构中,二氮杂䓬七元杂环上氮原子的弱碱性,可用非水溶液滴定法测定其含量。由于该类药物的碱性强弱和存在状态不同,测定时所采用的溶剂、指示剂及指示终点的方法也不尽相同。测定的主要条件见表 10-8。

表 10-8　非水溶液滴定法测定苯并二氮杂䓬类药物的主要条件

药物名称	取样量/g	溶剂	体积/mL	加 $Hg(Ac)_2$ 试液/mL	指示剂	终点颜色
氯氮䓬	0.3	醋酸	10	—	结晶紫	蓝色
阿普唑仑	0.15	醋酐	10	—	结晶紫	黄绿色
艾司唑仑	0.1	醋酐	50	—	结晶紫	黄色
氯硝西泮	0.25	醋酐	35	—	电位法指示终点	
盐酸氟西泮	0.2	醋酐	20	5	电位法指示终点	

2. 紫外分光光度法

1)奥沙西泮的测定

取本品约 15 mg,精密称定,置于 200 mL 容量瓶中,加乙醇 150 mL,于温水浴中加热,并时时振摇,使奥沙西泮溶解,放冷,用乙醇稀释至刻度,摇匀,精密量取 5 mL,置于 100 mL 容量瓶中,用乙醇稀释至刻度,摇匀,在 229 nm 波长处测定吸光度;另精密称取奥沙西泮对照品约 15 mg,同法操作并测定;计算,即得。

2）氯氮䓬片的测定

取本品 20 片，精密称定，研细，精密称取适量（约相当于氯氮䓬30 mg），置于 100 mL 容量瓶中，加盐酸（9→1 000）70 mL，充分振摇使氯氮䓬溶解，用酸溶液（9→1000）稀释至刻度，摇匀，用干滤纸过滤，精密量取续滤液 5 mL，置于另一 100 mL 容量瓶中，用盐酸（9→1 000）稀释至刻度，摇匀，在 308 nm 波长处测定吸光度，按 $C_{16}H_{14}ClN_2O$ 的百分吸光系数（$E_{1\,cm}^{1\%}$）为 319 计算，即得。

3．高效液相色谱法

利用高效液相色谱法可以十分有效地分离与测定本类药物及其分解产物。地西泮注射液曾用萃取后分光光度法测定含量，因萃取不完全，有关物质和分解产物等对测定有干扰，故改用高效液相色谱法。此法操作简便，可消除干扰。

1）地西泮注射液的高效液相色谱法

按照高效液相色谱法［《中国药典》附录ⅤD］测定。

色谱条件与系统适用性试验：用十八烷基硅烷键合硅胶为填充剂，甲醇-水（70∶30）为流动相，检测波长为 254 nm。理论塔板数按地西泮峰计算应不低于 1 500。

测定方法：精密量取本品适量（约相当于地西泮 10 mg），置于 50 mL 容量瓶中，用甲醇稀释至刻度，摇匀，精密量取 10 μL，注入液相色谱仪，记录色谱图；另取地西泮对照品约 10 mg，精密称定，同法测定。按外标法以峰面积计算，即得。

2）三唑仑的高效液相色谱法

按照高效液相色谱法［《中国药典》附录ⅤD］测定。

色谱条件与系统适用性试验：用十八烷基硅烷键合硅胶为填充剂，以醇-水（55∶45）为流动相，检测波长为 220 nm。理论塔板数按三唑仑峰计算应不低于 2 000。各峰之间的分离度应符合要求。取本品和氯硝西泮对照品适量，加甲醇溶解并稀释制成 1 mL 中各含 0.2 mg 的溶液，作为系统适用性试验溶液。取 10 μL，注入液相色谱仪，记录色谱图，三唑仑峰与氯硝西泮峰的分离度应大于 9.0。

测定方法：取本品约 12 mg，精密称定，置于 100 mL 容量瓶中，加甲醇溶解并稀释至刻度，精密量取 10 μL，注入液相色谱仪，记录色谱图；另取三唑仑对照，同法测定。按外标法以峰面积计算，即得。

10.4 托烷类药物的分析

10.4.1 药物的结构和性质

这类生物碱大多数是由莨菪烷衍生的氨基醇和不同有机酸缩合成酯类的生物碱，常见的有颠茄生物碱类和古柯生物碱，现以硫酸阿托品和氢溴酸东莨菪碱为例讨论。

硫酸阿托品
(atropine sulfate)

氢溴酸东莨菪碱
(scopolamine hydrobromide)

阿托品和东莨菪碱中具有酯的结构,易水解。五元脂环上有氮原子,故碱性较强。阿托品的 pK_b 为 4.35,易与酸成盐。氢溴酸东莨菪碱结构中有不对称碳原子,呈左旋体,比旋度为 $-26°\sim-24°$,而阿托品虽也有不对称碳原子,但因外消旋化而为消旋体,无旋光性。

10.4.2　鉴别试验

1. Vitali 反应

阿托品、东莨菪碱、山莨菪碱等托烷类生物碱均显莨菪酸结构的特征反应,与发烟硝酸反应得黄色三硝基衍生物,遇醇制氢氧化钾即显深紫色。例如,《中国药典》(2010 年版)对氢溴酸山莨菪碱的鉴别:取供试品约 10 mg,加发烟硝酸 5 滴,置于水浴中蒸干,得黄色残渣,放冷,加乙醇 2~3 滴湿润,加固体氢氧化钾一小粒,即显深紫色。

2. 氧化反应

本类药物水解后生成的莨菪酸可与硫酸和重铬酸钾在加热的条件下发生氧化反应,生成苯甲醛,从而产生类似苦杏仁的气味。

3. 沉淀反应

本类药物为生物碱,具有与生物碱沉淀剂的沉淀反应。例如,阿托品与氯化汞醇试液的反应,生成黄色沉淀,东莨菪碱则生成白色复盐沉淀。

10.4.3　杂质检查

以氢溴酸东莨菪碱中杂质的检查为例。

氢溴酸东莨菪碱是从茄科植物颠茄、白曼陀罗、莨菪等中提取得到的莨菪碱的氢溴酸盐。根据其制备工艺,本品在生产和储藏过程中可能引入的有关物质,通过酸度、其他生物碱和易氧化物检查进行控制。

(1) 酸度。利用东莨菪碱的弱碱性,以及氢溴酸东莨菪碱为强酸弱碱盐,其 0.5% 的水溶液 pH 值应为 4.0~5.5 来控制本品的酸性杂质。

(2) 易氧化物。主要检查本品在生产过程中可能引入的杂质脱水东莨菪碱及其他含有不饱和双键的有机物质,它们的紫外最大吸收波长红移,可使高锰酸钾溶液褪色。

(3) 有关物质。取本品适量,加水溶解并制成 1 mL 中含 0.3 mg 的溶液,作为供试品溶液;精密量取 1 mL,置于 100 mL 容量瓶中,用流动相稀释至刻度,摇匀,作为对照溶液。按照含量测定项下的色谱条件,取对照溶液 20 μL,注入液相色谱仪,调节检测灵敏度,使主成分色谱峰的峰高约为满量程的 20%;再精密量取供试品溶液和对照溶液各 20 μL,分别注入液相色谱仪,记录色谱图至主成分峰保留时间的 3 倍。供试品溶液的色谱图中如有杂质峰,除溶剂峰附近的溴离子峰外,单个杂质峰面积不得大于对照溶液主峰面积的 0.5 倍(0.5%),各杂质峰面积之和不得大于对照溶液主峰面积(1.0%)。

10.4.4　含量测定

托烷类生物碱盐类的滴定过程,实际上是一个置换滴定,即强酸滴定液置换出与生物碱结合较弱的酸。如用高氯酸直接滴定硫酸阿托品,由结构可见,阿托品为碱性较强的一元碱,其反应为

$$(BH^+)_2SO_4^{2-} + HClO_4 \rightleftharpoons (BH^+)ClO_4^- + (BH^+)HSO_4^-$$

因而可以根据 1 mol 硫酸阿托品消耗 1 mol 高氯酸的关系计算含量。

10.5 喹啉类药物的分析

10.5.1 药物的结构和性质

喹啉类生物碱常见的有奎宁、奎尼丁、喜树碱、盐酸环丙沙星、氧氟沙星等。这类药以硫酸奎尼丁、硫酸奎宁和盐酸环丙沙星为代表，其结构如下：

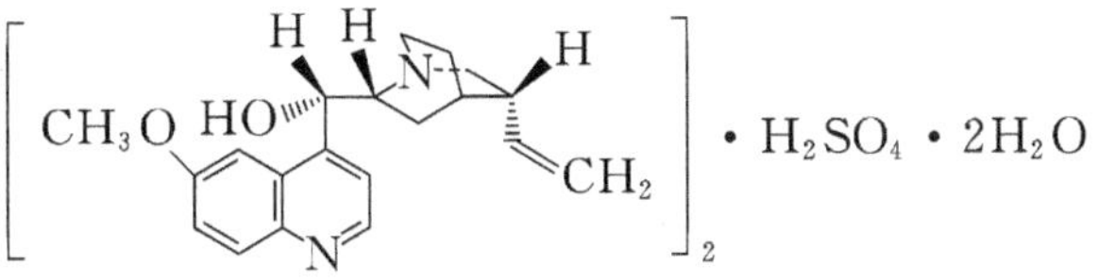

硫酸奎尼丁
（quinidine sulfate）

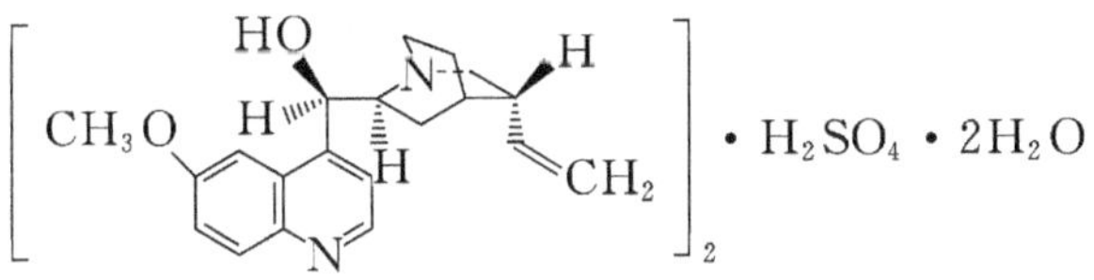

硫酸奎宁
（quinine sulfate）

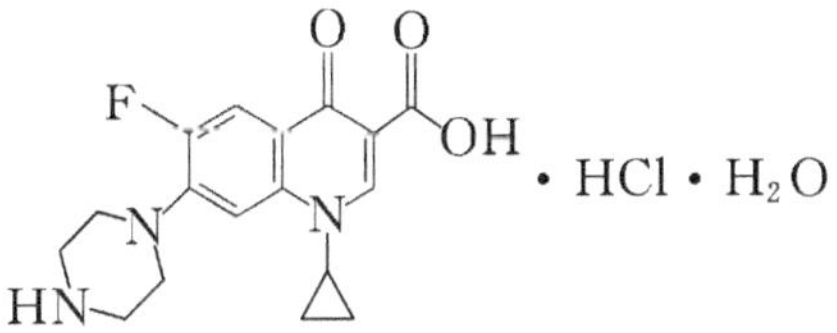

盐酸环丙沙星
（ciprofloxacin hydrochloride）

奎宁和奎尼丁均与二元酸成盐，结构中包括喹啉环和喹核碱两部分，各含一个氮原子。其中喹核碱含脂环氮，碱性强，可以与硫酸成盐；喹啉环是芳环氮，碱性较弱，不能与硫酸成盐。奎宁的 pK_{b_1} 为 5.07，pK_{b_2} 为 9.7，其饱和水溶液的 pH 值为 8.8；奎尼丁的 pK_{b_1} 为 5.4，pK_{b_2} 为 10。奎宁的分子式和奎尼丁的分子式完全相同，但喹核碱部分立体结构不同，故碱性也不同，奎宁的碱性大于奎尼丁的。前者为左旋体，后者为右旋体。溶解性能也不同，前者在氯仿-无水乙醇（2∶1）的混合液中易溶，后者在沸水或乙醇中易溶。喹诺酮药物中大都含有 1-哌嗪基，呈现出明显的碱性，如环丙沙星能与盐酸成盐。

10.5.2 鉴别试验

1. 绿奎宁（Thakkeioquin）反应

奎宁和奎尼丁互为异构体，结构中均有 6 位含氧喹啉衍生物，显绿奎宁反应，即在奎宁盐类的微酸性水溶液中，滴加溴水或氯水，至微过量时，再加入过量的氨水，应呈翠绿色。例如，《中国药典》（2010 年版）对二盐酸奎宁的鉴别：取 1 mL 含 1 mg 本品的水溶液 5 mL，加溴试液 3 滴与氨试液 1 mL，即显翠绿色。

2. 荧光光谱特征

利用硫酸奎宁和硫酸奎尼丁在稀硫酸溶液中均显蓝色荧光，而盐酸环丙沙星无荧光特性，可鉴别或区别本类药物。取本品约 20 mg，加水 20 mL 溶解后，分取溶液 10 mL，加稀硫酸使成酸性，即显蓝色荧光（可在 366 nm 下检视），加几滴盐酸，荧光消失。

3. 高效液相色谱法

《中国药典》（2010 年版）采用本法鉴别盐酸环丙沙星和氧氟沙星。在含量测定项下记录的色谱图中,供试品溶液主峰的保留时间应与对照品溶液主峰的保留时间一致,据此鉴别。

10.5.3　有关物质的检查

以硫酸奎宁中有关物质的检查为例。

根据硫酸奎宁的制备工艺,产品中有关物质主要是中间体和副产物,通过检查酸度、三氯甲烷-乙醇中不溶物和其他金鸡纳碱等加以控制。

(1) 酸度。本项目控制药物中的酸性杂质。取本品 0.20 g,加水 20 mL 溶解后,测定 pH 值,应在 5.7～6.6 之间。

(2) 三氯甲烷-乙醇中不溶物。本项检查主要控制药物在制备过程中引入的醇中不溶性杂质或无机盐类等。取本品 2.0 g,加三氯甲烷-乙醇(2:1)混合溶液 15 mL,在 50 ℃ 加热 10 min后,用称定质量的垂熔坩埚过滤,滤渣用上述混合溶液分 5 次洗涤,每次 10 mL,在 105 ℃干燥至恒重,遗留残渣不得超过 2 mg。

(3) 其他金鸡纳碱。本项目检查主要控制硫酸奎宁中的其他生物碱,采用 HPLC 或 TLC 中的主成分自身对照法或杂质对照品法进行检查。

10.5.4　含量测定

非水滴定法测定硫酸奎宁:奎宁为二元碱,其中喹核碱的碱性较强,可与硫酸生成盐;喹啉环的碱性极弱,不能与硫酸成盐而保持游离状态。在非水酸性溶液中,两种氮原子的相对碱性均较强,可与高氯酸发生置换反应,化学计量物质的量比为 1:3。《中国药典》和《美国药典》均采用此法测定硫酸奎宁和硫酸奎尼丁的含量。

第11章　维生素类药物的分析

　　维生素是维持人体正常生命活动所必需的一类活性物质,具有调节机体代谢过程和用于机体能量转移等功能,体内不能自行合成,须从食物中摄取。从化学结构上看,维生素类均为有机化合物,但它们并不是同一类物质,而是分属于醇、酯、酸、胺、酚、醛等,其理化性质和生理作用各异。一般可按其溶解度分为脂溶性维生素和水溶性维生素两大类,脂溶性维生素有维生素 A、维生素 D、维生素 E、维生素 K 等,水溶性维生素有维生素 B_1、维生素 B_2、维生素 B_6、维生素 B_{12}、维生素 C、烟酸、泛酸、叶酸等。

　　根据本类药物的生物特性及理化性质,其分析方法很多,有生物法、微生物法、化学法和物理化学法,其中常用的分析方法主要是化学法和物理化学法。本章仅对五类比较重要的维生素(维生素 A、维生素 B_1、维生素 C、维生素 D、维生素 E)进行讨论,阐述其化学结构、理化性质及其与分析方法的关系,结合《中国药典》重点讲解本类药物的鉴别、杂质检查和含量测定的原理和方法。

11.1　维生素 A 的分析

　　维生素 A(vitamin A)包括维生素 A_1(视黄醇,retinol)、去氢维生素 A(dehydroretinol,维生素 A_2)和去水维生素 A(anhydroretinol,维生素 A_3)等,其中维生素 A_1 的生物活性最高,维生素 A_2 的生物活性是维生素 A_1 的 30%~40%,维生素 A_3 的生物活性是维生素 A_1 的 0.4%,因此,通常所说的维生素 A 即指维生素 A_1。维生素 A_1 是一种不饱和脂肪醇,目前主要采用人工合成方法制取。在自然界中,维生素 A 主要来源于鲛类无毒海鱼肝脏中提取的脂肪油(通称为鱼肝油),其含量高达 600 000 国际单位/克(IU/g)。在鱼肝油中,维生素 A 多以各种酯类混合物的形式存在,其中主要是醋酸酯和棕榈酸酯。

　　《中国药典》收载的维生素 A 是指人工合成的维生素 A 醋酸酯结晶加精制植物油制成的油溶液,同时还收载维生素 A 软胶囊、维生素 AD 软胶囊和维生素 AD 滴剂。

11.1.1　药物结构与理化性质

　　1. 药物结构

　　维生素 A 的结构为具有一个共轭多烯醇侧链的环己烯,因而具有许多立体异构体。天然维生素 A 主要是全反式维生素 A。维生素 A 常以醋酸酯、棕榈酸酯等形式存在,称为酯式维生素 A。下面是醇式维生素 A(或维生素 A 醇)的结构式:

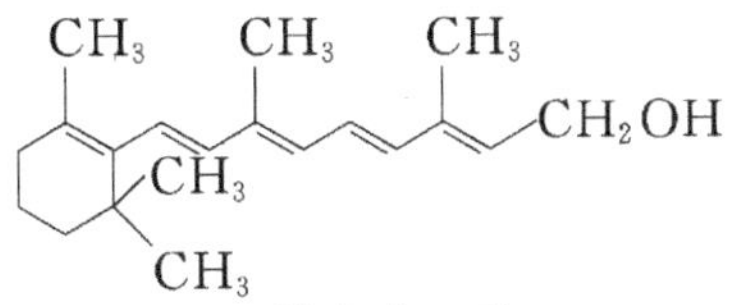

维生素 A 醇

去氢维生素 A 和去水维生素 A 以及无生物活性的维生素 A 醇的二聚体(鲸醇)具有紫外

吸收,并能与显色剂产生相近的颜色,在测定维生素 A 含量时必须考虑这些因素的干扰。

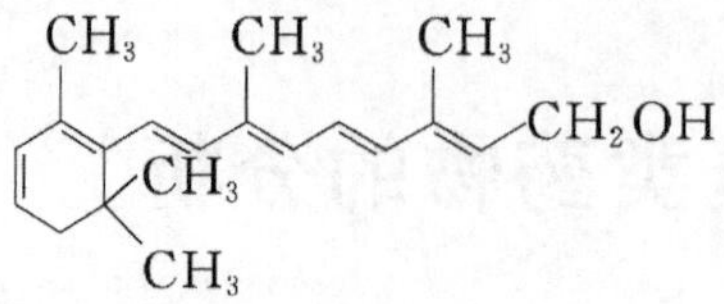

去氢维生素 A 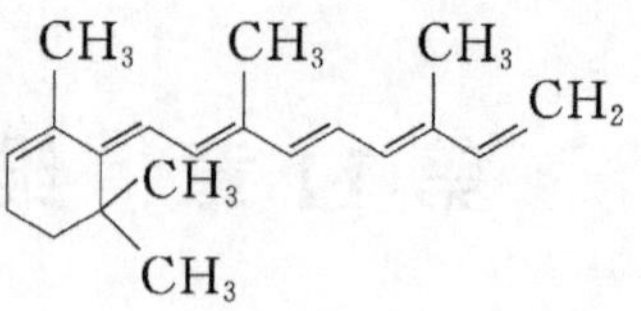　　　　　　　　　　　去水维生素 A

2. 理化性质

1) 溶解性

维生素 A 与氯仿、乙醚、环己烷或石油醚能以任意比例混合,微溶于乙醇,不溶于水。

2) 稳定性

维生素 A 分子中含有多个不饱和键,性质不稳定,易被空气中的氧或氧化剂氧化,也易被紫外光裂解,尤其是在加热和金属离子存在时更易氧化变质,生成无生物活性的环氧化合物,并能进一步氧化生成维生素 A 醛或维生素 A 酸;无空气时,见光会聚合生成二聚体;长期放置,会发生异构化。此外,维生素 A 对酸也不稳定,遇酸可发生脱水反应或发生异构化。因此,维生素 A 及其制剂须密封、避光保存,并加入合适的抗氧剂。维生素 A 醋酸酯或棕榈酸酯较维生素 A 稳定,故一般将酯式维生素 A 溶于植物油中以供临床使用。

3) 紫外吸收特性

维生素 A 分子中具有共轭多烯醇的侧链结构,在 325～328 nm 波长范围内有最大吸收。

4) 显色反应

维生素 A 在三氯甲烷中能与三氯化锑试剂作用,产生不稳定的蓝色。

11.1.2　鉴别试验

维生素 A 与三氯化锑的显色反应(Carr-Price 反应)可用于维生素 A 的鉴别。三氯化锑(Ⅲ)中存在亲电试剂氯化高锑(Ⅴ),维生素 A 的醇羟基可在其作用下裂解,形成不稳定的蓝色碳正离子。反应方程式为

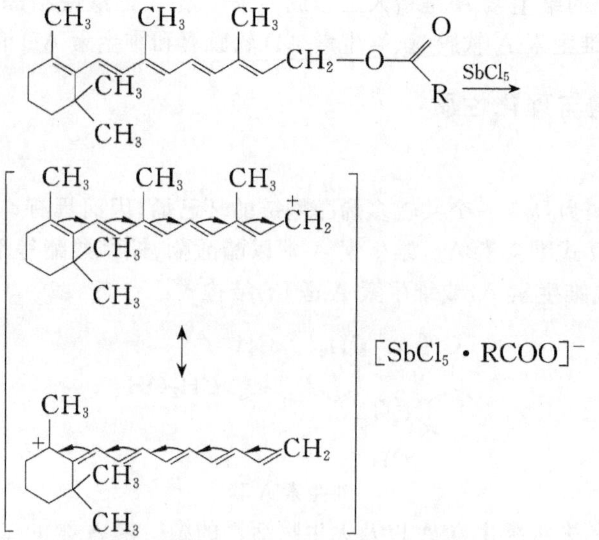

测定方法:取维生素 A 油溶液 1 滴,加氯仿 10 mL,振摇,使之溶解;取 2 滴,加氯仿 2 mL 和 25% 三氯化锑的氯仿溶液 0.5 mL,立即产生不稳定的蓝色,渐变成紫红色。

由于水可使三氯化锑水解成氯化氧锑(SbOCl),而乙醇可以和碳正离子作用,使其正电荷消失,故反应须在无水、无醇条件下进行。

11.1.3 含量测定

1. 紫外-可见分光光度法

1) 原理与方法

利用维生素 A 的紫外吸收特性,可测定维生素 A 的含量。目前,各国药典均收载紫外-可见分光光度法作为维生素 A 的含量测定方法。《中国药典》(2010 年版)规定,维生素 A 原料药和维生素 A 软胶囊均用本法测定含量。

人工合成的维生素 A 或不同品种的鱼肝油常含有多种异构体、氧化降解产物、合成中间体、副产物等,维生素 A 制剂中还含有稀释用油,这些物质在 325～328 nm 波长范围内也有吸收,故采用紫外-可见分光光度法测得的吸光度并不是维生素 A 独有的吸光度。为了消除非维生素 A 物质的无关吸收所引起的误差,须在规定条件下用校正公式进行校正,以求得准确的结果。

取供试品适量,精密称定,溶于环己烷中,制成 1 mL 中含 9～15 IU 的溶液,测定最大吸收波长(应为 328 nm),并在 300 nm、316 nm、328 nm、340 nm 和 360 nm 五个波长处分别测定吸光度,计算各波长处吸光度与 328nm 波长处吸光度的比值以及 328 nm 波长处的 $E_{1\ cm}^{1\%}$。

如果最大吸收波长在 326～329 nm,且各波长处测得的吸光度比值与表 11-1 中规定的值相比,差值均不超过 ±0.02,可不必校正,直接用 328 nm 波长处的 $E_{1\ cm}^{1\%}$ 求得供试品中维生素 A 的含量,计算公式如下:

$$维生素 A 的含量/(IU/g) = E_{1\ cm}^{1\%}(328\ nm) \times 1\ 900 \tag{11-1}$$

如果最大吸收波长在 326～329 nm,但各波长处测得的吸光度比值有任意一个或多个超过表 11-1 中规定的 ±0.02,则应先按以下公式求得校正后的吸光度 $A_{校正}$:

$$A_{校正} = 3.52(2A_{328} - A_{316} - A_{340}) \tag{11-2}$$

并计算 $A_{校正}$ 与 A_{328} 的相对误差:

$$RE = \frac{A_{校正} - A_{328}}{A_{328}} \times 100\% \tag{11-3}$$

若 RE 不超过 ±3.0%,则仍以未经校正的吸光度 A_{328} 计算含量;若 RE 在 −15%～−3%,则以 $A_{校正}$ 计算含量;若 RE 小于 −15% 或大于 +3%,则说明供试品中干扰测定的杂质较多,须经皂化法提取,除去干扰后再进行测定。

如果最大吸收波长不在 326～329 nm,也须将供试品经皂化法提取后再进行测定。

表 11-1 各波长处的吸光度比值

λ/nm	吸光度比值	λ/nm	吸光度比值
300	0.555	316	0.907
328	1.000	340	0.811
360	0.299	—	—

　　凡须采用皂化法提取的供试品,应另精密称取一定量供试品(约相当于维生素 A 总量 500 IU 以上,不多于 2 g),置于皂化瓶中,加乙醇 30 mL 及 50%氢氧化钾溶液 3 mL,置于水浴中煮沸回流 30 min,冷却后,从冷凝管顶端加水 10 mL 冲洗冷凝管内壁,将皂化液转移至分液漏斗中(分液漏斗活塞涂以甘油淀粉润滑剂),皂化瓶用水 60~100 mL 分数次洗涤,洗液并入分液漏斗中,用不含过氧化物的乙醚振摇提取 4 次,每次振摇约 5 min,第一次 60 mL,以后各次 40 mL。合并乙醚液,用水洗涤数次,每次约 100 mL。洗涤时应缓缓旋动,避免乳化,直至水层遇酚酞指示液不显红色。乙醚液用铺有脱脂棉和无水硫酸钠的滤器过滤,滤器用乙醚洗涤,洗液与乙醚液合并,置于 250 mL 容量瓶中,用乙醚稀释至刻度,摇匀。精密量取该溶液适量,置于蒸发皿中,微温挥去乙醚,迅速加入异丙醇溶解并定量稀释,制成 1 mL 中含维生素 A 9~15 IU 的溶液,按照紫外-可见分光光度法,在 300 nm、310 nm、325 nm 和 334 nm 四个波长处测定吸光度,并测定最大吸收波长(维生素 A 纯品在异丙醇中的最大吸收波长为 325 nm)。最大吸收波长应在 323~327 nm,且 A_{300}/A_{325} 应不超过 0.73。按以下公式求得校正后的吸光度 $A_{校正}$:

$$A_{校正} = 6.815A_{325} - 2.555A_{310} - 4.260A_{334} \tag{11-4}$$

并计算 $A_{校正}$ 与 A_{325} 的比值:

$$R = \frac{A_{校正}}{A_{325}} \times 100\% \tag{11-5}$$

若 R 在 97%~103%,则以未经校正的吸光度 A_{325} 计算含量;否则,以 $A_{校正}$ 计算含量。计算含量时,先用 A_{325} 或 $A_{校正}$ 算出 $E_{1\,cm}^{1\%}$,再按以下公式计算维生素 A 的含量:

$$维生素 A 的含量/(IU/g) = E_{1\,cm}^{1\%}(325\ nm,校正) \times 1\,830 \tag{11-6}$$

　　如果最大吸收波长不在 323~327 nm,或 A_{300}/A_{325} 超过 0.73,则应从上述皂化后的乙醚提取液 250 mL 中,另精密量取适量(相当于维生素 A 300~400 IU),微温挥去乙醚至约剩 5 mL,再在氮气流下吹干,立即精密加入甲醇 3 mL,溶解后,精密量取 500 μL,注入以十八烷基硅烷键合硅胶为填充剂的液相色谱柱,以甲醇-乙腈-水(50:50:2)为流动相进行分离,检测波长为 254 nm,观察色谱图,要求维生素 A 与维生素 D 及其他物质相互分离。准确收集含有维生素 A 的流出液,在氮气流下吹干,然后按照上述方法自"迅速加入异丙醇溶解"起,依法操作并计算含量。

　　2) 讨论

　　(1) 校正公式采用的是三点法,即在供试品的吸收曲线上选取三个适当的波长 $\lambda_1(\lambda_{max})$、λ_2、λ_3,分别测得吸光度,并根据校正公式计算最大吸收波长的吸光度校正值,进而计算维生素 A 含量的方法。该法以实验结果为前提,假定在所选波长范围内(310~340 nm)杂质的吸收曲线几乎呈一条直线,利用物质对光的吸收具有加和性的原理而得出。式(11-2)采用直线方程法(即代数法)推导而来,所选的三个波长有相等的波长间隔,即 $\lambda_1 - \lambda_2 = \lambda_3 - \lambda_1$,称为等波长差校正式(见图 11-1(a));式(11-4)采用相似三角形法(几何法或称 6/7 定位法)推导而来,所选的三个波长中,最大吸收波长两侧的吸光度相等,均为最大吸收波长处吸光度的 6/7,称为等吸收比校正式(见图 11-1(b))。

　　① 等波长差校正式的推导。设波长 λ_1、λ_2、λ_3 处维生素 A 纯品的吸光度分别为 A_{λ_1}、A_{λ_2}、A_{λ_3},杂质的吸光度分别为 X_1、X_2、X_3,维生素 A 供试品的吸光度分别为 A_1、A_2、A_3。

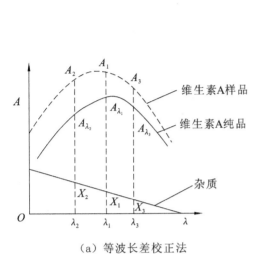

（a）等波长差校正法

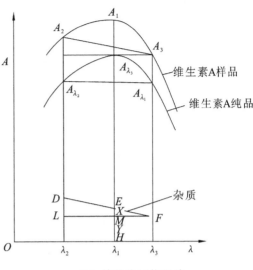

（b）等吸收比校正法

图 11-1　维生素 A 含量测定的三点校正法图解

令 $\begin{cases} \dfrac{A_{\lambda_1}}{A_{\lambda_2}} = K_1 \\[2mm] \dfrac{A_{\lambda_1}}{A_{\lambda_3}} = K_2 \end{cases}$ ，根据吸光度的加和性，有

$$\begin{cases} A_{\lambda_1} = A_1 - X_1 \\ A_{\lambda_2} = A_2 - X_2 \\ A_{\lambda_3} = A_3 - X_3 \end{cases} \tag{11-7}$$

故

$$\begin{cases} \dfrac{A_1 - X_1}{A_2 - X_2} = K_1 \\[2mm] \dfrac{A_1 - X_1}{A_3 - X_3} = K_2 \end{cases} \tag{11-8}$$

已知杂质的吸收曲线为一直线，以 f 表示该直线的斜率，C 表示该直线的截距，则有

$$\begin{cases} X_1 = f\lambda_1 + C \\ X_2 = f\lambda_2 + C \\ X_3 = f\lambda_3 + C \end{cases}$$

解此联立方程式，得

$$\begin{cases} X_2 = X_1 - f(\lambda_1 - \lambda_2) \\ X_3 = X_1 - f(\lambda_1 - \lambda_3) \end{cases} \tag{11-9}$$

将式（11-9）代入式（11-8），整理得

$$\begin{cases} K_1(\lambda_1 - \lambda_2)f = X_1(K_1 - 1) + A_1 - K_1 A_2 \\ K_2(\lambda_1 - \lambda_3)f = X_1(K_2 - 1) + A_1 - K_2 A_3 \end{cases} \tag{11-10}$$

两式相除，消去 f，得

$$\frac{K_1(\lambda_1 - \lambda_2)}{K_2(\lambda_1 - \lambda_3)} = \frac{X_1(K_1 - 1) + A_1 - K_1 A_2}{X_1(K_2 - 1) + A_1 - K_2 A_3} \tag{11-11}$$

解得 $\quad X_1 = \dfrac{A_1[K_1(\lambda_2 - \lambda_1) + K_2(\lambda_1 - \lambda_3)] + A_2 K_1 K_2(\lambda_3 - \lambda_1) + A_3 K_1 K_2(\lambda_1 - \lambda_2)}{K_1(\lambda_2 - \lambda_1) + K_1 K_2(\lambda_3 - \lambda_2) + K_2(\lambda_1 - \lambda_3)} \tag{11-12}$

由于 $A_{\lambda_1}=A_1-X_1$，代入式(11-12)，即可得到消除无关吸收后的吸光度校正值，即

$$A_{\lambda_1}(校正)=\frac{A_1K_1K_2(\lambda_3-\lambda_2)-A_2K_1K_2(\lambda_3-\lambda_1)-A_3K_1K_2(\lambda_1-\lambda_2)}{K_1(\lambda_2-\lambda_1)+K_1K_2(\lambda_3-\lambda_2)+K_2(\lambda_1-\lambda_3)} \tag{11-13}$$

令 $\xi=\lambda_1-\lambda_2=\lambda_3-\lambda_1$，则 $\lambda_3-\lambda_2=2\xi$，代入式(11-13)，得

$$A_{\lambda_1}(校正)=\frac{K_1K_2}{2K_1K_2-K_1-K_2}(2A_1-A_2-A_3) \tag{11-14}$$

利用维生素 A 纯品在 λ_1、λ_2、λ_3 三个波长处测得的吸光度，可求得 K_1 和 K_2，代入式(11-14)，即得到等波长差校正式(11-2)。

② 等吸收比校正式的推导。图 11-1(b)中曲线 $A_{\lambda_2}A_{\lambda_1}A_{\lambda_3}$ 为维生素 A 纯品的吸收曲线，曲线 $A_2A_1A_3$ 为维生素 A 供试品的吸收曲线，曲线 DEF 为杂质的吸收曲线，在测定波长范围内为一直线。

等吸收比校正法选择的最大吸收波长两侧的两波长处的吸光度相等，且均为最大吸收波长处吸光度的 6/7，即

$$A_{\lambda_2}=A_{\lambda_3}=\frac{6}{7}A_{\lambda_1} \tag{11-15}$$

设 $X=|EM|$，$Y=|MH|$，根据吸光度的加和性，有

$$A_{\lambda_1}=A_1-X-Y \tag{11-16}$$

$$A_{\lambda_3}=A_3-Y \tag{11-17}$$

将式(11-16)和式(11-17)代入式(11-15)，得

$$A_3-Y=\frac{6}{7}(A_1-X-Y) \tag{11-18}$$

整理，得

$$Y=7A_3-6A_1+6X \tag{11-19}$$

由图 11-1(b)可知，$\triangle FEM$ 与 $\triangle FDL$ 为相似三角形，故

$$\frac{|EM|}{|DL|}=\frac{|FM|}{|FL|}=\frac{\lambda_3-\lambda_1}{\lambda_3-\lambda_2}=K \tag{11-20}$$

则 $X=K\cdot|DL|$。又因为 $A_2-A_3=|DL|$，故

$$X=K(A_2-A_3) \tag{11-21}$$

将式(11-21)代入式(11-19)，得

$$Y=7A_3-6A_1+6K(A_2-A_3) \tag{11-22}$$

将式(11-21)和式(11-22)代入式(11-16)，即可得到消除无关吸收后的吸光度校正值：

$$\begin{aligned}A_{\lambda_1}(校正)&=A_1-K(A_2-A_3)-[7A_3-6A_1+6K(A_2-A_3)]\\&=7A_1-7KA_2-7(1-K)A_3\end{aligned} \tag{11-23}$$

已知 $\lambda_2=310$ nm、$\lambda_1=325$ nm、$\lambda_3=334$ nm，故

$$K=\frac{\lambda_3-\lambda_1}{\lambda_3-\lambda_2}=0.375$$

代入式(11-23)，得

$$A_{\lambda_1}(校正)=7A_1-2.625A_2-4.375A_3 \tag{11-24}$$

在实际工作中，由式(11-24)求得的校正值比真实值高出 2.6%～2.7%，故在上述各系数值中均减去 2.65%，即得到等吸收比校正式(11-4)。

(2) 采用三点校正法时，其中一点在最大吸收波长处测得，另外两点分别在吸收曲线的上升和下降陡部的波长处测得，故仪器波长若不够准确，会产生较大误差，因此，在测定之前，应

对仪器波长进行校正。

（3）维生素 A 易被紫外线及氧化性物质破坏，因此测定应在半暗室中尽快进行，且所用试药应不含有氧化性物质。

（4）供试品若直接用环己烷溶解后测定而不经皂化提取，则主要适用于纯度较高的维生素 A 醋酸酯。0.344 μg 维生素 A 醋酸酯相当于 1 IU，因此，与 1 g 维生素 A 醋酸酯相当的国际单位数为

$$\frac{1 \times 10^6 \ \mu g}{0.344 \ \mu g/IU} = 2\,907\,000 \ IU$$

在环己烷中，维生素 A 醋酸酯的 $E_{1\,cm}^{1\%}$（328 nm）为 1 530，故此时的换算因子（单位 $E_{1\,cm}^{1\%}$ 所相当的效价）为

$$\frac{2\,907\,000}{1\,530} = 1\,900$$

供试品采用皂化法提取后，以醇式维生素 A 存在。0.300 μg 维生素 A 醇相当于 1 IU，因此，与 1 g 维生素 A 醇相当的国际单位数为

$$\frac{1 \times 10^6 \ \mu g}{0.300 \ \mu g/IU} = 3\,330\,000 \ IU$$

皂化法处理后，以异丙醇为溶剂，此时维生素 A 醇的最大吸收波长为 325 nm，其 $E_{1\,cm}^{1\%}$（325 nm）为 1 820，故换算因子为

$$\frac{3\,330\,000}{1\,820} = 1\,830$$

（5）在皂化法提取过程中，用水洗醚提取液时，第一次若强烈振摇，由于脂肪酸盐与水产生部分游离脂肪酸，易导致乳化。为了防止乳化，应小心缓缓旋动；也可以先用 30 mL 氢氧化钾激烈振荡洗涤，再用水洗涤。若发生乳化，可加入数毫升异丙醇。

2. 高效液相色谱法

作为集分离与分析于一体的测定方法，高效液相色谱法可用于在干扰因素较多的情况下，更准确地测定维生素 A 的含量。《中国药典》（2010 年版）规定维生素 AD 软胶囊和维生素 AD 滴剂中维生素 A 的含量测定采用高效液相色谱法。

为了考察维生素 A 醋酸酯与其顺式异构体的分离度，须用碘试液对维生素 A 对照品进行破坏，以制备系统适用性试验溶液。制备方法如下：取维生素 A 对照品适量（约相当于维生素 A 醋酸酯 300 mg），置于烧杯中，加入碘试液 0.2 mL，混匀，放置约 10 min，定量转移至 200 mL 容量瓶中，用正己烷稀释至刻度，摇匀，精密量取 1 mL，置于 100 mL 容量瓶中，用正己烷稀释至刻度，摇匀。如果维生素 A 对照品中含有顺式异构体，则可直接用于系统适用性试验分离度的考察。

色谱条件与系统适用性试验：用硅胶为填充剂，以正己烷-异丙醇（997:3）为流动相，检测波长为 325 nm。取系统适用性试验溶液 10 μL，注入液相色谱仪，维生素 A 醋酸酯主峰与其顺式异构体峰的分离度应大于 3.0。精密量取对照品溶液 10 μL，注入液相色谱仪，连续进样 5 次，主成分峰面积的相对标准偏差不得超过 3.0%。

测定方法：精密称取供试品适量（约相当于 15 mg 维生素 A 醋酸酯），置于 100 mL 容量瓶中，用正己烷稀释至刻度，摇匀，精密量取 5 mL，置于 50 mL 容量瓶中，用正己烷稀释至刻度，摇匀，作为供试品溶液；另精密称取维生素 A 对照品适量（约相当于 15 mg 维生素 A 醋酸酯），同法制成对照品溶液。精密量取供试品溶液和对照品溶液各 10 μL，分别注入液相色谱仪，记录色谱图，按外标法以峰面积计算，含量应符合规定。

3. 三氯化锑比色法

三氯化锑比色法操作简便、快速,但反应专属性差,且呈色不稳定,已逐步被紫外-可见分光光度法或高效液相色谱法所代替,但在食品或饲料的维生素 A 含量测定中仍有应用,以下仅作简要介绍。

维生素 A 与无水氯仿中的三氯化锑作用,产生不稳定的蓝色,在 620 nm 波长处有最大吸收,符合比耳定律。因此,可取维生素 A 对照品,制成系列浓度的氯仿溶液,加入一定量三氯化锑的氯仿溶液,于 620 nm 波长处测定吸光度,绘制标准曲线。按同法测定供试品溶液的吸光度,根据标准曲线计算含量。

由于本法产生的蓝色不稳定,故操作必须迅速,加入三氯化锑的氯仿溶液后,应在 5～10 s 内完成测定。反应介质必须无水,否则三氯化锑会水解产生 SbOCl 而使溶液混浊,影响比色。反应的温度对结果影响也很大,故要求样品测定时的温度与绘制标准曲线时的温度相差不得超过 ± 1 ℃,否则,须重新绘制标准曲线。

应用本法测定维生素 A 含量时,还应注意去水维生素 A、胡萝卜素等物质也能在相同条件下与三氯化锑作用显蓝色,干扰测定,使测定结果偏高。此时,可采用氧化铝柱分离净化后,再进行测定。

11.2　维生素 B_1 的分析

维生素 B_1(vitamin B_1)在自然界中广泛存在于米糠、麦麸和酵母中,具有维持正常糖代谢及神经传导与消化的功能,主要用于治疗维生素 B_1 缺乏症、多发性神经炎和胃肠道疾病等。《中国药典》收载有维生素 B_1 及其片剂和注射剂。

11.2.1　药物结构与理化性质

1. 药物结构

维生素 B_1 也称为盐酸硫胺,化学名称为氯化 4-甲基-3-[(2-甲基-4-氨基-5-嘧啶基)甲基]-5-(2-羟基乙基)噻唑鎓盐酸盐。它是由氨基嘧啶环和噻唑环通过亚甲基连接而成的季铵类化合物。噻唑环上的季铵及嘧啶环上的氨基为两个碱性基团,可与酸成盐。

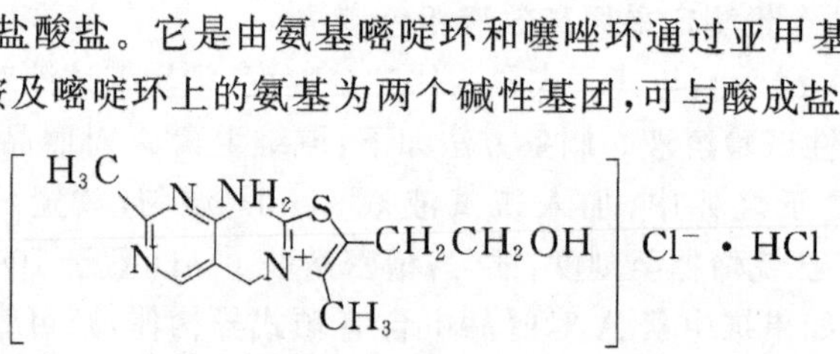

维生素 B_1

2. 理化性质

1) 溶解性

维生素 B_1 是白色结晶或结晶性粉末,干燥品在空气中可迅速吸收 4% 的水分;易溶于水,水溶液显酸性;微溶于乙醇,不溶于乙醚。

2) 硫色素反应

维生素 B_1 的噻唑环在碱性介质中可开环,再与嘧啶环上的氨基环合,经铁氰化钾等氧化剂氧化生成硫色素,硫色素溶于正丁醇中,显蓝色荧光。

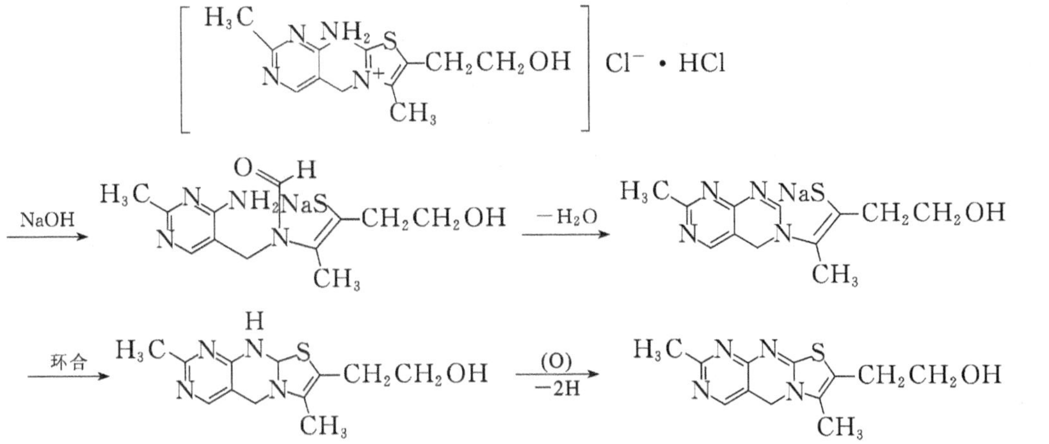

3）含氮杂环的沉淀反应

维生素 B_1 分子中有嘧啶环和噻唑环两个含氮杂环，可与碘化汞钾、三硝基苯酚、碘溶液和硅钨酸等生物碱沉淀试剂反应，生成组成恒定的沉淀。

4）氯化物的特性

维生素 B_1 为盐酸盐，故本品的水溶液显氯化物的鉴别反应。

5）紫外吸收特性

维生素 B_1 的芳杂环共轭体系具有紫外吸收，制成 12.5 μg/mL 盐酸（9→1 000）溶液，在 246 nm 波长处测定吸光度，其百分吸光系数 $E_{1 \text{cm}}^{1\%}$ 为 406～436。

11.2.2　鉴别试验

1. 硫色素反应

硫色素反应为维生素 B_1 所特有的专属性反应，可用于本品的鉴别。

取本品约 5 mg，加氢氧化钠试液 2.5 mL，溶解后，加铁氰化钾试液 0.5 mL 和正丁醇 5 mL，强力振摇 2 min，放置使之分层，上层（醇层）显强烈的蓝色荧光，加酸使成酸性，荧光即消失，再加碱使成碱性，荧光又重现。

2. 红外吸收光谱

本品也可采用红外吸收光谱法进行鉴别。取本品适量，加水溶解，水浴蒸干，在 105 ℃ 干燥 2 h 后测定。

3. 氯化物反应

本品的水溶液显氯化物的鉴别反应。

4. 其他鉴别方法

维生素 B_1 与多种试剂反应生成沉淀，也可供鉴别。①与碘化汞钾反应，生成淡黄色沉淀（[B]·H_2HgI_4）。②与碘反应，生成红色沉淀（[B]·HI·I_2）。③与硅钨酸反应，生成白色沉淀（$[B]_2$·$SiO_2(OH)_2$·12WO_3·4H_2O）。④与苦酮酸反应，生成扇形白色结晶。⑤与 NaOH 共热，分解产生硫化钠，可与硝酸铅反应，生成黑色沉淀。

11.2.3　有关物质的检查

维生素 B_1 在生产和储藏过程中较易降解，故《中国药典》(2010 年版)规定本品及其制剂均须采用高效液相色谱法检查有关物质。

以维生素 B_1 原料药的有关物质检查方法为例。取本品,精密称定,用流动相溶解并稀释成 1 mL 中约含 1 mg 的溶液,作为供试品溶液;精密量取 1 mL,置于 100 mL 容量瓶中,用流动相稀释至刻度,摇匀,作为对照溶液。用十八烷基硅烷键合硅胶为填充剂,以甲醇-乙腈-0.02 mol/L 庚烷磺酸钠溶液(含 1‰ 三乙胺,用磷酸调节 pH 值至为 5.5)(9∶9∶82)为流动相,检测波长为 254 nm,理论塔板数按维生素 B_1 峰计算不低于 2 000,维生素 B_1 峰与前后峰的分离度均应符合要求。吸取对照溶液 20 μL,注入液相色谱仪,调节检测灵敏度,使主成分色谱峰的峰高约为满量程的 20%,再精密量取供试品溶液和对照溶液各 20 μL,分别注入液相色谱仪,记录色谱图至主峰保留时间的 3 倍。供试品溶液色谱图中如有杂质峰,各杂质峰面积之和不得大于对照溶液主峰面积的 0.5 倍(0.5%)。

11.2.4 含量测定

维生素 B_1 及其制剂常用的含量测定方法有非水溶液滴定法、紫外-可见分光光度法和硫色素荧光法。

1. 非水溶液滴定法

1) 原理

维生素 B_1 分子中含有两个碱性的伯胺和季铵基团,在冰醋酸中,均可与高氯酸作用,故可用高氯酸滴定维生素 B_1。维生素 B_1 与高氯酸反应的物质的量比为 1∶2。《中国药典》用非水溶液滴定法测定维生素 B_1 原料药。

2) 方法

取本品约 0.12 g,精密称定,加冰醋酸 20 mL,微热使之溶解,放冷,加醋酐 30 mL,用高氯酸滴定液(0.1 mol/L)滴定,以电位滴定法判断滴定终点,并将滴定结果用空白试验校正。1 mL 高氯酸滴定液(0.1 mol/L)相当于 16.86 mg $C_{12}H_{17}ClN_4OS \cdot HCl$。

2. 紫外-可见分光光度法

维生素 B_1 的紫外吸收特性可用于本品的含量测定。《中国药典》将紫外-可见分光光度法用于维生素 B_1 片剂和注射液的含量测定。

1) 维生素 B_1 片剂的含量测定

取本品 20 片,精密称定,研细,精密称取适量(约相当于维生素 B_1 25 mg),置于 100 mL 容量瓶中,加盐酸(9→1 000)约 70 mL,振摇 15 min,使维生素 B_1 溶解,用盐酸(9→1 000)稀释至刻度,摇匀,用干燥滤纸过滤,精密量取续滤液 5 mL,置于另一 100 mL 容量瓶中,再加盐酸(9→1 000)稀释至刻度,摇匀,按照紫外-可见分光光度法,在 246 nm 波长处测定吸光度,按 $C_{12}H_{17}ClN_4OS \cdot HCl$ 的百分吸光系数 $E_{1\ cm}^{1\%}$ 为 421 计算,即得。

计算公式:

$$含量占标示量的百分比 = \frac{AD\overline{m}}{E_{1\ cm}^{1\%} \times m \times 100 \times 标示量} \times 100\% \qquad (11-25)$$

式中:A 为供试品在 246 nm 波长处测得的吸光度;D 为供试品的稀释倍数;$\overline{m}$ 为维生素 B_1 片的平均片重;m 为称取维生素 B_1 片粉的质量。

2) 维生素 B_1 注射液的含量测定

精密量取本品适量(约相当于维生素 B_1 50 mg),置于 200 mL 容量瓶中,加水稀释至刻度,摇匀,精密量取 5 mL,置于 100 mL 容量瓶中,用盐酸(9→1 000)稀释至刻度,摇匀,按照紫外-

可见分光光度法,在 246 nm 波长处测定吸光度,按 $C_{12}H_{17}ClN_4OS \cdot HCl$ 的百分吸光系数 $E_{1cm}^{1\%}$ 为 421 计算,即得。

计算公式:

$$含量占标示量的百分比 = \frac{AD}{E_{1cm}^{1\%} \times V \times 100 \times 标示量} \times 100\% \qquad (11-26)$$

式中:A 为供试品在 246 nm 波长处测得的吸光度;D 为供试品的稀释倍数;V 为维生素 B_1 注射液的取样量。

3) 讨论

维生素 B_1 的紫外吸收峰随溶液 pH 值的变化而变化,上述测定方法中,以 0.1 mol/L 盐酸为溶剂,溶液的 pH 值等于 2,最大吸收波长在 246 nm 处,百分吸光系数 $E_{1cm}^{1\%}$ 为 421。若采用磷酸盐缓冲溶液使溶液的 pH 值等于 7,则有两个吸收峰:一个吸收峰在 232~233 nm 波长处,百分吸光系数 $E_{1cm}^{1\%}$ 为 345;另一个吸收峰在 266 nm 波长处,百分吸光系数 $E_{1cm}^{1\%}$ 为 255。此时,可采用差示分光光度法测定维生素 B_1 的含量,能够消除背景和辅料的干扰。

3. 硫色素荧光法

1) 原理

维生素 B_1 在碱性溶液中被铁氰化钾氧化成硫色素,用异丁醇提取后,在紫外光照射下呈现蓝色荧光,通过与对照品的荧光强度比较,即可测得供试品的含量。

硫色素反应是维生素 B_1 的专属性反应,虽非定量完成,但在一定条件下形成的硫色素与维生素 B_1 的浓度成正比,可用于维生素 B_1 及其制剂的含量测定。由于反应不受氧化破坏产物的干扰,故测定结果较准确。缺点是操作烦琐,且干扰荧光测定的因素较多。《美国药典》采用本法测定维生素 B_1 的含量。

2) 方法

(1) 氧化试剂的制备:取新鲜配制的 1.0% 铁氰化钾溶液 4.0 mL,加 3.5 mol/L 氢氧化钠溶液制成 100 mL,于 4 h 内使用。

(2) 对照品溶液的制备:精密称取维生素 B_1 对照品约 25 mg,溶于 300 mL 稀醇溶液(1→5),用 3 mol/L 盐酸调节 pH 值至 4.0,加稀醇稀释成 1 000 mL,作为储备液,避光冷藏,每月配制一次。取储备液适量,用 0.2 mol/L 盐酸逐步定量稀释成 0.2 μg/mL 的溶液。

(3) 供试品溶液的制备:取供试品适量,用 0.2 mol/L 盐酸溶解,制成 100 μg/mL 的溶液(若供试品难溶,可在水浴中加热使其溶解),精密量取 5 mL,逐步定量稀释成 0.2 μg/mL 的溶液。

(4) 测定方法:取 40 mL 具塞试管 3 支(或 3 支以上),各精密加入对照品溶液 5 mL,在 1~2 s 内向其中 2 支(或 2 支以上)试管中加入氧化试剂各 3.0 mL,再在 30 s 内加入异丁醇 20.0 mL,密塞,剧烈振摇 90 s;向另 1 支试管中加入 3.5 mol/L 氢氧化钠溶液 3.0 mL 以替代氧化试剂,并按照上述方法操作,作为空白。另取 3 支(或 3 支以上)相同的试管,各精密加入供试品溶液 5 mL,按照上述对照品溶液的方法,同法处理。向上述 6 支(或 6 支以上)试管中,各加入无水乙醇 2 mL,旋摇数秒钟,待分层后,取上层澄清的异丁醇液约 10 mL,置于荧光计测定池内,测定其荧光强度($\lambda_{ex} = 365$ nm,$\lambda_{em} = 435$ nm)。

(5) 计算公式:

$$5 \text{ mL 供试品溶液中维生素 } B_1 \text{ 的质量}(\mu g) = \frac{A-b}{S-d} \times 0.2 \times 5 \qquad (11-27)$$

式中:A 和 S 分别为供试品溶液和对照品溶液测得的平均荧光读数;b 和 d 分别为其相应的空

白读数；0.2 为对照品溶液的质量浓度，$\mu g/mL$；5 为测定时对照品溶液的取样体积，mL。

11.3 维生素 C 的分析

维生素 C(vitamin C)在化学结构上和糖类十分相似，有 4 种光学异构体，其中以 L 构型右旋体的生物活性最强，故各国药典收载的维生素 C 均为该构型，又称为 L-抗坏血酸（L-ascorbic acid）。《中国药典》(2010 年版)收载有维生素 C 原料及其片剂、颗粒剂、注射剂及泡腾片和泡腾颗粒。

11.3.1 药物结构与理化性质

1. 药物结构

维生素 C 分子结构中具有烯二醇结构和内酯环，并有 2 个手性碳原子，因此，维生素 C 的性质非常活泼，且具有旋光性。

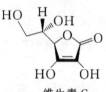

维生素 C

2. 理化性质

1）溶解性

维生素 C 易溶于水，水溶液呈酸性；微溶于乙醇，不溶于氯仿和乙醚。

2）还原性

维生素 C 分子中的烯二醇基具有极强的还原性，易被氧化为二酮基而成为去氢抗坏血酸。去氢抗坏血酸仍具有生物活性，且加氢又可还原为抗坏血酸。在碱性溶液或强酸性溶液中，去氢抗坏血酸进一步水解为不具有活性的二酮古洛糖酸，此反应为不可逆反应。

3）酸性

维生素 C 分子中的烯二醇基，特别是 C_3—OH 因受共轭效应的影响，酸性较强（$pK_{a_1}=4.17$），C_2—OH 的酸性极弱（$pK_{a_2}=11.57$），因此，维生素 C 一般表现为一元酸，可与碳酸氢钠作用，生成钠盐。

4）旋光性

维生素 C 分子中有 2 个手性碳原子，故有 4 个光学异构体，其中 L(＋)-抗坏血酸活性最强。维生素 C 的比旋光度为＋20.5°～＋21.5°。

5）水解性

维生素 C 与碳酸钠作用生成单钠盐，此时，双键的存在使内酯环变得较稳定，不会发生水解；但在强碱性溶液中，内酯环可发生水解，生成酮酸盐。

6）糖类物质的性质

维生素 C 的化学结构与糖类物质的相似，具有糖类物质的性质和反应。

7）紫外吸收特性

维生素 C 具有共轭双键，其稀盐酸溶液在 243 nm 波长处有最大吸收，百分吸光系数 $E_{1\,cm}^{1\%}$ 为 560；在中性或碱性条件下，最大吸收波长红移至 265 nm 处。

11.3.2 鉴别试验

1. 与硝酸银的反应

可利用维生素 C 的强还原性对其进行鉴别。例如，维生素 C 可被硝酸银氧化为去氢抗坏

血酸,同时硝酸银被还原,生成黑色金属银沉淀。反应方程式如下:

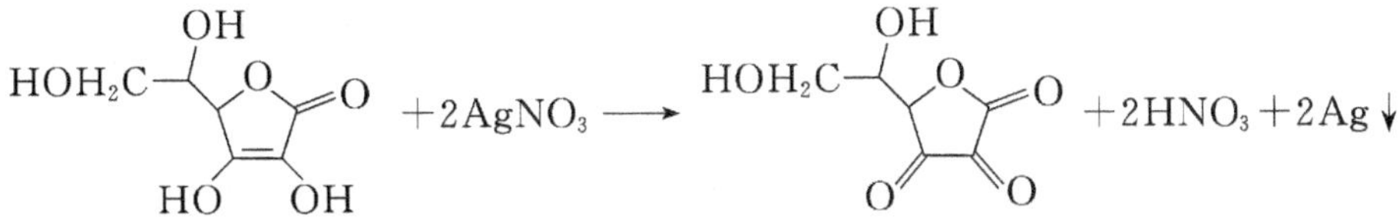

$$HOH_2C-\text{（结构式）} + 2AgNO_3 \longrightarrow HOH_2C-\text{（结构式）} + 2HNO_3 + 2Ag\downarrow$$

鉴别方法:取本品 0.2 g,加水 10 mL 溶解;取该溶液 5 mL,加入硝酸银试液 0.5 mL,即生成银的黑色沉淀。

2. 与 2,6-二氯靛酚的反应

维生素 C 可将有机染料 2,6-二氯靛酚还原为无色。2,6-二氯靛酚在酸性介质中为玫瑰红色,在碱性介质中为蓝色,与维生素 C 作用后生成无色的酚亚胺。反应方程式如下:

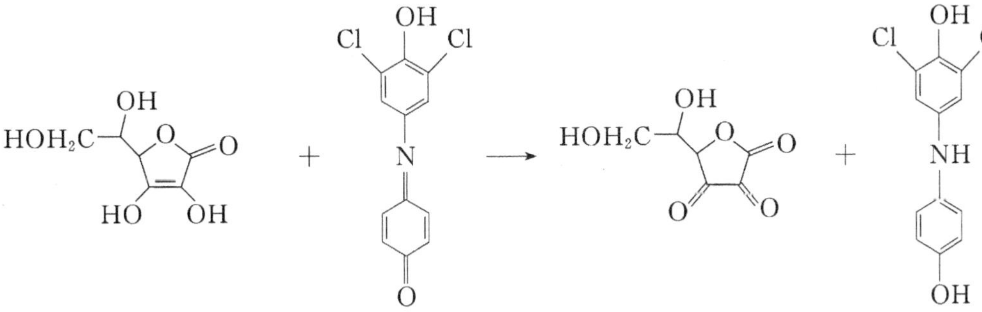

$$HOH_2C-\text{（结构式）} + \text{（2,6-二氯靛酚结构式）} \longrightarrow HOH_2C-\text{（结构式）} + \text{（酚亚胺结构式）}$$

鉴别方法:取本品 0.2 g,加水 10 mL 溶解;取该溶液 5 mL,加二氯靛酚钠试液 1~2 滴,试液的颜色即消失。

3. 与其他氧化剂的反应

维生素 C 还可还原亚甲蓝、高锰酸钾、碱性酒石酸铜试液、磷钼酸等氧化剂,使其褪色、产生沉淀或呈现颜色,也可用于鉴别。

4. 红外吸收光谱和紫外特征吸收

《中国药典》将红外吸收光谱法用于本品的鉴别,《英国药典》则利用本品在 0.01 mol/L 盐酸中,于 243 nm 波长处有唯一最大吸收的特征进行鉴别,规定其百分吸光系数 $E_{1\ cm}^{1\%}$ 应为 545~585。

5. 利用糖类物质的性质

维生素 C 具有糖类物质的性质和反应,可在三氯醋酸或盐酸存在下水解、脱羧,生成戊糖,再失水,转化为糠醛,加入吡咯并加热至 50 ℃ 可产生蓝色。

11.3.3　杂质检查

1. 溶液澄清度与颜色的检查

维生素 C 的水溶液在 pH 值高于 6 或低于 5 时,受空气、光线和温度的影响,分子中的内酯环可发生水解,并进一步发生脱羧反应生成糠醛而聚合呈色,因此,维生素 C 及其制剂在储存期间易变色,且颜色随储存时间的延长而逐渐加深。为了保证产品质量,《中国药典》规定维生素 C 及其片剂、注射剂应检查溶液的澄清度与颜色,以控制有色杂质的量,可采用控制吸光度的方法进行检查。由于维生素 C 制剂在加工过程中不可避免地会使有色杂质增加,故其限量比原料药的略宽。此外,片剂和注射剂中所含有色杂质的吸收峰略有不同,故测定限量时所用波长也不同。

1) 维生素 C 原料药的溶液澄清度与颜色检查

取供试品 3.0 g,加水 15 mL,振摇使其溶解,溶液应澄清无色;如显色,将溶液经 4 号垂熔玻璃漏斗过滤,取滤液,按照紫外-可见分光光度法,在 420 nm 波长处测定吸光度,不得超过 0.03。

2) 维生素 C 片的溶液的颜色检查

取本品细粉适量(相当于维生素 C 1.0 g),加水 20 mL,振摇使维生素 C 溶解,过滤,滤液按照紫外-可见分光光度法,在 440 nm 波长处测定吸光度,不得超过 0.07。

3) 维生素 C 注射液的颜色检查

取本品适量,加水稀释,制成 1 mL 中含维生素 C 50 mg 的溶液,按照紫外-可见分光光度法,在 420 nm 波长处测定吸光度,不得超过 0.06。

2. 铁、铜离子的检查

1) 铁离子的检查

取本品 5.0 g 两份,分别置于 25 mL 容量瓶中,在一份中加 0.1 mol/L 硝酸溶液溶解并稀释至刻度,摇匀,作为供试品溶液(B);在另一份中加标准铁溶液(精密称取硫酸铁铵 863 mg,置于 1 000 mL 容量瓶中,加 1 mol/L H_2SO_4 溶液 25 mL,加水稀释至刻度,摇匀,精密量取 10 mL,置于 100 mL 容量瓶中,用水稀释至刻度,摇匀)1.0 mL,加 0.1 mol/L 硝酸溶液稀释至刻度,摇匀,作为对照溶液(A)。按照原子吸收分光光度法,在 248.3 nm 波长处分别测定,应符合规定,即若 A 和 B 溶液测得的吸光度分别为 A_a 和 A_b,则要求 $A_b < A_a - A_b$。

2) 铜离子的检查

取本品 2.0 g 两份,分别置于 25 mL 容量瓶中,一份中加 0.1 mol/L 硝酸溶液溶解并稀释至刻度,摇匀,作为供试品溶液(B);另一份中加标准铜溶液(精密称取硫酸铜 393 mg,置于 1 000 mL 容量瓶中,加水溶解并稀释至刻度,摇匀,精密量取 10 mL,置于 100 mL 容量瓶中,加水稀释至刻度,摇匀)1.0 mL,加 0.1 mol/L 硝酸溶液稀释至刻度,摇匀,作为对照溶液(A)。按照原子吸收分光光度法,在 324.8 nm 波长处分别测定,应符合规定,即若 A 和 B 溶液测得的吸光度分别为 A_a 和 A_b,则要求 $A_b < A_a - A_b$。

11.3.4　含量测定

维生素 C 的含量测定大多利用其还原性,其中,容量分析法简便快速、结果准确,被广泛采用,如碘量法、2,6-二氯靛酚滴定法等。《中国药典》采用碘量法作为本品的含量测定方法。

1. 原理

维生素 C 在醋酸酸性条件下,可被碘定量氧化。根据消耗碘滴定液的体积,即可计算出维生素 C 的含量。

2. 方法

取本品约 0.2 g,精密称定,加新煮沸过的冷水 100 mL 与稀醋酸 10 mL 使其溶解,加淀粉指示液 1 mL,立即用碘滴定液(0.05 mol/L)滴定,至溶液显蓝色并在 30 s 内不褪色。1 mL 碘滴定液(0.05 mol/L)相当于 8.806 mg $C_6H_8O_6$。

3. 注意事项

（1）在酸性介质中,维生素 C 受空气中氧气的氧化速度减慢,故应加入稀醋酸 10 mL,使滴定在酸性溶液中进行,且样品溶于稀醋酸后须立即进行滴定。

（2）加新煮沸过的冷水可减少水中溶解的氧气,从而避免维生素 C 被其氧化。

（3）本法不仅可用于维生素 C 原料药的含量测定,也可用于其制剂的含量测定。但用于制剂的含量测定时,应注意消除辅料对测定的干扰,滴定前须进行必要的处理。如片剂溶解后应过滤,取续滤液测定;注射剂测定前须加丙酮 2 mL,以消除注射剂中抗氧剂亚硫酸氢钠对测定的影响。

11.4 维生素 D 的分析

维生素 D(vitamin D)是一类抗佝偻病维生素的总称,目前已知的维生素 D 类物质有十多种,均为甾醇的衍生物。《中国药典》主要收载有维生素 D_2、维生素 D_3 原料药,维生素 D_2 软胶囊、注射液及维生素 D_3 注射液;此外,维生素 AD 软胶囊和维生素 AD 滴剂中的维生素 D 亦为维生素 D_2 或维生素 D_3。

11.4.1 药物结构与理化性质

1. 药物结构

维生素 D_2 又名骨化醇(calciferol)或麦角骨化醇(ergocalciferol),化学名称为 9,10-开环麦角甾-5,7,10(19),22-四烯-3β-醇。维生素 D_3 又名胆骨化醇(cholecalciferol),化学名称为 9,10-开环胆甾-5,7,10(19)-三烯-3β-醇。两者的化学结构十分相似,其差别仅在于维生素 D_2 比维生素 D_3 在侧链上多一个双键和一个甲基。

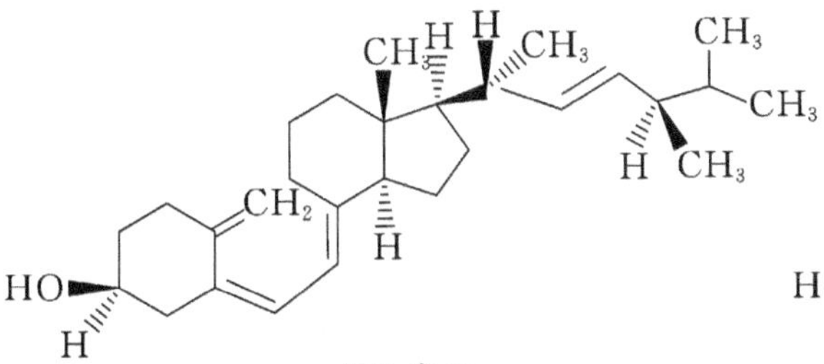

维生素 D_2 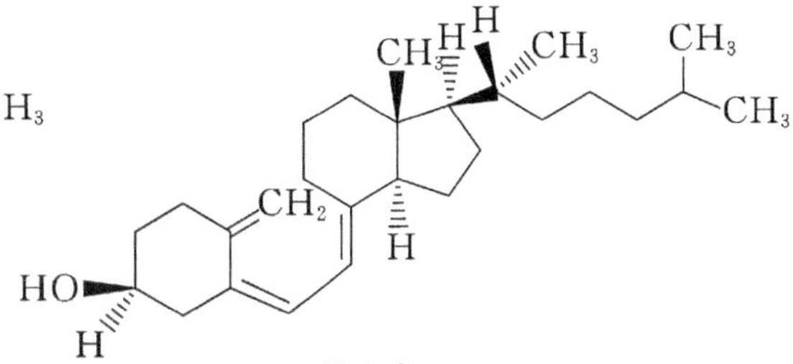   维生素 D_3

2. 理化性质

1) 溶解性

维生素 D_2、维生素 D_3 均为无色针状结晶或白色结晶性粉末。维生素 D_2 极易溶于氯仿,易溶于乙醇、丙酮和乙醚;维生素 D_3 则在氯仿、乙醇、丙酮和乙醚中均极易溶解;两者均微溶于植物油,不溶于水。

2) 稳定性

维生素 D_2、维生素 D_3 均含有多个烯键,性质极不稳定,遇光或空气及其他氧化剂均可发生氧化而变质,导致效价降低、毒性增强。此外,两者对酸也不稳定。

3) 旋光性

维生素 D_2、维生素 D_3 分别具有 6 个和 5 个手性碳原子,故两者均具有旋光性。维生素 D_2

的比旋光度为+102.5°～+107.5°,维生素 D_3 的比旋光度为+105°～+112°。

4)显色反应

维生素 D 属甾类化合物,具有甾类化合物共有的显色反应:其氯仿溶液加醋酐与硫酸,初显黄色,渐变红色,随即变为紫色,最后变为绿色。

5)紫外吸收特性

本品以无水乙醇溶解并定量稀释成 1 mL 中约含 10 μg 的溶液。按照紫外-可见分光光度法,在 265 nm 波长处测定吸光度,维生素 D_2 的百分吸光系数 $E_{1\,cm}^{1\%}$ 为 460～490,维生素 D_3 的百分吸光系数 $E_{1\,cm}^{1\%}$ 为 465～495。

11.4.2 鉴别试验

1. 显色反应

1)与醋酐-浓硫酸反应

取维生素 D_2 或维生素 D_3 约 0.5 mg,加氯仿 5 mL 溶解,再加醋酐 0.3 mL 和硫酸 0.1 mL,振摇。维生素 D_2 初显黄色,渐变红色,随即变为紫色,最后变成绿色;维生素 D_3 初显黄色,渐变红色,随即变为紫色、蓝绿色,最后变成绿色。《中国药典》采用本法进行鉴别。

2)其他显色反应

维生素 D 以 1,2-二氯乙烷溶解后,可与三氯化锑反应,显橙红色,然后逐渐变为粉红色。

维生素 D 还可与三氯化铁反应显橙黄色,或与二氯丙酮和乙酰氯试剂反应显绿色,也可用于鉴别,但专属性不强。

3)用于区分维生素 D_2 与 D_3 的显色反应

取维生素 D 10 mg,加入 96%乙醇 10 mL 使其溶解,吸取该溶液 0.1 mL,加入乙醇 1 mL 和 85%硫酸 5 mL。维生素 D_2 显红色,在 570 nm 波长处有最大吸收;维生素 D_3 显黄色,在 495 nm 波长处有最大吸收。

2. 红外吸收光谱

《中国药典》采用红外吸收光谱法鉴别本品。

3. 高效液相色谱法

《中国药典》(2010 年版)将高效液相色谱法用于维生素 D 的鉴别,规定在含量测定项下记录的色谱图中,供试品溶液主峰的保留时间应与对照品溶液主峰的保留时间一致。

4. 其他鉴别方法

可利用维生素 D 的旋光性鉴别本品,以无水乙醇为溶剂,维生素 D_2 制成 40 mg/mL 的溶液,维生素 D_3 制成 5 mg/mL 的溶液,测定比旋光度,应在规定的范围内。

此外,也可用制备衍生物测定熔点、紫外特征吸收等方法鉴别本品。

11.4.3 杂质检查

1. 麦角甾醇的检查

《中国药典》规定维生素 D_2 应检查麦角甾醇,而维生素 D_3 则无此要求。

维生素 D_2 中麦角甾醇的检查方法:取本品 10 mg,加 90%乙醇 2 mL 溶解,再加洋地黄皂苷溶液(取洋地黄皂苷 20 mg,加 90%乙醇 2 mL,加热溶解制成)2 mL,混合,放置 18 h,不得出现混浊或沉淀。

2. 有关物质

维生素 D_2、维生素 D_3 分别从各自的 5,7-二烯甾醇前体 7-脱氢胆甾醇和麦角甾醇因光照而得。前维生素 D 的光照产物除了维生素 D 之外,尚有光甾醇、速甾醇、5,6-反式维生素 D 等。同时,维生素 D 性质也不稳定,光、空气、氧化剂、酸等均能使其变质,以致效价降低、毒性增强。为此,《中国药典》(2010 年版)要求本品应检查有关物质。

检查方法:取本品约 25 mg,置于 100 mL 棕色容量瓶中,加异辛烷 80 mL,避免加热,超声处理 1 min 使其完全溶解,放冷,用异辛烷稀释至刻度,摇匀,作为供试品溶液;精密量取 1 mL,置于 100 mL 棕色容量瓶中,用异辛烷稀释至刻度,摇匀,作为对照溶液。用硅胶为填充剂,以正己烷-正戊醇(997:3)为流动相,检测波长为 254 nm。取对照溶液 100 μL,注入液相色谱仪,调节检测灵敏度,使主成分色谱峰的峰高约为满量程的 20%,再精密量取供试品溶液与对照溶液各 100 μL,分别注入液相色谱仪,记录色谱图至维生素 D_2 或维生素 D_3 峰保留时间的 2 倍。供试品溶液的色谱图中如有杂质峰,除前维生素 D_2 或前维生素 D_3 峰外,单个杂质峰面积不得大于对照溶液主峰面积的 0.5 倍(0.5%),各杂质峰面积之和不得大于对照溶液主峰面积(1.0%)。

11.4.4　含量测定

《中国药典》采用正相高效液相色谱法测定维生素 D(包括维生素 D_2 和 D_3,下同)的含量,可用于维生素 D 及其制剂、维生素 AD 软胶囊和滴剂或鱼肝油中所含维生素 D 及前维生素 D 经折算成维生素 D 的总量的测定,结果以 IU 表示。1 IU 相当于维生素 D 0.025 μg。

维生素 D 含量测定分第一法、第二法和第三法。无维生素 A 醇及其他杂质干扰的供试品可用第一法测定,否则应按第二法处理后测定;如果按第二法处理后,前维生素 D 峰仍受杂质干扰、仅有维生素 D 峰可以分离时,则应按第三法测定。例如,维生素 D 原料药及制剂均可按第一法测定,而维生素 AD 制剂或鱼肝油中所含维生素 D 则须视情况选择第二法或第三法测定。

1. 第一法

1) 对照品储备液的制备

根据各制剂中所含维生素 D 的成分,精密称取相应的维生素 D_2 或维生素 D_3 对照品 25 mg,置于 100 mL 棕色容量瓶中,加异辛烷 80 mL,避免加热,超声处理 1 min 使其完全溶解,用异辛烷稀释至刻度,摇匀,作为储备液(1);精密量取 5 mL,置于 50 mL 棕色容量瓶中,用异辛烷稀释至刻度,摇匀,充氮密塞,避光,0 ℃以下保存,作为储备液(2)。

测定维生素 D_2 时,应另取维生素 D_3 对照品 25 mg,同法制成维生素 D_3 对照品储备液,供系统适用性试验用。

2) 色谱条件与系统适用性试验

用硅胶为填充剂,以正己烷-正戊醇(997:3)为流动相,检测波长为 254 nm。量取维生素 D_3 对照品储备液(1)5 mL,置于具塞玻璃容器中,通氮后密塞,置于 90 ℃水浴中加热 1 h,取出,迅速冷却,加正己烷 5 mL,摇匀,置于 1 cm 具塞石英吸收池中,在 2 支 8 W 主波长分别为 254 nm 和 365 nm 的紫外光灯下,将石英吸收池斜放成 45°,并距灯管 5~6 cm,照射 5 min,使溶液中含有前维生素 D_3、反式维生素 D_3、维生素 D_3 和速甾醇 D_3;量取该溶液注入液相色谱仪,进样 5 次,记录峰面积,维生素 D_3 峰的相对标准偏差应不大于 2.0%;前维生素 D_3 峰(与维生素 D_3 相对保留时间约为 0.5)与反式维生素 D_3 峰(与维生素 D_3 相对保留时间约为 0.6)以及

维生素 D_3 峰与速甾醇 D_3 峰(与维生素 D_3 相对保留时间约为 1.1)的分离度均应大于 1.0。

3)响应因子的测定

精密量取对照品储备液(2)5 mL,置于 50 mL 容量瓶中,用正己烷稀释至刻度,摇匀,作为对照品溶液;取 10 μL,注入液相色谱仪,记录色谱图,计算维生素 D 的响应因子 f_1。

$$f_1 = c_1/A_1 \tag{11-28}$$

式中:c_1 为维生素 D 对照品溶液的浓度,μg/mL;A_1 为对照品溶液色谱图中维生素 D 峰的峰面积。

另精密量取对照品储备液(1)5 mL,置于 50 mL 容量瓶中,加 2,6-二叔丁基对甲酚结晶 1 粒,通氮排除空气后,密塞,置于 90 ℃ 水浴中加热 1.5 h,取出,迅速冷却,用正己烷稀释至刻度,摇匀,作为混合对照品溶液;取 10 μL,注入液相色谱仪,记录色谱图,计算前维生素 D 的响应因子 f_2。

$$f_2 = (c_1 - f_1 A_1)/A_2 \tag{11-29}$$

式中:A_2 为混合对照品溶液色谱图中前维生素 D 峰的峰面积。

4)测定方法

取该制剂项下制备的供试品溶液进行测定,按下列公式计算维生素 D 及前维生素 D 折算成维生素 D 的总量(c_i):

$$c_i = f_1 A_{i1} + f_2 A_{i2} \tag{11-30}$$

式中:A_{i1} 为维生素 D 峰的峰面积;A_{i2} 为前维生素 D 峰的峰面积。

2. 第二法

1)供试品溶液 A 的制备(皂化提取)

精密称取供试品适量(相当于维生素 D 总量 600 IU 以上,质量不超过 2.0 g),置于皂化瓶中,加乙醇 30 mL、维生素 C 0.2 g 与 50%氢氧化钾溶液 3 mL(若供试量为 3 g,则加 50%氢氧化钾溶液 4 mL),置于水浴中加热回流 30 min,冷却后,自冷凝管顶端加水 10 mL,冲洗冷凝管内壁,将皂化液移至分液漏斗中,皂化瓶用水 60～100 mL 分数次洗涤,洗液并入分液漏斗中,用不含过氧化物的乙醚振摇提取 3 次,第一次 60 mL,以后每次 40 mL,合并乙醚液,用水洗涤数次,每次约 100 mL,洗涤时应缓缓旋动,避免乳化,直至水层遇酚酞指示液不再显红色,静置,分取乙醚提取液,加入干燥滤纸条少许,振摇,除去乙醚提取液中残留的水分,分液漏斗及滤纸条再用少量乙醚洗涤,洗液与提取液合并,置于具塞圆底烧瓶中,在水浴中低温蒸发至约 5 mL,再用氮气流吹干,迅速精密加入甲醇 3 mL,密塞,超声处理助溶后,移入离心管中,离心,取上清液作为供试品溶液 A。

2)供试品溶液 B 的制备(净化用色谱柱系统分离收集维生素 D)

精密量取上述供试品溶液 A 500 μL,注入以十八烷基硅烷键合硅胶为填充剂的液相色谱柱,以甲醇-乙腈-水(50:50:2)为流动相进行分离,检测波长为 254 nm,记录色谱图,维生素 D 与前维生素 D 应为重叠峰,并能与维生素 A 及其他杂质分开。准确收集含有维生素 D 及前维生素 D 混合物的全部流出液,置于具塞圆底烧瓶中,用氮气流迅速吹干,精密加入正己烷适量,使 1 mL 中含维生素 D 50～140 IU,密塞,超声处理使溶解,即得供试品溶液 B。

3)测定方法

取供试品溶液 B,按照第一法进行含量测定,进样量为 100～200 μL。

3. 第三法

1）供试品溶液的制备

取该制剂项下制备的供试品溶液 A,按上述第二法供试品溶液 B 的制备项下的方法处理,至"用氮气流迅速吹干"后,加入异辛烷 2 mL 溶解,通氮排除空气后,密塞,置于 90 ℃水浴中,加热 1.5 h 后,立即通氮且在 2 min 内吹干,迅速精密加入正己烷 2 mL,溶解后,即得供试品溶液 C。

2）对照品溶液的制备

精密量取对照品储备液(1)适量,加异辛烷定量稀释成 1 mL 中约含维生素 D 50 IU 的溶液,精密量取 2 mL,置于具塞圆底烧瓶中,按照供试品溶液的制备项下的方法,自"通氮排除空气后"起,依法操作,得对照品溶液。

3）测定方法

按照第一法项下的色谱条件,精密量取对照品溶液与供试品溶液 C 各 200 μL,注入液相色谱仪,记录色谱图,按外标法以峰面积计算维生素 D 的含量。

4. 注意事项

维生素 D 易受光照、氧化而发生变化,故测定应在半暗室中及避免氧化的情况下进行,必要时可通惰性气体和使用棕色玻璃容器。皂化提取过程中,振摇不剧烈及水浴温度高于 40 ℃均可导致测定结果偏低。

11.5　维生素 E 的分析

维生素 E(vitamin E)为 α-生育酚(α-tocopherol)及其各种酯类,有天然品和合成品之分。天然品为右旋体(d-α),合成品则为消旋体(dl-α),右旋体与消旋体的效价比为 1.4∶10。《中国药典》收载的维生素 E 是合成型或天然型维生素 E,同时收载有维生素 E 片剂、软胶囊、粉剂和注射剂。

11.5.1　药物结构与理化性质

1. 药物结构

维生素 E 为苯并二氢吡喃醇衍生物,苯环上有一个乙酰化的酚羟基,故又称为生育酚。维生素 E 有 α、β、γ 和 δ 等多种异构体,其中以 α 异构体的生理活性最强。一般用 α-生育酚醋酸酯,其性质比 α-生育酚的稳定。合成型维生素 E 的化学名称为($\pm$)-2,5,7,8-四甲基-2-(4,8,12-三甲基十三烷基)-6-苯并二氢吡喃醇醋酸酯或 dl-α-生育酚醋酸酯,天然型维生素 E 的化学名称为(＋)-2,5,7,8-四甲基-2-(4,8,12-三甲基十三烷基)-6-苯并二氢吡喃醇醋酸酯或 d-α-生育酚醋酸酯。

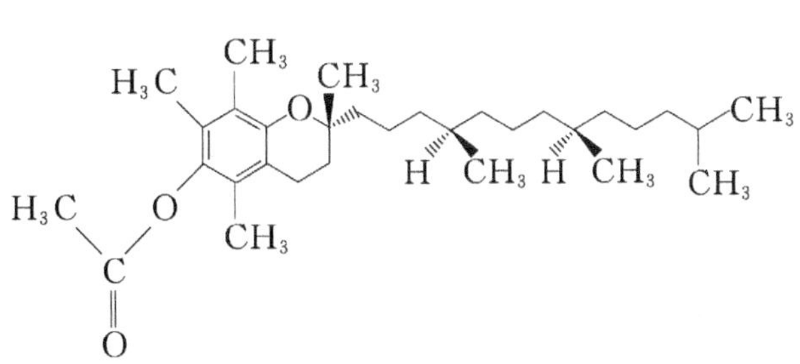

天然型维生素E

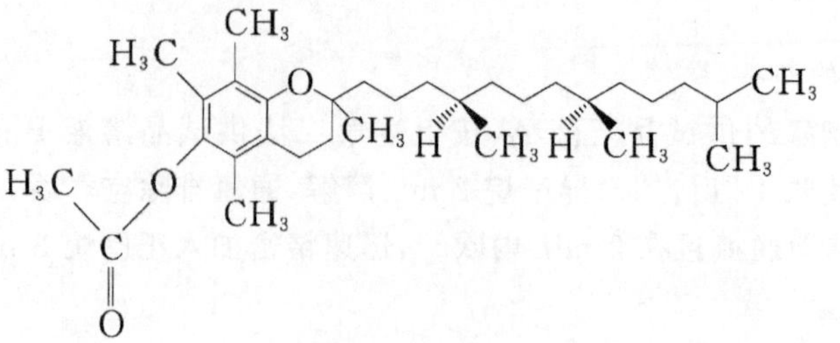

合成型维生素E

2. 理化性质

1) 溶解性

维生素 E 为微黄色或黄色透明的黏稠液体,易溶于无水乙醇、丙酮、乙醚和石油醚,不溶于水。

2) 稳定性

维生素 E 在无氧条件下对热稳定,加热至 200 ℃也不会被破坏,但对氧十分敏感,遇光、空气可被氧化,其氧化产物为 α-生育醌和 α-生育酚二聚体。

维生素 E 在酸性或碱性溶液中加热可水解生成游离的生育酚,游离的生育酚在有氧或其他氧化剂存在时,还可进一步氧化生成有色的醌型化合物,尤其在碱性条件下,氧化反应更易发生。因此,游离的生育酚暴露于空气和日光中极易被氧化而变色,应避光保存。

3) 紫外吸收特性

本品具有紫外吸收,以无水乙醇为溶剂,在 284 nm 波长处有最大吸收,其百分吸光系数 $E_{1\,cm}^{1\%}$ 为 41.0～45.0。

11.5.2 鉴别试验

1. 与硝酸反应

维生素 E 在硝酸酸性条件下,水解生成游离的生育酚,生育酚被硝酸氧化为邻醌结构的生育红而显橙红色。取本品约 30 mg,加无水乙醇 10 mL 溶解,再加硝酸 2 mL,摇匀,在 75 ℃加热约 15 min,溶液应显橙红色。本法简便、快捷、呈色明显。反应式为

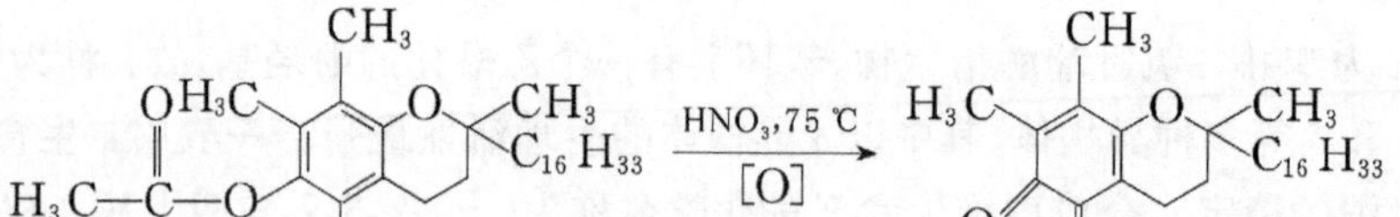

2. 红外吸收光谱

《中国药典》采用红外吸收光谱法鉴别维生素 E 原料药,要求本品的红外光吸收图谱与对照品的图谱一致。

3. 气相色谱法

《中国药典》(2010 年版)将气相色谱法用于维生素 E 及其制剂的鉴别,按含量测定项下的方法试验,供试品主峰的保留时间应与维生素 E 对照品峰的保留时间一致。

4. 其他方法

1) 与三氯化铁反应

维生素 E 在碱性条件下,水解生成游离的生育酚,生育酚经乙醚提取后可被 $FeCl_3$ 氧化生

成对-生育酚,同时 Fe^{3+} 被还原为 Fe^{2+},Fe^{2+} 与联吡啶反应生成红色的配位离子。本法曾有较广泛的应用,但因其操作麻烦,专属性也不强,现已被气相色谱法所取代。

2) 紫外-可见分光光度法

本品的 0.01% 无水乙醇溶液在 284 nm 波长处有最大吸收,在 254 nm 波长处有最小吸收,这也可用于鉴别。

11.5.3　杂质检查

《中国药典》(2010 年版)规定,天然型维生素 E 和合成型维生素 E 均须检查酸度,天然型维生素 E 还应检查游离的生育酚,合成型维生素 E 还须检查有关物质。

1. 酸度

无论天然型维生素 E 或是合成型维生素 E,其制备过程中都可能引入游离的醋酸,故均应检查其酸度。

检查方法:取乙醇与乙醚各 15 mL,置于锥形瓶中,加酚酞指示液 0.5 mL,滴加氢氧化钠滴定液(0.1 mol/L)至微显粉红色,加本品 1.0 g,溶解后,用氢氧化钠滴定液(0.1 mol/L)滴定,消耗的氢氧化钠滴定液(0.1 mol/L)不得超过 0.5 mL。

2. 天然型维生素 E 中游离的生育酚的检查

《中国药典》采用硫酸铈滴定法检查天然型维生素 E 制备过程中未酯化的游离的生育酚。

游离的生育酚具有还原性,可被硫酸铈定量氧化,故可在一定条件下以消耗硫酸铈滴定液(0.01 mol/L)的体积来检查游离的生育酚。游离的生育酚被氧化成生育醌,失去两个电子,故滴定时每消耗 1 mol 的硫酸铈相当于 0.5 mol 的生育酚。生育酚的相对分子质量为 430.7,因此,1 mL 硫酸铈滴定液(0.01 mol/L)相当于 0.002 154 g 游离的生育酚。

检查方法:取本品 0.10 g,加无水乙醇 5 mL,溶解,再加二苯胺试液 1 滴,用硫酸铈滴定液(0.01 mol/L)滴定,消耗的硫酸铈滴定液(0.01 mol/L)不得超过 1.0 mL。

按上述规定可知,维生素 E 中所含游离的生育酚的限量为

$$限量 = \frac{T \times V}{M_s} \times 100\% = \frac{0.002\ 154 \times 1.0}{0.10} \times 100\% = 2.15\% \tag{11-31}$$

3. 合成型维生素 E 中有关物质的检查

合成型维生素 E 中除了可能含有游离的生育酚外,还可能含有合成中间体、副产物及分解产物等,故《中国药典》(2010 年版)规定合成型维生素 E 须采用气相色谱法检查有关物质。由于该方法可在同一系统中一并检查游离的生育酚,因此不必单独检查游离的生育酚。

检查方法:取本品,用正己烷稀释成 1 mL 中约含 2.5 mg 的溶液,作为供试品溶液;精密量取适量,用正己烷定量稀释成 1 mL 中含 25 μg 的溶液,作为对照溶液。用硅酮(OV-17)为固定液,涂布浓度为 2% 的填充柱,或用 100% 二甲基聚硅氧烷为固定液的毛细管柱,柱温为 265 ℃。取对照溶液 1 μL,注入气相色谱仪,调节检测灵敏度,使主成分色谱峰的峰高约为满量程的 30%,再精密量取供试品溶液与对照溶液各 1 μL,分别注入气相色谱仪,记录色谱图至主成分峰保留时间的 2 倍,供试品溶液的色谱图中如有杂质峰,α-生育酚(相对保留时间约为 0.87)的峰面积不得大于对照溶液主峰面积(1.0%),其他单个杂质峰面积不得大于对照溶液主峰面积的 1.5 倍(1.5%),各杂质峰面积之和不得大于对照溶液主峰面积的 2.5 倍(2.5%)。

11.5.4　含量测定

维生素 E 的含量测定以往主要是利用其水解产物游离的生育酚易氧化的性质,用硫酸铈

滴定液直接滴定;或将 Fe^{3+} 还原为 Fe^{2+} 后,再用联吡啶等试剂与 Fe^{2+} 反应生成有色配位化合物,进行比色测定。近年来,这些方法逐渐被气相色谱法所取代,该法专属性强、简便快速,不仅可用于维生素 E 原料药的测定,还特别适合于维生素 E 制剂的分析。

1. 气相色谱法

(1)色谱条件与系统适用性试验:用硅酮(OV-17)为固定液,涂布浓度为 2% 的填充柱,或用 100% 二甲基聚硅氧烷为固定液的毛细管柱,柱温为 265 ℃。理论塔板数按维生素 E 峰计算不低于 500(填充柱)或 5 000(毛细管柱),维生素 E 峰与内标物质(正三十二烷)峰的分离度应符合要求。

(2)校正因子的测定:取正三十二烷适量,加正己烷溶解并稀释成 1 mL 中含 1.0 mg 的溶液,作为内标溶液。另取维生素 E 对照品约 20 mg,精密称定,置于棕色具塞瓶中,精密加入内标溶液 10 mL,密塞,振摇使其溶解,取 1~3 μL,注入气相色谱仪,计算校正因子。

(3)测定方法:取本品约 20 mg,精密称定,置于棕色具塞瓶,精密加入内标溶液 10 mL,密塞,振摇使其溶解,取 1~3 μL,注入气相色谱仪,测定,计算,即得。

《中国药典》(2010 年版)规定,维生素 E 及其制剂均采用气相色谱法测定含量。

2. 高效液相色谱法

高效液相色谱法也可用于维生素 E 的含量测定。

(1)色谱条件:用十八烷基硅烷键合硅胶为填充剂,流动相为甲醇-水(49∶1);紫外检测器,检测波长为 292 nm。游离的生育酚峰与生育酚醋酸酯峰的分离度应大于 2.6,游离的生育酚先出峰。峰高的相对标准偏差应小于 0.8%。

(2)样品测定:取维生素 E 供试品和生育酚对照品各约 0.05 g,精密称定,分别溶于无水乙醇中,并准确稀释至 50.0 mL,即得供试品溶液和对照品溶液。精密吸取供试品溶液和对照品溶液各 20 μL,注入液相色谱仪,记录色谱图。按外标法计算,即得。

第 12 章　甾体激素类药物的分析

12.1　基本结构与分类

甾体激素类药物是一类具有甾体结构的激素类药物,有着十分重要的生理功能,是临床上一类较为重要的药物。甾体激素类药物按药理作用可分为肾上腺皮质激素和性激素两大类,性激素又可分为雄性激素及蛋白同化激素、孕激素和雌性激素等。

甾体激素类药物无论是天然的还是人工合成的,均具有环戊烷并多氢菲的母核。其基本骨架主要由三个六元环和一个五元环组成,四个环分别称为 A、B、C、D 环。

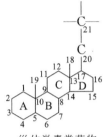

甾体激素类药物

12.1.1　肾上腺皮质激素

肾上腺皮质激素(简称皮质激素)在临床上应用广泛,代表性的药物有氢化可的松、醋酸地塞米松、地塞米松磷酸钠等。

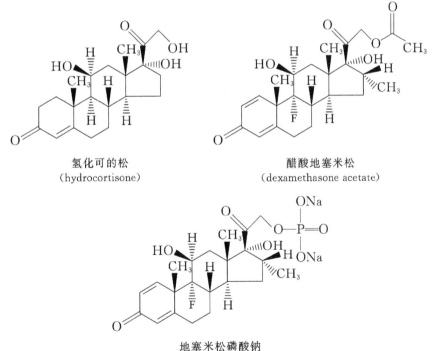

氢化可的松
(hydrocortisone)

醋酸地塞米松
(dexamethasone acetate)

地塞米松磷酸钠
(dexamethasone sodium phsophate)

这类药物有的是天然激素,如氢化可的松;有的是通过对天然激素进行结构改造而得的,如醋酸地塞米松是地塞米松 C_{21} 位上的羟基所形成的醋酸酯;地塞米松磷酸钠则是地塞米松

C_{21} 位上的羟基与磷酸形成的酯,磷酸部分再形成钠盐以增大药物的水溶性。

肾上腺皮质激素类药物的母核共有 21 个碳原子;A 环上有 $\triangle^4$-3-酮基,为共轭体系,具有紫外吸收;C_{17} 位上有 α-醇酮基,具有还原性;有的药物 C_{17} 位上还有 α-羟基;部分药物 C_{11} 位上有羟基或酮基,C_1、C_2 之间有双键,6α 或 9α 位有卤素取代,或有 C_{16}-α-羟基等。

12.1.2　雄性激素及蛋白同化激素

睾酮为天然的雄性激素,经结构改造的合成品有甲睾酮、丙酸睾酮等。C_{17} 位上加烃基如甲睾酮或 9 位加氟,可使药物的作用更强。C_{17} 位上烃基的酯化可使吸收减慢,作用时间延长。

雄性激素一般同时具有蛋白同化激素的作用。对雄性激素进行结构改造,使激素作用大为减弱,而同化作用仍然保留或有所增强,便成为蛋白同化激素药物,常用的有苯丙酸诺龙。

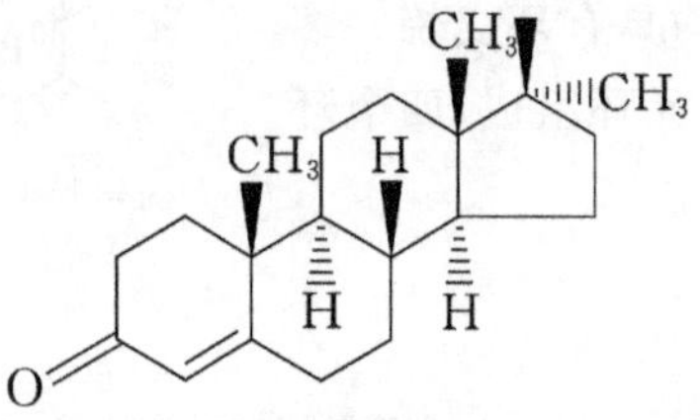

甲睾酮
（methyltestosterone）

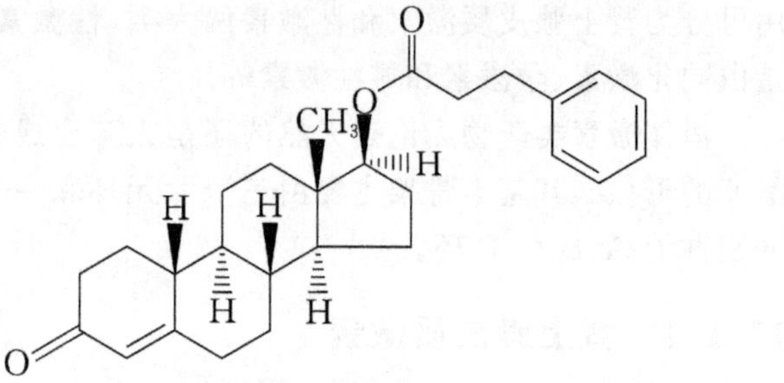

苯丙酸诺龙
（nandrolone phenylpropionate）

雄性激素的母核有 19 个碳原子,蛋白同化激素在 C_{10} 位上一般无角甲基,其母核只有 18 个碳原子。A 环上有 $\triangle^4$-3-酮基,形成共轭体系,具有紫外吸收;C_{17} 位上有 β-羟基或由它们形成的酯(如丙酸睾酮)。

12.1.3　孕激素

黄体酮为天然的孕激素,但口服后可被迅速破坏而失效,只能注射给药。经结构改造后的孕激素类药物具有口服有效及长效等特点,如醋酸甲地孕酮。

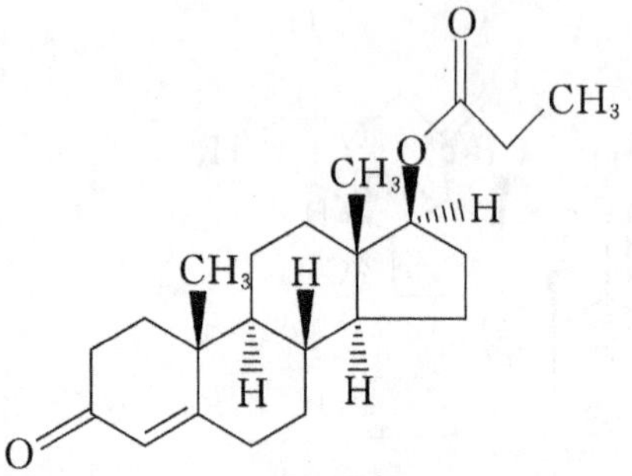

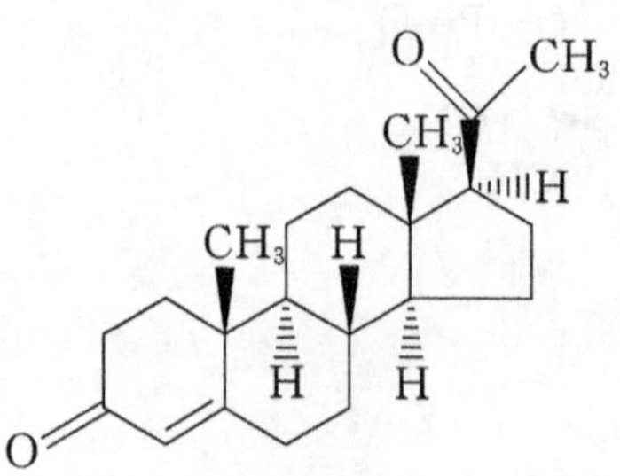

丙酸睾酮
（testosterone propionate）

黄体酮
（progesterone）

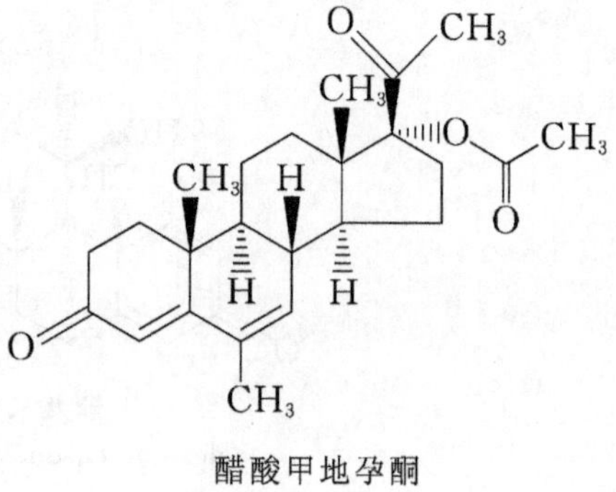

醋酸甲地孕酮
（megestrol acetate）

孕激素类药物的母核共有 21 个碳原子，A 环有 $\triangle^4$-3-酮基，C_{17} 位上有甲酮基，有的药物 C_{17} 位上有 α-羟基或与酸形成的酯，还有的具有乙炔基。

米非司酮为抗孕激素类药物，也具有甾体母核，C_{11} 位上有对二甲氨基苯基取代，二甲氨基具有碱性。

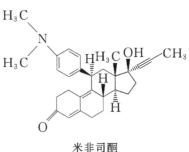

米非司酮
（mifepristone）

12.1.4　雌性激素

雌二醇为天然的雌性激素，对其进行结构改造，得到一系列高效、长效的雌激素类药物，如炔雌醇、炔雌醚、苯甲酸雌二醇等。

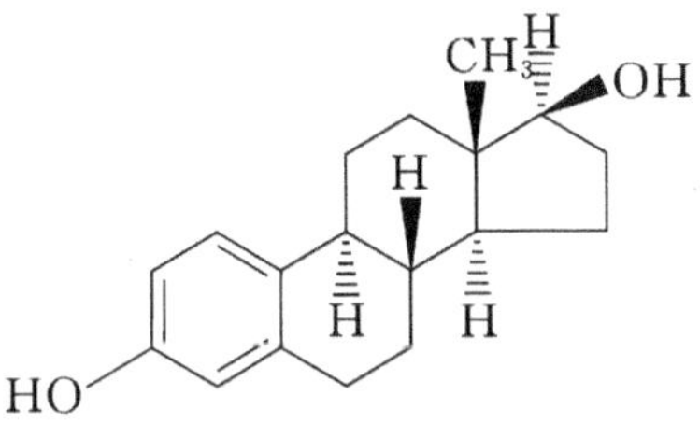

雌二醇
（estradiol）

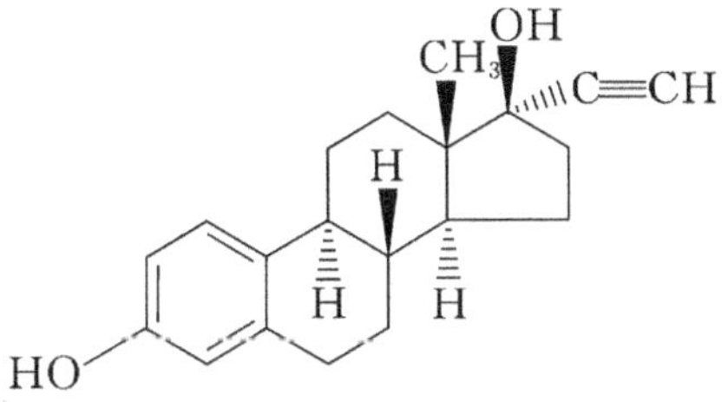

炔雌醇
（ethinylestradiol）

雌激素类药物的母核共有 18 个碳原子，A 环为苯环，C_3 位上有酚羟基，C_{17} 位上有 β-羟基，有些药物的 C_{17}-羟基形成了酯，有的药物的 C_{17} 位上有乙炔基（如炔雌醇）。

此外，目前应用较多的口服避孕药物具有类似的结构，如炔诺酮、炔诺孕酮等。

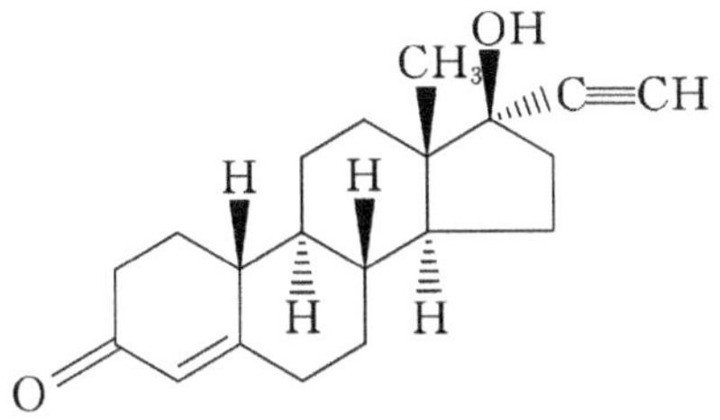

炔诺酮
（norethisterone）

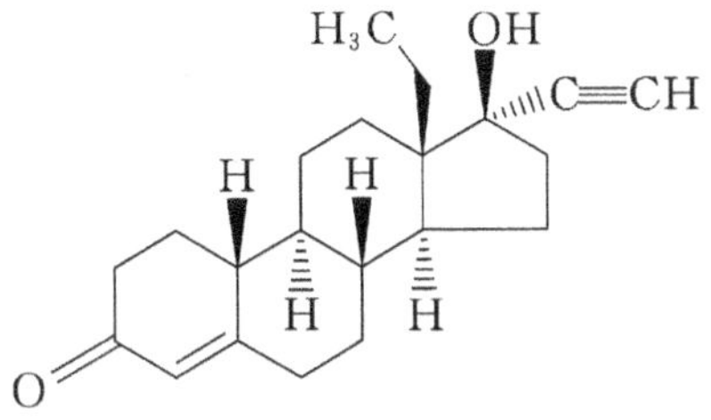

炔诺孕酮
（norgestrel）

12.1.5　结构特征和分析方法

甾体激素类药物种类较多，根据各类甾体激素类药物的结构特点，可供分析用的主要基团如下。

（1）$\triangle^4$-3-酮基。利用 C_3 位羰基与氨基脲等试剂的缩合反应，测定生成物的熔点，供鉴别，如可用此法鉴别炔诺孕酮、苯丙酸诺龙；C_3 位上的羰基也可与 2,4-二硝基苯肼、异烟肼等呈色，供鉴别，如黄体酮的鉴别可用此法；$\triangle^4$-3-酮基为共轭体系，多在 240 nm 波长附近有紫外特征吸收，可用于甾体激素类药物的鉴别和含量测定，如炔诺酮的含量测定可用此法。

（2）C_{17}-α-醇酮基。肾上腺皮质激素类药物均有此结构，因而具有还原性，能与氧化剂碱性酒石酸铜反应，析出橙红色的氧化亚铜沉淀；也能与氧化剂氨制硝酸银反应，生成黑色单质银，以供鉴别，如醋酸泼尼松龙、醋酸氟轻松、倍他米松等药物可用此法鉴别。具有该结构的甾体激素类药物也可与硫酸苯肼作用，经分子重排和缩合生成 C_{21} 单苯腙，再与 C_3 位羰基缩合形成双苯腙,呈黄色,醋酸氢化可的松、醋酸可的松、氢化可的松及其制剂可用此法鉴别。

(3) 酯键。一些甾体激素类药物具有羧酸酯的结构,能水解生成醋酸,再与乙醇酯化产生醋酸乙酯的香气,可供鉴别,如醋酸地塞米松、戊酸雌二醇、己酸孕酮等药物的鉴别。

(4) 有机氟。含有有机氟的甾体激素类药物,可采用有机氟化物的鉴别试验进行鉴别,如醋酸地塞米松、醋酸氟轻松、倍他米松等药物。

此外,C_{17}位上的羟基、乙炔基、甲酮基、A 环上的酚羟基、苯环以及甾体母核等结构特征均可供分析用。

12.2　鉴 别 试 验

本类药物的性状项下,多收载有药物的熔点、比旋光度、吸光系数等物理常数的测定项目,以区别不同的药物。本类药物的甾体母核和官能团具有一些典型的化学反应,可用来进行鉴别。

12.2.1　物理常数的测定

本类药物结构类似,但物理常数各不相同,测定药物的物理常数具有鉴别意义。

1. 熔点

药物的熔点是重要的物理常数,测定熔点不仅具有鉴定的意义,还能反映药物的纯度。如《中国药典》中醋酸地塞米松的性状项下规定:本品的熔点为 223～233 ℃,熔融同时分解。又如黄体酮的性状项下规定:本品的熔点为 128～131 ℃。《中国药典》收载的部分甾体激素类药物的熔点见表 12-1。

表 12-1　部分甾体激素类药物的熔点和比旋光度

药物名称	熔点/℃	比旋光度	比旋光度测定用的溶剂
氢化可的松	—	$+162°～+169°$	无水乙醇
泼尼松	225～231(熔融同时分解)	$+167°～+175°$	二氧六环
醋酸泼尼松	235～242(熔融同时分解)	$+183°～+190°$	二氧六环
甲睾酮	163～167	$+79°～+85°$	乙醇
丙酸睾酮	118～123	$+84°～+90°$	乙醇
黄体酮	128～131	$+186°～+198°$	乙醇
米非司酮	192～196	$+124°～+129°$	三氯甲烷
雌二醇	175～180	$+75°～+82°$	二氧六环
炔雌醇	180～186	$-31°～-26°$	吡啶
炔诺孕酮	204～212	—	—

2. 比旋光度

比旋光度是旋光物质的物理常数,测定其可区别不同的药物,也可检查药物的纯杂程度。甾体激素类药物多有手性碳原子,具有旋光性。如《中国药典》中氢化可的松比旋光度项下规定:取本品,精密称定,加无水乙醇溶解并定量稀释成 1 mL 约含 10 mg 的溶液,依法测定,比

旋光度为 $+162°\sim+169°$。又如丙酸睾酮比旋光度项下规定:取本品,精密称定,加乙醇溶解并定量稀释成 1 mL 约含 10 mg 的溶液,依法测定,比旋光度为 $+84°\sim+90°$。《中国药典》收载的部分甾体激素类药物的比旋光度见表 12-1。

3. 吸光系数

甾体激素类药物具有紫外吸收,最大吸收波长和吸光系数可以反映药物的紫外吸收特征,具有鉴别意义。如《中国药典》中氢化可的松的吸光系数项下规定:取本品,精密称定,加无水乙醇溶解并定量稀释成 1 mL 约含 10 μg 的溶液,按照紫外-可见分光光度法,在 242 nm 波长处测定吸光度,百分吸光系数为 $422\sim448$。又如醋酸地塞米松吸光系数项下规定:取本品,精密称定,加无水乙醇溶解并定量稀释成 1 mL 约含 15 μg 的溶液,按照紫外-可见分光光度法,在 420 nm 波长处测定吸光度,百分吸光系数为 $343\sim371$。

12.2.2　化学鉴别法

1. 与强酸的呈色反应

许多甾体激素类药物能与硫酸、盐酸、高氯酸、磷酸等强酸反应呈色,其中以与硫酸的呈色反应应用较为广泛。此反应为甾酮和硫酸的反应,反应机理为酮基先质子化,形成碳正离子,再与 HSO_4^- 作用呈色。

《中国药典》收载的某些甾体激素类药物与硫酸的呈色反应和荧光现象以及加水稀释后的变化情况见表 12-2。

表 12-2　某些甾体激素类药物与硫酸的呈色反应

药物名称	呈色	荧光	加水稀释后的现象
地塞米松	淡红棕色	—	颜色消失
醋酸可的松	黄色或微带橙色	—	颜色消失,溶液澄清
醋酸泼尼松	橙色	—	黄色渐变蓝绿色
炔雌醚	橙红色	黄绿色	红色沉淀
炔雌醇	橙红色	黄绿色	玫瑰红色絮状沉淀
氢化可的松	棕黄色至红色	绿色	黄色至橙黄色
地塞米松磷酸钠	黄色或红棕色	—	黄色絮状沉淀
泼尼松龙	深红色	—	红色消失
苯甲酸雌二醇	黄绿色	蓝色	淡橙色

甾体激素类药物与硫酸的呈色反应,操作简便,反应灵敏。不同的药物可形成不同的颜色或荧光而能相互区别。如《中国药典》中氢化可的松的鉴别方法为:取本品约 2 mg,加硫酸 2 mL 使其溶解,放置 5 min,显棕黄色至红色,并显绿色荧光;将此溶液倾入 10 mL 水中,即变成黄色至橙黄色,并微带绿色荧光,同时生成少量绿色沉淀。又如炔雌醇的鉴别方法为:取本品 2 mg,加硫酸 2 mL 溶解后,溶液显棕红色,在反射光线下出现黄绿色荧光;将此溶液倾入 4 mL 水中,即生成玫瑰红色絮状沉淀。

此外,还有部分药物是以硫酸-甲醇或硫酸-乙醇作为显色剂进行鉴别的,如醋酸甲羟睾酮、甲睾酮等。例如,甲睾酮的鉴别方法为:取本品数毫克,加硫酸-乙醇(2:1)1 mL 使其溶解,即显黄色并带有黄绿色荧光。

2. 官能团的反应

不同的甾体激素类药物具有不同的官能团,利用官能团的反应可以区别不同的药物。

1）C_{17}-α-醇酮基的呈色反应

肾上腺皮质激素类药物 C_{17} 位上有 α-醇酮基,具有还原性,能与碱性酒石酸铜试液(斐林试液)、氨制硝酸银试液(托伦试液)以及四氮唑试液反应呈色。如《中国药典》中醋酸泼尼松的鉴别方法为:取本品约 1 mg,加乙醇 2 mL 使其溶解,加 10％氢氧化钠溶液 2 滴与氯化三苯四氮唑试液 1 mL,即显红色。四氮唑盐具有氧化性,和 C_{17}-α-醇酮基反应后被还原为有色的甲䐶而显色。此反应不仅用于鉴别试验,还可用于皮质激素类药物薄层色谱的显色以及含量测定。反应的原理见 12.4 节四氮唑比色法。

2）酮基的呈色反应

本类药物结构中 C_3-酮基和 C_{20}-酮基可以和某些羰基试剂,如异烟肼、硫酸苯肼、2,4-二硝基苯肼等发生缩合反应,形成黄色的腙而用于鉴别。如黄体酮的鉴别方法为:取本品约 0.5 mg,置于小试管中,加异烟肼约 1 mg 和甲醇 1 mL 溶解后,加稀盐酸 1 滴,显黄色。氢化可的松的鉴别方法为:取本品约 0.1 mg,加乙醇 1 mL,溶解后加新配的硫酸苯肼试液 8 mL,在 70 ℃加热 15 min,即显黄色。

具有 $\triangle^4$-3-酮基结构的甾体激素类药物可立刻反应,具有 $\triangle^{1,4}$-3-酮基结构的甾体激素类药物反应需 1～3 min,具有 C_{20}-酮基的甾体激素类药物反应需更长时间。

3）甲酮基的呈色反应

甾体激素类药物分子结构中含有甲酮基以及活泼亚甲基时,能与亚硝基铁氰化钠、间二硝基酚、芳香醛等反应呈色,其中与亚硝基铁氰化钠的反应是黄体酮的灵敏、专属的鉴别方法。在一定条件下,黄体酮显蓝紫色,其他甾体激素类药物均不显蓝紫色,或显淡橙色或不显色。《中国药典》利用此法鉴别黄体酮,方法为:取本品约 5 mg,加甲醇 0.2 mL 溶解后,加亚硝基铁氰化钠的细粉约 3 mg、碳酸钠和醋酸铵各约 50 mg,摇匀,放置 10～30 min,应显蓝紫色。

4）酚羟基的呈色反应

雌激素类药物 C_3 位上有酚羟基,可与重氮苯磺酸反应生成红色偶氮染料。《日本药局方》中利用此反应鉴别苯甲酸雌二醇。

5）炔基的沉淀反应

具有炔基的甾体激素类药物,遇硝酸银试液即生成白色的炔银盐沉淀。如炔雌醇的鉴别方法为:取本品约 10 mg,加乙醇 1 mL 溶解后,加硝酸银试液 5～6 滴,即生成白色沉淀。

6）氟元素的呈色反应

某些甾体激素类药物的 C_6、C_9 或其他位置上有氟取代,如地塞米松磷酸钠、醋酸氟轻松。由于氟原子与药物以共价键连接,鉴别时须经有机破坏(如氧瓶燃烧法)将有机结合的氟原子转换为无机氟离子后再进行鉴别。如《中国药典》中在地塞米松磷酸钠鉴别项下规定:本品显有机氟化物的鉴别反应,要求按《中国药典》附录一般鉴别试验中有机氟化物的鉴别方法鉴别,应显正反应。有机氟化物鉴别试验的原理和方法见本书第 4 章药物的鉴别试验。

7) 酯的反应

不少本类药物为 C_{17} 或 C_{21} 位上有羟基的酯,如醋酸泼尼松、戊酸雌二醇等。药物中酯结构的鉴别,一般先行水解,生成相应的羧酸,再根据羧酸的性质来鉴别。

醋酸脂类药物,如醋酸地塞米松,先水解生成醋酸,再与乙醇形成乙酸乙酯,利用乙酸乙酯的香气进行鉴别。戊酸或己酸酯药物,如戊酸雌二醇、己酸羟孕酮等,先在碱性溶液中水解,经酸化后加热,产生戊酸、己酸的特臭,进行鉴别。

12.2.3　制备衍生物测定熔点

利用甾体激素类药物与一些试剂反应生成缩氨基脲、酯、肟或利用醇制碱液水解甾体酯类、生成相应的母体,然后测定其熔点,进行鉴别。本法操作烦琐、费时,但专属性强,目前仍为一些国家药典所采用。

1. 缩氨基脲的生成

甾体激素类药物的羰基与氨基脲发生缩合反应,生成缩氨基脲,再测定其熔点,用于鉴别。如苯丙酸诺龙的鉴别方法为:取本品 50 mg,加甲醇 2 mL,溶解后,加盐酸氨基脲试液 4 mL,加热回流 30 min,置于水浴中浓缩,放冷,过滤;沉淀用甲醇洗涤数次,再用水洗净后,在105 ℃下干燥,依法测定,熔点约为 182 ℃,熔融同时分解。

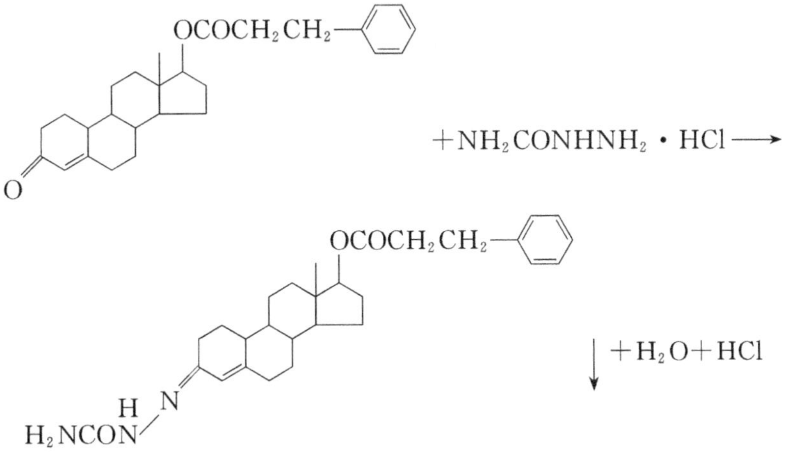

2. 酯的生成

如炔雌醇与苯甲酰氯反应,生成苯甲酸酯,其熔点约为 201 ℃。

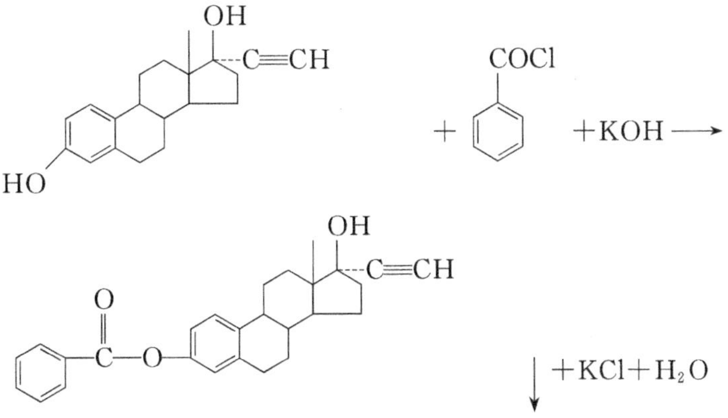

3. 肟的生成

如炔诺酮与盐酸羟胺醋酸钠反应,生成炔诺酮肟,其熔点约为 195 ℃,熔融同时分解。

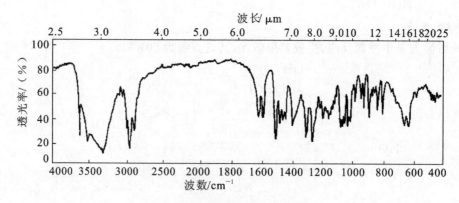

4. 酯的水解

如丙酸睾酮用醇制氢氧化钾水解,生成睾酮,其熔点为 150～156 ℃。

12.2.4　紫外分光光度法

甾体激素类药物结构中有△⁴-3-酮基、苯环或其他共轭结构,在紫外光区有特征吸收,可通过规定最大吸收波长、最大吸收波长处的吸光度、百分吸光系数或某两个波长处吸光度的比值来对药物进行鉴别。如《中国药典》规定,氢化可的松的无水乙醇溶液($10\ \mu g/mL$),在 242 nm 波长处测定吸光度,其百分吸光系数为 422～448;丙酸倍氯米松的乙醇溶液($20\ \mu g/mL$),在 239 nm 波长处有最大吸收,吸光度为 0.57～0.60,在 239 nm 与 263 nm 波长处的吸光度比值为 2.25～2.45。

12.2.5　红外分光光度法

甾体激素类药物的结构复杂,有的药物之间在结构上仅有细小的差异,仅以化学鉴别法难以区别。红外光谱特征性强,为鉴别本类药物提供了有效而可靠的手段。目前,各国药典收载的甾体激素原料药,几乎都采用红外分光光度法进行鉴别。例如,炔雌醇的红外吸收光谱如图 12-1 所示。

图 12-1　炔雌醇的红外吸收光谱

峰位/cm⁻¹	1 614、1 590、1 505	3 300	3 610	3 505
归属	$\nu_{C=C}$（苯环的骨架振动）	$\nu_{\equiv CH}$（炔基的特征峰）	ν_{-OH}（酚羟基的伸缩振动）	ν_{-OH}（C_{17}-羟基的伸缩振动）

表 12-3 归纳了甾体激素类药物分子中某些基团的红外特征吸收频率,可供参考。

表 12-3　甾体激素类药物分子中某些基团的红外特征吸收频率

振动类型	基　团	位　置	频率/cm^{-1}	备　注
ν_{-OH}	OH	所有位置	~3 600	a
ν_{C-H}	CH$_2$、CH$_3$	所有位置	2 970~2 850	b
	=C—H	六元环	3 040~3 010	
	≡C—H		3 320	
$\nu_{C=O}$	饱和酮	六元环	1 720~1 705	c
		五元环	1 749~1 742	
		C$_{20}$	1 710~1 706	
	—OCOCH$_3$	所有位置	1 742~1 735	
	—C=C—C=O	六元环($\triangle^4$-3-酮)	1 684~1 620	d
$\nu_{C=C}$			1 585~1 620	
ν_{C-O}	—C—OH(醇)	所有位置	1 230~1 000	
	—C—OH(酚)		1 300~1 200	
ν_{C-O-C}	—OCOR		1 200~1 000	
δ_{C-H}	—C=C—H	所有位置	900~650	

注:a.若形成氢键,往低波数位移,3 330~3 550 cm^{-1};b.常见为肩峰;c.在氯仿中频率较低;d.C$_3$-酮基形成氢键,往低频率位移时,会重叠而观察不到。

12.2.6　薄层色谱法

薄层色谱法具有简便、快速、分离效率高等特点,是鉴别甾体激素类药物,特别是甾体激素类药物制剂的常用方法。如《中国药典》中倍他米松磷酸钠、醋酸泼尼松片、苯丙酸诺龙注射液、复方炔诺酮片、复方己酸孕酮注射液、复方炔诺孕酮滴丸、哈西奈德软膏等甾体药物及制剂均采用了薄层色谱法进行鉴别。

鉴别方法是先排除供试品注射液、片剂、软膏剂等中所含辅料的干扰,然后将处理好的供试品和对照品用规定溶剂配成一定浓度,依法鉴别。如复方炔诺酮片的鉴别方法为:取本品 2 片,研细,加三氯甲烷-甲醇(9:1)5 mL,充分搅拌后过滤,滤液置于水浴中浓缩至约 0.5 mL,作为供试品溶液;另取炔诺酮对照品和炔雌醇对照品各适量,分别三氯甲烷-甲醇(9:1)制成 1 mL 中含炔诺酮 2.4 mg 与 1 mL 中含炔雌醇 0.14 mg 的溶液,作为对照品溶液。吸取上述三种溶液各 10 μL,分别点于同一硅胶 G 薄层板上,以苯-乙酸乙酯(4:1)为展开剂,展开晾干,喷以硫酸-无水乙醇(7:3),在 100 ℃加热 5 min 使之显色。供试品溶液所显两个成分主斑点的颜色与位置应分别与对照品溶液的主斑点的相同。

复方炔诺酮片每片含炔诺酮 0.6 mg,含炔雌醇 0.035 mg,用薄层色谱法先将两种成分分离,再分别与对照品比较,可同时对两种成分进行鉴别,方法的专属性强、灵敏、简便。

常用甾体激素类药物的薄层色谱鉴别法所用的供试品和对照品的溶剂、展开剂和显色剂见表 12-4。

表 12-4　常用甾体激素类药物的薄层色谱鉴别法条件

药　物	溶　剂	展　开　剂	显　色　剂
醋酸氯地孕酮	三氯甲烷	苯-无水乙醇(95:5)	硫酸-无水乙醇(1:1)
醋酸泼尼松片	三氯甲烷	二氯甲烷-乙醚-甲醇-水(385:60:15:2)	碱性四氮唑蓝
丙酸睾酮注射液	无水乙醇	二氯甲烷-甲醇(19:0.5)	紫外灯下
苯丙酸诺龙注射液	丙酮	正庚烷-丙酮(2:1)	硫酸-乙醇(1:49)
苯甲酸雌二醇注射液	无水乙醇	苯-乙醚-冰醋酸(50:30:0.5)	硫酸-无水乙醇(1:1)
复方炔诺酮片	三氯甲烷-甲醇(9:1)	苯-醋酸乙酯(4:1)	硫酸-无水乙醇(7:3)
哈西奈德软膏	三氯甲烷-甲醇(9:1)	三氯甲烷-醋酸乙酯(3:1)	碱性四氮唑蓝

12.2.7　高效液相色谱法

不少甾体激素类药物用高效液相色谱法测定含量可同时进行鉴别。《中国药典》中采用高效液相色谱法鉴别地塞米松磷酸钠、醋酸氟轻松、甲睾酮、苯丙酸诺龙、炔雌醇、炔诺孕酮等。如《中国药典》中醋酸氟轻松的鉴别项下规定:在含量测定项下记录的高效液相色谱图中,供试品溶液主峰的保留时间应与对照品溶液主峰的保留时间一致。

12.3　特殊杂质检查

甾体激素类药物多由其他甾体化合物经结构改造而制得,因此在制备过程中可能会引入原料、中间体、异构体、降解产物以及溶剂和试剂等杂质。在甾体激素类药物的检查项下,除一般杂质的检查外,还要检查特殊杂质有关物质的限量。此外,根据药物在生产和储存过程中可能引入的杂质,有些甾体激素还要做硒、残留溶剂以及游离磷酸盐等检查项目。

12.3.1　有关物质的检查

有关物质是本类药物中存在的具有甾体结构的其他物质,可能是合成的原料、中间体、副产物以及降解产物等。由于这些杂质一般具有甾体的母核,与药物的结构相似,所以各国药典普遍采用色谱法进行检查,如薄层色谱法、高效液相色谱法等。

1. 薄层色谱法

薄层色谱法分离效能高,简便,在有关物质检查中应用广泛。由于多数杂质是未知的,且杂质与药物的结构相似,所以各国药典多采用自身稀释对照法进行检查,即用供试品溶液的稀释液作为对照,将供试品溶液的杂质斑点的数目和颜色与对照液的主斑点的进行比较,通过杂质斑点总数和各单一杂质的量进行控制。

　　[**例 12-1**]　醋酸氟轻可的松中有关物质的检查。

检查方法:取本品,加三氯甲烷-甲醇(9:1)制成 1 mL 中约含 3 mg 的溶液,作为供试品溶液;精密量取 1 mL,置于 50 mL 容量瓶中,用上述溶液稀释至刻度,摇匀,作为对照溶液。按照薄层色谱法试验,吸取上述两种溶液各 5 μL,分别点于同一硅胶 G 薄层板上;以二氯甲烷-乙醚-甲醇-水(385:75:40:6)为展开剂,展开,晾干,在 105 ℃干燥 10 min,放冷,喷以碱性四氮唑蓝试液,立即检视。供试品溶液如显杂质斑点,不得多于 2 个,其颜色与对照溶液的主斑点的比较,不得更深。

2. 高效液相色谱法

高效液相色谱法分离效能高,能准确测定出有关物质的量。在《中国药典》中,甾体激素类药物有关物质的检查中应用最为广泛的方法为高效液相色谱法。不少甾体激素类药物采用高效液相色谱法测定含量,一般可在相同条件下检查有关物质。检查方法多为主成分自身对照法,即用供试品溶液的稀释液作为对照,以对照溶液主峰的面积作为参比来控制药物中杂质的量。

[**例 12-2**]　醋酸可的松中有关物质的检查。

检查方法:取本品,用乙腈制成 1 mL 中约含 1 mg 的溶液,作为供试品溶液;精密量取 1 mL,置于 100 mL 容量瓶中,加乙腈稀释至刻度,摇匀,作为对照溶液。按照含量测定项下的色谱条件,取对照溶液 20 μL,注入液相色谱仪,调整仪器灵敏度,使主成分色谱峰的峰高达记录仪的满量程的 50%,再精密量取供试品溶液与对照溶液各 20 μL 进样,分别注入液相色谱仪,记录色谱图至主成分峰保留时间的 2.5 倍。供试品溶液如显示杂质峰,单个杂质峰面积不得大于对照溶液主峰面积的 0.5 倍,各杂质峰面积之和不得大于对照溶液主峰面积的 1.5 倍。供试品溶液色谱图中任何小于对照溶液主峰面积 0.01 倍的峰可忽略不计。

12.3.2　硒的检查

有的甾体激素类药物如醋酸氟轻松、醋酸地塞米松、醋酸曲安奈德等,在生产中使用二氧化硒脱氢工艺,药物中可能引入杂质硒。过量的硒对人体有毒害,所以须进行检查并严格控制其含量。《中国药典》附录收载有硒检查法,有机药物经氧瓶燃烧破坏后的吸收液中加盐酸羟胺,使 Se^{6+} 还原成 Se^{4+},在 pH 值为 2 的条件下与 2,3-二氨基萘作用,产生 4,5-苯并硒二唑,经环己烷提取后,在 378 nm 波长处测定吸光度。供试品溶液的吸光度不得大于硒对照溶液的吸光度。

[**例 12-3**]　醋酸氟轻松中有关硒的检查。

取本品 50 mg,依法检查(附录ⅧD),应符合规定(0.01%)。

12.3.3　残留溶剂的检查

某些甾体激素类药物在生产工艺中使用了大量的有机溶剂,因此须检查残留溶剂。

[**例 12-4**]　地塞米松磷酸钠中甲醇、乙醇与丙酮的检查。

检查方法:取本品约 1.0 g,精密称定,置于 10 mL 容量瓶中,加内标溶液[取正丙醇,用水稀释制成 0.02%(体积分数)的溶液]溶解并稀释至刻度,摇匀,精密量取 5 mL,置于顶空瓶中,密封,作为供试品溶液;另取甲醇约 0.3 g,乙醇约 0.5 g 与丙酮约 0.5 g,精密称定,置于 100 mL 容量瓶中,用上述内标溶液稀释至刻度,摇匀,精密量取 1 mL,置于 10 mL 容量瓶中,用上述内标溶液稀释至刻度,摇匀,精密量取 5 mL,置于顶空瓶中,密封,作为对照品溶液。按照残留溶剂测定法(附录ⅧP 第一法)试验,用 6%氰丙基苯基-94%二甲基聚硅氧烷毛细管色谱柱,起始温度为 40 ℃,以 5 ℃/min 的速率升温至 120 ℃,维持 1 min,顶空瓶平衡温度为 90 ℃,平衡时间为 60 min,理论塔板数按正丙醇峰计算不低于 10 000,各成分峰间的分离度均应符合要求。分别量取供试品溶液与对照品溶液顶空瓶上层气体 1 mL,注入气相色谱仪,记录色谱图。按内标法以峰面积计算,应符合规定。

根据《中国药典》附录中残留溶剂测定法,甲醇为第二类溶剂,其限量为 0.3%;乙醇为第三类溶剂,其限量为 0.5%;丙酮为第三类溶剂,其限量为 0.5%。

12.3.4　游离磷酸盐的检查

游离磷酸盐是甾体激素类药物在生产过程中,在磷酸酯化时残存的过量的磷酸盐,因此须对其进行检查。检查采用钼蓝比色法,方法是利用磷酸盐在酸性条件下与钼酸铵$((NH_4)_2MoO_4)$反应,生成磷钼酸铵$((NH_4)_3[P(Mo_3O_{10})_4])$,再经 1-氨基-2-萘酚-4-磺酸溶液还原形成磷钼酸蓝(钼蓝),在 740 nm 波长处有最大吸收,通过比较供试品溶液和对照品溶液的吸光度来控制药物中游离磷酸盐的含量。

[例 12-5]　地塞米松磷酸钠中游离磷酸盐的检查。

检查方法:精密称取本品 20 mg,置于 25 mL 容量瓶中,加水 15 mL 使其溶解;另取标准磷酸盐溶液[精密称取经 105 ℃ 干燥 2 h 的磷酸二氢钾 0.35 g,置于 1 000 mL 容量瓶中,加硫酸溶液(3→10)10 mL 与水适量使其溶解,用硫酸稀释至刻度,摇匀;临用时再稀释 10 倍]4.0 mL,置于另一 25 mL 容量瓶中,加水 11 mL;各精密加钼酸铵硫酸试液 2.5 mL 与 1-氨基-2-萘酚-4-磺酸溶液(取无水亚硫酸钠 5 g、亚硫酸氢钠 94.3 g 与 1-氨基-2-萘酚-4-磺酸 0.7 g,充分混合,临用时取此混合物 1.5 g,加水 10 mL 使其溶解,必要时过滤)1 mL,加水至刻度,摇匀,在20 ℃ 放置 30～50 min,在 740 nm 的波长处测定吸光度,供试品溶液的吸光度不得大于对照溶液的吸光度。

标准磷酸盐溶液中磷酸二氢钾(KH_2PO_4)的浓度为 0.035 mg/mL,相当于磷酸的浓度为 0.025 mg/mL,供试品中游离磷酸盐按磷酸计算的限量为

$$限量 = 0.025 × 4/20 × 100\% = 0.5\% \tag{12-1}$$

12.4　含量测定的方法

根据甾体激素类药物的官能团和整个分子结构特征,可采用比色法、紫外分光光度法、荧光法、气相色谱法和高效液相色谱法等进行含量测定。

12.4.1　高效液相色谱法

高效液相色谱法专属性强,灵敏度高,已广泛应用于甾体激素类药物原料和制剂的含量测定。该类药物大多采用反相高效液相色谱法,方法一般为内标法。

[例 12-6]　黄体酮的含量测定。

(1)色谱条件和系统适应性试验:用十八烷基硅烷键合硅胶为填充剂,以甲醇-水(65∶35)为流动相,检测波长为 254 nm。理论塔板数按黄体酮峰计算应不低于 1 000,黄体酮峰和内标物质峰的分离度应符合要求。

(2)内标溶液的制备:取己烯雌酚约 25 mg,精密称定,置于 25 mL 容量瓶中,加甲醇溶解并稀释至刻度,摇匀,即得。

(3)测定方法:取黄体酮对照品约 25 mg,精密称定,置于 25 mL 容量瓶中,加甲醇溶解并稀释至刻度,摇匀;精密量取该溶液与内标溶液各 5 mL,置于 25 mL 容量瓶中,加甲醇稀释至刻度,摇匀,取 5 μL,注入液相色谱仪,记录色谱图;另取本品适量,同法测定。按内标法以峰面积计算,即得。

12.4.2　紫外分光光度法

甾体激素类药物分子结构中具有△⁴-3-酮结构和苯环等共轭体系,在紫外光区有特征吸

收,因此可采用紫外分光光度法进行含量测定。具有△⁴-3-酮结构的肾上腺皮质激素、雄性激素、孕激素及口服避孕药物,在 240 nm 波长附近有最大吸收;具有苯环的雌激素在 280 nm 波长附近有最大吸收。

紫外分光光度法准确、简便,曾广泛应用于甾体激素类药物的含量测定,但因其不能区别药物和有关物质的紫外吸收,专属性不够强,已逐渐为高效液相色谱法所代替,目前仅有部分药物及制剂采用紫外分光光度法。

[例 12-7]　醋酸可的松片的含量测定。

测定方法:取本品 20 片,精密称定,研细,精密称取适量(约相当于醋酸可的松 20 mg),置于 100 mL 容量瓶中,加无水乙醇 75 mL,振摇约 1 h 使醋酸可的松溶解,加无水乙醇稀释至刻度,摇匀,过滤,精密量取滤液 5 mL,置于另一 100 mL 容量瓶中,加无水乙醇稀释至刻度,摇匀,按照紫外-可见分光光度法,在 238 nm 波长处测定吸光度,按 $C_{23}H_{30}O_6$ 的百分吸光系数 $(E_{1cm}^{1\%})$ 为 390 计算,即得。

12.4.3　比色法

比色法是指供试品本身在紫外-可见光区没有强吸收,或在紫外光区虽有吸收,但为了避免干扰或提高灵敏度,加入适当的显色剂显色后测定的方法。目前多数药物已改用高效液相色谱法测定,但仍有少数药物特别是药物制剂采用比色法进行含量测定。

1. 四氮唑比色法

肾上腺皮质激素类药物的 C_{17}-α-醇酮基具有还原性,在强碱性条件下可将四氮唑盐还原为有色甲臢(formazan),可用于皮质激素类药物的含量测定。

1) 四氮唑盐的种类

常用的四氮唑盐有以下两种。

(1) 氯化三苯基四氮唑。氯化三苯基四氮唑即 2,3,5-三苯基氯化四氮唑(2,3,5-triphenyltetrazolium chloride,缩写为 TTC),其还原产物为不溶于水的深红色甲臢,在 480~490 nm 波长处有最大吸收,也称红四氮唑(red tetrazoline,缩写为 RT)。红四氮唑显色灵敏度较低,但空白吸收较小。

(2) 蓝四氮唑。蓝四氮唑(blue tetrazoline,缩写为 BT)即 3,3'-二甲氧苯基-双-4,4'-(3,5-二苯基)氯化四氮唑(3,3'-dianisole-bis[4,4'-(3,5-diphenyl)tetrazolium chloride]),其还原产物为暗蓝色的双甲臢,在 525 nm 波长处有最大吸收。蓝四氮唑显色灵敏度较高,但空白吸收较大,对试剂质量要求较高。

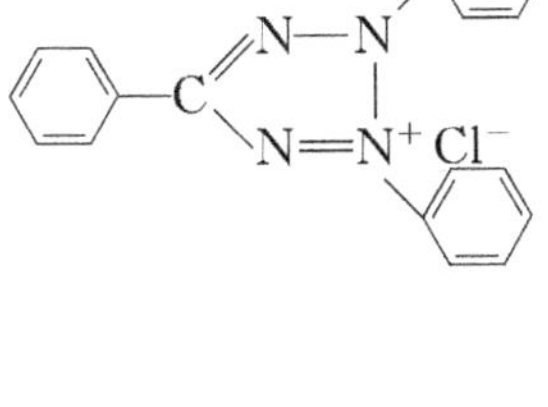

TTC 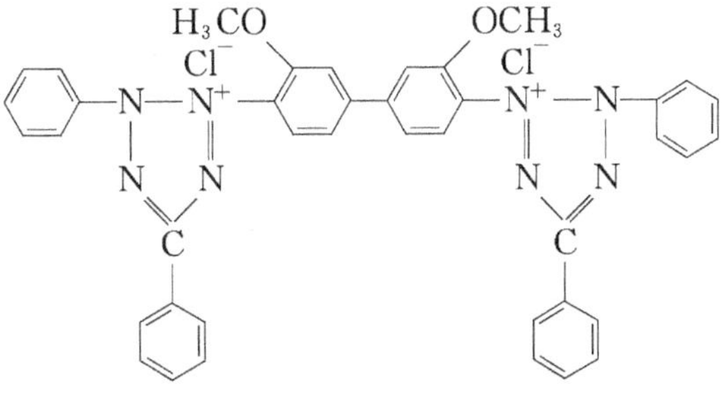　　　　　　　　　　　　　　　　　　　　BT

2) 基本原理

皮质激素类药物 C_{17}-α-醇酮基($-CO-CH_2OH$)具有还原性,在强碱性条件下可将四氮唑盐还原为有色甲䐶,生成物的颜色随所用试剂和条件的不同而不同,多为红色或蓝色。

Gorog 等认为其反应原理为在甾体激素类药物分子结构中,α-醇酮基失去 2 个电子,被氧化为 20-酮-21-醛基,在碱催化下分子内重排,有部分形成 20-羟基-21-羟基衍生物,而四氮唑盐得到 2 个电子,开环形成甲䐶而呈色。以氯化三苯基四氮唑为例,反应式如下:

3) 测定方法

[**例 12-8**] 醋酸泼尼松眼膏的含量测定。

(1) 供试品溶液的制备:精密称取本品 5 g(相当于醋酸泼尼松 25 mg),置于烧杯中,加无水乙醇约 30 mL,置于水浴中加热,充分搅拌使醋酸泼尼松溶解,再置于冰浴中放冷后,过滤,滤液置于 100 mL 容量瓶中,同法提取 3 次,滤液并入容量瓶中,加无水乙醇稀释至刻度,摇匀,即得。

(2) 对照品溶液的制备:另取醋酸泼尼松对照品约 25 mg,精密称定,置于 100 mL 容量瓶中,加无水乙醇使其溶解并稀释至刻度,摇匀,即得。

(3) 测定方法:精密量取供试品溶液与对照品溶液各 1 mL,分别置于干燥具塞试管中,各精密加无水乙醇 9 mL 与氯化三苯基四氮唑试液 2 mL,摇匀,再精密加氢氧化四甲基铵试液 2 mL,摇匀,在 25 ℃下暗处放置 40 min,按照紫外-可见分光光度法,在 485 nm 波长处分别测定吸光度,计算,即得。

4) 影响因素

四氮唑比色法广泛用于肾上腺皮质激素类药物的含量测定,但测定时的各种因素如皮质激素的结构、溶剂和水分、反应温度和时间、碱的浓度、空气中的氧及光线等,对甲䐶形成的速度、呈色强度和稳定性都有影响,因此,须严格控制实验条件,才能获得满意的结果。

(1) 取代基的影响。一般认为,C_{11}-酮基取代的甾体激素类药物比 C_{11}-羟基取代的甾体激素类药物的反应速度更快;C_{21}-羟基酯化后其反应速度变慢;当酯化的基团是三甲基醋酸酯、磷酸酯或琥珀酸酯时,反应速度更慢。

(2) 溶剂和水分的影响。含水量大时会使呈色速度减慢,但含水量不超过 5% 时,对结果几乎无影响。为了减少整个反应体系中的含水量,一般采用无水乙醇作溶剂。另外,醛具有一定还原性,会使吸光度增高,所以最好采用无醛乙醇作溶剂。

(3) 碱的种类及加入顺序的影响。在各种碱性试剂中,以氢氧化四甲基铵最为理想,能得到满意结果,故最为常用。有学者指出,当皮质激素和氢氧化四甲基铵长时间(24 h)接触后,皮质激素有部分分解。因此,以先加四氮唑盐溶液再加碱液为好。

(4) 温度与时间的影响。呈色反应速度随温度增高而加快,一般在室温或 30 ℃恒温条件下显色,结果的重现性较好。《中国药典》所采用的反应条件是 25 ℃下暗处反应 40~45 min。

(5) 空气中的氧及光线的影响。反应以及产物对光敏感,因此必须使用避光容器并置于暗处显色,同时在达到最大呈色时间后,立即测定吸光度。氯化三苯基四氮唑形成的甲䐶对空气中的氧敏感,氧能明显影响颜色强度和稳定性,因此,《英国药典》曾规定在加入试剂后要往容器中充入氮气。

(6) 干扰物的影响。某些赋形剂(如聚乙二醇、丙二醇和羊毛脂)对蓝四氮唑(BT)的显色反应有较显著的干扰,山梨醇合角鲨烯也有干扰,因此,测定油膏、冷霜等制剂时应先分离后测定。

2. 异烟肼比色法

1) 原理

甾体激素类药物 C_3-酮基以及某些其他位置的酮基都能在酸性条件下与羰基试剂异烟肼缩合生成黄色的异烟腙,在一定波长处具有最大吸收。反应式如下:

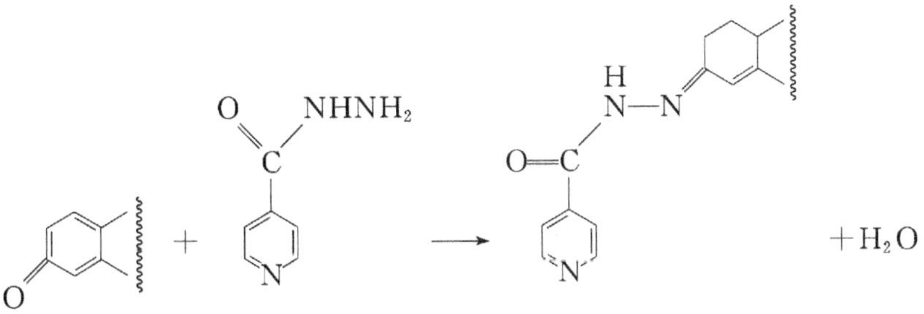

某些具有两个酮基(C_3-酮基和 C_{20}-酮基)的甾体激素类药物可形成双腙,如黄体酮、氢化可的松等。

2) 测定方法

以《中国药典》收载的倍他米松磷酸钠的含量测定为例加以说明。

[例 12-9]　倍他米松磷酸钠的含量测定。

(1) 对照品溶液的制备:取本品适量(约相当于倍他米松 20 mg),精密称定,置于 50 mL 容量瓶中,加甲醇使其溶解并稀释至刻度,摇匀(必要时过滤),即得。

(2) 供试品溶液的制备:另取倍他米松磷酸钠对照品适量(约相当于倍他米松 20 mg),精密称定,置于 50 mL 容量瓶中,加甲醇使其溶解并稀释至刻度,摇匀,即得。

(3) 测定方法:精密量取供试品溶液与对照品溶液各 1 mL,分别置于 25 mL 容量瓶中,各精密加异烟肼溶液(异烟肼 75 mg,盐酸 0.1 mL,加甲醇溶解并稀释至 100 mL)20 mL,摇匀,置于 60 ℃ 水浴中保温 1 h,冷却,加甲醇稀释至刻度,摇匀,按照紫外-可见分光光度法,在 420 nm 波长处分别测定吸光度,计算,即得。

3) 影响因素

异烟肼比色法用于甾体激素类药物的含量测定,可受到各种因素的影响,如溶剂、酸的种类和浓度、水分、温度、光线、氧和反应的专属性等,因此,须严格控制实验条件,才能获得满意的结果。

(1) 溶剂的选择。用无水乙醇和无水甲醇作溶剂均能得到满意的结果,其他有机溶剂因受到异烟肼盐酸盐在其中溶解度小的限制而不能使用。试剂在无水甲醇中的稳定性较好,呈色强度也比在乙醇中的高,但由于甲醇对制剂辅料植物油的溶解度较乙醇的小,所以若样品为植物油溶液(如注射剂)时,一般选用乙醇作溶剂。

(2) 酸的种类和浓度。一般使用盐酸,当酸与异烟肼的物质的量比为 2:1 时可获得最大吸光度。

(3) 水分、温度、光线和氧。由于甾体激素类药物与异烟肼缩合成腙的反应为可逆反应,水分可促使反应逆转而使产物水解。当溶剂中含水量增加时,缩合产物异烟腙将发生水解,从而使吸光度降低。温度升高,反应速度加快。当在具塞容器中反应不致使溶剂挥发和吸收水分的情况下,光与氧不影响反应。

(4) 反应的专属性。具有 $\triangle^4$-3-酮基的甾体激素类药物在室温下不到 1 h,即可定量完成与异烟肼的反应;其他甾酮化合物需长时间放置或加热后才可反应完全,如 C_{20}-酮化合物(黄体酮、可的松等)的反应就较慢;C_{17}-酮化合物也可发生反应并形成腙,C_{11}-酮在上述条件下不发生反应。

3. 柯柏反应比色法

柯柏(Kober)反应是指雌激素类药物与硫酸-乙醇共热呈色,用水或稀硫酸稀释后重新加热发生颜色变化,并在 515 nm 波长附近有最大吸收。

柯柏反应包括两步:①雌激素与硫酸-乙醇共热被氧化生成黄色,在 465 nm 波长处有最大吸收;②加水或稀硫酸稀释,重新加热继续氧化,最终显桃红色,在 515 nm 波长附近有最大吸收。

用本法测定雌激素的各种制剂时,如果在比色测定前采用分离提取步骤,严格控制反应条件,并扣除背景干扰即可获得满意的结果。该法目前仍为各国药典所采用,《中国药典》采用本法测定复方炔诺孕酮滴丸中的炔雌醇的含量。

[例 12-10] 复方炔诺孕酮滴丸中炔雌醇的含量测定。

(1) 供试品溶液的制备:取本品 10 丸,除去包衣后,置于 20 mL 容量瓶中,加乙醇约 12 mL,微温使其溶解后,放冷,加乙醇稀释至刻度,摇匀,过滤,即得。

(2) 对照品溶液的制备:另取倍炔诺孕酮和炔雌醇对照品适量,精密称定,用乙醇溶解并定量稀释制成 1 mL 中约含炔诺孕酮 0.15 mg 与炔雌醇 15 μg 的溶液,即得。

(3) 测定方法:精密量取供试品溶液与对照品溶液各 2 mL,分别置于具塞锥形瓶中,于冰浴中冷却 30 s 后,各精密加硫酸-乙醇(4:1)8 mL(速度必须一致),随加随振摇,加完后继续冷却 30 s,取出,在室温下放置 20 min,按照紫外-可见分光光度法在 530 nm 波长处分别测定吸光度,计算,即得。

复方炔诺孕酮滴丸中含炔诺孕酮和炔雌醇两种药物,《中国药典》采用柯柏反应比色法测定其中炔雌醇的含量,炔诺孕酮不干扰测定。

12.4.4　非水溶液滴定法

米非司酮具有碱性,《中国药典》采用非水溶液滴定法测定其含量。测定方法为:取本品约 0.3 g,精密称定,加冰醋酸 20 mL 溶解后,加结晶紫指示液 1 滴,用高氯酸滴定液(0.1 mol/L)滴定至溶液显蓝绿色,并将滴定的结果用空白试验校正。1 mL 高氯酸滴定液(0.1 mol/L)相当于 42.96 mg 米非司酮($C_{29}H_{35}NO_2$)。

米非司酮结构中有 1 个氮原子,所以 1 mol 高氯酸相当于 1 mol 米非司酮,米非司酮的相对分子质量为 429.61,所以 1 mL 高氯酸滴定液(0.1 mol/L)相当于 42.96 mg 米非司酮。

第13章　抗生素类药物的分析

抗生素是指在低、微浓度下即可对某些生物的生命活动有特异抑制作用的化学物质的总称，是细菌、放线菌和真菌等微生物的代谢产物，对各种病原微生物有强大的抑制或杀灭作用。

13.1　概　　述

临床应用的抗生素主要由生物合成——微生物发酵培养，经化学纯化、精制和化学修饰制得。与化学合成相比，生物合成制备的抗生素，包括临床应用的抗生素，主要经生物合成发酵和提纯两大步骤。其中发酵工艺过程复杂，不易控制。

13.1.1　抗生素类药物的主要特点

抗生素类药物的主要特点如下。

（1）化学纯度较低。虽经精制提纯，一般仍含有杂质，存在较多的同系物、较多的异构体，并且降解产物多。

（2）活性组分易发生变异。微生物菌株的变化、发酵条件的变化均可引起产品质量的变化。

（3）稳定性差。抗生素分子结构中的活泼基团不太稳定，易分解使其疗效降低，或使其失效，有时甚至引起毒副作用。

（4）制备过程中被异物污染的可能性大。

13.1.2　抗生素类药物的常规检查项目

为了保证用药的安全、有效，各国药典都制订了抗生素标准，规定了抗生素类药物的杂质检查项目和含量测定方法，从而保证测定结果的可靠性。抗生素类药物的常规检验项目主要包括以下三个方面。

1. 鉴别试验

用化学方法、物理化学方法以及生物学方法鉴别其属于何种抗生素、何种盐或酯类，方法包括官能团的显色反应、光谱法、色谱法和生物学法。

2. 杂质检查

抗生素类药物的检查项目除一般杂质检查外，还有以下一些特殊的检查项目。

（1）毒性试验。限制药品中引起急性毒性反应的杂质。

（2）热原试验。限制药品中引起体温异常升高的致热杂质。

（3）降压试验。限制药品中降低血压的杂质。

（4）无菌试验。检查药品中细菌污染的情况。

(5) 澄明度检查。限制药品中的不溶性杂质。

(6) 水分测定。限制药品中的水分含量。

(7) 特殊杂质检查。用化学及物理化学方法检查药品中某些特殊杂质的含量或提取溶剂的残留量。

此外,某些抗生素如灰黄霉素,其粒度与疗效有关,故规定控制结晶颗粒的大小。

3. 效价测定

抗生素的有效成分含量测定方法,主要分为微生物学法和化学及物理化学法两大类。

1) 微生物学法

微生物学法是以抗生素抑制细菌生长的能力或它的杀菌力作为衡量效价的标准的。其原理与临床应用的要求一致,有利于确定抗生素的医疗价值。该法灵敏度高,所需供试品量少,既适用于较纯的精制品,也适用于纯度较差的产品,对已知分子结构或结构不明确的抗生素均能应用。对同一类型的抗生素无须分离,可一次测定其总效价。但该法操作烦琐,测定时间长,误差较大。

2) 化学及物理化学法

对于提纯的、化学结构已确定的抗生素,可用化学及物理化学法测定。本类方法是根据抗生素的化学结构特点,利用其特有的化学或物理化学性质而进行的。如果是利用某一类型抗生素的共同结构的反应,其测定结果往往只能代表总的含量,不一定能代表某一抗生素的生物效价。只有当本法的测定结果与生物效价相吻合时,才能用于效价测定。该法操作简便、省时、准确。

3) 抗生素活性表示方法

抗生素的活性以效价单位表示,即指每毫升或每毫克中含有某种抗生素的有效成分的多少,用单位(U)或微克(μg)表示。如 1 mg 青霉素钠定为 1 670 单位,1 mg 庆大霉素定为 590 单位,1 mg 硫酸卡那霉素定为 670 单位。一种抗生素有一个效价基准,同一种抗生素的各种盐类的效价可根据其相对分子质量与标准盐类的进行换算。

例如:1 mg 青霉素钾的单位 $= 1\,670 \times \dfrac{356.4}{372.5}$ U/mg $= 1\,598$ U/mg。

抗生素是临床上常用的一类重要药物,世界各国都广为生产和应用。近年来,用于医疗的抗生素有 300 余种,一般按化学结构和性质进行分类,如内酰胺类、氨基糖苷类、四环素类、大环内酯类、酰胺醇类、多肽类、林可霉素类和其他抗生素类。本章主要讨论 β-内酰胺类、氨基糖苷类、四环素类抗生素的结构和性质、鉴别反应和含量测定的原理与方法,以及其质量控制的有关问题。

13.2　β-内酰胺类抗生素的分析

本类抗生素包括青霉素类和头孢菌素类,它们的分子中都含有 β-内酰胺环,故统称为β-内酰胺类抗生素。

13.2.1　基本结构与主要理化性质

1. 基本结构

1）青霉素类和头孢菌素类的基本结构

青霉素类和头孢菌素类药物的基本结构如下：

青霉素类　　　　　　　　头孢菌素类

2）结构特点

青霉素类的分子结构是由侧链 CRO— 及母核（6-氨基青霉烷酸,6-aminopenicillanic acid,简称 6-APA）两部分结合而成,6-APA 母核中含有一个 β-内酰胺环和氢化噻唑环,所以青霉素的母核实为 β-内酰胺环与氢化噻唑环并合的双杂环；头孢菌素类分子结构由侧链 CRO— 及母核（7-氨基头孢菌烷酸,7-aminocephalosporanic acid,简称 7-ACA）两部分组成,7-ACA 母核中含有一个 β-内酰胺环和氢化噻嗪环,故头孢菌素的母核实为 β-内酰胺环与氢化噻嗪环并合的双杂环。

青霉素类分子结构中的 C_3 和头孢菌素类分子结构中的 C_4 上均有一个酸性较强的游离羧基,能与无机或有机碱形成盐（如普鲁卡因青霉素、青霉素钾钠等）。

青霉素分子结构中含有三个手性碳原子,即 C_3、C_5、C_6；头孢菌素结构中含有两个手性碳原子,即 C_6、C_7。

青霉素族母核中无共轭系统,但其侧链酰胺基上 R 基如具有苯环或共轭体系,则有紫外吸收。头孢菌素族由于母核 O＝C—N—C＝C 及 R 取代基具有苯环等共轭系统,有紫外吸收。

它们的分子结构中 R 和 R_1 不同,因而构成了各种不同的青霉素和头孢菌素。《中国药典》（2010 年版）收载的青霉素族和头孢菌素族药物达 50 余种,部分 β-内酰胺类抗生素的鉴别、特殊杂质检查和含量测定列于表 13-1。

表 13-1　β-内酰胺类抗生素的鉴别、特殊杂质检查和含量测定

抗生素名称	$[\alpha]_D^{20}$	$E_{1\,cm}^{1\%}$	鉴别	特殊杂质检查	含量测定
阿莫西林 （amoxicillin）	水溶液 $+290°\sim+315°$	—	HPLC、IR	有关物质、聚合物	HPLC 法
阿莫西林钠 （amoxicillin sodium）	水溶液 $+240°\sim+290°$	—	HPLC、IR、Na^+	有关物质	HPLC 法
氨苄西林 （ampicillin）	水溶液 $+280°\sim+305°$	—	IR	N,N'-二甲基苯胺	HPLC 法
氨苄西林钠 （ampicillin sodium）	—	—	HPLC、IR、Na^+	有关物质、 二氯甲烷	HPLC 法

续表

抗生素名称	$[\alpha]_D^{20}$	$E_{1\,cm}^{1\%}$	鉴别	特殊杂质检查	含量测定
哌拉西林 （piperacillin）	无水乙醇 $+160°\sim+178°$	—	HPLC、IR、 羟肟酸铁	—	HPLC 法
哌拉西林钠 （piperacillin sodium）	水溶液 $+175°\sim+190°$	—	HPLC、Na^+、 羟肟酸铁	—	HPLC 法
头孢他啶 （ceftazidime）	—	磷酸盐缓冲溶液 $\lambda_{257\,nm}\,400\sim430$	HPLC、IR	吡啶、聚合物	HPLC 法
头孢曲松钠 （ceftriaxone sodium）	水溶液 $-170°\sim-153°$	水溶液 $\lambda_{241\,nm}\,495\sim545$	HPLC、IR、Na^+	结晶性、有关 物质、聚合物	HPLC 法
头孢呋辛钠 （cefuroxime sodium）	水溶液 $+55°\sim+65°$	水溶液 $\lambda_{274\,nm}\,390\sim425$	HPLC、IR、Na^+	有关物质、聚合物	HPLC 法
头孢呋辛酯 （cefuroxime axetil）	—	甲醇 $\lambda_{276\,nm}\,390\sim420$	HPLC、IR	结晶性、异构体、 有关物质	HPLC 法
头孢拉定 （cefradine）	醋酸盐缓冲溶液 $+80°\sim+90°$	—	HPLC、IR、TLC	结晶性、头孢氨苄、 聚合物、有关物质	HPLC 法
头孢哌酮 （cefoperazone）	磷酸盐缓冲溶液-乙腈 $-38°\sim-30°$	—	HPLC、羟肟酸铁	—	HPLC 法
头孢哌酮钠 （cefoperazone sodium）	水溶液 $-25°\sim-15°$	—	HPLC、IR、Na^+	聚合物、有关 物质、丙酮	HPLC 法
头孢氨苄 （cefalexin）	水溶液 $+149°\sim+158°$	水溶液 $\lambda_{262\,nm}\,220\sim245$	HPLC、IR	有关物质	HPLC 法
头孢羟氨苄 （cefadroxil）	水溶液 $+165°\sim+178°$	—	HPLC、IR	结晶性、有关物质	HPLC 法

2. 主要理化性质

1）酸性与溶解度

青霉素和头孢菌素分子中的游离羧基具有较强的酸性（大多数青霉素类药物的 pK_a 值在 2.5～2.8），能与无机碱或某些有机碱形成盐，其碱金属盐易溶于水，而青霉素的有机碱盐难溶于水，易溶于有机溶剂。青霉素的碱金属盐水溶液遇酸则析出游离的白色沉淀。

2）旋光性

青霉素、头孢菌素分子中均含有手性碳原子，故具有旋光性。根据此性质，可进行定性、定量分析。

3）紫外吸收特征

青霉素分子中的母核部分无紫外吸收,但其侧链部分具有苯环或萘基共轭系统,而有最大吸收,如青霉素钠的 R 基为苄基,在 257 nm 和 264 nm 波长处有最大吸收;头孢菌素类由于母核部分具有 $O=C-N-C=C$ 结构,故在 260 nm 波长处有最大吸收,如头孢氨苄的水溶液在 262 nm 波长处有最大吸收。

4）β-内酰胺环的不稳定性

干燥、纯净的青霉素很稳定,对热也稳定,而青霉素的水溶液很不稳定,其分子中最不稳定的部分是 β-内酰胺环,易受亲核性或亲电性试剂的进攻,在酸、碱、青霉素酶以及某些氧化剂的作用下,β-内酰胺环易分解或发生分子重排,产生一系列降解产物,从而失去抗菌作用。与青霉素相比,头孢菌素较不易发生开环反应,对青霉素酶和稀酸比较稳定。青霉素类药物降解反应过程较为复杂,不同的条件可得到不同的降解产物。本类药物的降解反应如图 13-1 和图 13-2 所示。

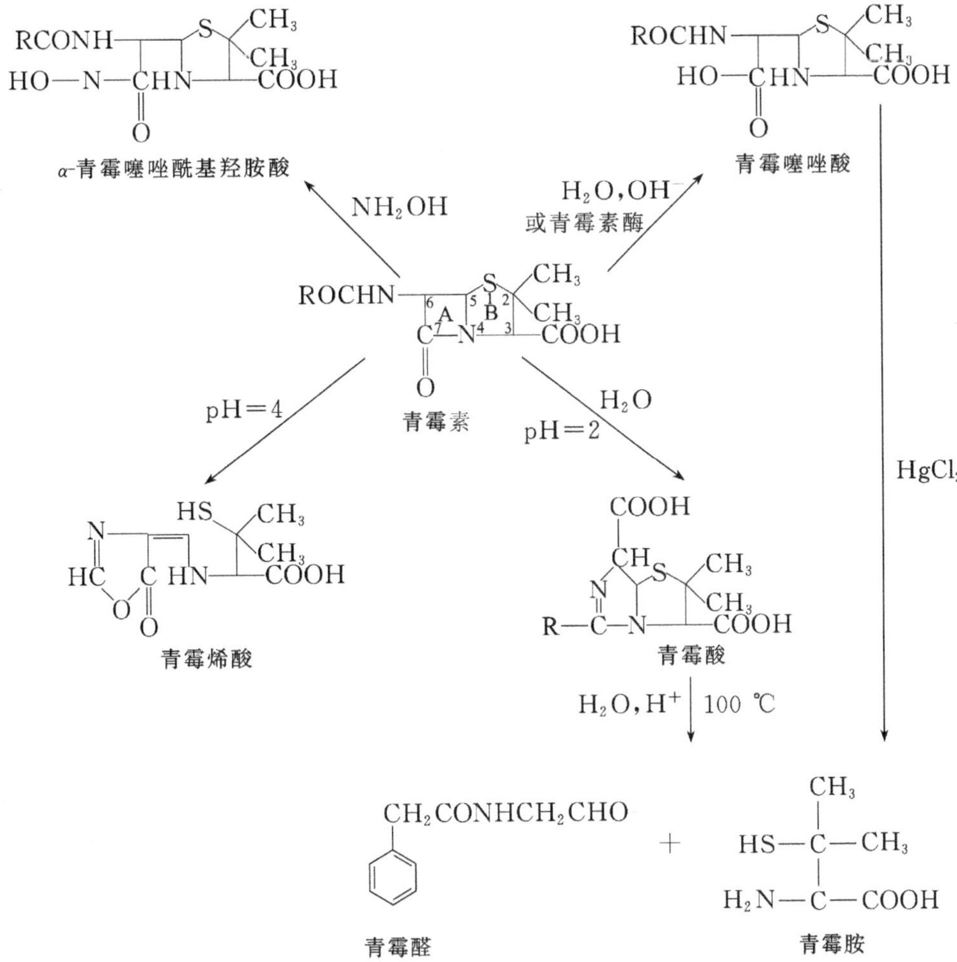

图 13-1　青霉素类药物的降解反应

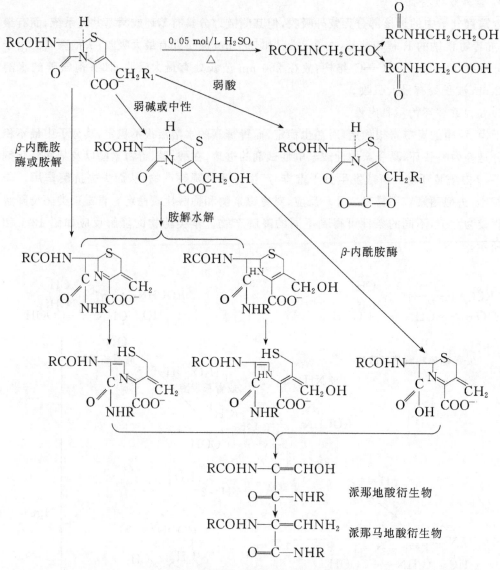

图 13-2　头孢噻吩钠的降解产物图

　　5）与氧化剂作用

　　青霉素与氧化性试剂氨制硝酸银试液、碱性酒石酸铜试液等作用,可被氧化,产生黑色的金属银或红色氧化亚铜沉淀,可作为鉴别反应。

　　6）与羟胺作用

　　青霉素可与羟胺作用,β-内酰胺环被打开,生成青霉素的羟肟酸衍生物。头孢菌素也有类似反应。

13.2.2　鉴别反应

　　1. 钾、钠盐的焰色反应

　　青霉素类和头孢菌素类抗生素中,有许多制成钾盐或钠盐供临床使用,因而对于钾盐或钠盐,可利用其焰色反应进行此类药物的鉴别。

2. 呈色反应

1）与硫酸及硫酸-甲醛试剂呈色反应

多数青霉素类和头孢菌素类化合物遇硫酸在冷时和加热时均无变化，而遇硫酸-甲醛试剂有较显著的颜色变化，可供鉴别。

2）羟肟酸铁反应

β-内酰胺环与羟胺反应生成羟肟酸衍生物，在中性溶液中与铁离子作用生成红色配位化合物。

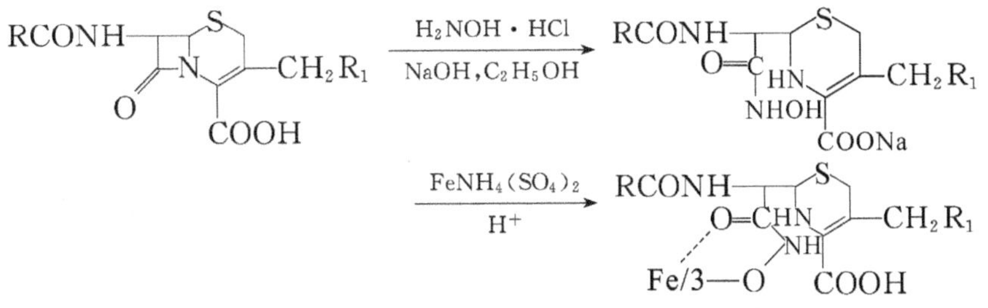

《中国药典》收载的呱拉西林、哌拉西林钠、头孢唑林钠和头孢哌酮等的鉴别，均采用此法。

3）硫酸硝酸呈色反应

头孢菌素能与硫酸硝酸反应后呈色。反应机制不清，但此显色反应可区别某些头孢菌素族抗生素，因此被一些国家采用供鉴别。

4）茚三酮反应

某些具有氨基酸结构的本类药物，可遇茚三酮显蓝紫色。

5）与斐林试剂反应

本类药物具有类似肽键的结构，可产生双缩脲反应，开环分解，使碱性酒石酸铜盐还原显紫色。

6）与重氮苯磺酸呈色反应

头孢菌素 7 位侧链含有—C_6H_4OH 基团时，能与重氮苯磺酸试液产生偶合反应，显橙黄色。

3. 沉淀反应

1）在稀盐酸中产生沉淀的反应

青霉素钾（钠）盐的水溶液，加稀盐酸 2 滴，即析出难溶于水的游离的白色沉淀。此沉淀能溶于过量的盐酸、乙醚、醋酸戊酯、乙醇或氯仿中。

2）有机胺盐的特殊反应

重氮化-偶合反应：普鲁卡因青霉素水溶液酸化后，游离出的芳伯胺基显重氮化偶合反应，生成偶氮染料的红色沉淀。

二苄基乙二胺鉴别：苄星青霉素为二苄基乙二胺与青霉素所成的盐，加碱碱化后，用乙醚提取，蒸去乙醚后的残渣含有二苄基乙二胺，加稀乙醇使残渣溶解，再加苦味酸（三硝基苯酚）的饱和溶液，加热后放冷，即析出二苄基乙二胺苦味酸盐结晶。重结晶后测定熔点，约为 214 ℃。

4. 吸收光谱法

1）紫外分光光度法

根据供试品的最大吸收波长进行鉴别：将供试品配制成一定浓度的水溶液，根据其吸收光谱的最大吸收波长进行鉴定。采用此法鉴别的药品有头孢氨苄、头孢唑啉钠和头孢噻肟钠。

2) 红外吸收光谱法

分子结构已知的抗生素原料药几乎都有其特征的红外光谱。《中国药典》规定,在一定的条件下,将供试品的红外吸收图谱与标准对照图谱进行对照,应一致。《中国药品红外光谱集》收载的青霉素钠的红外光谱图如图 13-3 所示。

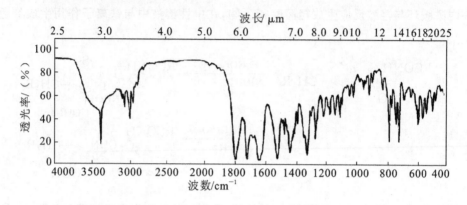

图 13-3　青霉素钠的红外吸收光谱

5. 色谱法

1) 薄层色谱法

青霉素与头孢菌素可采用薄层色谱法进行鉴别。《中国药典》收载的氨苄西林、阿莫西林、头孢拉定及头孢氨苄等均采用此法鉴别。

2) 高效液相色谱法

在相同实验条件下,用高效液相色谱法分别测定供试品和对照品的色谱图,其主峰的保留时间应一致。《中国药典》(2010 年版)收载的头孢羟氨苄的鉴别方法如下:精密称取本品约 30 mg,置于 100 mL 容量瓶中,用流动相溶解并稀释至刻度,摇匀,取 10 μL 进样,另取头孢氨苄对照品,同法测定。供试品主峰的保留时间与对照品主峰的保留时间应一致。

13.2.3　特殊杂质的检查

本类抗生素的特殊杂质主要有高分子聚合物、有关物质、异构体等,一般采用 HPLC 法控制其含量,也有采用测定杂质的吸光度来控制杂质量的。

1. 聚合物

聚合物的检查采用分组排阻色谱法。分组排阻色谱法的分离原理为凝胶色谱柱的分子筛机制。色谱柱多以亲水硅胶、凝胶或经修饰凝胶(如葡聚糖凝胶和聚丙烯酰胺凝胶等)为填充剂。流动相通常为水溶液或缓冲溶液,流动相中可以加入适量的有机溶剂,但一般不应超过 30%,流速不宜过快,一般为 0.5~1.0 mL/min。系统适用性试验一般情况下同 HPLC 法的,但在高分子杂质检查时,某些药物分子的单体与其二聚体不能达到基线分离时,其分离度的计算公式为

$$R = \frac{二聚体的峰高}{单体与二聚体之间的谷高}$$　　　　(13-1)

除另有规定外,分离度应大于 2.0。

高分子杂质定量测定法有以下几种。

（1）主成分自身对照法，一般用于高分子杂质含量较低的品种。

（2）面积归一化法。

（3）限量法，一般用于混合物中高分子物质的控制，通常规定不得检查保留时间小于对照品保留时间的组分。

（4）自身对照外标法，一般用于 Sephadex G-10 凝胶色谱系统中 β-内酰胺抗生素中高分子杂质的检查，在该分离系统中，除部分寡聚物外，β-内酰胺抗生素中高分子杂质在色谱过程中均不保留，即所有的高分子杂质表现为单一的色谱峰，以供试品自身为对照品，按外标法计算供试品中高分子杂质的相对百分含量。

2. 有关物质和异构体

β-内酰胺类抗生素中多数药物规定有有关物质的检查，部分药物还检查异构体杂质，有关物质和异构体通常采用色谱法检查。

［例 13-1］ 头孢呋辛酯中有关物质和异构体的检查。

头孢呋辛酯为口服头孢菌素前体药，在体内羧酸酯酶水解后形成头孢呋辛而起抗菌作用。

（1）头孢呋辛酯异构体的制备：取头孢呋辛酯对照品适量，精密称定，用流动相溶解（必要时可超声处理）并制成 1 mL 中含 0.2 mg 的溶液，取此溶液在 60 ℃ 水浴中加热至少 1 h，冷却，即得头孢呋辛酯 $\triangle^3$-异构体的溶液；另取经紫外光照射 24 h 的本品适量，用流动相溶解并制成 1 mL 中约含 0.2 mg 的溶液，得含头孢呋辛酯 E 异构体的溶液。

（2）色谱条件与系统适用性试验：用十八烷基硅烷键合硅胶为填充剂，以 0.2 mol/L 磷酸二氢铵溶液-甲醇（62∶38）为流动相，检测波长为 278 nm。分别取上述制得的两种异构体溶液各 20 μL，注入液相色谱仪，头孢呋辛酯 A、B 异构体、$\triangle^3$-异构体及 E 异构体峰的相对保留时间分别为 1.0、0.9、1.2 及 1.7 和 2.1，头孢呋辛酯 A、B 异构体之间，头孢呋辛酯 A 异构体与 $\triangle^3$-异构体之间的分离度应符合规定。

（3）有关物质：取本品适量，精密称定，加流动相制成 1 mL 中约含 0.25 mg 的溶液，作为供试品溶液；精密量取 1 mL，置于 100 mL 容量瓶中，加流动相稀释至刻度，摇匀，作为对照溶液。取对照溶液 20 μL，注入液相色谱仪，调节仪器灵敏度，使两主成分中任一主成分色谱峰的峰高约为满量程的 20%，立即精密量取供试品溶液和对照溶液各 20 μL，分别注入液相色谱仪，记录色谱图至头孢呋辛酯 A 异构体峰保留时间的 3.5 倍，供试品溶液色谱图中如显杂质峰，量取各杂质峰面积，其中两个 E 异构体峰面积之和不得大于对照溶液两个主峰面积之和（1.0%），$\triangle^3$-异构体峰面积不得大于对照溶液两个主峰面积之和的 1.5 倍（1.5%），其他单个杂质峰面积不得大于对照溶液两个主峰面积之和的 0.5 倍（0.5%），所有杂质峰面积之和不得大于对照溶液两个主峰面积之和的 3 倍（3.0%）。供试品溶液中任何小于对照溶液两个主峰面积之和 0.05 倍的峰可忽略不计。

（4）异构体：取本品适量，精密称定，加流动相溶解并稀释成 1 mL 中约含 0.25 mg 的溶液，立即精密量取 20 μL，注入液相色谱仪，记录色谱图。头孢呋辛酯 A 异构体峰的面积与头孢呋辛酯 A、B 异构体峰的面积和之比应为 0.48～0.55。

3. 吸光度

药典也常采用测定杂质吸光度的方法来控制本类抗生素的杂质含量。如青霉素钠的吸光度检查：取本品，加水制成 1 mL 中含 1.80 mg 的溶液，按照紫外-可见分光光度法，在 280 nm 波长处测定吸光度，不得大于 0.10；在 264 nm 波长处有最大吸收，吸光度应为 0.80～0.88。此法中

264 nm 处吸收值可用来控制青霉素钠的含量,280 nm 处吸收值可用来控制杂质的含量。

4. 有机溶剂

部分本类药物须检查有机溶剂,如氨苄西林钠须检查二氯甲烷(GC 法),头孢哌酮钠须检查丙酮(GC 法)。

5. 结晶性

固态物质分为结晶质和非结晶质两大类,可用偏光显微镜法和 X 射线粉末衍射法检查。《中国药典》(2010 年版)对头孢地尼、头孢硫脒、青霉素 V 钾等规定了结晶性检查。

13.2.4 含量测定

青霉素和头孢菌素含量测定可采用微生物法和理化测定法。目前文献报道的理化测定法很多,本章重点讨论碘量法、汞量法、酸碱滴定法、紫外分光光度法及高效液相色谱法。

1. 碘量法

1) 原理

青霉素或头孢菌素分子不消耗碘,但用碱水解生成的降解产物可被碘氧化,从而消耗碘。例如,青霉素类抗生素经碱水解的产物青霉噻唑酸,可与碘作用,剩余的碘用硫代硫酸钠滴定液滴定,根据消耗的碘量可计算药物的含量。反应式如下:

第一步反应

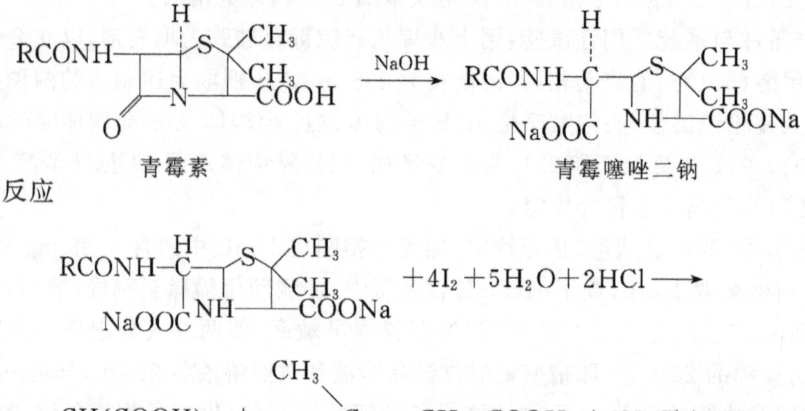

青霉素 → 青霉噻唑二钠

第二步反应

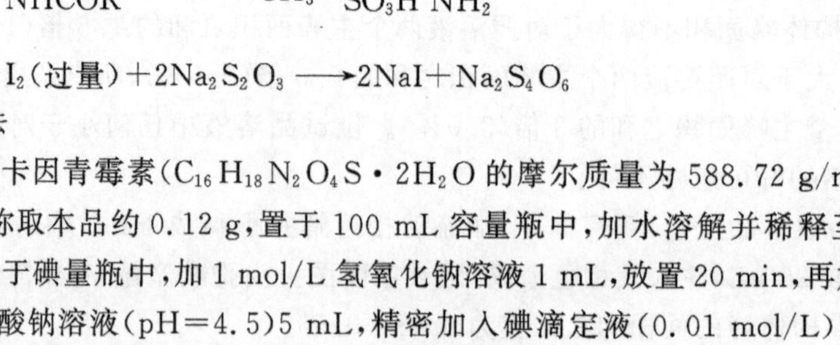

$$I_2(过量)+2Na_2S_2O_3 \longrightarrow 2NaI+Na_2S_4O_6$$

2) 测定方法

注射用普鲁卡因青霉素($C_{16}H_{18}N_2O_4S \cdot 2H_2O$ 的摩尔质量为 588.72 g/mol)的含量测定方法如下:精密称取本品约 0.12 g,置于 100 mL 容量瓶中,加水溶解并稀释至刻度,摇匀,精密量取 5 mL,置于碘量瓶中,加 1 mol/L 氢氧化钠溶液 1 mL,放置 20 min,再加 1 mol/L 盐酸 1 mL 与醋酸-醋酸钠溶液(pH=4.5)5 mL,精密加入碘滴定液(0.01 mol/L)15 mL,密塞,摇匀。在 20～25 ℃避光放置 20 min,用硫代硫酸钠滴定液(0.01 mol/L)滴定,至近终点时加淀粉指示液,继续滴定,并强力振摇,至蓝色消失;另精密量取供试品溶液 5 mL,置于碘瓶中,加醋酸-醋酸钠溶液(pH=4.5)5 mL,摇匀,精密加入碘滴定液(0.01 mol/L)15 mL,密塞,摇匀,在 20～25 ℃避光放置 20 min,用硫代硫酸钠滴定液(0.01 mol/L)滴定,作为空白。同时用已知含量的青霉素钠(钾)按上法同样测定作对照,计算出供试品的含量,即得。

3) 讨论

从上述反应原理可知,1 mol 青霉素与 8 mol 碘原子相当,可用于 10~100 μg/mL 供试品溶液的测定。用本法测定含量时,诸多因素,如反应温度、加缓冲溶液后放置的时间、加碘的量和氧化时间等,均能影响测定结果,故操作时应严格遵守规定的条件。

(1) 碘离子的浓度:一般认为用 0.01 mol/L 碘液为宜,其中碘离子的浓度不应高于 0.05 mol/L,但滴定普鲁卡因青霉素时不应低于 0.05 mol/L。

(2) 与碘作用的温度与放置时间:在室温时,不经水解的青霉素分子与碘不起作用,但在 38 ℃ 时则能消耗碘,因此温度不可过高,应在 20~25 ℃ 加碘液后避光放置 20 min。为了克服温度造成的误差,可采用标准品对照,或用不同温度的换算因数校正。

(3) 碘与普鲁卡因在酸性条件下会产生复盐沉淀,不仅影响终点的观察,而且会使测定结果产生偏差,故规定,在滴定近终点时加淀粉指示液,并强烈振摇,结果较好。

(4) 本法的空白试验与一般的空白试验不同,是为了消除供试品中可能存在的降解产物及其他能消耗碘的杂质的干扰。

(5) 碘与青霉噻唑酸作用时,溶液的 pH 值在 4.5 左右最好。

2. 汞量法

青霉素分子不与汞盐反应,而其降解产物能与汞盐定量反应。在碱性条件下青霉素的水解产物青霉噻唑酸进一步水解成青霉胺,能与汞盐定量反应,根据消耗汞盐的量可以计算青霉素的含量。青霉素分子中的氢化噻唑环含有一个硫原子,开环后形成巯基,可用汞盐滴定巯基化合物。

3. 酸碱滴定法

青霉素或头孢菌素的 β-内酰胺环可被稀碱水解,如青霉素水解生成青霉噻唑酸衍生物。此步水解是定量完成,可用于含量测定。在水解前,将供试品溶液的 pH 值调至约为 8,加入定量而过量的碱,在一定温度和时间反应后,剩余的碱用标准酸液滴定至 pH 值约为 8,根据消耗的碱量计算青霉素的含量。

4. 紫外分光光度法

1) 酸水解法铜盐法

青霉素类抗生素在弱酸性条件下的降解产物青霉烯酸具有紫外吸收特征。青霉烯酸在 320~360 nm 处有强烈吸收,但此水解产物不稳定,可加入铜离子,与青霉烯酸形成较稳定的螯合物,在 320 nm 处有最大吸收。氨苄西林、羟氨苄青霉素等采用本法测定含量。

2) 巯醇汞盐法

青霉素在咪唑催化下于氯化汞(0.001 mol/L)的中性溶液(pH=6.8)中,在 60 ℃ 能定量地形成稳定的青霉烯酸巯醇汞盐,在 325~345 nm 波长处有最大吸收。该方法专属性强、快速、准确,易于掌握。

5. 高效液相色谱法

高效液相色谱法在抗生素类药物的分析中应用日趋广泛,具有选择性强、重现性好的特点,可同时用于鉴别试验、杂质检查以及含量测定。USP(24)所收载的青霉素类和头孢菌素类抗生素中,用高效液相色谱法测定含量的原料药已超过一半。《中国药典》中采用该法的品种也有较大的增加。

[**例 13-2**]《中国药典》(2010 年版)收载的头孢唑啉钠的含量测定。

(1) 色谱条件与系统适用性试验：用十八烷基硅烷键合硅胶为填充剂，以磷酸氢二钠的枸橼酸溶液（取无水磷酸氢二钠 1.33 g 与枸橼酸 1.12 g，加水溶解并稀释成 1 000 mL）-乙腈（88∶12）为流动相，检测波长为 254 nm；取本品约 10 mg，加 0.2%氢氧化钠溶液 10 mL 使其溶解，静置 15～30 min，精密量取 1 mL，置于 10 mL 容量瓶中，加流动相稀释至刻度，摇匀，取 10 μL，注入液相色谱仪，记录色谱图，头孢唑啉的保留时间约为 7.5 min。头孢唑啉峰和相邻杂质峰的分离度应符合要求。

(2) 测定方法：取本品适量，精密称定，加流动相溶解并定量制成 1 mL 中约含 0.1 mg 的溶液，摇匀，精密量取 10 μL 注入液相色谱仪，记录色谱图；另取头孢唑林对照品适量，加磷酸盐缓冲溶液（pH=7.0）5 mL 溶解后，再用流动相稀释，同法测定。按外标法以峰面积计算供试品中 $C_{14}H_{14}N_8O_4S_3$ 的含量。

(3) 计算公式：

$$含量=\frac{(A_X/A_R)\times m_R}{m(1-P)}\times 100\% \qquad (13\text{-}2)$$

式中：A_X 为供试品的峰面积或峰高；A_R 为对照品的峰面积或峰高；m 为供试品的称样量，g；m_R 为对照品的称样量，g；P 为供试品中水分的质量分数。

13.3　氨基糖苷类抗生素的分析

本类抗生素是由碱性环己多元醇（氨基环醇）与氨基糖缩合而成的苷，故称为氨基糖苷类抗生素。又由于其分子结构中都含有多羟基，故又称为多羟基类抗生素。

氨基糖苷类抗生素主要有链霉素、庆大霉素、卡那霉素、巴龙霉素、新霉素、阿米卡星、硫酸奈替米星、硫酸西索米星、硫酸依替米星、硫酸小诺霉素、硫酸核糖霉素等。它们在抗菌谱和化学性质上都有共同之处。本节仅以链霉素和庆大霉素为例进行讨论。

13.3.1　基本结构与主要理化性质

1. 基本结构

链霉素由链霉胍、链霉糖和 N-甲基-L-葡萄糖胺三个环状结构以苷键互相连接而成。链霉胍通过苷键与链霉糖相接，链霉糖以另一个苷键与 N-甲基-L-葡萄糖胺连接成链霉双糖胺。结构如下所示：

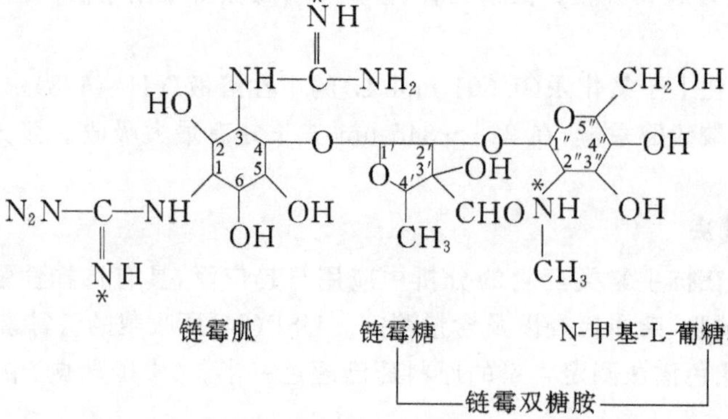

链霉胍　　　链霉糖　　　N-甲基-L-葡糖糖胺

链霉双糖胺

庆大霉素是由绛红糖胺、脱氧链霉胺和加洛糖胺缩合而成的苷，包括庆大霉素 C_1、C_{1a}、C_2

和 C_{2a} 等,临床应用庆大霉素的复合物。

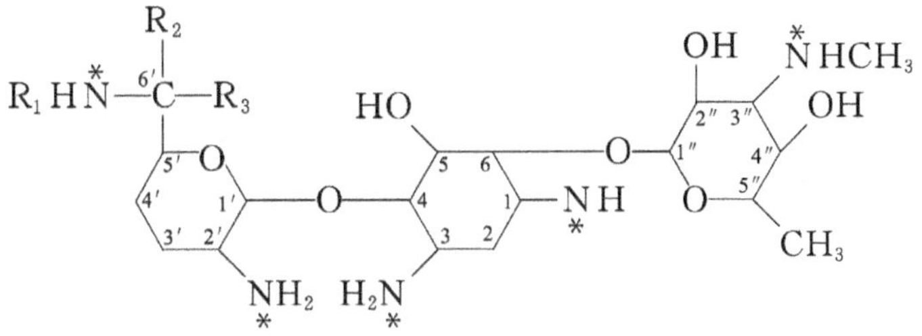

绛红糖胺　　　　2-脱氧链霉胺　　　　加洛糖胺

2. 主要理化性质

链霉素和庆大霉素两者分子结构相似,因此具有许多相同或相似的化学性质。

1) 溶解度与碱性

本类抗生素的分子中含有多个羟基和碱性基团,是具有碱性的水溶性抗生素,可与无机酸结合成可溶于水、但几乎不溶于有机溶剂的盐类。

2) 旋光性

本类抗生素分子结构中含有多个氨基糖,具有旋光性。

3) 苷的水解与稳定性

干燥的链霉素在室温下稳定,其水溶液也比较稳定。但其稳定性受 pH 值和温度的影响较大,其硫酸盐水溶液在 pH 为 5～7.5、温度低于 25 ℃时最稳定,过酸或过碱均发生水解而失效,升温可促进水解。链霉素在酸性水溶液中水解为链霉胍和链霉双糖胺,链霉糖部分可继续重排为麦芽酚,这是链霉素所特有的性质,可用于鉴别。

链霉糖部分有醛基,可与醛基起反应的试剂,如半胱氨酸、羟胺等均可破坏链霉素。

4) 紫外吸收

链霉素分子中含有胍基,在 230 nm 处有紫外吸收。但庆大霉素在紫外光区无吸收。

13.3.2　鉴别试验

1. 茚三酮反应

链霉素和庆大霉素分子具有氨基糖苷结构,所以具有羟基胺类和氨基酸的性质,可与茚三酮缩合成蓝紫色缩合物。

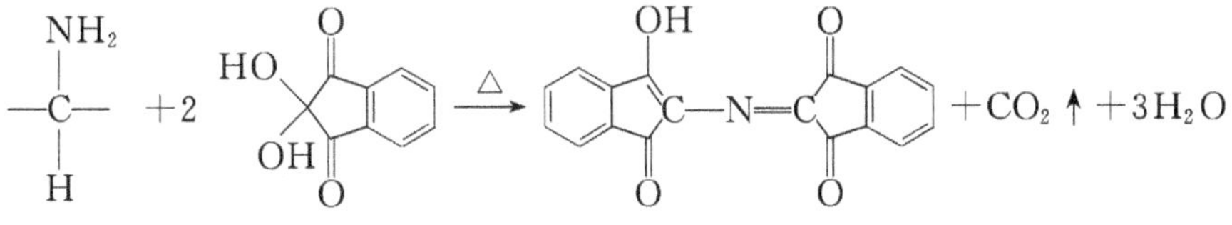

氨基酸　　　　水合茚三酮　　　　　　蓝紫色缩合物

2. N-甲基葡萄糖胺反应

链霉素和庆大霉素经水解,产生 N-甲基葡萄糖胺,在碱性溶液中,N-甲基葡萄糖胺与乙酰丙酮反应,形成吡咯衍生物(Ⅰ),再与对二甲氨基苯甲醛在酸性醇溶液中生成红色缩合物(Ⅱ)。

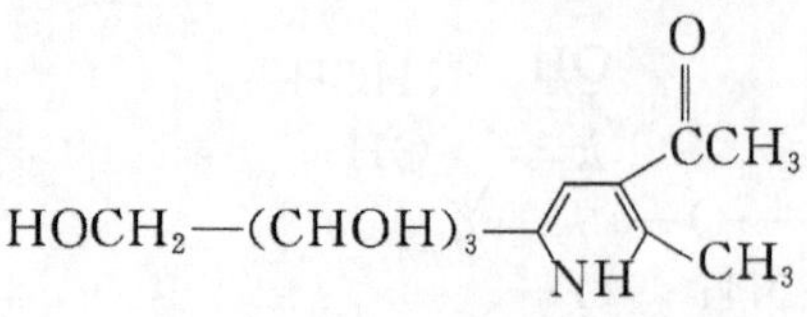

（Ⅰ） 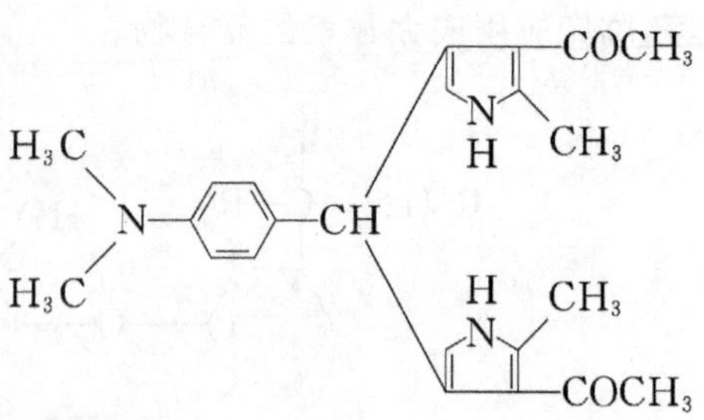　　　　　　　　　　　　　　　　（Ⅱ）

3. 麦芽酚反应

此为链霉素特有的反应。链霉素在碱性溶液中,链霉糖经分子重排使环扩大形成六元环,然后消除 N-甲基葡萄糖胺和链霉胍,生成麦芽酚。麦芽酚在弱酸性溶液中与铁离子(Fe^{3+})形成紫红色配位化合物。反应式如下:

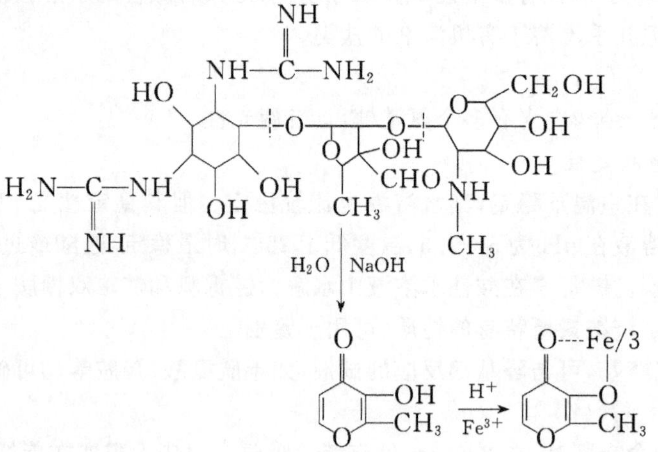

链霉素的鉴别:取本品约 20 mg,加水 5 mL 溶解后,加氢氧化钠试液 0.3 mL,置于水浴上加热 5 min,加硫酸铁铵溶液 0.5 mL,即显紫红色。

4. 坂口反应

此反应为链霉素水解产物链霉胍的特有反应。在碱性溶液中,链霉胍与 8-羟基喹啉乙醇溶液作用,再加次溴酸钠试液,溶液显橙红色。双氢链霉素也有此反应。反应式如下:

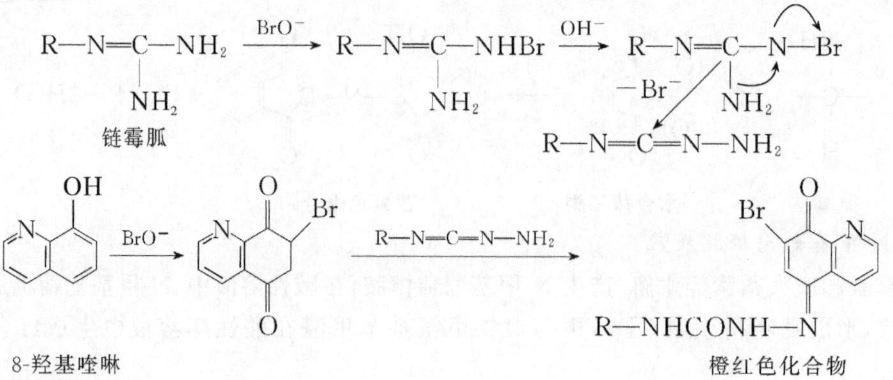

链霉胍

8-羟基喹啉　　　　　　　　　　　　　　　　　　橙红色化合物

硫酸链霉素的鉴别方法:取本品约 0.5 mg,加水 4 mL 溶解后,加氢氧化钠试液 2.5 mL与 0.1% 8-羟基喹啉的乙醇溶液 1 mL,放冷至约 15 ℃,加次溴酸钠试液 3 滴,即显橙红色。

5. 硫酸盐反应

本类药物多为硫酸盐,各国药典都将硫酸根的鉴别方法作为鉴别这类抗生素的一个方法。

6. 色谱法

薄层色谱法已广泛用于氨基糖苷类抗生素的鉴别。《中国药典》(2010 年版)采用该法鉴别硫酸庆大霉素。高效液相色谱法也可以鉴别这类抗生素,通过比较供试品和对照品溶液的色谱图中相应峰的相对保留时间来鉴别。

7. 光谱法

本类药物多无紫外吸收,鉴别时很少采用紫外光谱法。《中国药典》(2010 年版)采用红外光谱法鉴别本类药物。

13.3.3 特殊杂质的检查及组分分析

1.《中国药典》(2010 年版)收载的链霉素中有关物质的检查

色谱条件与系统适用性试验:用十八烷基硅烷键合硅胶为填充剂,以 0.15 mol/L 的三氟醋酸溶液为流动相,流速为 0.5 mL/min,用蒸发光散射检测器检测(漂移管温度为 110 ℃,载气流速为 2.8 L/min),取链霉素对照品适量,用水溶解并稀释成 1 mL 中约含链霉素 3.5 mg 的溶液,置于日光灯(3 000 lx)下照射 24 h,作为分离度试验用溶液。取妥布霉素对照品适量,用分离度试验用溶液溶解并稀释成 1 mL 中约含妥布霉素 0.06 mg 的溶液,量取 10 μL,注入液相色谱仪,记录色谱图。链霉素峰保留时间为 10~12 min,链霉素峰(相对保留时间为1.0)与相对保留时间为 0.9 处的杂质峰的分离度和链霉素峰与妥布霉素峰的分离度分别应不小于 1.2 和 1.5。连续进样 5 次,链霉素峰面积的相对标准偏差应不大于 2.0%。

取本品适量,精密称定,加水溶解并定量稀释成 1 mL 中约含链霉素 3.5 mg 的溶液,作为供试品溶液。精密量取供试品溶液适量,加水稀释成 1 mL 中约含链霉素 35 μg、70 μg 和 140 μg 的溶液,作为对照溶液(1)、(2)、(3)。按照含量测定项下的色谱条件,量取对照溶液(2)10 μL 注入液相色谱仪,调节检测灵敏度,使主成分色谱峰的峰高为满量程的 10%~20%,精密量取对照溶液(1)、(2)、(3)各 10 μL,分别注入液相色谱仪,记录色谱图。以对照溶液浓度的对数值与相应峰面积的对数值计算回归方程,相关系数(r)应不小于 0.99。另取供试品溶液,同法测定,记录色谱图至主成分峰保留时间的 2 倍,用回归方程计算,最大单一杂质不得超过 2.0%,杂质总量不得超过 5.0%。

2. 组分测定

本类抗生素多为同系物组成的混合物,同系物的效价、毒性各不相同,为保证药品的质量,必须控制各组分的相对含量,如《中国药典》对硫酸庆大霉素、硫酸小诺霉素等规定了组分分析。

3. 硫酸盐测定

本类抗生素临床应用的主要为硫酸盐,各国药典规定用 EDTA 配合滴定法测定硫酸盐含量,进行组分分析。如硫酸奈替米星中硫酸盐的测定方法:取本品约 0.12 g,精密称定,加水 100 mL 使其溶解,用浓氨溶液调节 pH 值至 11,精密加氯化钡滴定液(0.1 mol/L)10 mL 及酚紫指示液 5 滴,用乙二胺四乙酸二钠滴定液(0.05 mol/L)滴定,注意保持滴定过程中 pH 值为 11,滴定至紫色开始消退,加乙醇 50 mL,继续滴定至蓝紫色消失,并将滴定结果用空白试验进行校正。1 mL 氯化钡滴定液(0.1 mol/L)相当于 9.606 mg 硫酸盐,本品含硫酸盐的量(按无水物计算)应为 31.5%～35.0%。

13.3.4　含量测定

链霉素和庆大霉素的效价测定,目前各国药典仍采用微生物检定法。但临床应用的庆大霉素是 C 组分的复合物,主要组分为 C_1、C_{1a}、C_2。由于发酵菌种不同或工艺稍有差异,各产品 C 组分含量比例不完全一致,三个组分虽对微生物的活性无明显差别,但其毒副作用和耐药性有差异,因此各个组分的比例将影响产品的效价和临床疗效,各国药典均规定控制各个组分的相对百分含量。

C 组分的测定方法较多,国外曾报道用纸层析色谱、薄层色谱和柱色谱将三种组分分离后,再用生物学或理化分析法测定含量。《中国药典》(2010 年版)采用反相高效液谱法测定 C 组分的含量。测定原理为:庆大霉素分子中无紫外发色团,因此必须先进行衍生化反应,利用 C 组分结构中的伯氨基同邻苯二醛、巯基醋酸在 pH 值为 4 的硼酸盐缓冲溶液中反应,生成 1-烷基硫代-2-烷基异吲哚衍生物,在 330 nm 处有最大吸收。

[例 13-3]　《中国药典》(2010 年版)收载的硫酸庆大霉素检查项中庆大霉素 C 组分的检查。

(1) 色谱条件及系统适用性试验:用十八烷基键合硅胶为填充剂(pH 值适应范围 0.8～8.0),以 0.2 mol/L 三氟醋酸-甲醇(92:8)为流动相,流速为 0.6 mL/min;用蒸发光散射检测器(参考条件为漂移管温度为 110 ℃,载气流量为 2.8 L/min),分别取庆大霉素和小诺霉素标准品各适量,用流动相制成 1 mL 中含 0.2 mg 的溶液,取 20 μL 注入液相色谱仪,记录色谱图,C 组分的出峰顺序从第二个主峰计,依次为庆大霉素 C_{1a}、C_2、小诺霉素、C_{2a}、C_1、C_2、小诺霉素和 C_{2a} 之间的分离度应符合要求,连续进样的小诺霉素峰面积的相对标准偏差应不大于 2.0%。

(2) 测定方法:取庆大霉素,精密称定,用流动相制成 1 mL 中约含庆大霉素 1.0 mg、2.5 mg 和 5.0 mg 的溶液,作为标准品溶液(1)、(2)、(3)。取上述三种溶液各 20 μL,分别注入液相色谱仪,记录色谱图,计算标准品溶液各组分浓度的对数值与相应的主峰面积对数值的回归方程,相关系数(r)应不小于 0.99;另取本品适量,精密称定,用流动相制成 1 mL 中约含庆大霉素 2.5 mg 的溶液,同法测定,用庆大霉素各组分的回归方程分别计算供试品中对应组分的量(X_{C_i}),并根据所得的各组分的量(X_{C_i}),按下式计算出各组分的含量。

$$w_i = \frac{X_{C_i}}{X_{C_{1a}} + X_{C_2} + X_{C_{2a}} + X_{C_1}} \times 100\% \tag{13-3}$$

式中:w_i 为庆大霉素各组分的含量。

C_1 应为 25%～50%,C_{1a} 应为 15%～40%,C_2 与 C_{2a} 之和应为 20%～50%。质峰按小诺霉素回归方程计算,单个杂质的含量不得超过 2.0%,总杂质的含量不得超过 5%。

13.4　四环素类抗生素的分析

本类抗生素的分子结构都是由四个环组成,故总称为四环素类抗生素,包括四环素(TC)、氯四环素[又称金霉素(CTC)]、氧四环素[又称土霉素(OTC)]和脱氧土霉素(又称强力霉素)等。

13.4.1　基本结构与主要理化性质

1. 基本结构

四环素类抗生素为四并苯或萘并萘的衍生物,其基本结构如下:

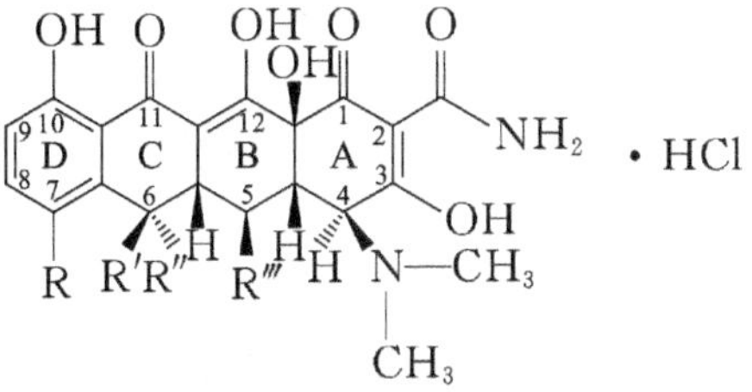

由于结构上各取代基 R、R′、R″、R‴ 的不同而构成不同的四环素类抗生素。个别四环素类抗生素(如盐酸多西环素)的结构中含有 1/2 分子乙醇和 1/2 分子水。临床常用的本类抗生素见表 13-2。

表 13-2　常用的四环素类抗生素

名　　　称	R	R′	R″	R‴
盐酸四环素(tetracycline hydrochloride)	H	OH	CH_3	H
盐酸金霉素(chlortetracycline hydrochloride)	Cl	OH	CH_3	H
盐酸土霉素(oxytetracycline hydrochloride)	H	OH	CH_3	OH
盐酸多西环素(doxycycline hyclate)	H	H	CH_3	OH
盐酸美他环素(metacycline hydrochloride)	H	=CH_2		OH
盐酸米诺环素(minocycline hydrochloride)	$N(CH_3)_2$	H	H	H
盐酸地美环素[*](demeclocycline hydrochloride)	Cl	OH	H	H
磺基水杨酸甲氯环素[**](meclocycline sulfosalicylate)	Cl	=CH_2		OH

(* :BP 收载; * * :USP 收载)

本类抗生素的结构特点为母核上含有下列官能团:C_2 上的酰氨基(—$CONH_2$)、C_4 上的二甲氨基(—$N(CH_3)_2$)、C_{10} 上的酚羟基(—OH)、两个含有酮基和烯醇基的共轭双键系统。

2. 主要理化性质

1) 酸碱性

四环素类抗生素分子中的酚羟基、烯醇型羟基显酸性,二甲胺基显碱性,故其为两性化合物,遇酸或碱,均可生成相应的盐,临床上多采用盐酸盐。

2) 吸湿性

此类抗生素都是结晶性物质,从水中结晶者均含有结晶水,如四环素晶体含有 6 个结晶水,水含量达到 19.6%。含结晶水的四环素类抗生素,若加热或放置在干燥器内则失去结晶水,若在将其置于空气中,则又吸收水分,恢复到原来所含结晶水的数目。

3) 溶解度

本类抗生素为两性化合物,能溶于酸或碱溶液中,而不溶于三氯甲烷、乙醚等有机溶剂。四环素类抗生素的游离碱在水中的溶解度很小,其溶解度与溶液的 pH 值有关,在 pH 值为

4.5～7.2 时难溶于水,但在较酸或较碱的溶液中溶解度增大,当 pH 值低于 4 或高于 8 时,可以得到高浓度的四环素类水溶液。其盐类在水中会水解,但溶液浓度较大时,会析出游离碱。

4) 旋光性

四环素类抗生素分子中具有不对称碳原子,因此具有旋光性,可用于定性定量分析。各国药典测定该类抗生素的比旋光度,如《中国药典》(2010 年版)规定盐酸土霉素在盐酸(9→1 000)溶液中的比旋光度为 $-200°\sim-188°$,盐酸四环素在 0.01 mol/L 盐酸溶液中的比旋光度为 $-258°\sim-240°$。

5) 紫外吸收和荧光性质

本类抗生素分子内含有共轭双键系统,在紫外光区有吸收,如 BP2005 中土霉素的酸性溶液在 353 nm 波长处的百分吸光系数为 270～290。这些抗生素在紫外光照射下产生荧光,它们的降解产物也具有荧光,如土霉素经酸性降解后,在紫外光下呈绿色荧光。

6) 不稳定性

(1) 易被氧化变色。干燥的四环素类游离碱及其盐类较稳定,但在储存过程中遇光可促使颜色变深,这和空气中的氧气的氧化作用有关。四环素类抗生素对各种氧化剂均不稳定。

(2) 差向异构化反应。在 pH 值为 2～6 的溶液中,四环素和金霉素分子中 A 环 C_4 上发生差向异构化,形成 4-差向四环素,反应是可逆的,达到平衡时的溶液中差向化合物的含量可达到 40%～60%。土霉素类抗生素由于 C_5 上的羟基和 C_4 上的二甲氨基形成氢键,因而较稳定,不易发生差向异构化。差向化的速度与很多因素有关,当 pH<2 或 pH>9 时差向化速度很小。溶液中阴离子的性质和浓度也有影响,存在高价的无机酸或有机酸根或阴离子的浓度增加,都能使差向化的速度增大。

(3) 酸性条件下的降解反应。四环素在较酸的溶液中(pH<2),特别是在加热的情况下,极易产生脱水四环素,这是由于四环素类 C 环 C_6 上羟基和 C_5 上的氢可发生反式消除生成水,并在 C_5、C_6 之间形成双键,生成橙黄色脱水物,如脱水四环素、脱水金霉素等。

(4) 碱性条件下的降解反应。四环素类在碱性溶液中,C 环打开,生成无活性的具有内酯结构的异四环素。若在强碱性溶液中加热,几乎可以定量地转化为异四环素。后者在紫外光照射下,具有强烈荧光。

(5) 与金属离子的反应。四环素类抗生素能与许多金属离子(铜、锌、镁、钙、铁等)形成有色配位化合物,可用于鉴别或用分光光度法测定含量。在 pH 值为 3～7.5 的范围内,多价阳离子与酚二酮系统形成的配位化合物具有强烈的荧光,可用来鉴别或用分光光度法测定。

13.4.2　鉴别试验

1. 与硫酸的反应

四环素类与硫酸反应,立即产生不同颜色,可用此法区别各种四环素类药物。例如,四环素显深紫色,金霉素显蓝色后又转变为绿色,土霉素显朱红色,强力霉素显黄色。

2. 与三氯化铁反应

四环素类抗生素分子结构中具有酚羟基,遇三氯化铁试液立即产生颜色。例如,四环素显红棕色,金霉素显深褐色,土霉素显朱红色,强力霉素显褐色。

3. 荧光法

本类抗生素分子结构中含有共轭双键系统,在紫外光照射下可产生荧光,其降解产物也具有荧光,可供鉴别。

4. 紫外分光光度法

四环素类抗生素分子中含有共轭双键系统,故可利用其紫外吸收光谱鉴别。

5. 高效液相色谱法

《中国药典》和其他国家的药典都采用高效液相色谱法作为四环素类的鉴别方法。《中国药典》(2010 年版)收载的盐酸土霉素、盐酸四环素均采用本法进行鉴别。

6. IR 光谱法

《中国药典》(2010 年版)收载的四环素类抗生素中,多种采用红外光谱法进行鉴别。

13.4.3 特殊杂质的检查

四环素类药物中如含有降解产物及异构杂质,将会影响药品的质量,不仅可使抗菌活性降低,而且有些患者出现恶心、呕吐、糖尿、蛋白尿及酸中毒等急性或亚急性毒副反应。四环素中的杂质,如差向四环素、脱水四环素以及差向脱水四环素是引起临床上毒性反应的主要物质。还有一些四环素类药物需要控制残留的有机溶剂,如盐酸多西霉素中的乙醇检查。为了保证用药安全、有效,必须严格控制降解物及异构杂质的限量。

13.4.4 含量测定

四环素类抗生素的含量测定,目前各国药典收载的方法仍以微生物检定法为主。该法虽然能反映其生物效价,但方法准确度和专属性都不高,且费时,因此,长期以来人们不断寻求理化方法以取代微生物检定法。四环素类是一类多官能团的化合物,前面叙述的某些特性和鉴别反应均可作为含量测定的基础,比如滴定分析、比色法、紫外分光光度法和色谱法等。目前,各国药典收载的本类药物的含量测定方法大多采用高效液相色谱法。

[例 13-4] 《中国药典》(2010 年版)收载的盐酸四环素的含量测定。

(1) 色谱条件与系统适用性试验:用十八烷基硅烷键合硅胶为填充剂,醋酸铵溶液[0.15 mol/L 醋酸铵溶液-0.01 mol/L 乙二胺四乙酸二钠溶液-三乙胺(100∶10∶1),用醋酸调节 pH 值至 8.5]-乙腈(83∶17)为流动相,检测波长为 280 nm。取 4-差向四环素、土霉素、差向脱水四环素、盐酸金霉素及脱水四环素对照品各约 3 mg 与盐酸四环素对照品约 48 mg,置于 100 mL 容量瓶中,加 0.1 mol/L 盐酸 10 mL 使其溶解后,用水稀释至刻度,摇匀,作为分离度试验用溶液,取 10 μL,注入液相色谱仪,记录色谱图,出峰顺序为 4-差向四环素、土霉素、差向脱水四环素、盐酸四环素、盐酸金霉素、脱水四环素,四环素的保留时间约为 14 min。4-差向四环素、土霉素、差向脱水四环素、盐酸四环素、盐酸金霉素峰间的分离度均应符合要求,盐酸金霉素及脱水四环素峰间的分离度应不小于 1.0。

(2) 测定方法:取本品约 25 mg,精密称定,置于 50 mL 容量瓶中,用 0.01 mol/L 盐酸溶解并稀释至刻度,摇匀,精密量取 5 mL,置于 25 mL 容量瓶中,加 0.01 mol/L 盐酸稀释至刻度,摇匀,精密量取 10 μL,注入液相色谱仪,记录色谱图;另取盐酸四环素对照品适量,同法测定。按外标法以峰面积计算出供试品中 $C_{22}H_{24}N_2O_8 \cdot HCl$ 的含量。

第 14 章　药物制剂分析

药物制剂中赋形剂的存在常常会干扰主药的分析方法。为了科学、合理地制订制剂分析的检验方法，不论是采用经典的常量分析，还是采用现代的仪器分析，均应对制剂的特点、所含赋形剂的种类和性质有较为全面的了解，使含量测定结果准确、可靠，将赋形剂的干扰降低到最低限度。本章将对药物制剂分析的特点、各种赋形剂的干扰和排除方法作较为详细的介绍，并举例说明复方制剂的分析类型。

14.1　药物制剂分析的特点

对原料药物的分析，一般不需要考虑干扰问题，但是，临床使用的药物一般不是原料药物，而是把原料药物制成各种各样的药物制剂，如片剂、注射剂、酊剂、栓剂、胶囊剂、软膏剂、眼膏剂、滴丸剂、滴眼剂、糖浆剂、气雾剂、膜剂、颗粒剂等，以更好地发挥药物的疗效，便于病人服用，降低毒副作用，并便于使用、储藏和运输。从原料药物到制剂，须经过一系列加工，并加入一些赋形剂、附加剂，再做成含有一定分量或浓度及规格的剂型。

根据制剂中所含有的有效成分的多少，制剂可分为单方制剂和复方制剂。单方制剂即含有一种有效成分的制剂，如卡托普利片、青霉素 G 钠注射液等。复方制剂是指含有两种或两种以上有效成分的制剂，如复方阿司匹林片、复方新诺明、复方降压片等。

药物制剂的分析，就是对不同剂型的药物，利用物理、化学，甚至微生物测定的方法进行分析，以检验被检查的制剂是否符合质量标准的规定要求。

制剂中加入的赋形剂、附加剂或稀释剂，这些附加成分的存在，使制剂分析方法因制剂的特定情况而具有以下特点。

1. 制剂分析的复杂性

原料药不含附加成分，一般根据药物的理化性质，即可建立适当的分析测定方法。而在建立制剂分析方法的时候，不仅要考虑主要的理化性质，还要考虑附加成分对主要成分测定的干扰。由于附加成分的存在，对同一品种药物的原料及其不同剂型，须采用不同的分析测定方法。

例如硫酸阿托品，一般采用非水滴定法测定其含量，而它的片剂和注射液则用酸性染料比色法测定含量。其原因：一方面，片剂、注射液中存在对非水滴定法有干扰的物质；另一方面，片剂和注射液单位制剂有效成分低，故以灵敏度较高的酸性染料比色法测定比较合适，赋形剂等也无干扰。

对于复方制剂，情况更为复杂，不仅要考虑附加剂等对主药分析方法的影响，还要考虑有效成分之间可能存在的相互干扰。特别是复方制剂中含有性质相近的有效成分时，更增加了制剂分析的复杂性。

2. 分析项目不同

《中国药典》附录规定了各种剂型的质量要求，称为制剂通则。药物制剂分析均应按制剂通则规定的项目进行检查,并应符合规定。药物制剂是由合格的原料药经过一定生产工艺而制成的,所以一般不需重复检查原料药已经检查的项目。制剂的杂质检查,主要是检查药物在制成制剂的过程或储存过程中发生化学变化产生的杂质。

例如盐酸普鲁卡因,因其在干燥时性质稳定,而在制成注射液和储存的过程中会水解生成对氨基苯甲酸,所以药典规定注射液增加一项对氨基苯甲酸的检查。另外,对小剂量片剂或胶囊剂,为保证临床用药合理、安全、有效,须检查含量均匀度、溶出度,如地西泮片、地高辛片等,药典均规定了含量均匀度与溶出度的测定;对缓释、控释及肠溶制剂,则规定检查释放度。

3. 含量测定结果的表示方法不同

原料药的含量测定结果一般以百分含量来表示,而制剂则一般用含量占标示量的百分比来表示。

4. 含量限度的要求不同

一般对原料药要求严格,对制剂要求较宽。《中国药典》对大多数药物的原料的限度要求为不得低于 98.5%,而制剂含量占标示量百分比的允许波动范围通常在 95.0%～105.0%,尤其小剂量的制剂允许范围更宽。例如,药典规定维生素 C 原料药的含量不得少于 99.0%,其片剂则规定含维生素 C 应为标示量的 93.0%～107.0%。若标示量为每片 100 mg,主药含量的限度应为 93.0～107.0 mg。制剂的含量测定,需要考虑药物的性质,制剂中药物含量的多少,赋形剂、附加剂的影响等因素,再确定测定的方法。含量限度的要求不同,所用分析方法的准确度的要求也有些差异。本章对常用制剂(片剂、注射剂、复方制剂)的分析方法进行讨论。

14.2　片剂的分析

片剂是指药物与适宜的辅料通过制剂技术制成片状或异形片状的制剂。

14.2.1　分析的基本步骤

一般片剂的分析步骤为:首先,对其进行外观、色泽、臭味等检查;其次,进行鉴别试验;然后进行常规检查和杂质检查以及细菌数、霉菌数及活螨检查;最后进行含量测定,以检查它是否符合质量标准。

14.2.2　片剂的常规检查项目

《中国药典》(2010 年版)附录中制剂通则的片剂项下规定片剂的常规检查项目有质量差异试验、崩解时限检查、含量均匀度检查、溶出度测定及微生物限度检查。

1. 质量差异检查

该检查是将每片质量与平均片重进行比较,考察片剂之间的质量差异程度。《中国药典》(2010 年版)规定片剂质量差异不得超过表 14-1 规定的限度。

表 14-1　片剂质量差异的限度要求

平 均 质 量	质量差异限度
0.3 g 以下	±7.5%
0.3 g 或 0.3 g 以上	±5%

检查时取供试品 20 片,精密称定总质量,求得平均片重后,再分别精密称定每片的质量,每片质量与标示片重相比较(凡无标示片重的应与平均片重相比较),超出限度的不得多于 2 片,并不得有 1 片超出限度一倍。

除薄膜衣片按上述检查法检查外,糖衣片与肠溶衣片应在包衣前检查片芯的质量差异,符合上表规定后,方可包衣,包衣后不再检查质量差异。

操作时应注意以下几点:

(1) 戴手套或指套,勿用手直接接触供试品,应用平头镊子拿取片剂;

(2) 易吸潮的供试品须置于密闭的称量瓶中,尽快称量;

(3) 凡规定检查含量均匀度的片剂,可不进行质量差异的检查。

2. 崩解时限检查

(1) 崩解是指固体制剂在检查时限内全部崩解溶散或成碎粒,除不溶性包衣材料或破碎的胶囊壳外,应通过筛网。

本法适用于检查固体制剂在规定条件下的崩解情况。

规定检查溶出度、释放度或融变时限的制剂,不再进行崩解时限检查。

(2) 崩解时限采用升降式崩解仪测定。检查时将吊篮通过上端的不锈钢轴悬挂于金属支架上,浸入 1 000 mL 烧杯中,并调节吊篮位置使其下降时筛网距烧杯底部 25 mm,烧杯内盛有温度为 (37±1) ℃的水,调节水位高度使吊篮上升时筛网在水面下 15 mm 处。

① 除另有规定外,取药片 6 片,分别置于上述吊篮的玻璃管中,启动崩解仪进行检查,各片均应在 15 min 内全部崩解。如有 1 片崩解不完全,应另取 6 片,按上述方法复试,均应符合规定。

② 薄膜衣片,按上述装置与方法检查,并可改在盐酸(9→1 000)中进行检查,应在 30 min 内全部崩解。如有 1 片不能完全崩解,应另取 6 片,按上述方法复试(第二次抽样检查为复试),均应符合规定。

③ 糖衣片,按上述装置与方法检查,应在 1 h 内全部崩解。如有 1 片不能完全崩解,应另取 6 片,按上述方法复试,均应符合规定。

④ 肠溶衣片,按上述装置与方法,先在盐酸(9→1 000)中检查 2h,每片均不得有裂缝、崩解或软化现象;将吊篮取出,用少量水洗涤后,每管各加入挡板 1 块,再按上述方法在磷酸盐缓冲溶液(pH=6.8)中进行检查,1 h 内应全部崩解。如有 1 片不能完全崩解,应另取 6 片,按上述方法复试,均应符合规定。

⑤ 泡腾片,取 1 片,置于 250 mL 烧杯中,烧杯内盛有 200 mL 水,水温为 15～25 ℃,有许多气泡放出,当片剂或碎片周围的气体停止逸出时,片剂应崩解、溶解或分散在水中,无聚集的颗粒剩留。除另有规定外,按上述方法检查 6 片,各片均应在 5 min 内崩解。

3. 片剂含量均匀度的检查

含量均匀度是指小剂量片剂、膜剂、胶囊剂或注射用无菌粉末等制剂中单剂含量偏离标示量的程度。《中国药典》收载的含量均匀度检查法是采用两次抽检,以标示量为参照值,以标示量(100)和样本均值(X)之差的绝对值 A 及标准差(S)这两个统计参数为判定标准的计量抽检法。按药典规定,第一次抽样检查为初试,取小样本(10 片),判定是否合格,如果判定不了,就再抽取初试量 2 倍的样本(20 片),进行复试。一般含量均匀度很好或很差的药品,在第一次检查时就能作出判定,如果是含量均匀度介于好、坏之间的中等产品,则需要进行复试。

《中国药典》中含量均匀度检查的方法如下:除另有规定外,取供试品 10 片(个),按照各药品项下规定的方法,分别测定每片(个)以标示量为 100 的相对含量,求其均值和标准偏差 S 以

及标示量与均值之差的绝对值 $A(A=|100-X|)$。若 $A+1.8S\leqslant15.0$,则供试品的含量均匀度符合规定;若 $A+S>15.0$,则不符合规定;若 $A+1.8S>15.0$,而 $A+S<15.0$,则应另取 20 片(个)进行复试。根据初试、复试结果,计算 30 片(个)的均值($\overline{X}$)、标准差 S 和标示量与均值之差的绝对值 A。若 $A+1.45S<15.0$,则供试品的含量均匀度符合规定;若 $A+1.45S>15.0$,则不符合规定。

当该药品项下规定含量均匀度的限度为 $\pm20\%$ 或其他百分比时,应将上述各判定式中的 15.0 改为 20.0 或其他相应的数值,但各判断式中的系数不变。

4.片剂溶出度的检查

溶出度是指药物从片剂或胶囊剂等固体制剂在规定溶剂中溶出的速度和程度。

溶出度是控制固体制剂内在质量的重要指标之一,溶出度的检查是观察生物利用度的一种体外试验法。

目前片剂溶出度的测定主要用于一些难溶于水(溶解度小于 $0.1\%\sim1\%$ 的药物),并且在体内吸收一般受溶解速度影响的药物。虽然溶出度试验不一定和体内的生物利用度试验结果都有相关性,但对控制处方和生产过程中各因素的变化是一种有效的方法,同时与药物在体内药效的真实情况有一定的相关性。

5.片剂释放度的检查

释放度检查通常有以下三种方法。

第一法用于缓释和控释制剂的检查,测定的仪器和方法同溶出度测定法的。不同的是至少要在 3 个时间点取样测定。第一个时间点一般在开始的 $0.5\sim2\ h$ 内,用于考察药物的突释;第二个时间点为中间的取样点,用于确定释药的特性;最后的取样点为释药在 75% 以上的取样点,用于考察释药是否基本完全。

第二法用于肠溶制剂,先以 $0.1\ mol/L$ 的盐酸为介质测定在酸中的释放量,再以磷酸盐缓冲溶液($pH=6.8$)为介质测定在缓冲溶液中的释放量,考察药物释放是否合理。

第三法用于透皮制剂,测定方法参见溶出度测定的浆法。

6.微生物限度检查

微生物限度检查法是指非规定灭菌制剂及其原、辅料受到微生物污染程度的一种检查方法。微生物限度检查包括染菌量及控制菌的检查。

供试品应随机抽样。如遇有异常或可疑样品,须选取有疑问的样品。一般抽样量为检验用量(2 个以上最小包装单位)的 3 倍量。供试品在检验前不得开启,在检查前及检查中应防止供试品污染菌受损、致死或繁殖。凡能从药品、瓶口(外盖内侧及瓶口周围)外观看出发霉、变质的药品,可直接判为不合格,无须再抽样检查。

检查的全部过程均应严格遵守无菌操作,严防再污染。

除另有规定外,本检查法中细菌培养温度为 $30\sim35\ ℃$,霉菌、酵母菌培养温度为 $25\sim28℃$,控制菌培养温度为 $36\pm1\ ℃$。

细菌、霉菌(酵母菌)计数和控制检查,均应做对照试验。

检查结果的报告以 $1\ g$、$1\ mL$ 或 $10\ cm^2$ 为单位。

14.2.3　片剂中常见附加剂的干扰及排除

赋形剂在片剂中的存在,常对主药的含量测定带来干扰。但当主药的含量较大,采用的方法不受赋形剂的影响,或影响可以忽略不计时,一般采用直接测定的方法。例如,阿司匹林片可用酸碱滴定法测定,乳酸钙片可用配位滴定法测定。对这些片剂都不必将赋形剂分离,可直接测定。

片剂中常用的赋形剂有淀粉、糊精、蔗糖、乳糖、硬脂酸镁、硫酸钙、羧甲基纤维素和滑石粉等,当它们对测定主药的含量有干扰时,应根据它们的性质和特点设法排除。现将排除干扰的方法分别简述如下。

1. 糖类的干扰及排除

赋形剂中如含有淀粉、糊精、蔗糖、乳糖等,它们经水解得到的最后产物均为葡萄糖。葡萄糖为醛糖,它可被强氧化剂氧化成葡萄糖酸,因此当用氧化还原滴定法测定药物含量时,会使含量测定结果偏高。常用下列方法排除干扰。

1) 改用弱氧化剂进行滴定

例如测定硫酸亚铁原料药含量时,采用高锰酸钾法,而在测定硫酸亚铁片时则应用铈量法。因为高锰酸钾为强氧化剂,能氧化 Fe^{2+} 成为 Fe^{3+},同时也能将醛糖氧化成酸,而硫酸铈氧化势稍低,不能氧化葡萄糖为葡萄糖酸,所以硫酸亚铁片含量测定采用硫酸铈为滴定剂。

2) 氧化破坏法

如 USP(24)中富马酸亚铁片剂的含量测定方法为在富马酸亚铁片粉中加入浓硫酸和高氯酸共热,一方面将赋形剂氧化破坏,另一方面将 Fe^{2+} 氧化成 Fe^{3+},再加入碘化钾,用碘量法进行滴定。

2. 硬脂酸镁的干扰及排除

硬脂酸镁为片剂润滑剂,当采用配位滴定法或非水滴定法时,它有干扰。

1) 对配位滴定法的干扰及排除

在碱性溶液中(pH＞9.7 时),用配位滴定法测定含量时,Mg^{2+} 能对 EDTA 起配位作用,从而使结果偏高。通常采用加掩蔽剂的方法消除干扰,如在 pH 值为 6～7.5 的条件下,酒石酸可以和 Mg^{2+} 形成稳定的配位化合物而将其掩蔽。

2) 对非水滴定法的干扰及排除

如果主药含量大,而硬脂酸镁量小,用非水滴定法测定片剂含量,则对滴定结果影响不大,可不考虑硬脂酸镁的干扰而直接测定。当测定的片剂主药含量较少,而硬脂酸镁的量较大时,因为硬脂酸镁也要消耗高氯酸滴定液,而使含量测定结果偏高。可采用下列方法排除干扰。

(1) 用有机溶剂(如氯仿、丙酮或乙醚等)进行提取,蒸干或部分蒸去后,再进行非水溶液滴定,如盐酸乙胺丁醇片,用碱性氯仿提取后,过滤,不经蒸干,加入冰醋酸后进行非水溶液滴定。

(2) 加入掩蔽剂以排除干扰。如采用草酸或酒石酸等有机酸直接掩蔽。其机理为:硬脂酸镁和草酸(或酒石酸)反应生成难溶的草酸镁(或酒石酸镁)沉淀和硬脂酸,草酸镁(或酒石酸镁)沉淀和硬脂酸对测定无干扰。

(3) 当片剂主药含量很少时,为了消除硬脂酸镁的干扰,可采用分光光度法测定含量。

3. 滑石粉等的干扰及排除

赋形剂中如含有滑石粉、硫酸钙、淀粉等,因它们在水中不溶解,而使溶液发生混浊,所以若用比色法、比旋法和比浊法等测定片剂主药含量时有干扰。排除干扰的方法可根据主药的溶解性来确定。若为水溶性主药,可将片粉加水溶解后,过滤,除去干扰物;若主药不溶于水,则可用有机溶剂提取主药后,再按规定方法测定。

14.2.4　片剂含量测定示例

[例 14-1]　《中国药典》(2010 年版)收载的丙谷胺片的含量测定。

(1) 色谱条件与系统适用性试验:用十八烷基硅烷键合硅胶为填充剂,以甲醇-乙腈-2％乙酸铵溶液(30:10:60)为流动相,检测波长为 223 nm。理论塔板数按丙谷胺峰计算不低于 3 000。

(2) 测定方法:取本品 20 片,精密称定,研细,精密称取适量(约相当于丙谷胺 50 mg),至 100 mL 容量瓶中,加流动相适量,超声处理使丙谷胺溶解,放置至室温,加流动相稀释至刻度,摇匀,过滤。精密量取续滤液 5 mL,置于 50 mL 容量瓶中,加流动相稀释至刻度,摇匀,精密量取 20 μL,注入液相色谱仪,记录色谱图;另取丙谷胺对照品适量,精密称定,用流动相溶解并稀释成 1 mL 中约含丙谷胺 0.05 mg 的溶液,同法测定,按外标法以峰面积计算,即得。

[例 14-2]　《中国药典》(2010 年版)收载的盐酸苯海拉明片的含量测定。

(1) 色谱条件与系统适用性试验:用氰基键合硅胶为填充剂,以乙腈-水-三乙胺(50:50:0.5)(用冰醋酸调节 pH 值至 6.5)为流动相,检测波长为 258 nm。理论塔板数不小于 5 000,分离度应符合要求。

(2) 测定方法:取本品 20 片,除去包衣后,精密称定,研细,精密称取适量(约相当于盐酸苯海拉明 50 mg),置于 100 mL 容量瓶中,加水适量使盐酸苯海拉明溶解并稀释至刻度,摇匀,过滤,精密量取续滤液 20 μL,注入液相色谱仪,记录色谱图;另取盐酸苯海拉明对照品适量,加水溶解并稀释成 1 mL 中约含 0.5 mg 的溶液,同法测定。

14.3　注射剂的分析

注射剂是指用药物制成的供注入体内的灭菌溶液、乳浊液和混悬液,以及供临用前配成溶液或混悬液的无菌粉末或浓缩液。

对于注射剂首先要观察注射液的色泽和澄明度,并做裂缝与渗透压检查,再进行鉴别试验、pH 值检查、常规检查和杂质检查及含量测定。

14.3.1　注射剂的常规检查

《中国药典》(2010 年版)中规定的注射剂常规检查项目有注射液的装量、注射用无菌粉末的装量差异、注射剂的可见异物检查、无菌检查、热源及细菌内毒素检查等。根据《中国药典》附录检查均应符合规定。

1. 装量检查

为保证注射液的注射用量不少于标示量,须对注射液及注射用浓溶液的装量进行检查。《中国药典》(2010 年版)规定,注射液的标示装量为 2 mL 或 2 mL 以下者,取供试品 5 支;2 mL 以上至 50 mL 者,取供试品 3 支。开启时注意避免损失,将内容物分别用相应体积的干燥注射器及注射针头抽尽,然后注入经标化的量具内(量具的大小应使待测体积至少占其额定体积的 40％),在室温下检视。测定油溶液或混悬液的装量时,应先加温摇匀,再用干燥注射器及注射针头抽尽后,同前法操作,放冷,检视,每支的装量均不得少于其标示量。

标示装量为 50 mL 以上的注射液及注射用浓溶液按照最低装量检查法[《中国药典》(2010 年版)附录Ⅹ F]检查,应符合规定。

2. 装量差异检查

除另有规定外,注射用无菌粉末装量差异限度应符合下列规定。

检查方法:取供试品 5 瓶(支),除去标签、铝盖,将容器外壁用乙醇擦净,干燥,开启时注意避免玻璃屑等异物落入容器中,分别迅速精密称定,倾出内容物,容器用水或乙醇洗净,在适宜条件下干燥后,分别精密称定每一容器的质量,求出每瓶(支)的装量与平均装量。每瓶(支)装量与平均装量相比较,应符合表 14-2 所列规定,如有 1 瓶(支)不符合规定,应另取 10 瓶(支)复试,应符合规定。

表 14-2　平均装量差异限度

平 均 装 量	装量差异限度
0.05 g 及 0.05 g 以下	±15%
0.05 g 以上至 0.15 g	±10%
0.15 g 以上至 0.50 g	±7%
0.50g 以上	±5%

凡规定检查含量均匀度的注射用无菌粉末,可不进行装量差异检查。

3. 渗透压物质的量浓度

除另有规定外,静脉输液及椎管注射用注射液按各品种项下的规定,依照渗透压物质的量浓度测定法[《中国药典》(2010 年版)附录Ⅸ G]检查,应符合规定。

4. 可见异物检查

除另有规定外,溶液型注射液、溶液型注射用无菌粉末及注射用浓溶液按照可见异物检查法[《中国药典》(2010 年版)附录Ⅸ H]检查,应符合规定。

5. 不溶性微粒

除另有规定外,溶液型静脉用注射液、溶液型静脉用注射用无菌粉末及注射用浓溶液按照注射剂中不溶性微粒检查法[《中国药典》(2010 年版)附录Ⅸ C]检查,均应符合规定。

6. 无菌检查

按照无菌检查法[《中国药典》(2010 年版)附录Ⅺ H]检查,应符合规定。

7. 细菌内毒素或热源

除另有规定,静脉用注射剂按各品种项下规定,依照细菌内毒素检查法[《中国药典》(2010 年版)附录Ⅺ E]或热源检查法[《中国药典》(2010 年版)附录Ⅺ D]检查,应符合规定。

14.3.2　注射剂中附加剂的干扰及排除

药物在制成注射剂时,一般会加入助溶剂、抗氧剂等赋形剂,在测定注射剂含量时,附加成分常常干扰其测定,须加以排除。

1. 抗氧剂的干扰和排除

注射剂中添加抗氧剂来增加其稳定性,常用的抗氧剂有亚硫酸钠、亚硫酸氢钠、焦亚硫酸钠、硫代硫酸钠及维生素 C 等。当注射剂的含量采用氧化还原滴定法测定时,这些物质就会产生干扰,可按下述方法进行排除。

1) 加掩蔽剂消除干扰

当注射剂中加入了亚硫酸钠、亚硫酸氢钠和焦亚硫酸钠作抗氧剂时,如采用碘量法、铈量法或亚硝酸钠法测定注射剂的主药含量,这些抗氧剂就会产生干扰作用,使测定结果偏高。常用丙酮和甲醛作掩蔽剂,可消除亚硫酸钠、亚硫酸氢钠和焦亚硫酸钠的干扰。

$$Na_2S_2O_5 + H_2O \longrightarrow 2NaHSO_3$$

$$HCHO + NaHSO_3 \longrightarrow H_3C—SO_3Na$$

例如,维生素 C 注射液中加入了亚硫酸氢钠作抗氧剂,由于亚硫酸氢钠也要消耗碘液,而使测定结果偏高。一般规定,维生素 C 注射液的含量采用碘量法测定,须加丙酮作掩蔽剂,以消除亚硫酸氢钠的干扰。

丙酮和甲醛均可掩蔽亚硫酸钠、亚硫酸氢钠和焦亚硫酸钠,但在选用时应注意甲醛的还原性。若采用的滴定液为较强的氧化剂,其氧化电位较甲醛的高,有可能氧化甲醛时,就不宜选用甲醛作掩蔽剂。

2)加酸、加热使抗氧剂分解

亚硫酸钠、亚硫酸氢钠和焦亚硫酸钠均可被强酸分解,产生二氧化硫气体,经加热可全部逸出,除去。

$$Na_2S_2O_5 + H_2O \longrightarrow 2NaHSO_3$$

$$NaHSO_3 + IICl \longrightarrow NaCl + H_2SO_3$$

$$H_2SO_3 \longrightarrow H_2O + SO_2 \uparrow$$

$$Na_2S_2O_3 + 2HCl \xrightarrow{\triangle} 2NaCl + H_2S_2O_3$$

$$H_2S_2O_3 \longrightarrow H_2SO_3 + S \downarrow$$

$$H_2SO_3 \longrightarrow H_2O + SO_2 \uparrow$$

例如盐酸去甲肾上腺素注射液,在测定前须加入盐酸,小心煮沸至近干,使氧化剂焦亚硫酸钠或亚硫酸氢钠分解后再依法测定。

3)加弱氧化剂消除干扰

此法是加入一种弱氧化剂将亚硫酸盐或亚硫酸氢盐氧化,以此排除干扰作用。选用的氧化剂应不氧化被测的药物,也不消耗滴定液,常用的氧化剂为过氧化氢和硝酸。

$$SO_3^{2-} \xrightarrow{H_2O_2} SO_4^{2-}$$

或

$$2NaHSO_3 + 4HNO_3 \rightarrow Na_2SO_4 + 4NO_2 \uparrow + 2H_2O + H_2SO_4$$

4)利用主药和抗氧剂紫外吸收光谱的差异进行测定

当维生素 C 作抗氧剂时,如对测定主药有干扰,可在不同波长处,选择一个合适的波长进行测定。例如盐酸氯丙嗪注射液中添加维生素 C 作为抗氧剂时,盐酸氯丙嗪紫外吸收光谱显示,在 254 nm 和 306 nm 波长处有最大吸收,而维生素 C 的紫外吸收光谱显示一个最大吸收峰,波长为 243 nm,在 254 nm 波长处也有吸收,但在 306 nm 波长处没有吸收,故可在 306 nm 波长处测定注射液中氯丙嗪的含量,维生素 C 不干扰。

2. 等渗溶液的干扰和排除

与血浆渗透压相等的溶液称为等渗溶液,如 5% 葡萄糖溶液或 0.9% 氯化钠溶液。

在注射液中常加入氯化钠,是否干扰主药的含量测定,应根据测定方法而定。氯化钠的存在有时并不干扰主药测定,例如葡萄糖氯化钠注射液中葡萄糖的含量测定,药典规定采用旋光度法测定。因葡萄糖具有旋光性,而氯化钠无旋光性,所以后者不会干扰测定。复方乳酸钠注射液中含有氯化钠,当用离子交换法测定乳酸钠含量时,氯化钠对测定有干扰,因此,测定乳酸钠的含量时,必须另用银量法测定氯化钠的含量,然后由所消耗的氢氧化钠的物质的量减去氯化钠所消耗的硝酸银的物质的量,即可求得供试品中主药的含量。

3. 溶剂水的干扰和排除

注射剂一般用水作溶剂,故当采用非水溶液滴定法测定含量时,如果主药对热稳定,可在水浴上加热蒸发或在 105 ℃下干燥,除去水分,再用非水溶液滴定法滴定;如果主药遇热易分解,则可在适宜的 pH 值条件下,以有机溶剂提取后,再按原料药的测定方法进行。

4. 溶剂油的干扰和排除

对于脂溶性的药物(如维生素 E、黄体酮等),其注射液必须做成油溶液。同时,油溶液进行肌肉注射时,可以延长作用时间。

注射用的植物油,我国多采用麻油、茶油或核桃油等。在植物油中往往含有甾醇和三萜类物质,对含量测定有影响,消除影响的方法有以下几种。

(1)有机溶剂稀释法。适用于注射剂主药含量较高,而在测定方法中规定取供试品量又少时,可经有机溶剂稀释,使油溶液干扰影响较小。

(2)柱分配色谱法。经溶剂简单提取分离后,经柱色谱洗脱得较纯的组分,再进行测定。

(3)高效液相色谱法。丙酸睾丸素注射液、苯甲酸诺龙注射液以及黄体酮注射液等,由于含油量较多,含量测定如用重量法或比色法,处理烦琐,操作麻烦,误差大,故采用高效液相色谱法,可满足测定的要求。

14.3.3　注射剂的含量测定示例

[**例 14-3**] 《中国药典》(2010 年版)收载的西咪替丁氯化钠注射液中西咪替丁的含量测定。

(1)色谱条件与系统适用性试验:用十八烷基硅烷键合硅胶为填充剂,甲醇-水(240:760)(每 1 000 mL 中含磷酸 0.3 mL 及己烷磺酸钠 0.94 g)为流动相,检测波长为 220 nm。取含有酰胺类似物的溶液 20 μL(取本品 0.5 mL,加 1 mol/L 盐酸 10 mL,混匀,水浴上加热 10 min,放冷,用流动相稀释成 1 mL 中含西咪替丁 5 μg 的溶液,临用新配),注入液相色谱仪,西咪替丁峰的保留时间约为 10 min,酰胺类似物对西咪替丁的相对保留时间约为 2.0,与西咪替丁峰的分离度不小于 8.0,理论塔板数按西咪替丁峰计算不得少于 2 000。

(2)测定方法:精密量取本品适量,加水稀释制成 1 mL 中约含西咪替丁 0.1 mg 的溶液,精密量取 10 μL,注入液相色谱仪,记录色谱图;另取西咪替丁对照品适量,同法测定。按外标法以峰面积计算,即得。

[**例 14-4**] 《中国药典》(2010 年版)收载的盐酸苯海拉明注射液的含量测定。

(1)色谱条件与系统适用性试验:用氰基键合硅胶为填充剂,以乙腈-水-三乙胺(50:50:0.5)(用冰醋酸调节 pH 值至 6.5)为流动相,检测波长为 258 nm。理论塔板数不小于 5 000,分离度应符合要求。

(2)测定方法:精密量取适量(约相当于盐酸苯海拉明 50 mg),置于 100 mL 容量瓶中,加水适量使盐酸苯海拉明溶解并稀释至刻度,摇匀,过滤,精密量取续滤液 20 μL,注入液相色谱仪,记录色谱图;另取盐酸苯海拉明对照品适量,精密称定,加水溶解并定量稀释成 1 mL 中约含 0.5 mg 的溶液,同法测定。按外标法以峰面积计算,即得。

14.4 复方制剂的分析

含有两种或两种以上有效成分的制剂称为复方制剂。复方制剂分析较原料药、单方制剂的分析更为复杂。因为不仅要考虑附加成分的干扰,还必须考虑主要成分间的相互干扰。一般情况下,可考虑采取两大途径:一是不经分离,直接分别测定各成分,这需要被分析的各成分间理化性质差别大,在分析时相互不发生干扰;二是如果被分析的各成分间性质比较接近,分析时相互干扰较大,则必须分离后再进行测定。无论是哪一种途径,均应对被分析成分的化学和物理性质有充分的了解,找出它们的共同性和特殊性,制订科学的分析方法。

但是,分离和不分离不是绝对的,既要根据所测制剂中各成分的性质判断,又要考虑当时的实验条件。如果复方制剂中所含的多种成分难于逐个测定,则可对其中一、两种主要成分进行测定,从而控制其质量。随着工作条件的改进和研究工作的深入,再逐步增加其余成分的分析。下面举例介绍一些复方制剂的分析方法。

14.4.1 不经分离直接测定制剂中主要成分的含量

1. 不同条件下,采用同一种方法进行测定或采用专一性较强的方法测定各组分含量

复方制剂的含量测定,如采用同一种方法,在同一条件下,各种成分必定引起干扰,所以若用同一方法测定时,须在不同的条件下(如 pH 值不同、所用指示剂不同等)分别测定各主药的含量。

[例 14-5] 《中国药典》(2010 年版)收载的复方氢氧化铝片中氢氧化铝、氧化镁的含量测定。

复方氢氧化铝片的处方为

氢氧化铝	245 g
三硅酸镁	105 g
颠茄流浸膏	2.6 mL
制成	1 000 片

处方中的两个主药氢氧化铝和三硅酸镁均是无机金属盐类药物,故可采用配位滴定法进行测定,但必须控制不同的测定条件,分别加以测定。

1) 测定方法

(1) 氢氧化铝的测定:取本品 10 片,精密称定,研细,精密称取适量(约相当于 1/4 片),加盐酸 2 mL 与水 5 mL,煮沸,放冷,过滤,残渣用水洗涤;合并滤液与洗液,滴加氨试液至恰好析出沉淀,再滴加稀盐酸使沉淀恰好溶解,加醋酸-醋酸铵缓冲溶液(pH 值为 6.0)10 mL,精密加 EDTA 滴定液(0.05 mol/L)25 mL,煮沸 10 min,放冷,加二甲酚橙指示液 1 mL,用锌滴定液(0.05 mol/L)滴定,至溶液由黄色转变为红色,并将滴定的结果用空白试验校正。1 mL EDTA 滴定液(0.05 mol/L)相当于 3.900 mg $Al(OH)_3$。

(2) 氧化镁的测定:精密称取上述细粉适量(约相当于 1 片),加盐酸 5 mL 与水 50 mL,加热煮沸,加甲基红指示液 1 滴,滴加氨试液使溶液由红色变为黄色,再继续煮沸 5 min,趁热过滤,滤渣用 2%氯化铵溶液 30 mL 洗涤,合并滤液与洗液,放冷,加氨试液 10 mL 与三乙醇胺溶液(1→2)5 mL,再加铬黑 T 指示剂少量,用 EDTA 滴定液(0.05 mol/L)滴定,至溶液显纯蓝色。1 mLEDTA 滴定液(0.05 mol/L)相当于 2.015 mg MgO。

2) 讨论

(1) 在氢氧化铝的测定中,加盐酸和水煮沸,放冷,滤去赋形剂,滤液依法用氨试液和稀盐酸调节酸碱度,再加缓冲溶液(pH 值为 6.0)。已知 Al^{3+} 与 EDTA 配位时的最低 pH 值为 4.2, Mg^{2+} 与 EDTA 配位时的最低 pH 值为 9.7,故铝离子和 EDTA 在此缓冲溶液中能形成配位化合物,而镁离子不干扰。加热可使配位反应加速。放冷后,以二甲酚橙为指示剂,过量的 EDTA 用锌滴定液滴定。为消除滴定误差,滴定结果用空白试验校正。取蒸馏水 55 mL,自 "加醋酸-醋酸钠缓冲溶液 10 mL"起依法操作。

(2) 在氧化镁的测定中,细粉加盐酸与水加热煮沸,使生成的三氯化铝和氯化镁溶解于水中,加氨试液至甲基红指示剂显黄色(pH 值为 6.2 左右),使铝盐生成氢氧化铝析出,继续煮沸 2 min,使沉淀完全,趁热滤过,滤渣用 2%氯化铵液洗涤,防止氢氧化镁析出,则大部分铝离子除去,调节 pH 值为 10 左右,加三乙醇胺作掩蔽剂,掩蔽少量铝盐,避免干扰测定。

也可以利用复方制剂中各成分的物理或化学性质的差异,采用互不干扰的方法测定其含量。

2. 不同方法分析后通过简单计算求得各组分含量

[例 14-6] 复方碘口服溶液中碘及碘化钾的含量测定。

复方碘口服液的处方为

碘	50 g
碘化钾	100 g
水加至	1 000 mL

处方中的碘可用硫代硫酸钠滴定液滴定。滴定后的溶液中有被还原的碘离子及碘化钾中的碘离子,可用银量法测定碘离子的总量,然后通过计算求出处方中碘化钾的量。

1) 测定方法

(1) 碘的测定:精密量取本品 15 mL,置于 50 mL 容量瓶中,加水稀释至刻度,摇匀;精密量取 10 mL,置于具塞锥形瓶中,加醋酸 1 滴,用硫代硫酸钠滴定液(0.1 mol/L)滴定至溶液无色,即得。1 mL 硫代硫酸钠滴定液(0.1 mol/L)相当于 12.69 mg 碘。

(2) 碘化钾的测定:取上述滴定后的溶液,加醋酸 2 mL 与曙红钠指示液 0.5 mL,用硝酸银滴定液(0.1 mol/L)滴定至沉淀由黄色转变为玫瑰红色,即得。1 mL 硝酸银滴定液(0.1 mol/L)相当于 16.60 mg KI。

2) 计算

(1) 碘的含量。

$$\text{碘的含量} = 0.012\,69 \times V_{Na_2S_2O_3} \times F \times \frac{1}{15.00} \times \frac{50.00}{10.00} \times 100 \ (\text{g/100 mL})$$

(14-1)

式中:F 为浓度校正因数。

(2) 碘化钾的含量。

$$\text{碘化钾的含量} = 0.016\,60 \times \frac{c_1 V_1 - c_2 V_2}{0.100\,0} \times \frac{1}{15.00} \times \frac{50.00}{10.00} \times 100 \ (\text{g/100 mL})$$

(14-2)

式中:c_1 和 V_1 为硝酸银的实际浓度(mol/L)和体积(mL);c_2 和 V_2 为滴定碘时消耗硫代硫酸钠的实际浓度(mol/L)和体积(mL)。

当 $c_{AgNO_3}=c_{Na_2S_2O_3}=0.100\ 0$ mol/L 时,有

$$碘化钾的含量=0.016\ 60\times\frac{V_1-V_2}{0.100\ 0}\times\frac{1}{15.00}\times\frac{50.00}{10.00}\times100\ (g/100\ mL) \qquad (14-3)$$

3. 紫外分光光度法

采用紫外分光光度法,通过计算不经分离直接测定二元混合物,这些方法有解联立方程法、差示分光光度法、双波长和三波长分光光度法、吸光度比法、导数分光光度法及正交函数分光光度法等。

[例 14-7]　复方磺胺甲噁唑片的含量测定。

复方磺胺甲噁唑片为常用的磺胺类药物的复方制剂,《中国药典》规定每片中含磺胺甲噁唑($C_{10}H_{11}N_3O_3S$)应为 0.360~0.440 g,含甲氧苄啶($C_{14}H_{18}N_4O_3$)应为 72.0~88.0 mg。

《中国药典》曾采用亚硝酸钠滴定法测定本品中磺胺甲噁唑(SMZ)的含量,甲氧苄啶(TMP)不干扰测定。甲氧苄啶具有碱性,若采用非水滴定法测定,由于磺胺甲噁唑也具有弱碱性,可干扰测定,所以甲氧苄啶的含量测定方法是先用氯仿和醋酸溶液萃取出药物,再用紫外分光光度法测定其含量,方法比较烦琐,误差较大。由于两个药物均具有紫外吸收,虽然紫外吸收光谱彼此重叠,但采用计算分光光度法,可通过计算,扣除共存组分的吸光度,实现不经分离直接测定。《中国药典》(1995 年版和 2000 年版)又采用双波长分光光度法测定两种药物的含量,双波长分光光度法可消除共存组分的干扰,但影响的因素较多,重复性较差。《中国药典》(2005 年版)已采用高效液相色谱法测定本品的含量,高效液相色谱法具有分离和检测功能,专属性强,准确度高。下面将两种方法加以介绍。

1) 双波长分光光度法

双波长分光光度法是在两个不同的波长处测定供试品溶液和对照品溶液的吸光度,以两波长处吸光度的差值(ΔA)作为定量的依据来测定含量的方法。应用双波长分光光度法可以不经分离直接测定多组分样品的含量。波长的选择是本方法的关键,一般选择测定组分的最大吸收波长作为测定波长(λ_2),此处干扰组分有吸收,为消除干扰组分的干扰,须另选一参比波长(λ_1),使干扰组分在此二波长处的吸光度相等。分别测定样品在此二波长处的吸光度,以此二波长处的吸光度的差值(ΔA)作为定量的依据,可消除干扰组分的干扰。双波长分光光度法的原理可推导如下。

设样品在 λ_2 和 λ_1 处的吸光度分别为 A_2 和 A_1,测定组分在 λ_2 和 λ_1 处的吸光度分别为 A_2^1 和 A_1^1,干扰组分在此二波长处的吸光度分别为 A_2^2 和 A_1^2,则

$$\begin{aligned}
\Delta A&=A_2-A_1=(A_2^1+A_2^2)-(A_1^1+A_1^2)\\
&=A_2^1-A_1^1\quad(因为\ A_2^2=A_1^2)\\
&=E_2^1cl-E_1^1cl\\
&=\Delta Ecl
\end{aligned} \qquad (14-4)$$

从以上的推导可以看出,用 ΔA 作为定量的依据,可以消除干扰组分的干扰;又由于在一定条件下,ΔE 为一常数,所以 ΔA 和浓度(c)有线性关系,因此可以用对照品比较法测定药物的含量。

测定磺胺嘧啶片中的磺胺甲噁唑时,因为磺胺甲噁唑在 257 nm 波长处有最大吸收(见图 14-1),甲氧苄啶在此波长处吸收较小,并在 304 nm 波长附近有一等吸收点,故选择 257 nm 为测定波长(λ_2),在 304 nm 波长附近选择等吸收点波长作为参比波长(λ_1)。测定甲氧苄啶时,由甲氧苄啶紫外吸收图谱(见图 14-1)可知,在 239 nm 波长处甲氧苄啶有最大吸收,而在此波

长处磺胺甲噁唑有最小吸收,且在 295 nm 波长附近有一等吸收点,故选择 239 nm 作为甲氧苄啶的测定波长,在 295 nm 波长附近选择一等吸收波长作为参比波长。因仪器的不同,参比波长也可能不同,所以需要采用对照品溶液来确定。

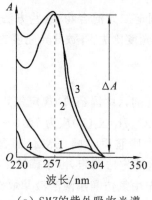
(a) SMZ的紫外吸收光谱

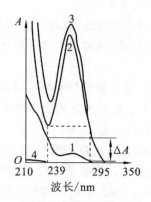
(b) TMP的紫外吸收光谱

图 14-1　SMZ 和 TMP 测定的紫外吸收光谱

SME 的紫外吸收光谱:1—TMP(2.0 μg/mL);2—SMZ(10.0 μg/mL);3—SMZ+TMP;4—辅料
TMP 的紫外吸收光谱:1—TMP(5.0 μg/mL);2—SMZ(25.0 μg/mL);3—SMZ+TMP;4—辅料

双波长分光光度法测定复方磺胺嘧啶片含量的方法具体操作如下。

取本品 10 片,精密称定,研细,精密称取适量(约相当于磺胺甲噁唑 50 mg 与甲氧苄啶 10 mg),置于 100 mL 容量瓶中,加乙醇适量,振摇 15 min,使磺胺甲噁唑与甲氧苄啶溶解,加乙醇稀释至刻度,摇匀,过滤,取续滤液作为供试品溶液;另精密称取在 105 ℃干燥至恒重的磺胺甲噁唑对照品 50 mg 与甲氧苄啶对照品 10 mg,分别置于 100 mL 容量瓶中,各加乙醇溶解并稀释至刻度,摇匀,分别作为对照品溶液(1)与对照品溶液(2)。

磺胺甲噁唑的测定:精密量取供试品溶液与对照品溶液(1)、(2)各 2 mL,分别置于 100 mL 容量瓶中,各加 0.4% 氢氧化钠溶液稀释至刻度,摇匀,取对照品溶液(2)的稀释液,以 257 nm 为测定波长(λ_2),在 304 nm 波长附近(每间隔 0.5 nm)选择等吸收点波长为参比波长(λ_1),要求 $\Delta A = A_{\lambda_2} - A_{\lambda_1} = 0$,再在 λ_2 与 λ_1 波长处分别测定供试品溶液的稀释液与对照品溶液(1)的稀释液的吸光度,求出各自的吸光度差值(ΔA),计算,即得。

甲氧苄啶的测定:紫外分光光栅的狭缝宽度不得大于 1 nm。如使用自动扫描仪,波长重现性不得大于 0.2 nm;如使用手动仪器,波长调节器应往同一方向旋转并时时用对照液核对等吸收点波长。精密量取上述供试品溶液与对照品溶液(1)、(2)各 5 mL,分别置于 100 mL 容量瓶中,各加氯化钾盐酸溶液(取 0.1 mol/L 盐酸 75 mL 与氯化钾 6.9 g,加水至 1 000 mL,摇匀)稀释至刻度,摇匀,取对照品溶液(1)的稀释液,以 239.0 nm 为测定波长(λ_2),在 295 nm 波长附近(每间隔0.2 nm)选择等吸收点波长为参比波长(λ_1),要求 $\Delta A = A_{\lambda_2} - A_{\lambda_1} = 0$,再在 λ_2 与 λ_1 波长处分别测定供试品溶液的稀释液与对照品溶液(2)的稀释液的吸光度,求出各自的吸光度差值(ΔA),计算,即得。

含量测定结果的计算公式为

$$\text{SMZ 的含量}/(\text{mg/片}) = \frac{\Delta A_X \times m_R \times \overline{m}}{\Delta A_R \times m} \tag{14-5}$$

式中:ΔA_X 为供试品溶液稀释液的吸光度差值;ΔA_R 为 SMZ 对照品溶液稀释液的吸光度差值;

m_R 为 SMZ 对照品的质量,mg;m 为样品的质量,g;$\overline{m}$ 为平均片重,g/片。

由于供试品和对照品是在完全平行的条件下操作的,所以稀释的倍数可以不考虑。TMP含量的计算方法与 SMZ 的相同。

测定时应注意,紫外分光光栅的狭缝应小于 1 nm,以保证单色光的纯度。操作过程中用对照品溶液核对等吸收点,且仪器的重现性应符合要求。

2) 高效液相色谱法

《中国药典》(2005 年版)采用高效液相色谱法测定复方磺胺甲噁唑片的含量,测定方法如下。

(1) 色谱条件及系统适用性试验:用十八烷基硅烷键合硅胶为填充剂,以水-乙腈-三乙胺(799∶200∶1,用氢氧化钠试液或冰醋酸调节 pH 值至 5.9)为流动相,检测波长为 240 nm。理论塔板数按甲氧苄啶峰计算应不低于 4 000,磺胺甲噁唑峰与甲氧苄啶峰的分离度应符合要求。

(2) 测定方法:取本品 10 片,精密称定,研细,精密称取(约相当于磺胺甲噁唑 44 mg),置于 100 mL 容量瓶中,加 0.1 mol/L 盐酸适量,超声处理使主成分溶解,用 0.1 mol/L 盐酸稀释至刻度,摇匀,过滤,精密量取续滤液 10 µL,注入液相色谱仪,记录色谱图;另取磺胺甲噁唑对照品与甲氧苄啶对照品各适量,精密称定,加 0.1 mol/L 盐酸溶解并定量稀释成 1 mL 中含磺胺甲噁唑 0.44 mg 与甲氧苄啶 0.089 mg 的溶液,同法测定。按外标法以峰面积分别计算,即得。

(3) 含量测定结果的计算公式为

$$含量 = \frac{A_S \times c_R \times 100 \times \overline{m}}{A_R \times m} \ (mg/片) \tag{14-6}$$

式中:A_S、A_R 分别为供试品溶液和对照品溶液中测定组分的峰面积;C_R 为对照品溶液中测定组分的浓度,mg/mL;m 为称样量,g;$\overline{m}$ 为平均片重,g/片。

14.4.2　经分离后测定制剂中各主要成分的含量

常用的分离手段有经典的提取分离方法及各种色谱方法,如柱色谱法、气相色谱法和高效液相色谱法等。下面以不同处方的解热镇痛药为例,介绍几种常用的分离测定法。

1. 提取分离后,用滴定分析法测定含量

[例 14-8]　测定复方阿司匹林片(简称 APC 片)中阿司匹林、非那西丁和咖啡因的含量。

APC 片由阿司匹林、非那西丁和咖啡因三种成分组成。测定方法是取本品 20 片,精密称定,研细备用。

1) 阿司匹林

精密称取上述细粉适量(约相当于阿司匹林 0.4 g),置于分液漏斗中,加水 15 mL,摇匀,用氯仿振摇提取 4 次(20 mL、10 mL、10 mL、10 mL),氯仿提取液用同一份水 10 mL 洗涤,合并氯仿提取液,置于水浴上蒸干,残渣加中性乙醇(对酚酞指示液显中性)20 mL 溶解后,加酚酞指示液 3 滴,用氢氧化钠滴定液(0.1 mol/L)滴定,即得。

阿司匹林结构中具有羧基,呈酸性,可用标准碱液滴定。非那西丁是中性物质,咖啡因是弱碱性物质,对阿司匹林的测定无干扰。但 APC 片中除主成分外,尚含有枸橼酸、酒石酸等稳定剂以及阿司匹林本身水解产生的少量水杨酸及醋酸等,在滴定中均消耗标准碱液,如直接滴定会使测定结果偏高。用氯仿提取,可将辅料和水溶性酸分离。水杨酸在氯仿中略溶,故如果游离水杨酸的量偏高,将影响测定结果。

2) 非那西丁

精密称取上述细粉适量(约相当于非那西丁 0.3 g),置于锥形瓶中,加稀硫酸 25 mL,缓缓加热回流 40 min,放冷至室温,将析出的水杨酸过滤,滤渣与锥形瓶用盐酸(1→2)40 mL 分数次洗涤,每次 5 mL,合并滤液与洗液,加溴化钾 3 g,溶解后,用亚硝酸钠滴定液(0.1 mol/L)滴定,以永停法指示终点,即得。

非那西丁结构中具有乙酰氨基,在酸性条件下,水解生成游离芳伯氨基,以重氮化法测定含量。在此条件下阿司匹林的水解产物水杨酸不溶于酸而析出,将辅料和水杨酸过滤除去。咖啡因不干扰。

3) 咖啡因

精密称取上述细粉适量(约相当于咖啡因 50 mg),加稀硫酸 5 mL,振摇数分钟使咖啡因溶解,过滤,滤液置于 50 mL 容量瓶中,滤器与滤渣用水洗涤三次,每次 5 mL,合并滤液与洗液,精密加入碘滴定液(0.1 mol/L)25 mL,用水稀释至刻度,摇匀,在约 25 ℃避光放置 15 min,摇匀,过滤,弃去初滤液。精密量取续滤液 25 mL,置于碘量瓶中,用硫代硫酸钠滴定液(0.05 mol/L)滴定,至近终点时,加淀粉指示液,继续滴定至蓝色消失,并将滴定结果用空白试验校正,即得。

咖啡因为生物碱类药物,但其碱性极弱,K_b 值为 0.7×10^{-14}(19 ℃),1% 的水溶液 pH 值为 6.9,几乎近于中性,一般生物碱的含量测定方法不适用,但它可在酸性条件下与碘液定量生成沉淀,可采用剩余碘量法测定其含量。

$$B + 2I_2 + KI + H_2SO_4 \longrightarrow B \cdot HI \cdot I_4 + KHSO_4$$

式中:B 代表咖啡因。

$$I_2(剩余) + 2Na_2S_2O_3 \longrightarrow 2NaI + Na_2S_4O_6$$

用碘量法测定咖啡因含量时,片剂中存在的非那西丁和淀粉都有干扰,故测定前先加稀硫酸充分振摇,使咖啡因溶解,过滤,除去辅料、阿司匹林和非那西丁。

2. 提取分离后,用分光光度法测定各成分的含量

[例 14-9]　测定 APC 散剂中阿司匹林、非那西丁和咖啡因的含量。

1) 阿司匹林

用无水乙醇将 APC 散剂中主药阿司匹林溶解,过滤,滤液加碱液水解,然后调节 pH 值至 2,加入硝酸铁试液使之形成红色配位化合物,在 530 nm 波长处测定其吸光度。

2) 非那西丁

将供试品水解后生成对氨基苯乙醚,重氮化后,加 N-(1-萘)-N′-乙二胺二乙基试液偶合,在 595 nm 波长处测定其吸光度。

可在供试品中加入硝酸-冰醋酸-亚硝酸钠混合液(300∶200∶1),振摇后,用氯仿提取,黄色的氯仿提取液在 392 nm 波长处测定其吸光度。

3) 咖啡因

用氯仿提取供试品中的咖啡因,然后蒸去氯仿,残渣在吡啶共存时用次氯酸钠氧化,过量的次氯酸钠用硫代硫酸钠分解,反应液碱化后呈黄色,在 460 nm 波长处测定其吸光度。

3. 柱分配色谱-紫外分光光度法测定各成分的含量

[例 14-10]　测定 APC 片中阿司匹林、非那西丁和咖啡因的含量。

柱分配色谱法操作简便、快速。虽然它的分辨率不及气相色谱法的和高效液相色谱法的

分辨率,但由于一般制剂含量较高,用柱分配色谱法测定时,用量大,准确度高,分离出来的组分可以用光谱法定量,有时甚至可以用重量法等经典方法进行含量测定,因此较适合于复方制剂的分析。

1)色谱条件

担体为硅藻土;固定相为一定 pH 值的缓冲水溶液;流动相为与水不相混溶的有机溶剂。

2)APC 片的分离测定

APC 片中阿司匹林具有羧基,呈酸性;非那西丁为中性化合物;咖啡因则是极弱碱性的化合物。

测定时,将 APC 片粉的乙醚-氯仿液置于图 14-2 中第一个色谱柱上,由于 $NaHCO_3$ 的碱性,阿司匹林在柱上生成钠盐而被柱保留,洗脱液中仅含非那西丁和咖啡因两种成分,再将此洗脱液置于图 14-2 中第二个色谱柱上,由于 H_2SO_4 的强酸性,咖啡因被柱捕获,使洗脱液中仅含中性的非那西丁,然后经处理,即可测得各自的含量。

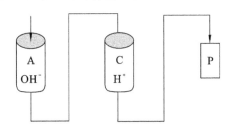

图 14-2　柱分配色谱图

4. 高效液相色谱法分离测定含量

[**例 14-11**]　测定 APC 片中阿司匹林、非那西丁和咖啡因的含量。

采用阳离子交换柱的高效液相色谱法,可对 APC 片中各组分进行分离和测定。先以非那西丁作相对标准,用添加法测定咖啡因含量,然后根据测得的咖啡因含量和校正因子计算阿司匹林和非那西丁的含量。结果表明,该法的测定结果与《中国药典》中的方法的测定结果基本一致,线性关系和精密度均符合要求。

参 考 文 献

[1] 刘文英.药物分析[M].6版.北京:人民卫生出版社,2007.

[2] 贺浪冲.工业药物分析[M].北京:高等教育出版社,2006.

[3] 徐溢.药物分析[M].北京:化学工业出版社,2009.

[4] 安登魁.药物分析[M].3版.北京:人民卫生出版社,1996.

[5] 倪坤仪,王志群.药物分析化学[M].南京:东南大学出版社,2001.

[6] 国家药典委员会.中华人民共和国药典(2010年版)[M].北京:中国医药科技出版社,2010.

[7] 国家药典委员会.中华人民共和国药典(2005年版(二部))[M].北京:化学工业出版社,2005.

[8] 张兰桐.药物分析[M].北京:中央广播电视大学出版社,2004.

[9] 王世平.现代仪器分析原理与技术[M].哈尔滨:哈尔滨工程大学出版社,1999.

[10] 袁先友.现代仪器分析与食品质量安全检测[M].成都:西南交通大学出版社,2007.

[11] 钱忠直,齐平,王国荣.《中国药典》2005年版(一部)品种主要增修订情况[J].中国药品标准,2005,6(1):25-30.

[12] 晁若冰.药物分析[M].2版.北京:人民卫生出版社,2007.

[13] 刘波,范琦.药物分析[M].西安:第四军医大学出版社,2007.

[14] 孙莹,吕洁.药物分析[M].北京:人民卫生出版社,2009.

[15] 练富林,李洪雪,施月芹,等.化学药物复方制剂中杂质的检查与控制[J].药学进展,2009,33(3):112-118.

[16] 翁水旺,周继斌.盐酸左氧氟沙星注射液颜色检测的研究[J].中国药品标准,2001,2(4):53-55.

[17] 徐祖苗,徐志民,赵捷.GB 12101—89 葡萄糖干燥失重测定方法[S].

[18] 冯芳.药物分析[M].北京:化学工业出版社,2003.

[19] 夏正燕,冯瑛,章曙丹.HPLC法测定黄连降糖片中葛根素的含量[J].中药新药与临床药理,2008,19(6):487-489.

[20] 张士清.药物分析[M].2版.北京:科学出版社,2009.

[21] 齐永秀.药物分析[M].2版.北京:中国医药科技出版社,2006.

[22] 曾苏.药物分析学[M].北京:高等教育出版社,2008.

[23] 俞松林.药物分析[M].杭州:浙江科学技术出版社,2006.

[24] 梁述忠,王炳强.药物分析[M].北京:化学工业出版社,2004.

[25] 吴康兵,费俊杰,李春涯,等.药物分析[M].北京:科学技术文献出版社,2006.

[26] 张士清.药物分析[M].2版.北京:科学出版社,2009.

[27] 齐永秀.药物分析[M].2版.北京:中国医药科技出版社,2006.

[28] 王炳强,张正兢.药物分析[M].北京:化学工业出版社,2007.

[29] 霍秀敏.β-内酰胺类抗生素高分子杂质的研究[J].药品评价,2005,2(5):324-326.

[30] 盛龙生,何丽一,徐连连,等.药物分析[M].北京:化学工业出版社,2002.